Preface

머리말

신경계 질환의 작업치료는 작업치료사가 임상에서 가장 많이 다루는 영역으로 중요한 부분을 차지하고 있다. 신경계 작업치료학 1판을 내면서 관련된 자료를 모두 담고 싶은 의욕이 앞서서 내용이 많아지고 임상에서 자주 다루지 않는 내용들이 포함되어 학습하는데 어려움이 있었다. 이번 2판에서는 최신 연구와 지식을 포함하면서 그동안 강의하면서 어려웠던 내용과 임상에서 다루지 않는 내용들을 정리하였으며, 학생들이 쉽게 이해할 수 있게 학습 교재를 만들고자 하였다.

본 교재의 1장은 신경계질환의 치료에 많이 사용되는 운동, 감각, 지각, 인지의 치료접근에 대해 설명하고 2장부터 7장은 성인 신경계질환의 내용으로 구성하였다. 이 교재가 신경계질환의 작업치료에 대해 공부하는 학생이나 치료사들에게 도움이 되기를 원하며 미약하지만 작업치료 발전에 기여하기를 희망한다.

이 책을 만드는 과정에 도움을 주신 많은 분들에게 감사의 마음을 전하며, 특히 무덥고 지치는 무더위에도 출판을 위해 심혈을 기울여 책이 완성되도록 수고해주신 계축문화사 편집 관계자 여러 분들께 감사를 드린다.

2017년 9월

저자 대표 이 한 석

Contents

차 례

제 1 장

신경계 손상 환자를 위한 치료적 접근

Ⅰ. 감각-운동치료접근

Ⅱ. 감각훈련

Ⅲ. 시지각 및 지각기능 훈련

Ⅳ. 인지기능 훈련

제 1 장

신경계 손상 환자를 위한 치료적 접근

I 감각-운동치료접근(sensorimotor approaches)

학습목표

1. 루드접근을 설명한다.
2. 고유감각신경근육촉진법을 설명한다.
3. 브룬스트롬접근을 설명한다.
4. 신경발달치료를 설명한다.

핵심용어

경직, 대각선동작, 반사억제패턴, 시너지, 어깨뼈가동화, 원시반사, 연합반응, 주조절점, 핸들링

신경계 손상 환자를 치료하기 위해 감각운동치료접근이 사용되어 왔다. 흔히 사용되는 접근으로 루드접근(Rood approach), 고유수용성신경근육촉진법(proprioceptive neuro-muscular facilitation; PNF), 브룬스트롬접근(Brunstrom approach), 신경발달치료(neurodevelopment treatment, NDT) 등이 있다. 이들 치료접근들은 운동조절의 기초가 반사이고, 운동조절은 계층적으로 이루어지며, 중추신경계가 손상되면 손상영역은 더 이상 조절하지 못한다는 가설에 기초한다. 그러나 각 이론과 기술은 각각 특성을 가지고 있어서 신경학적 손상 환자를 치료할 때 한 가지 방법을 고집하기 보다는 환자의 특성과 상태에 따라 개별화하여 상호 보완적으로 사용하는 것이 바람직하다.

1 루드접근

루드접근은 작업치료사이면서 물리치료사인 마가렛 루드(Margaret Rood)에 의해 1940년대에 고안되었다. 루드접근의 기본 요소에는 근육 긴장에서 변화를 촉진하기 위한 발달자세의 사용과 근 활성을 촉진시키는 감각자극의 사용 등이 있다. 루드접근은 운동반응들을 촉진시키기 위해 특정 발달순서를 사용한다. 루드의 원리는 환자가 목적 있는 활동에 종사하도록 준비하기 위해 예비적인 중재로 사용할 수 있다. 예로, 환자가 컵에 손을 뻗기 전에 위팔세갈레근에 빠른 신장을 적용하여 팔꿈치 폄을 촉진할 수 있다. 루드접근의 제한점은 감각자극의 효과가 일시적이고 지속되지 않으며 예측할 수 없다는 것이다.

1) 운동발달단계

(1) 운동발달단계

루드는 정상동작은 다음의 4단계를 거치면서 완성되는 것으로 생각하였다.

① 교차억제(reciprocal inhibition)

교차억제는 신체를 보호하기 위해 일어나는 초기 집단운동패턴으로 작용근의 수축과 대항근의 이완이 요구되는 위상성 유형의 움직임이다.

② 동시수축(co-contraction)

동시수축은 대항근과 작용근이 동시에 수축하는 상태로 자세조절의 기초이며, 작업에 종사하는데 필요한 안정을 제공한다.

③ 힘든 일(heavy work)

힘든 일은 Stockmeyer에 의해 "안정 위에 얹힌 운동성"으로 설명된다. 이 패턴은 몸쪽 부위 근육은 수축하고 움직이고, 반면에 먼쪽부위는 고정된다. 예로 네발 기기를 들 수 있는데 먼쪽 부위인 손목, 발목은 고정되며, 팔이음뼈와 골반은 자유롭게 움직인다.

④ 기술(skill)

숙련된 동작은 운동조절의 가장 높은 단계로서 운동성 및 안정성이 결합한 상태로 몸쪽 부위가 안정되고 먼쪽부위가 자유롭게 움직인다. 예로 팔을 편 상태에서 손으로 붓을 자유롭게 다루는 유화 그리기를 들 수 있다.

(2) 운동패턴의 발달

개체발생학을 근거로 단순한 것부터 복잡한 순서로 발달된다.

① Supine withdrawal

이 패턴은 교차적 굽힘 패턴이 결여된 환자와 폄근 긴장이 우세한 환자에게 효과적이며, 긴장성 미로반사(tonic labyrinthine reflex : TLR)의 통합을 돕는다.

② 옆으로 돌아눕기 위해 구르기(roll over toward sidelying)

옆으로 돌아눕기 위해 구르기는 팔과 다리의 굽힘근과 가쪽 몸통 근육을 촉진한다(그림 1-2). 이 패턴은 바로 누운 자세에서 경직성 반사 패턴이 우세한 환자를 위해 장려된다.

③ 축 중심으로 엎드려 눕기(pivot-prone or prone extension)

축 중심으로 엎드려 눕기는 목, 어깨, 몸통, 다리의 완전한 폄을 필요로 하기 때문에(그림 1-3), 기립자세에서 폄근의 안정성을 위한 준비로서 역할을 한다. 이 패턴은 대칭성 긴장성 목반사(symmetrical tonic neck reflex : STNR)와 TLR의 통합을 나타낸다.

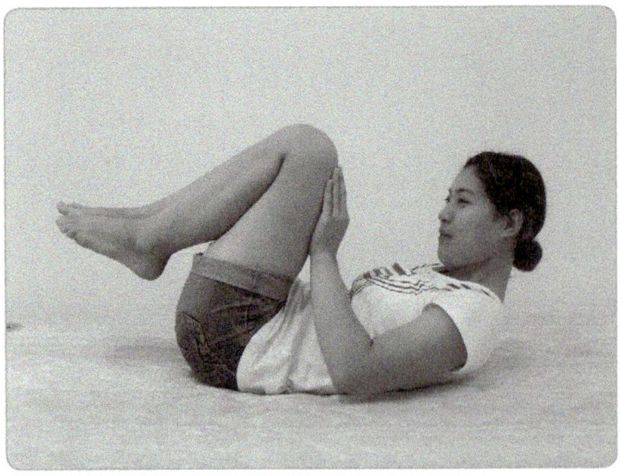

[그림 1-1] Supine withdrawal

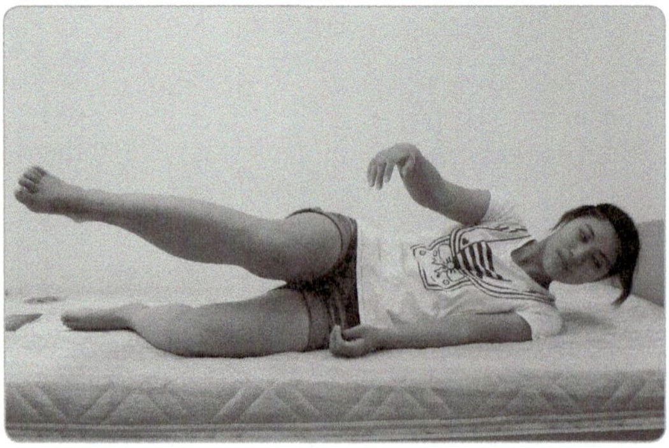

[그림 1-2] 옆으로 돌아눕기 위해 구르기

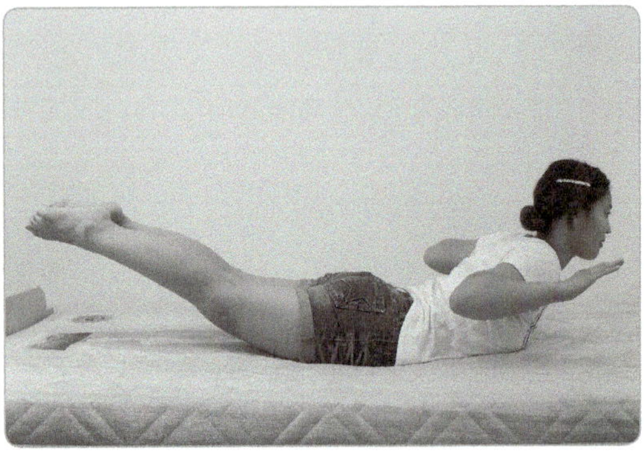

[그림 1-3] 축 중심으로 엎드려 눕기

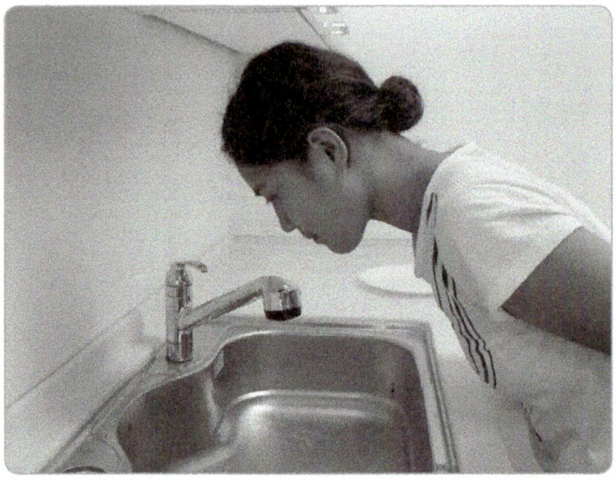

[그림 1-4] 목동시수축

④ 목동시수축(neck co-contraction)

목 동시수축은 목 안정성과 바깥눈근육(외안근) 조절을 증진시킨다(그림 1-4). 목의 동시수축은 몸통과 팔다리의 동시수축보다 먼저 일어난다.

⑤ 팔꿈치의 체중지지(on elbows)

팔꿈치의 체중지지는 상부 몸통 근육조직을 신장하여 어깨뼈와 어깨관절 부위의 안정성에 영향을 주며(그림 1-5), 환경에 대한 보다 나은 시야와 체중을 좌우로 이동하는 기회를 제공한다. 이 패턴은 STNR에 대해 억제적이다.

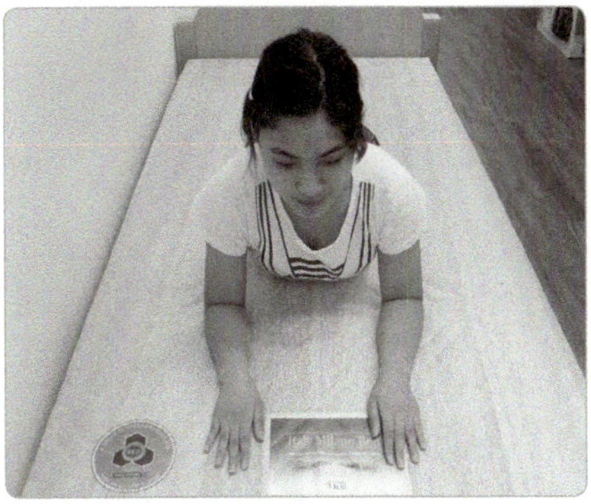

[그림 1-5] 팔꿈치의 체중지지

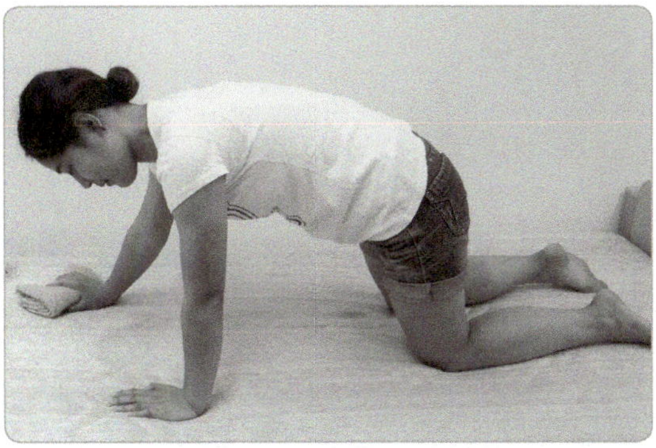

[그림 1-6] 네발기기 자세

⑥ 네발기기 자세(all fours position)

네발기기 자세는 목과 어깨의 안정성을 증가시키고 뒤이어 하부 몸통과 다리의 동시수축 패턴을 이끈다(그림 1-6). 이 패턴은 처음에 정적 자세를 이루지만 이후 몸통과 사지 대의 대각선의 체중이동이 나타난다. 체중이동은 평형 반응 준비단계일 수 있다.

⑦ 정적 서기 자세(static standing)

두발로 서는 것은 팔을 자유롭게 하는 기반이 된다. 처음에 양발에 체중을 균등하게 서는 것을 익히고 다음에 체중이동이 시작된다.

⑧ 걸음걸이(walking)

걸음걸이 패턴은 기술, 운동성, 안정성의 통합을 필요로 한다. 보행은 신체의 다양한 부분이 조화된 운동패턴을 요구하는 매우 정교한 과정이다.

2) 감각자극 치료

감각자극은 근육의 긴장에 촉진 또는 억제의 효과를 갖는다. 루드 기술에서 촉진을 위해 피부자극과 고유수용감각자극을 사용한다.

(1) 촉진기술

① 촉각자극

㉠ **가벼운 쓰다듬기**(light moving touch)
피부의 가벼운 쓰다듬기는 낮은 역치의 A-size 감각섬유를 촉진하여 위상성 근육의 반사활동을 활성화시킨다. 손가락이나 발가락의 갈퀴막 등쪽이나 손바닥이나 발바닥에 대한 가벼운 쓰다듬기는 자극되는 팔다리에 단기간 회피동작을 이끌어낸다.

㉡ **빠른 솔질**(brushing)
부드러운 솔로 근육 위의 피부나 모발을 자극하는 것으로, 전동 칫솔로 대체되고 있다. 빠른 솔질은 자세유지 근육에 영향을 미치는 C-size 감각섬유를 자극한다. 빠른 솔질은 자극 후 30~40분 동안 최대 효과를 가지는 것으로 알려져 있다.

② 온도자극

㉠ A-icing
반사도피를 이끌어내기 위해 얼음조각으로 세 번 빠르게 문질러 적용하며, 손이나 발의 갈퀴막 등쪽이나 발바닥이나 손바닥에 자극을 할 경우 가벼운 접촉의 반응과 유사하다. 얼음으로 혀나 입술 안쪽에 적용하면 입술을 다물게 한다.

㉡ C-icing
자세긴장성 반응을 자극하기 위해 사용되며, 얼음조각을 자극하고자 하는 근육의 척추의 피부분절 피부에 3~5초 동안 적용한다. 자극은 30분 동안 효과를 갖는다.

③ 고유수용기 자극

㉠ **빠른 신장**
빠른 신장은 낮은 역치의 자극으로, 신장되는 근육의 즉각적인 위상성 신장반사를

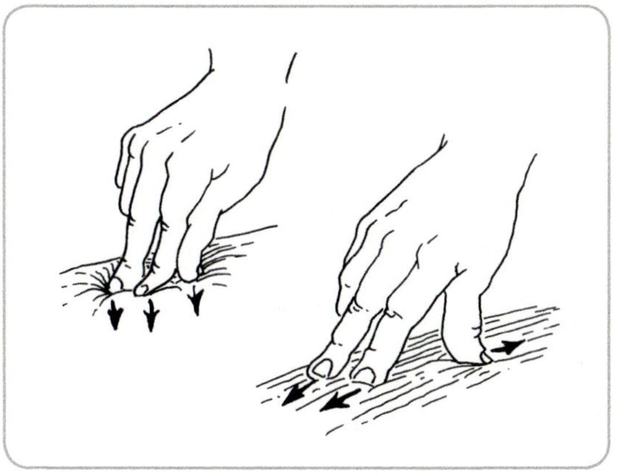

[그림 1-7] 신장압박

활성화하고 그것의 길항근을 억제한다. 환자가 근육을 수축하려고 힘을 주는 동안 힘줄이나 근육 위를 두드리거나 팔다리를 빠르게 움직임으로서 빠른 신장을 이끌어 낸다.

ⓛ **신장압박**

신장압박을 위해 엄지와 둘째손가락, 셋째손가락의 패드로 근육 위의 피부에 견고한 아랫방향 압박과 신장 동작을 제공한다(그림 1-7). 자극은 3초를 초과하지 않는다.

ⓒ **진동**

전동기에 의해 생성되는 진동자극(100-300 Hz)을 근복이나 힘줄에 적용한다(그림 1-8). 진동은 근육에 급속 반복 기계적 신장을 제공하여, 약하게 수축하는 근육의 힘을 증가시킨다.

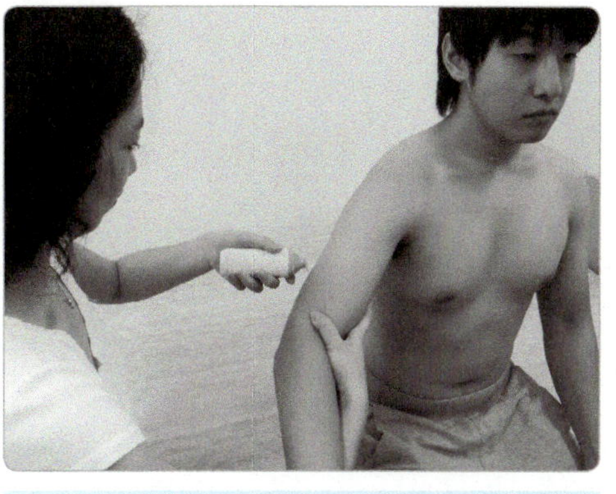

[그림 1-8] 위팔세갈레근에 대한 진동자극

ⓔ **무거운 관절압박**

관절표면이 서로 접근하도록 뼈의 긴축을 따라 체중보다 큰 힘을 적용하는 무

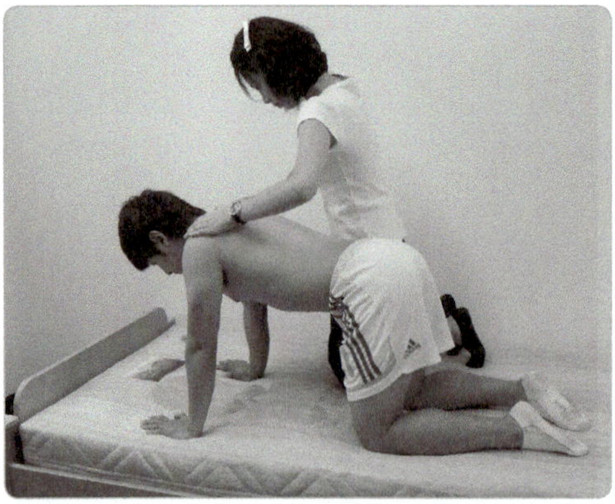

[그림 1-9] 치료사의 어깨압박에 의한 무거운 관절압박

거운 관절압박은 관절주변 근육들의 동시수축을 촉진하며, 이로 인해 움직임 요소에 안정성을 촉진한다(그림 1-9).

ⓜ 저항

움직임이나 유지 자세에 대한 저항은 근방추를 자극하는 신장의 한 종류이다. 저항은 등장성 형태의 근 수축을 유발하며 안정근에 많은 영향을 미친다. 사용하기 전에 빠른 솔질이나 빠른 신장을 하고 이 방법을 시행할 경우 더욱 효과적이다.

(2) 억제기술

① 촉각자극

㉠ 느린 쓰다듬기(slow stroking)

등쪽가지(rami dorsales)의 분포부위에 대한 느린 쓰다듬기는 전신 이완을 일으킨다. 환자에게 등을 노출시키고 엎드려 눕거나 앉게 하고 손바닥이나 펴된 손가락들을 사용하여 뒤통수에서 꼬리뼈까지 척추근조직을 따라 견고한 압박과 함께 율동적 움직임을 수행한다(그림 1-10). 약 3~5분 동안 수행되며, 부드러운 음악이 수반되었을 때 더욱 효과적이다.

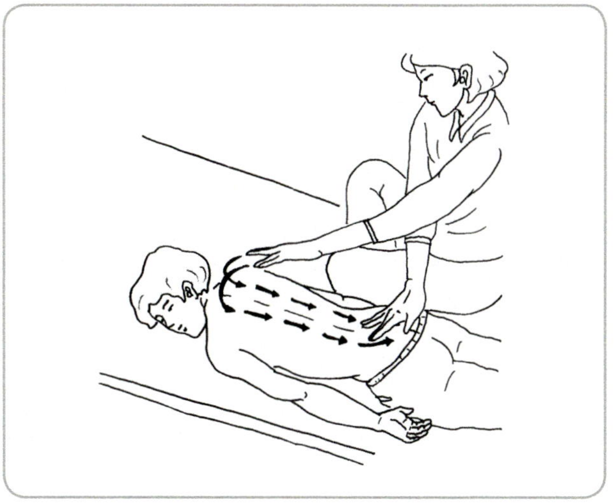

[그림 1-10] 등쪽가지의 분포부위에 대한 느린 쓰다듬기

② 온각 자극

㉠ 중온(neutral warmth)

중온은 온몸에 담요나 솜털이불로 5~10분 동안 감싸 적용하며, 경축과 경직이 있는 환자에게 효과적이다. 환자는 편안함을 느끼고 근긴장이 감소된다. 탄력붕대와 에어 스플린트도 중온 효과가 있어서 억제효과를 갖는다.

㉡ 지속냉각(prolonged cooling)

50℉(10℃)에 이르는 피부의 지속냉각은 단일연접신장반사 흥분을 감소시킨다. 10분 동안 적용되는 냉찜질(cold pack)은 이런 효과를 만들어 낸다.

③ 고유수용기 감각

㉠ 장기간 신장(prolonged stretch)

경직성 근육을 억제하기 위해 도수적인 장기간 신장을 사용하며, 10초 이상 유지한다. 예로, 손의 긴장성 쥐기를 이완시키기 위해 엄지를 벌림/폄된 상태로 지속적으로 유지한다. 장기간 신장은 자세취하거나 스플린트의 사용을 통해 이루어질 수 있다.

ⓛ **관절접근**(joint approximation)

환자의 팔꿈치를 잡고 위팔뼈를 대략 35~45° 벌리고 부드럽게 위팔뼈머리를 관절오목안을 향하게 세로축으로 체중 이하의 가벼운 압박을 가하고, 경직성 근육이 이완될 때까지 그 상태로 유지한다(그림 1-11). 환자가 팔꿈치 체중지지 자세로 있을 때도 어깨와 팔꿈치에 관절압박을 줄 수 있다.

ⓒ **힘줄 압박**(tendon pressure)

경직성 근육의 힘줄 부착부위에 대한 압박은 그 근육을 억제하는 효과가 있다. 예로 손가락 굽힘근을 억제하기 위해 엄지를 향해 끝이 점점 가늘어지는 딱딱한 원통을 손에 쥐게 한다(그림 1-12).

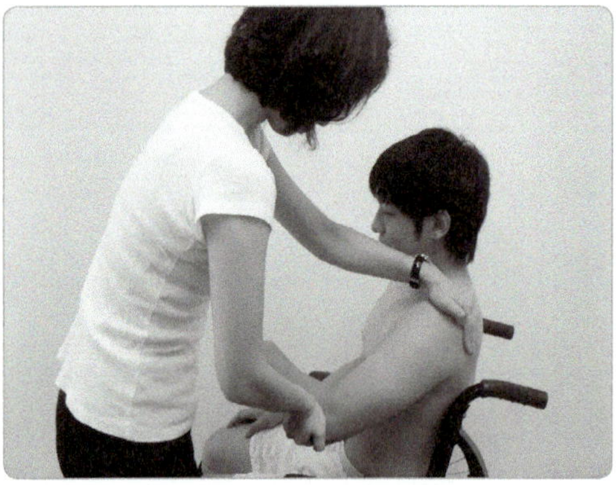

[그림 1-11] 어깨관절에 대한 관절압박

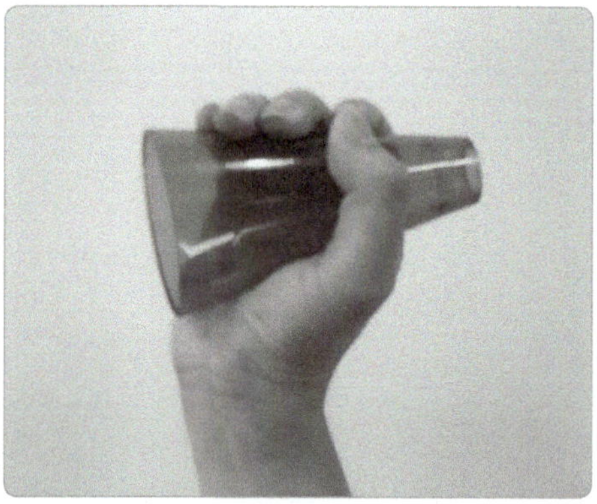

[그림 1-12] 원통 쥐기를 통한 힘줄압박

④ **전정자극**

㉠ **느린 구르기**(slow rolling)

치료사가 환자의 어깨와 골반을 잡고, 천천히 바로 누운 자세에서 옆으로 누운 자세로 그리고 원위치로 굴리는 것에 의해 수행된다. 과다긴장의 감소가 수분 내로 나타난다.

ⓛ **발달패턴에서 흔들기**(rocking in developmental pattern)

발달적으로 먼저 정적 자세를 성취한 후 자세를 유지한 상태에서 협응 운동으로 통합한다. 예로 네발기기 자세에서 체중이동의 연습을 한다(그림 1-13).

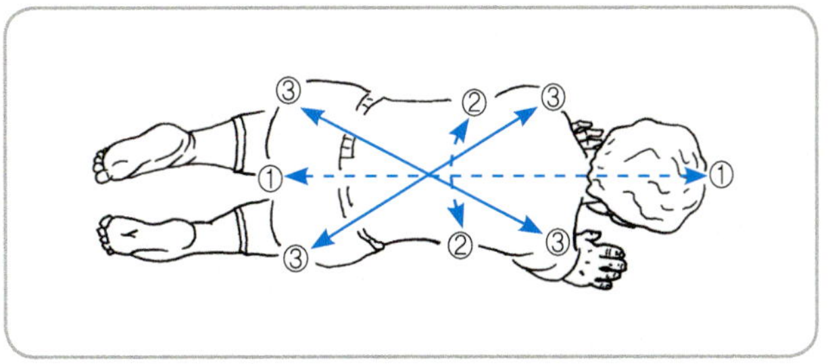

[그림 1-13] 발달패턴에서 흔들기

⑤ 특수감각 자극

근육을 촉진하거나 억제하기 위해 청각자극과 시각자극과 같은 특수감각 자극을 사용한다. 일정한 비트를 갖는 음악은 촉진효과가 있다. 떠들썩하고, 소란스러운 치료실은 자극효과가 있으며 중추신경계 손상 환자의 수행에 영향을 미칠 수 있다. 화려하고 빛나는 다양한 자극 환경은 일반 촉진효과를 갖는다. 치료사의 목소리와 말하는 태도 또한 환자의 수행에 영향을 준다. 크고, 날카로운 명령은 빠른 반응을 이끌고, 더욱 많은 운동단위를 동원한다.

2 고유수용성신경근촉진접근

고유수용성신경근촉진(proprioceptive neuromuscular facilitation: PNF)접근은 신경생리학자이며 의사인 Kabat와 물리치료사인 Dorothy Voss, Maggie Knott에 의해 1951년에 개발된 운동패턴에 바탕을 둔다. PNF 접근은 고유감각수용기의 자극을 통해 신경근 기전의 반응을 촉진하는 방법으로 움직임을 촉진하기 위해 대각선패턴을 사용한다. 또한 운동반응을 촉진하기 위해 촉각, 청각, 시각의 입력을 포함하는 감각자극을 사용한다. PNF는 파킨슨병, 척수손상, 관절염, 뇌졸중, 뇌손상, 수부손상의 치료에 효과적이다.

1) 치료원칙

Voss(1966)는 치료적 운동에서 다음의 치료원칙을 제안하였다.

(1) 치료에서 환자의 능력과 잠재능력이 강조된다.

(2) 정상운동발달은 머리-꼬리, 몸쪽-먼쪽의 방향으로 진행한다. 이것은 팔의 미세협응

동작을 촉진하는 치료에 중요하다. 몸쪽부위의 조절이 없다면, 미세운동은 발달할 수 없다.

(3) 초기 운동행태는 반사활동에 의해 지배된다. 성숙한 운동행태는 자세반사에 의해 지지되거나 강화된다.

(4) 치료 동안 대항근들 사이의 양 방향의 움직임에 유의한다. 의자에서 일어나는 훈련 뿐 아니라 앉는 훈련도 해야 한다.

(5) 운동수행을 극대화하기 위해, 다양한 발달 자세들에서 일할 기회를 주어야 한다.

(6) 대항근들 사이에 균형을 수립한다.

(7) 정상운동발달은 규칙적인 순서를 갖지만 완전히 단계적으로 이루어지지 않고 겹쳐진다. 더욱 발달된 단계의 다른 동작을 시작하기 전에 한 동작을 완전하게 수행하지 못한다.

(8) 거동은 대항근들 사이의 교차적 수축에 의존하며, 자세유지는 불균형의 미묘한 차이에 대한 지속적인 적응을 요구한다.

(9) 운동능력의 증진은 운동학습에 의존한다. 예로 컵에 손을 뻗을 때 촉각이나 언어자극을 사용하는데 운동학습은 이런 외적 단서들이 더 이상 필요치 않을 때 발생된다.

(10) 반복 자극과 반복 동작이 운동학습, 힘과 지구력을 증가시키기 위해 사용된다.

(11) 촉진 기술과 결부된 목표지향적 활동들이 전체패턴의 걸음과 자조활동들의 학습을 촉진하기 위해 사용된다.

2) 대각선패턴들

PNF 접근에서 사용되는 대각선패턴들은 대부분의 활동들에서 관찰되는 집단운동패턴으로 두 가지 대각선동작이 머리와 목, 몸통, 팔다리 등의 신체부위에 존재한다(그림 1-14). 각 대각선패턴은 안쪽이나 가쪽 돌림, 벌림이나 모음, 굽힘과 폄의 운동요소를 갖는다. 모든 운동패턴에서 회전요소를 포함한다. 상지와 하지에 대해 대각선 1(diagonal 1: D1) 굽힘/폄 패턴과 대각선 2(D2) 굽힘/폄 패턴이 있으며 굽힘과 폄에 대한 기준점은 어깨와 엉덩관절이다.

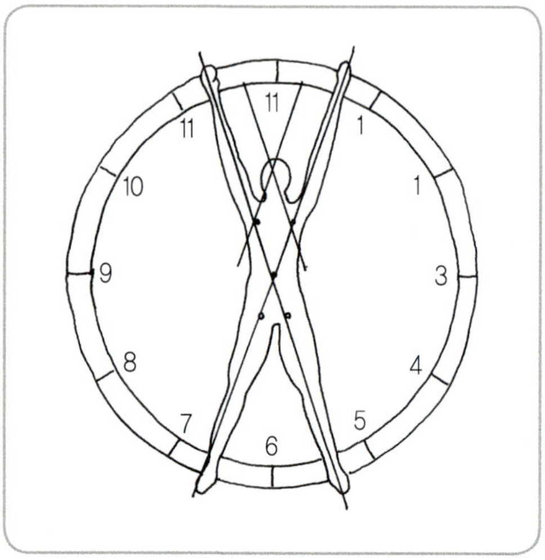

[그림 1-14] 대각선패턴

(1) 머리와 목, 몸통

머리와 목 패턴만 수행할 수 있지만 보통 몸통과 팔다리의 패턴과 함께 수행한다.

① 머리/목 또는 머리/목/몸통을 오른쪽으로 돌림과 함께 머리/목 또는 머리/목/몸통의 굽힘(반전으로 왼쪽으로 돌림과 함께 폄)

② 머리/목 또는 머리/목/몸통을 왼쪽으로 돌림과 함께 머리/목 또는 머리/목/몸통의 굽힘(반전으로 오른쪽으로 돌림과 함께 폄)

(2) 상지

상지 패턴은 어깨관절의 움직임 방향에 의해 명명된다. 환자는 움직이는 동안 자신의 손을 주시한다. 이런 방법으로, 머리, 목, 몸통의 움직임이 팔다리의 움직임을 강화한다. 상지 패턴의 수행을 시작할 때 모든 근육들은 연장 범위에서 놓인다. 패턴이 계속됨에 따라 패턴의 근육들이 수축하며, 움직임이 완수될 때 근육들은 단축 범위에 놓인다.

① 편측 패턴들(Unilateral Patterns)

어깨관절의 움직임 방향에 따라 D1 굽힘/폄 패턴과 D2 굽힘/폄 패턴으로 나뉜다(표 1-1).

[표 1-1] 편측 대각선패턴

종 류	설 명	기능 활동의 예
대각선1 굽힘 (D1 flexion)	어깨뼈의 올림, 벌림, 돌림; 어깨의 굽힘, 모음, 가쪽돌림; 팔꿈치 굽힘이나 폄; 아래팔의 뒤침; 손목의 노쪽 굽힘; 손가락들의 굽힘과 모음; 엄지의 모음(그림 1-15A).	식사 시 손-입 동작, 테니스의 포핸드 스트로크, 오른손으로 왼쪽 머리를 빗으로 빗기, 바로 누운 자세에서 엎드린 자세로 구르기
대각선1 폄 (D1 extension)	어깨뼈의 내림, 모음, 돌림; 어깨의 폄, 벌림, 안쪽돌림; 팔꿈치의 굽힘 또는 폄; 아래팔의 엎침; 손목의 자쪽 폄; 손가락들의 폄 및 벌림; 엄지의 바닥쪽 벌림(그림 1-15B).	자동차 안에서 문을 열기 위해 밀기, 테니스의 백핸드 스트로크, 엎드린 자세에서 바로 누운 자세로 구르기
대각선2 굽힘 (D2 flexion)	어깨뼈의 올림, 모음, 돌림; 어깨의 굽힘, 벌림, 가쪽돌림; 팔꿈치의 굽힘 또는 폄; 아래팔의 뒤침; 손목의 노쪽 폄, 손가락들의 폄과 벌림; 엄지의 폄(그림 1-16A).	오른손으로 오른쪽 머리 빗기, 테니스에서 서브를 할 때 라켓 들어올리기, 수영을 할 때 백 스트로크
대각선2 폄 (D2 extension)	어깨뼈의 내림, 벌림, 돌림; 어깨의 폄, 모음, 안쪽돌림; 팔꿈치의 굽힘 또는 폄; 아래팔의 엎침; 손목의 자쪽 굽힘; 손가락의 굽힘과 모음: 엄지의 맞섬(그림 1-16B).	야구의 피칭, 테니스에서 서브를 할 때 공을 치기, 오른손으로 왼쪽 바지단추 끼우기

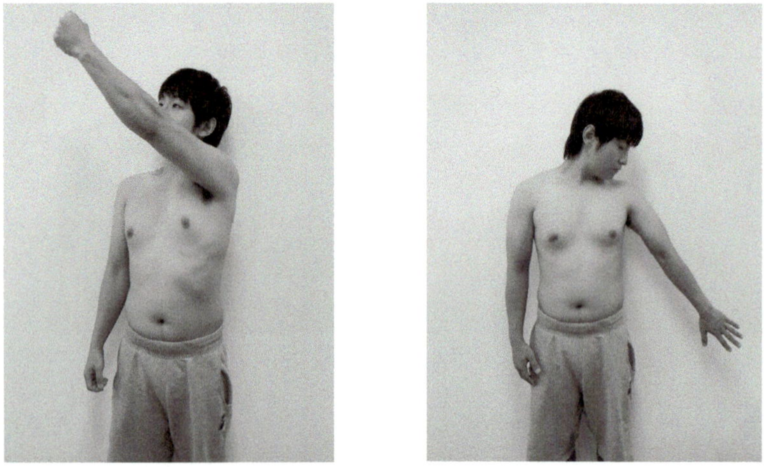

A B

[그림 1-15] 대각선1(D1) 패턴

A. 굽힘패턴 B. 폄패턴

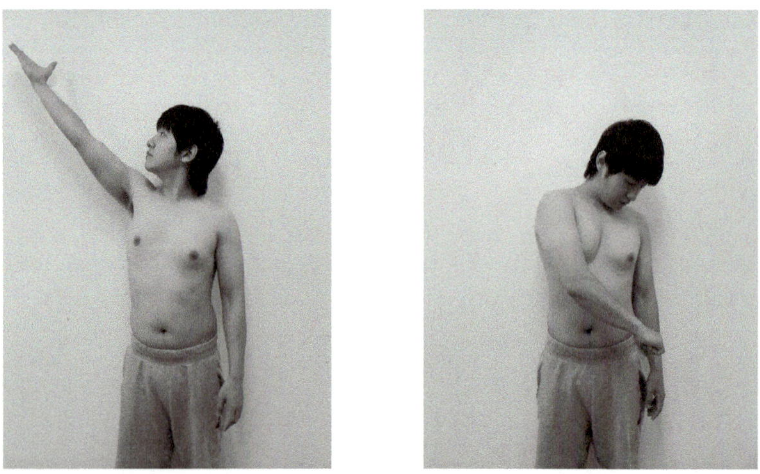

A B

[그림 1-16] 대각선2(D2) 패턴

A. 굽힘패턴 B. 폄패턴

② 양측 패턴들(Bilateral Patterns)

팔다리의 움직임은 대각선패턴을 양측 패턴들로 결합함으로써 강화될 수 있다.

㉠ **대칭 패턴들**(symmetric patterns)

쌍을 이룬 팔다리들이 동시에 같은 종류의 움직임을 수행한다. 양측 대칭 패턴들은 몸통의 굽힘과 폄을 촉진한다. 양측 대칭 D2 굽힘 패턴은 몸통 폄 뿐 아니라 가슴을 확장시키고 호흡을 촉진한다. 몸통 동작과 연합하여 두 팔을 움직인다. 대칭 패턴들의 기능 활동의 예는 다음과 같다.

ⓐ 양측 대칭 D1 폄–서기 위해 의자를 밀기(그림 1–17A)

ⓑ 양측 대칭 D2 폄–스웨터를 벗기 시작하는 것(그림 1–17B)

ⓒ 양측 대칭 D2 굽힘–높은 선반의 큰 물건을 들기 위해 손을 뻗기(그림 1–17C)

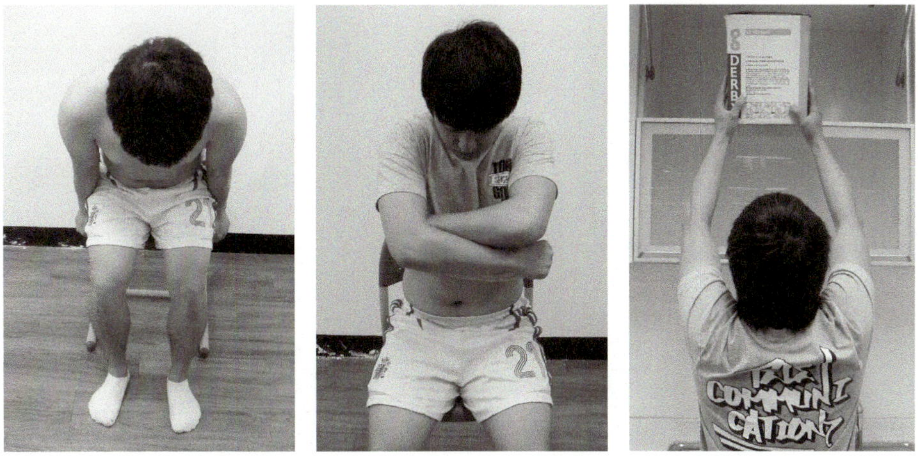

A B C

[그림 1–17] 양측 대칭 패턴의 예

A. 팔로 의자를 밀고 서기 B. 스웨터 벗기 C. 양쪽 팔로 큰 물건 들기

㉡ **비대칭 패턴들**(asymmetric patterns)

비대칭 패턴은 팔다리들이 동시에 몸의 한 방향으로 움직임을 수행하며, 몸통 돌림을 촉진한다(그림 1–18). 비대칭 패턴은 보다 큰 몸통 회전을 보이는 내려치기(chopping)

나 들어올리기(lifting) 패턴들에서와 같이 팔이 접촉한 상태로 수행될 수 있다(그림 1-18 A와 B). 비대칭 패턴은 테니스의 양손 백핸드나 야구타자의 배팅과 같이 보다 큰 힘이 필요할 때나 통증이 있는 경우에 관찰된다. 양측 비대칭 패턴들의 예로 왼쪽 귀걸이를 달 때 왼쪽으로 양측 비대칭 굽힘이 일어나며 왼 팔은 D2 굽힘, 오른 팔은 D1 굽힘을 보인다. 그리고 왼쪽의 지퍼를 올릴 때 왼쪽으로 양측 비대칭 폄이 일어나며 왼 팔은 D1 폄, 오른 팔은 D2 폄을 보인다.

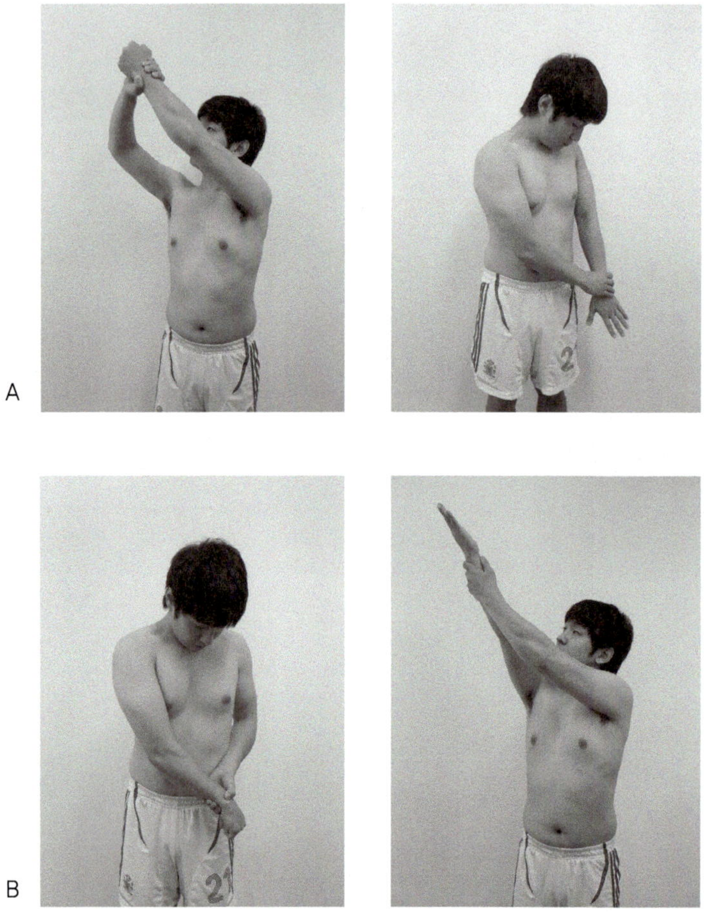

[그림 1-18] 양쪽 비대칭 패턴(왼팔 D1, 오른팔 D1)

A. 내려치기 B. 들어올리기

ⓒ **교차 패턴들**(reciprocal patterns)

쌍을 이룬 사지들이 동시에 반대방향으로 움직임을 수행하는데, 같은 대각선 또는 혼합된 대각선들로 움직인다. 만약 혼합된 대각선으로 움직임을 수행한다면, 머리, 목, 몸통에 안정화 효과가 있다. 이 패턴에서 한쪽 사지는 D1 폄으로 다른 한쪽은 D2 굽힘으로 움직이게 된다. 이것의 예로는 평형대위에서 걷기(그림 1-19), 수영에서의 횡형이 있다.

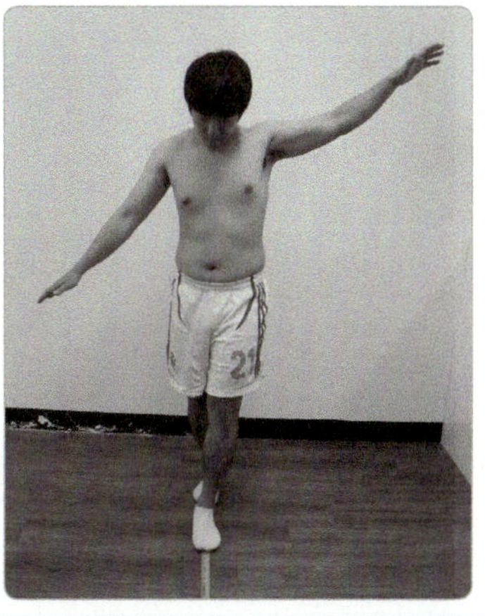

[그림 1-19] 교차패턴을 이용한 평형대 위 걷기

3) 움직임에 적절한 자세

움직임에 적절한 자세들을 고려한다. 자세를 선택할 때 환자의 활동을 고려한다. 만약 수행하는 활동을 어려워할 경우, 자세 요구가 낮아진다. 예로 서명하기 위해 팔꿈치를 댄 엎드린 자세에서 글쓰기 활동을 수행할 수 있다. 반대로 환자가 도전이 되지 않는다면 자세 요구는 증가될 수 있다.

4) 감각입력의 사용

원하는 반응을 이끌어 내기 위해 고유수용성감각, 촉각, 시각, 청각을 사용한다. 다음의 과정은 PNF 치료의 기본 접근이다.

(1) 고유수용성자극

PNF 접근에서 연장 범위에서 근육에 도수접촉을 하며 빠른 신장을 수행한다.

① 견인과 압축

견인이나 관절표면의 분리는 신장에 민감한 관절수용기를 자극함으로써 가동성을 증진시킨다. 관절표면의 압박이나 접근은 관절 안정성을 증진시킨다.

② 빠른 신장

근육은 신장 후 큰 힘으로 반응하며 특히 연장된 자세에 있을 때 더욱 큰 힘으로 반응한다. PNF접근에서 빠른 신장은 회전요소를 강조하며 대각선패턴으로 적용한다. 빠른 신장을 적용할 때 부드럽고 안정된 적용을 위해 치료사의 전체 몸 움직임을 사용한다.

③ 저항

저항은 근육 수축을 증가시키기 위해 사용된다. PNF 관점에서 치료사는 환자의 노력에 저항하는 동시에 움직임의 일부가 된다. 저항은 패턴의 끝 범위에서 제공하거나 가동범위 전체를 통해 계속 제공(반복 수축)할 수 있으며, 환자의 상태에 맞게 주어진다. 등장성 수축에서 저항은 완전한 능동 가동범위가 일어날 수 있게 주며, 등척성 수축에서 저항은 환자가 안정자세를 유지할 수 있을 만큼 주어진다. 저항은 다른 근육들에 방산을 일으킬 수 있다. 방산은 같은 패턴의 근육집단을 흥분시키는데 이 효과를 과다유출(overflow)이라 한다. 약한 근육집단을 촉진하기 위해 강한 움직임에 대해 저항하는 것은 강화라고 한다.

(2) 촉각자극

치료사의 도수접촉과 환자의 자가-접촉은 촉각 구심성 입력을 제공하는 두 가지 주된 방법이다. 도수접촉에 의해 예상되는 움직임의 방향을 이해할 수 있게 된다. 도수접촉은 원하는 패턴의 작용근이나 힘줄 위 피부에 손을 놓는다. 도수접촉을 바꾸어 강조를 변화시킬 수 있다. 예로, 몸통의 율동적 안정을 촉진할 때, 한쪽 어깨와 반대쪽의 엉덩이를 또는 양쪽 어깨를 또는 양쪽 엉덩이에 도수접촉을 할 수 있다.

(3) 청각자극

청각입력은 두 가지 주요한 방식이 있다. 첫 번째는 목소리의 톤이다. 날카로운 명령은 최대자극을 위해 사용된다. 중간 정도의 톤은 환자가 가장 좋은 노력으로 반응을 할 때 사용하며 부드러운 목소리 톤은 환자가 통증이 있거나 그가 흥분된 상태로 있을 때 사용된다.

두 번째는 명령이다. 명령은 최대자극을 제공하기 위해 짧고 명확해야 한다. 명령이 운동행위와 관련하여 너무 빠르거나 늦지 않도록 정확한 타이밍으로 하는 것이 중요하다.

(4) 시각자극

시각입력은 움직임을 촉진하기 위해 사용된다. 상지 대각선패턴을 수행할 때 손을 주시하게 하거나 또는 머리/목 패턴이나 몸통 패턴으로 일할 때 특정 장소를 보도록 지시한다. 원하는 움직임 방향이 앞쪽일 경우 치료사는 환자의 앞쪽에 대각선으로 위치하고 활동의 배치도를 고려한다. 머리, 목, 몸통의 좌측 돌림을 증가시키기 위해서는 활동이 환자의 앞 및 좌측에 놓여야 한다.

5) 기본기술

(1) 작용근에 가하는 기술

① 반복신장(반복수축)

작용근의 강화를 목적으로 사용하는 기술로 초기 운동범위에서의 반복신장과 전 운동범위에서의 반복신장으로 나뉜다. 초기 운동범위에서의 반복신장은 연장 범위에서 근육의 길이가 신장되어 긴장상태에 있는 작용근으로부터 신장반사를 유발한다. 이때 근육만 긴장되고 관절구조는 신장하지 않아야 한다. 전 운동범위에서의 반복신장은 운동패턴 전 범위에 걸쳐 능동운동이 약해지는 시점에서 수축 긴장상태에 있는 근육에 신장반사를 유발한다. 반복신장은 불안정한 관절이나 통증이 있는 경우는 금기이다.

② 율동적 개시(rhythmic initiation)

율동적 개시는 움직임을 시작하는 능력을 증진시키기 위해서 사용되며, 움직임을 개시하는데 문제가 있는 파킨슨병이나 실행증 환자들에게 도움이 된다. 이것은 수의적 이완, 수동운동, 주동근 패턴의 반복된 등장성 운동의 순서로 구성된다. 치료사는 “이완하세요. 내가 당신을 움직일 것입니다.”라고 말하며 움직임을 개시한다. 이완이 느껴지면 “이제 나와 함께 움직이세요.”라고 말한다. 여러 번 움직임을 반복한다. 마지막으로 치료사는 도수접촉을 제거하고 "이제 당신이 해보세요."라고 말하며, 다음에 환자는 활동에서 그 동작을 수행한다. 식사하기, 씻기, 옷 입기의 요소들은 이 기법으로 촉진할 수 있는 활동의 예이다. 율동적 개시는 환자로 하여금 능동 움직임에 앞서 패턴을 느끼도록 해줌으로써 고유수용성 감각과 운동 감각이 증가된다.

(2) 길항근 반전(reversal of anatogonists)

Sherrington은 굽힘반사의 유도 후에 연이어 폄 반사의 흥분이 크게 유도되는 것을 발견하고 이것을 연속적 유도(successive induction)라고 하였다. 길항근 반전 기술은 작용근의 수의적 활동 뒤에 즉시 길항근의 운동이 촉진되는 연속적 유도를 수의적 동작에 적용하여 치료하는 기술이다. 길항근 수축은 등장성이나 등척성일 수 있다. 길항근의 저항이 통증이나 경축을 유발할 경우 금기시 된다.

① 느린 반전(slow reversal) 또는 길항근의 동적 반전

느린 반전은 약한 근육의 반대작용을 하는 길항근의 수축에 저항을 주면서 운동을 하다가 동작의 끝부분에서 근육을 이완하지 않은 상태에서 운동방향을 바꾸어 작용근의 수축에 저항을 주면서 운동을 시키는 방법이다. 예로 D1 굽힘 패턴의 약화로 인해 손이 입에 닿지 않는 환자에게 느린 반전을 할 경우 "아래와 바깥쪽으로 누르세요."라고 지시하여 저항에 대항하여 D1 폄의 수축(등장성)을 하도록 하고 이어서 "위로 가로질러 당기세요."라고 지시하여 저항에 대항하여 D1 굽힘의 수축(등장성)을 하게 한다.

② 안정적 반전(stabilizing reversal)

안정적 반전은 운동시키려고 하는 근육의 단축역에서 유지수축(hold)과 함께 운동범위를 통하여 저항 능동운동을 시키는 것으로 느린 반전-유지(slow reversal-hold)라고도 불린다. 이것은 교대 등장성 수축에 기초를 둔 것이다. 안정성 반전은 안정성과 균형의 증진, 근력증가를 위해 이용된다.

③ 율동적 안정(rhythmic stabilization)

율동적 안정은 최대저항에 대항한 교대 등척성 수축에 기초를 둔 것으로 관절의 움직임이 없으며 안정성을 발달시키는 방법이다. 치료사가 한 손으로 작용근에 저항을 주면서 환자에게 움직임이 일어나지 않도록(등척성 수축 유지) 지시한다. 반응이 일어나면 다른 한 손으로 길항근에 새로운 저항을 주면서 움직임이 일어나지 않도록 한다. 율동적 안정화는 길항적인 근육 집단들의 동시수축을 이끌어낸다. 동시수축은 심장에 부담을 줄 수 있으므로 심장질환 환자에게는 금기사항이다. 율동적 안정은 운동실조증이나 근위부 약화로 인해 자세조절을 할 수 없는 환자에게 유용하다. 율동적 안정화는 통증의 감소에도 도움이 된다.

(3) 이완기술(relaxation techniques)

이완기술은 ROM을 증가시키는데 효과적인 방법이다.

① 수축–이완(contract–relax)

수동적으로 운동패턴의 제한 각도까지 움직인 다음 저항에 대항하여 길항근 패턴의 등장성 수축을 하도록 지시한다. 대각선 패턴의 요소 중에서 원하는 근육의 수축(회전의 요소)이 허용된다. 5초 이상 수축한 후 이완하게 하고 다음에 더 멀리 주동근 패턴의 수동적 움직임이 뒤따른다. 이 과정은 제한이 느껴지는 각 관절각도에서 반복되어진다.

② 유지–이완(hold–relax)

수축–이완과 같은 순서로 수행된다. 그러나 길항근의 등척성 수축, 이어서 이완, 그 다음 주동근 패턴으로 능동 움직임을 수반한다. 이 기술은 저항에 대항하는 등척성 수축을 포함하기 때문에, 특히 통증이 있는 환자에게 유용하다. 예로 어깨관절 굽힘, 벌림, 가쪽돌림에 통증이 있는 환자에게 D2 폄 패턴으로 저항에 대항하여 유지하도록 요청하고, 이어서 D2 굽힘 패턴으로 움직이도록 요청한다. 이것은 머리 감기에 문제가 있는 환자에게 도움이 된다.

③ 율동적 회전(rhythmic rotation)

율동적 회전은 경축을 줄이고 ROM을 증가시키는데 효과적이다. 치료사는 수동적으로 신체부위를 원하는 패턴으로 움직인다. 움직임에 타이트니스나 제한이 느껴질 때 신체부위를 양쪽 방향으로 천천히 율동적으로 회전시킨다. 이완이 느껴진 후에 치료사는 새로운 범위로 계속하여 신체부위를 움직인다. 이 기술은 하지에 경직이나 클로누스(clonus)가 있는 하지마비 환자가 바지를 입도록 준비하거나 경축성 손의 스플린트 적용을 준비하는데 효과적이다.

3 부룬스트롬 접근(Brunnstrom movement therapy)

물리치료사인 Signe Brunnstrom은 뇌졸중 환자들을 위해 특별히 치료 접근법을 개발하였다. Brunnstrom은 뇌졸중 환자를 "역으로의 진화"를 겪는 것으로 개념화하였다. 이 개념에 의하면 뇌졸중 이후 나타나는 경직성 또는 이완성 근 긴장과 반사적 움직임은 회복의 정상 과정이며, 의지적 움직임을 회복하는데 필요한 중간 단계로 보고 있다. 따라서 이 접근은 초기 단계에 움직임을 유발하기 위해 반사, 연합반응(associated reaction : AR)을 이용한다. 그러나 최근 임상에서 치료사들은 비정상적 움직임 패턴이 발달된 후 원상태로 돌리기 힘들 수 있다는 우려 때문에 Brunnstrom의 치료 전략을 사용하지 않는다.

1) Brunnstrom 움직임 치료의 가정과 원칙

(1) Brunnstrom 움직임 치료접근의 기초가 되는 가정

① 정상운동발달에서 척수 및 뇌줄기 반사들은 조절되며 상위 중추의 작용을 통해 목적 있는 움직임으로 재배열된다.

② 뇌졸중 후 "역으로 진화"로 인해 나타나는 반사와 원시움직임 패턴들이 정상 발달단계이기 때문에, 뇌졸중 후 수의적 움직임의 회복을 촉진하기 위해 그들이 사용되어야 한다.

③ 고유수용성 및 외수용성 자극은 원하는 동작이나 긴장 변화를 일으키기 위해 사용된다.

④ 뇌졸중 후 수의적 움직임의 회복은 굽힘근이나 폄근시너지 패턴에서 두 가지 패턴이 결합된 움직임으로, 마지막으로 분리 움직임의 순서로 진행된다.

⑤ 새롭게 획득된 올바른 동작은 학습되도록 연습되어야 한다.

⑥ 일상활동의 상황 내에서 실행은 학습과정을 촉진시킨다.

(2) Brunnstrom의 움직임 치료접근의 원칙

① 치료는 반사를 불러일으키는 것에서 수의적 움직임으로 마지막으로 자동적인 기능운동행동으로 진행한다.

② 환자가 수의적 동작을 보이지 않을 경우 반사, AR, 고유수용성 및 외수용성 자극들을 사용하여 근긴장을 촉진한다. 근긴장의 증진은 움직임을 위한 준비로 중요하다.

③ 환자가 움직이려고 하는 노력과 함께 반사 및 AR을 유발하여, 얼마간의 수의적인 움

직임을 만들어 낸다. 이것은 환자에게 움직임에 대한 감각 피드백을 제공하며 얼마간의 수의적으로 움직이는 것에 대해 만족감을 갖게 한다.

④ 고유수용성 및 외수용성 자극은 움직임을 유발할 수 있다. 저항(고유수용성자극)은 다른 근육으로 자극의 확산을 촉진하여 AR과 같은 정형화된 반응을 유발하는 반면에 촉각자극(외수용성 자극)과 근육이나 힘줄을 두드리는 것(고유수용성 자극)은 자극부위의 근육만을 촉진한다.

⑤ 수의적 반응이 나타날 경우, 환자에게 그 수축을 유지하게(등척성) 한다. 만약 성공하면, 원심성 수축 그리고 마지막으로 구심성 수축을 요청한다.

⑥ 가능하다면 각 치료시간에 굽힘에서 폄으로 움직임의 반전을 강조한다.

⑦ 의지적 조절이 나타나면 자극을 점차 중단한다. 반사를 이끄는 자극을 먼저 중단하며, 촉각자극은 나중에 중단한다. AR을 수반하는 원시반사는 3단계 이후에는 사용하지 않는다.

⑧ 시너지의 결합을 극복하기 위해 의지적 움직임을 강조한다. 물건에 손을 뻗는 등의 친숙한 움직임들을 하게 하면 더욱 성공을 이끌 수 있다.

⑨ 환자가 일단 올바른 움직임을 학습하면 그것을 반복하도록 한다. 연습은 의지적 국면을 증가시킨다. 목표-지향 움직임 등의 기능적 활동들을 포함시킨다.

2) 연합반응(associated reaction: AR)

AR은 환자가 움직이려고 노력할 때 또는 비마비쪽 사지의 움직임이 저항될 때 마비쪽 사지들에서 나타나는 움직임이다. AR에 의한 근수축이 있을 때 근육들의 정형화된 반사적인 긴장의 증가나 불수의적 움직임을 보인다.

(1) 팔다리시너지(limb synergy)

팔다리의 시너지는 연합반응의 한 예로 원시반사 또는 경직이 있을 때 나타난다. 환자가 한 관절의 움직임을 시작할 때 그 움직임과 시너지로 연합된 모든 근육들이 수축하여, 정형화된 움직임패턴을 일으킨다. 상지에서 굽힘근시너지가 우세하고 하지에서는 폄근시너지가 우세하다. 상지의 굽힘근시너지는 보통 폄근시너지가 나타나기 전에 발달된다.

상지의 굽힘근시너지는 어깨뼈의 뒤당김과 올림, 어깨의 벌림과 가쪽돌림, 팔꿈치의 굽힘, 아래팔의 뒤침으로 나타나며 팔꿈치 굽힘이 굽힘근시너지의 가장 강한 요소이다(그림

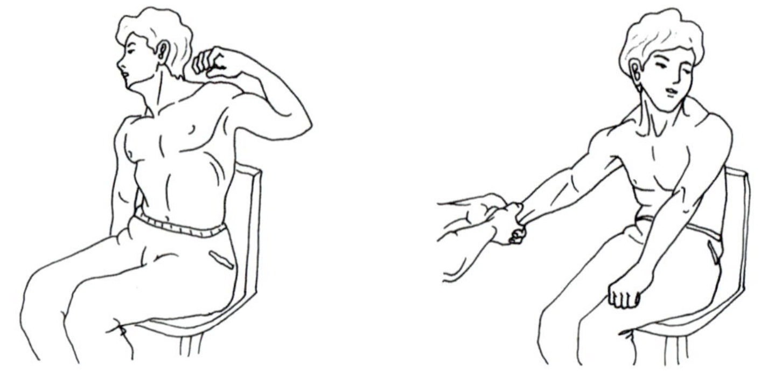

[그림 1-20] 팔의 시너지

A. 굽힘근시너지 B. 폄근시너지

1-20A). 굽힘근시너지는 비마비쪽 팔의 팔꿈치 굽힘이나 어깨의 올림에 저항을 가할 때 유발된다. 상지의 폄근시너지는 어깨뼈의 내밈, 어깨의 수평모음과 안쪽돌림, 팔꿈치의 폄, 아래팔의 엎침으로 나타나며 어깨의 수평모음과 안쪽돌림, 아래팔의 엎침이 폄근시너지의 강한 요소이다(그림 1-20B). 폄근시너지는 비마비쪽 팔의 수평모음에 저항을 가할 때 유발된다. 두 시너지들이 발달되고 경직이 현저해질 때, 굽힘근시너지와 폄근시너지의 강한 요소들이 혼합되어 편마비 환자의 전형적인 팔 자세를 만들어 낸다. 팔은 모음과 안쪽돌림되고, 팔꿈치는 굽힘되고, 아래팔은 엎침되고, 손목과 손가락은 굽힘된다(그림 1-21).

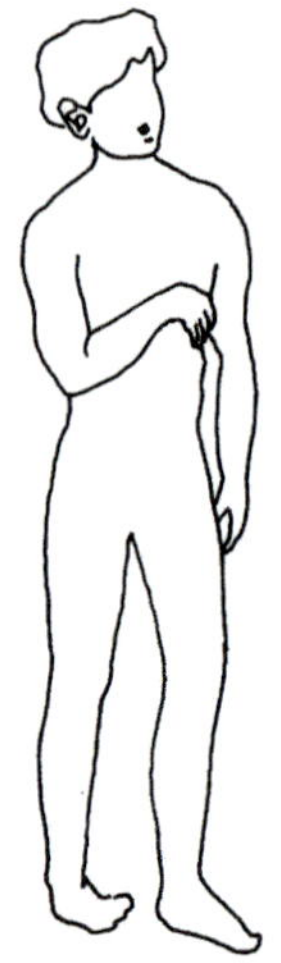

[그림 1-21] 편마비 환자의 전형적인 자세

하지의 굽힘근시너지는 엉덩관절의 굽힘, 벌림, 가쪽돌림, 무릎의 굽힘, 발목의 발등굽힘과 안쪽번짐, 발가락의 발등굽힘으로 나타나며 엉덩관절의 굽힘이 강한 요소이다(그림 1-

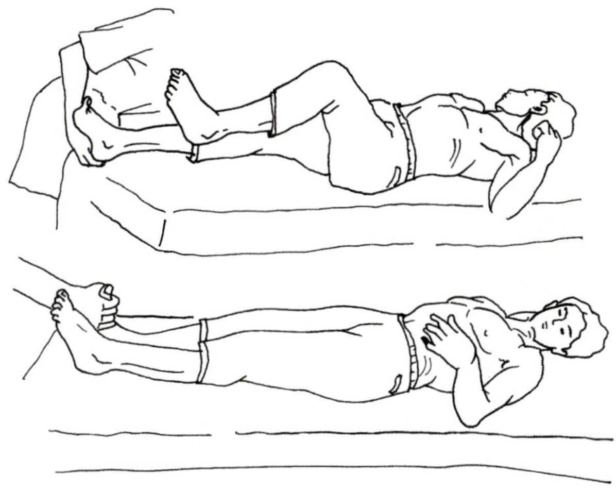

[그림 1-22] 다리의 시너지

A 굽힘근시너지 B. 폄근시너지

22A). 하지의 폄근시너지는 엉덩관절의 폄, 모음, 안쪽돌림, 무릎의 폄, 발목의 발바닥쪽굽힘과 안쪽번짐, 발가락의 발바닥쪽굽힘으로 나타나며 엉덩관절의 모음과 무릎의 폄, 발목의 발바닥쪽굽힘과 안쪽번짐이 강한 요소이다(그림 1-22B). 발목의 안쪽번짐은 다리의 두 시너지들 모두에서 나타난다. 다리의 폄근시너지는 환자가 서있을 때 우세하다.

(2) 연합반응들

뇌졸중 환자의 사지에 여러 AR들이 나타날 수 있다.

① 비마비쪽 다리의 굽힘에 대한 저항은 마비쪽 팔다리의 폄을 일으키며, 비마비쪽 다리의 폄에 대한 저항은 마비쪽 팔다리의 굽힘을 일으킨다.

② 비마비쪽을 움직이려고 시도할 때 마비쪽에서 거울 연합운동(mirror synkinesis)이 일어난다. 예로 비마비쪽 손의 쥐기저항은 마비쪽 손의 파악반응을 일으킨다.

③ 마비쪽 다리를 구부리기 위한 시도나 다리 굽힘에 대한 저항은 마비쪽 팔에서 굽힘근반응을 일으킨다. 이 반응은 같은쪽 연합운동(homolateral synkinesis)이라고 한다.

④ 마비쪽 팔을 능동적이나 수동적으로 90° 이상 올리는 것은 손가락 폄과 벌림을 일으킨

다. 이 반응은 Souques 현상이라고 하며 일부 뇌졸중 환자에서 관찰된다.

⑤ 비마비쪽 다리의 벌림이나 모음에 대한 저항은 마비쪽 다리에서 유사한 반응을 일으키는데 이것을 Raimiste 현상이라 한다.

3) 움직임의 회복단계

Brunnstrom은 뇌졸중 이후 상지와 하지에 대해 회복단계를 6단계로 분류하였다(표 1-2와 3). 회복단계들의 진전은 빠르거나 느릴 수 있으며 또한 어떤 단계에서 중단할 수 있다.

[표 1-2] 상지의 회복단계

단계	팔	손
1	• 이완 • 어떤 수의적인 움직임이나 신장반사가 없다.	• 이완 • 손 기능이 없다.
2	• 시너지가 반사적으로 이끌어진다. • 굽힘이 폄 전에 발달한다. • 경직이 발달한다.	• 능동적인 손가락 굽힘이 없거나 아주 적다. • 집단패턴의 쥐기(mass gross grasp)가 시작된다.
3	• 수의적으로 시너지 움직임을 시작한다. • 경직이 최대로 증가한다.	• 집단패턴의 쥐기나 후크 쥐기가 가능하다. • 수의적 손가락 폄이나 놓기가 안 된다.
4	• 경직이 감소한다. 시너지로 인해 어려웠던 복합적인 움직임이 가능하다. a. 손을 등 뒤로 가져감 b. 팔을 앞쪽으로 어깨 높이까지 굽힘 c. 팔꿈치 90° 굽힘 상태에서 아래팔을 엎침/뒤침	• 집단패턴의 쥐기가 존재한다. • 측면 잡기가 가능하다. • 작은 범위의 손가락 폄과 엄지 움직임이 가능하다.
5	• 경직이 쇠퇴한다. • 시너지가 더 이상 우세하지 않다. 시너지에서 벗어난 많은 움직임 결합이 가능하다. a. 팔을 옆으로 어깨 높이로 벌림 b. 팔을 앞쪽으로 움직여 머리 위로 굽힘 c. 팔꿈치가 폄된 상태에서 엎침/뒤침	• 손바닥 잡기(palmar prehension), • 원통 쥐기(서투른 쥐기), • 구면 쥐기(일정치 않은 가동범위)가 가능하다. • 물건을 놓는 것이 가능하다.
6	• 거의 정상의 협동동작과 함께 분리된 관절 움직임을 쉽게 수행한다. • 빠른 움직임을 수행할 때를 제외하고는 경직이 없다.	• 모든 형태의 잡기가 가능하다. • 수의적으로 완전한 관절가동범위의 손가락 폄이 가능하다. • 개별적인 손가락 움직임이 가능하다.

[표 1-3] 하지의 회복단계

단계	다 리
1	이완
2	• 경직이 발달한다. • 최소의 수의적 움직임
3	• 경직이 최고로 발달한다. • 굽힘 및 폄 시너지 패턴이 존재한다. • 앉은 자세와 선 자세에서 엉덩관절-무릎관절 굽힘을 할 수 있다.
4	• 앉은 자세에서 발을 뒤쪽으로 무릎을 90°를 넘어서 굽힘을 할 수 있다. • 무릎을 90° 구부리고 뒤꿈치를 바닥에 놓은 채 발등굽힘을 할 수 있다.
5	• 선 자세에서 엉덩관절을 폄시킨 채 무릎 굽힘을 할 수 있다. • 엉덩관절과 무릎관절을 폄시킨 상태에서 발목 발등굽힘을 할 수 있다.
6	• 앉은 자세나 선 자세에서 엉덩관절 벌림이 가능하다. • 앉은 자세에서 발목 안쪽번짐 및 가쪽번짐과 결합하여 엉덩관절의 상호 안쪽돌림과 가쪽돌림이 가능하다.

4) 평 가

(1) 감각

감각평가는 운동평가보다 먼저 수행하며, 수동운동감각과 손의 접촉위치인식의 평가를 포함한다. 감각평가의 결과는 움직임을 증진시키기 위해 사용하는 촉진의 선택을 돕거나 결여된 움직임이나 자세감각을 위한 시각피드백을 대체하도록 장려할 수 있다.

(2) 긴장반사

원시 뇌줄기반사에는 대칭 및 비대칭 긴장성 목반사(symmetrical & asymmetrical tonic neck reflex), 긴장성 미로반사(tonic labyrinthine reflex), 긴장성 요추반사(tonic lumbar reflex) 등이 포함된다(표 1-4). 근 긴장의 변화도 평가하는데 이것은 중립 상태에서 수동 신장에 대한 저항의 양을 비교함으로써 평가한다.

[표 1-4] 뇌줄기 반사의 평가

반사	자극	반응
비대칭 긴장성 목반사	한쪽으로 고개를 90° 돌린다. 다른 쪽에도 반복한다.	얼굴 쪽 사지의 폄근 긴장과 뒤통수 쪽 사지의 굽힘근 긴장이 증가한다.
대칭 긴장성 목반사	머리의 굽힘	팔의 굽힘과 다리의 폄이 나타난다.
	머리의 폄	팔의 폄과 다리의 굽힘이 나타난다.
긴장성 미로반사	엎드려 누운 자세	팔과 다리에서 굽힘근의 긴장이 증가한다.
	바로 누운 자세	팔과 다리에서 폄근의 긴장이 증가한다.
긴장성 요추반사	골반에 대해 상부몸통을 돌린다.	몸통을 돌리는 쪽 상지에서 굽힘근의 긴장이 증가하고 하지에서 폄근의 긴장이 증가한다.

(3) 연합반응

AR은 환자가 움직이려고 노력할 때나 또는 다른 신체 부위들이 움직임 동안 저항될 때 마비쪽 사지에서 환자의 마비쪽 사지들에서 나타난다. 수의적 움직임이 없을 때 움직임을 촉진하기 위해 사용될 수 있는지 결정하기 위해 AR들을 평가한다.

(4) 수의적 움직임의 회복 수준

운동회복 수준은 뇌졸중 후 반사로부터 완전한 수의조절까지 운동수행을 순서대로 배열한 도구를 사용하여 평가한다. Brunnstrom은 6단계 회복단계는 뇌졸중 이후 회복에 대한 다양한 표준화된 평가방법들의 발전에 영향을 주었다. Fugl-Meyer 운동기능평가(Fugl-Meyer motor assessment, FMA)는 널리 사용되고 있는 평가들 중 한 예이다.

① Fugl-Meyer 운동기능평가

Fugl-Meyer 운동기능평가는 팔과 다리의 운동, 균형, 감각, 관절가동범위, 통증의 5가지 요소의 하위검사들로 구성된다. FMA의 각 요소들은 각기 독립적으로 사용될 수 있다. 각 요소의 항목은 3점 척도로 점수 매기며 총점은 116점으로 환자의 회복 정도를 추적하기 위해 사용된다. 환자의 반응이 불완전할 경우, 시너지나 움직임패턴의 특정 약한 부위를 결정하기 위해 환자의 반복 시도를 관찰하는 것이 필요하다. [표 1-5]는 팔의 하위검사를 보여주고 있다.

[표 1-5] Fugl-Meyer 운동기능평가: 상지 하위검사

단계		설명	반응	점수기준	점수
어깨 팔꿈치 아래팔	1과 2단계 반사 활동	위팔두갈래근과 손가락굽힘근 힘줄을 가볍게 두드린다.	팔꿈치와 손가락들의 신장반사	0 = 반사가 이끌어지지 않음 2 = 반사가 이끌어짐	
		위팔두갈래근 힘줄을 가볍게 두드린다.	신장반사		
	3단계 시너지 내 수의적 움직임	굽힘근시너지: "마비쪽 손을 위로 돌리고 손바닥으로 귀를 만지세요."	어깨 뒤당김 어깨 올림 90°까지 어깨 벌림 어깨 가쪽돌림 팔꿈치 굽힘 아래팔 뒤침	(9개 세부항목 중 각기) 0 = 수행할 수 없음 1 = 부분적으로 수행 2 = 결점 없이 수행	
		폄근시너지: "마비쪽 손을 아래로 뻗어 손바닥으로 비마비쪽 무릎을 만지세요."	어깨모음과 안쪽돌림 팔꿈치 폄 아래팔 엎침		
	4단계 굽힘근 및 폄근 시너지들이 혼합된 수의적 움직임	"벨트를 어떻게 매는지(행주치마를 매는지) 보여주세요."	마비쪽 손을 요추 부위로 가져 감	0 = 수행할 수 없음 1 = 손을 위앞엉덩뼈가시를 지나 움직임 2 = 결점 없이 수행	
		"팔을 앞으로 뻗어 (환자의 앞에 있는) 물건을 잡으세요."	90°어깨 굽힘으로 뻗음	0 = 즉시 팔꿈치를 굽히거나 어깨를 벌림 1 = 동작 중 후에 발생 함 2 = 결점 없이 수행	
		"팔을 몸 옆에 놓고 팔꿈치를 구부리세요. 손바닥을 위와 아래로 돌리세요."	어깨 0° 팔꿈치 90° 상태에서 아래팔을 엎침과 뒤침을 함	0 = 자세취하지 못하거나 엎침이나 뒤침을 할 수 없음 1 = 어깨와 팔꿈치를 바르게 위치하고 뒤침이 나타남 2 = 결점 없이 수행	
	5단계 시너지에서 벗어난 수의적 움직임	"손바닥을 아래로 하고 (몸 옆에 떨어져 있는) 손을 물건에 뻗어 만지세요."	팔꿈치 0°폄, 아래팔 엎침 상태에서 어깨를 90°까지 벌림	0 = 엎침의 상실 또는 초기 팔꿈치 굽힘 1 = 부분적 동작 또는 후에 운동 중 팔꿈치를 굽힘하고 아래팔을 엎침 함 2 = 결점 없이 수행	
		"천장을 향해 가급적 높이 팔을 뻗으세요."	팔꿈치 0°상태에서 어깨를 90~180°굽힘	0 = 즉시 팔꿈치를 굽힘하거나 어깨를 벌림 1 = 후에 동작 중 발생함 2 = 결점 없이 수행	
		"팔을 앞으로 뻗고 손바닥을 위와 아래로 돌리세요."	어깨를 30~90°로 굽힘하고 팔꿈치를 0°로 폄하고, 뒤침과 엎침 동작을 함	0 = 팔을 위치하지 못하거나 돌림하지 못함 1 = 자세 수정하고 돌림 시작 2 = 결점 없이 수행	
	6단계 정상 반사활동 (5단계 검사에서 6점을 받으면 검사함)	위팔두갈래근, 위팔세갈래근, 손가락굽힘근 힘줄들을 가볍게 두드린다.	정상 반사반응	0 = 1개 반사들이 현저하게 과활동 1 = 1개의 반사 및 과활동 또는 1개의 강한 반사 2 = 1개의 강한반사, 과활동없음	
	팔의 점수 소계(36점)				

단 계		설 명	반 응	점수기준	점수
손목	팔꿈치 굽힘 상태에서 손목안정	어깨 0°, 팔꿈치 90°굽힘, 아래팔 엎침 상태에 놓는다. "손목을 들고 그 상태로 유지하세요."	환자는 손목을 15°까지 폄한다. 치료사는 위팔을 유지한다.	0 = 폄할 수 없다. 1 = 폄하지만 저항에 있으면 못한다. 2 = 약간에 저항에 유지한다.	
	팔꿈치 폄 상태에서 손목안정	팔꿈치를 0°로 놓는다. "손목을 들고 그 상태로 유지하세요."	위와 같다.	위와 같다.	
	어깨 0°와 팔꿈치 굽힘 상태에서 능동 동작	"손목을 몇 번 올리고 내리세요."	환자는 완전굽힘에서 완전 폄으로 부드럽게 움직인다. 치료사는 아래팔을 유지한다.	0 = 수의 움직임이 없다. 1 = 움직이지만 완전범위 이하로 움직인다. 2 = 결점 없이 수행	
	팔꿈치 폄 상태에서 능동동작	"손목을 몇 번 올리고 내리세요."	위와 같다.	위와 같다.	
	회선동작	시범을 보이며 "손목을 이와 같이 원형을 이루어 움직이세요." 라고 말한다.	요측/자측 편위와 함께 굽힘/폄을 혼합하여 원형을 만든다.	1 = 수행할 수 없다. 2 = 갑작스럽거나 불완전한동작 3 = 결점 없이 수행	
	손목의 소계 점수(10점)				
손	Ⅲ: 집단굽힘	"주먹을 쥐세요."	환자는 손가락들을 굽힘한다.	0 = 굽힘 못 함 1 = 부분 굽힘 2 = 완전 능동 굽힘	
	Ⅲ: 갈고리쥐기	"손잡이로 이 쇼핑백을 쥐세요."	쥐기는 MCP관절 폄과 PIP와 DIP 관절 굽힘이 포함된다.	0 = 수행할 수 없다. 1 = 능동 쥐기, 저항 없음 2 = 큰 저항에 대해 쥐기유지	
	ⅢB~Ⅳ: 손가락 폄	"쇼핑백을 놓으세요." "손을 넓게 피세요."	손가락을 능동 또는 수동 굽힘에서 폄한다.	0 = 신전 못 함 1 = 부분 폄 또는 쥐기를 놓음 2 = 완전 폄	
	Ⅳ: 측면 잡기	"이 한 장의 종이(또는 카드)를 잡으세요."	엄지와 집게손가락 사이로 쥔다.	0 = 수행할 수 없다 1 = 종이를 유지하지만 당기면 유지 못한다. 2 = 당기는 것에 대해 종이를 유지한다.	
	Ⅴ: 손바닥 잡기	"글씨를 쓰려고 할 때처럼 이 연필을 잡으세요."	0 치료사는 연필을 수직으로 유지하고 환자는 그것을 쥔다.	위와 같이 채점	1
	Ⅴ: 실린더 쥐기	"이 종이컵(또는 약병)을 잡으세요."	0 치료사는 물건을 유지하고 환자는 첫째와 집게손가락과 함께 쥔다.	위와 같이 채점	0
	Ⅵ: 구면 쥐기	"이 테니스공(또는 사과)을 잡으세요."	0 환자는 손가락들을 벌림시킨 상태로 쥔다.	위와 같이 채점	0
	손의 소계 점수(14점)				
협동동작/속도	Ⅵ: 정상 움직임	"눈을 감으세요. 지금 당신의 손가락 끝으로 코를 만지세요. 당신이 할 수 있는 한 빨리 5회 그것을 하세요."	finger-to-nose 검사를 한다. (비마비쪽과 비교하여)	진전 0 = 현저함 1 = 약간 2 = 없음	
				측정장애 0 = 현저하거나 비체계적 1 = 약간 있고 체계적 2 = 없음	
				속도 0 = > 6 늦게 1 = 2~5초 늦게 2 = < 2초 늦게	
	속도와 협동동작 소계 점수(6점)				
전체 상지 점수 (66점)					

5) 치 료

(1) 몸통조절의 재활

몸통조절의 훈련은 팔다리 보다 앞서 수행한다. 편마비 환자들은 불충분한 몸통조절을 가지며, 마비쪽으로 몸을 기울이는 경향이 있다. 균형반응을 이끌어 내기 위해, 환자가 앉아 있는 동안 치료사는 그를 여러 방향으로 밀치거나 다양한 위치에 있는 사물에 손을 뻗게 한다.

먼저 환자를 마비쪽으로 밀치는 것을 통해 비마비쪽 몸통 근육의 수축을 촉진하고, 다음에 비마비쪽으로 밀치거나 그로 하여금 비마비쪽으로 손 뻗기를 하게 하여 마비쪽 몸통 근육의 수축을 촉진한다. 환자를 밀치나 손 뻗기는 그가 자세를 유지하거나 직립자세를 되찾을 수 있는 한도에서 수행한다. 다음은 몸통 굽힘, 폄, 돌림을 증진시키는 순서로 진행한다.

앞쪽으로 몸통 굽힘 움직임을 연습하기 위해 비마비쪽 팔로 마비쪽 팔을 감싸서 마비쪽 어깨를 보호하게 한다. 치료사는 환자를 마주보고 앉아서 환자의 양 팔꿈치 아래를 지지하고 몸통의 앞쪽 굽힘을 돕는다(그림 1-23). 이런 앞쪽 몸통 굽힘 움직임은 통증 없는 어깨 굽힘 동작을 가능하게 한다. 다음에 환자 스스로 원래 자세로 돌아가세 한다. 그 후 환자를 뒤쪽으로 밀친 다음 다시 환자 스스로 직립자세를 되찾게 한다. 다음에 성취된 어깨 굽힘과 어깨뼈 운동을 통합하기 위해 비스듬한 방향으로 앞쪽 굽힘을 수행한다.

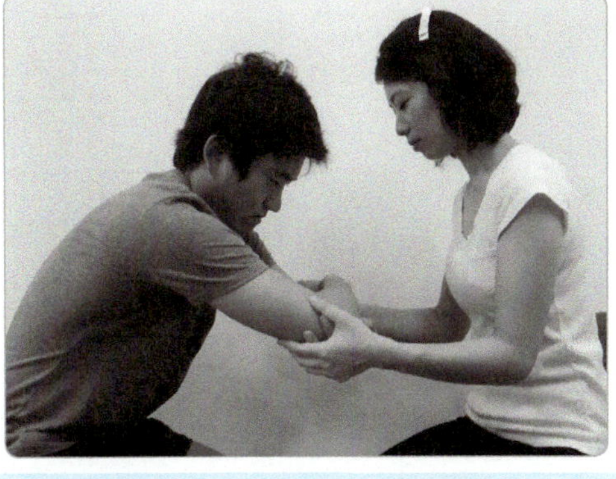

[그림 1-23] 치료사는 환자의 양 팔꿈치 아래를 지지하고 몸통의 앞쪽 굽힘을 돕고 있다.

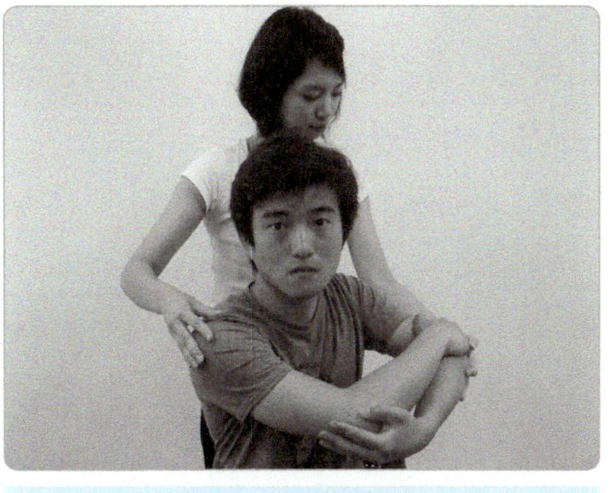

[그림 1-24] 환자는 치료사가 유도하는 대로 몸통 돌림을 수행한다. 이때 고개를 앞쪽을 보거나 반대 방향을 본다.

몸통 돌림 동작도 유사한 방법으로 훈련한다(그림 1-24). 비마비쪽 팔로 마비쪽 팔을 감싸서 지지한 상태에서 치료사의 가이드와 함께 몸통 돌림을 연습한다. 몸통 돌림과 양쪽 팔을 같은 방향으로 흔들고, 교차적인 어깨의 벌림과 모음을 이루기 위해 팔을 좌우로 율동적으로 움직인다. 이때 머리의 움직임은 몸통과 반대 방향으로 돌려야 한다. 머리 움직임과 몸통 돌림의 결합 움직임으로 환자는 통증 없이 어깨뼈와 어깨의 벌림과 모음이 가능해진다.

(2) 어깨의 관절가동운동

전통적인 수동관절운동은 통증을 유발할 수 있기 때문에 금한다. 앞서 설명한 것처럼 몸통 움직임과 함께 어깨 움직임을 훈련한다. 몸통의 굽힘이 클수록 성취되는 어깨 굽힘의 범위가 더욱 커진다. 유사한 방법으로 치료사는 몸통을 좌우로 돌림과 함께 팔의 벌림과 모음이 되도록 가이드 한다. 통증 없이 어깨를 움직일 수 있으면 몸통에 대한 팔의 능동-보조운동을 시작한다. 처음에 환자는 양 어깨뼈의 올림과 내림을 훈련하고, 다음 모음과 벌림을 한다. 이런 움직임들은 어깨 움직임과 결합한다. 이때 팔은 어깨면(scapular plane)으로 놓이게 한다. 이마면의 가쪽 어깨 벌림은 통증을 유발할 수 있기 때문에 피한다. 치료사는 손가락 끝으로 위등세모근을 가볍게 두드리면서 어깨를 들어 올리라고 요청하면서 들어 올리는 것을 보조한다. 능동적인 팔의 올림은 다른 굽힘근시너지 요소를 이끌어낸다. 환자가 능동적인 어깨뼈 올림을 반복하면서 작은 각도로 팔을 벌릴 수 있게 된다.

(3) 상지의 훈련

① 상지의 운동조절을 획득하기 위한 치료 순서

㉠ 연합반응을 포함한 반사들과 감각촉진을 통해 움직임을 얻는다.

㉡ 저항을 주면서 그것에 대항하여 등척성 수축을 하도록 요청한다.

㉢ 등척성 수축을 할 수 있으면, 다음에 편심수축(원심성 수축)을 하도록 요청한다.

㉣ 조절된 편심수축을 할 수 있으면, 다음에 동심수축(구심성 수축)을 하도록 요청한다.

㉤ 사지를 움직일 수 있으면, 계속해서 반대방향의 움직임을 수행하도록 요청한다.

㉥ 목표로 하는 움직임과 그것의 반대되는 움직임을 기능적으로 사용할 기회를 제공한다.

㉦ 새롭게 취득한 움직임을 기능적 활동에서 사용할 수 있도록 기능적 상황을 만든다.

② 1단계부터 3단계

1단계부터 3단계의 움직임은 시너지패턴으로 일어난다. 이완 단계인 1단계에서 시너지가 시작되는 2단계로 진행하기 위해 움직이려는 노력과 함께 긴장성 반사, AR 등의 촉진기술들을 사용한다. 처음에 굽힘근시너지를 활성화시킨다. 등세모근, 마름근과 위팔두갈래근에 두드리기를 제공하는 것은 굽힘근시너지를 유발한다. 팔꿈치 굽힘이 나타나면 수의적인 조절 아래 시너지가 일어나게 한다. 2단계에서 경직이 나타나며, 3단계에서는 절정에 도달한다. 이 기간 동안 치료의 목적은 환자가 수의적으로 시너지 패턴을 조절할 수 있게 하는 것이다. 이것은 처음에는 치료사의 촉진이나 도움과 함께 시너지 패턴들을 교대로 반복 수행하는 것에 의해 도달된다. 그 다음에 촉진 없이 수의적인 시너지 패턴을 반복한다.

굽힘근시너지의 수의적 조절을 획득하는 노력은 어깨뼈 올림으로 시작된다. 환자가 양쪽 어깨 올림을 시도할 때 비마비쪽 어깨뼈에 대해 저항을 줌으로서 AR을 이끌어 낸다. AR에 의해 마비쪽 어깨가 올림되면 그 상태를 유지하도록 요청하며 마비쪽 어깨에 저항을 가한다. 그 후 마비쪽 팔의 편측 어깨뼈 올림을 시도한다. 동작을 촉진하기 위해 위등세모근 위에 두드리기나 쓰다듬기를 제공한다.

폄근시너지는 굽힘근시너지 뒤에 일어난다. AR을 이용하여 큰가슴근의 수축을 활성화한다. 환자의 양팔을 어깨 수평벌림과 수평모음 사이의 자세에서 지지하고, 환자에게 팔을 모으도록 요청하면서 저항을 주어 AR을 이끈다. 폄근시너지 요소를 활성화시키는 또 다른 방법으로 위팔세갈래근 위에 대한 두드리기와 앞톱니근을 신장시킨다. 팔꿈치의 굽힘근에 과긴장이 있고 팔꿈치의 폄근이 상대적으로 약하기 때문에, 팔꿈치의 폄은 취득하기 어렵다. 이것은 노 젓기와 양쪽 체중지지에 의해 도움을 받을 수 있다. 노 젓기를 위해 치료사는 환자와 마주 앉은 상태에서 팔꿈치의 폄을 강화한다(표 1-6)(그림 1-25).

[표 1-6] 팔꿈치의 폄을 증진시키기 위한 노 젓기(Rowing)

1. 치료사는 환자와 마주하고 앉아서 자신의 팔을 교차하여 오른손으로 환자의 오른손을, 왼손으로 환자의 왼손을 잡는다.
2. 엎침된 상태의 비마비쪽 팔이 마비쪽 무릎으로 움직일 때 저항을 준다(그림 1-25A). 이것은 AR을 유발하여 마비쪽 팔의 팔꿈치 폄을 이끌어 낸다.
3. 동시에 마비쪽 팔이 비마비쪽 팔을 향해 폄되도록 돕는다.
4. 아직 환자의 손을 잡고서, 뒤침과 결합된 굽힘으로 움직임을 유도한다(그림 1-25B).
5. 치료사는 마비쪽 사지가 능동적으로 폄된다고 느낄 때까지 3-5회 단계들을 반복한다.
6. 다음에 양쪽으로 저항을 제공하며 수의적 노력을 하도록 한다.

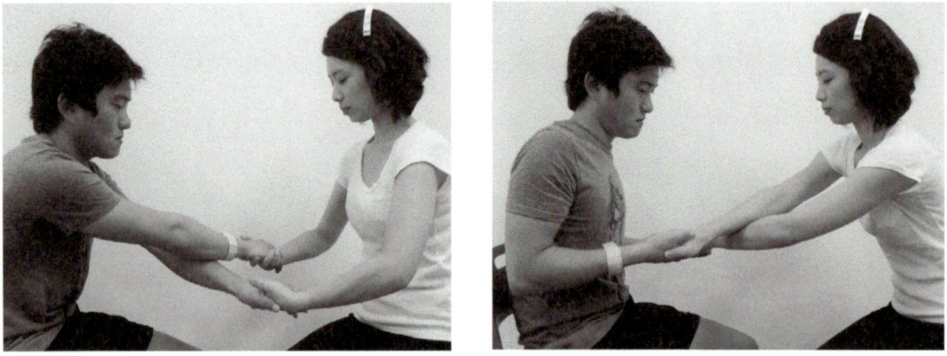

[그림 1-25] 노 젓기

A. 엎침된 상태의 비마비쪽 팔(왼팔)의 움직임에 저항을 주어 마비쪽 팔(오른팔)의 폄근시너지를 이끈다.
B. 환자의 팔이 굽힘과 뒤침의 동작으로 전환되도록 유도한다.

양쪽 체중지지는 마비쪽 팔에 대한 체중지지를 통해 팔꿈치의 폄을 강화하고 마비쪽 팔로 물건을 눌러 고정시키는 과제를 수행하도록 한다(표 1-7)(그림 1-26과 27).

수의적으로 시너지움직임을 하게 됨에 따라 기능적 활동에 적용한다. 폄근시너지는 마비쪽 팔로 테이블 위에 있는 물건을 고정시키거나 마비쪽 팔을 옷소매 안에 집어넣기 위해 사용된다. 굽힘근시너지는 아래팔로 핸드백이나 코트를 들기 위해 사용된다. 두 가지 시너지를 교대로 사용하여 양팔로 밀고 당기는 것이 도움이 될 수 있다. 샌딩(sanding) 동안의 양손의 밀고 당기기, 다림질과 창닦기 등은 굽힘근시너지와 폄근시너지를 교대로 사용한다.

[표 1-7] 팔꿈치의 폄을 증진시키기 위한 양쪽 체중지지

1. 팔꿈치를 편 상태로 양쪽 팔을 앞에 위치한 낮은 등 없는 의자를 지지하고 몸통을 앞으로 구부린다. 의자 위에 샌드백, 베개이나 수건을 놓으면 편안함 줄 수 있다(그림 1-26).
2. 양쪽 팔로 체중지지를 하는 동안 위팔세갈래근 위를 두드리거나 쓰다듬는다(그림 1-27).
3. 성공적으로 지지를 하면, 체중이동을 하여 마비쪽 팔로 체중을 지지하도록 한다.
4. 다시 위팔세갈래근의 힘줄을 두드려 촉진자극을 제공한다.
5. 마비쪽 팔로 물건을 눌러 고정하는 동안 비마비쪽 손으로 물건을 조작하는 기능 과제를 수행한다.

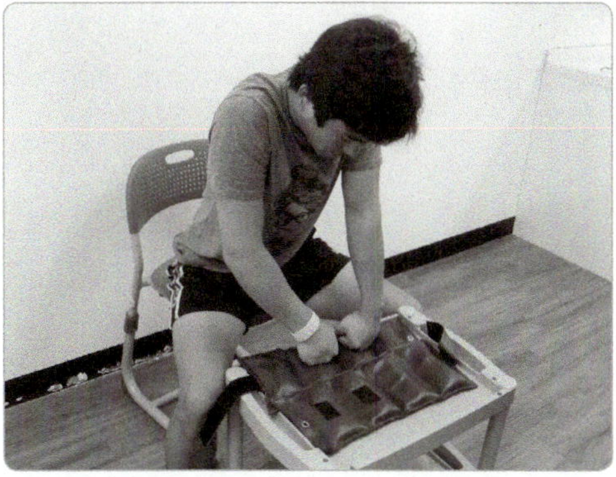

[그림 1-26] 양쪽 체중지지를 통해 마비쪽 팔의 폄을 강화할 수 있다.

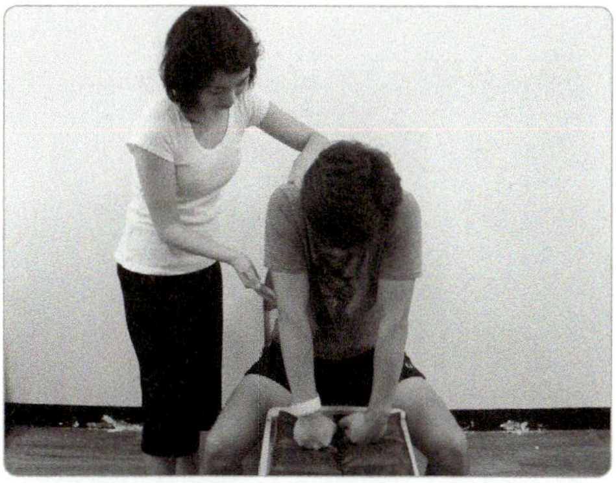

[그림 1-27] 양쪽 팔로 체중지지를 하는 동안 마비쪽 팔의 폄을 촉진하기 위해 위팔세갈래근에 두드리기를 하고 있다.

③ 4단계부터 6단계

3단계와 4단계의 과도기 동안 환자는 시너지로부터 벗어난 움직임을 촉진하기 위해, 시너지들을 결합하는 움직임이 장려된다. 예로 환자가 마비쪽 팔을 펴기 시작하면, 팔꿈치를 폄 상태로 폄근시너지로부터 벗어난 움직임으로 어깨를 더욱 큰 범위로 벌리도록 유도한다. 위팔세갈래근과 큰가슴근이 분리될 때 시너지들이 더 이상 우세하지 않게 된다. 시너지로부터 벗어나는 움직임 결합을 촉진하기 위해 스케이트보드(그림 1-28A)나 파우더보드운동, 손가락으로 그림 그리기, 테이블 표면 닦기, 빗자루 사용 등의 기능적 활동을 사용한다.

4단계에서 마비쪽 손을 등 뒤로 가져가는 동작, 90° 어깨 굽힘으로 손을 뻗는 동작, 팔을 몸 옆에 붙이고 팔꿈치를 90° 굽힌 상태에서 아래팔을 엎침과 뒤침하는 동작을 시작한다. 마비쪽 손을 등 뒤로 가져가는 동작을 위해 몸통 돌림과 함께 팔을 스윙한다. 손이 몸 뒤로 가면, 손등으로 몸을 쓰다듬게 한다. 손등으로 몸을 쓰다듬는 것은 움직임에 대한 감각자각을 하고 수의적 움직임에 방향을 제공한다. 동작을 성취하면 기능적 활동으로 서서 벨트 묶기, 셔츠를 바지 안에 밀어 넣기 등을 수행한다.

팔꿈치를 편 상태에서 90° 어깨 굽힘으로 손을 뻗는 동작은 환자가 능동 어깨 굽힘을 수행하지 못할 경우 처음에 수동적으로 움직이고 어깨세모근위를 두드리면서 자세를 유지하도록 요청한다. 자세를 유지할 경우 능동 움직임을 수행하게 한다. 팔 운동 동안 팔꿈치를 펴는 것을 돕기 위해 위팔세갈래근에 두드리기 자극을 준다. 이 동작을 촉진하기 위해 벽에 붙인 tic-tac-tic 게임과 선반에 있는 물건에 손 뻗기와 같은 활동들을 할 수 있다.

팔꿈치를 90° 굽힌 상태에서 아래팔을 엎침과 뒤침하는 동작을 성취하기 위해 block printing과 문손잡이, 드라이버 돌리기, 수정된 주사위 게임, 카드 뒤집기를 수행한다.

4단계와 5단계의 과도기 동안 환자는 점차 시너지에서 벗어나 다양한 결합의 움직임을 수행한다. 움직임을 촉진하기 위해 촉각자극을 할 수 있지만 초기에 사용했던 원시반사는 사용하지 않는다. 새롭게 성취된 동작들은 기능적 활동으로 통합시킨다. 복잡한 8자 모양 패턴의 스케이트보드 운동(그림 1-28B)이나 일상생활동작에서 마비쪽 사지를 사용한다. 가구 손질, 밀가루 반죽 굴리기, 청소하기, 먼지 털기, 설거지하기 등은 손 회복이 적절할 때 마비쪽 팔을 목적 있게 참여하도록 사용되는 활동들의 일부이다.

5단계에서는 팔을 옆으로 90° 벌리는 동작, 팔을 앞으로 해서 머리위로 올리는 동작, 팔꿈치가 펴진 상태에서 아래팔을 뒤침과 엎침하는 동작이 시작된다. 팔을 옆으로 90° 벌리는 동작은 팔꿈치의 폄과 어깨의 벌림의 결합 동작으로 이것을 촉진하기 위해 환자 측면의 높은 탁자에 위치시킨 tic-tac-tic 게임이나 마루용직기(floor loom)의 직물짜기(그림 1-29), 농구공 치기, 접시를 옆에 놓인 건조대에 놓기 등을 수행한다.

팔을 머리위로 올리는 동작은 어깨뼈의 위쪽돌림이 수반되어야 하기 때문에 앞톱니근의 재훈련이 필요하다. 만약 어깨뼈 뒤당김 근육에 경직이 있으면 어깨뼈의 수동 가동화 운동이 필요하다. 머리를 위로 올리는 움직임이 성취되면 높은 위치에 있는 물건을 잡기 위해 손 뻗기와 같은 기능적 활동을 통해 강화한다.

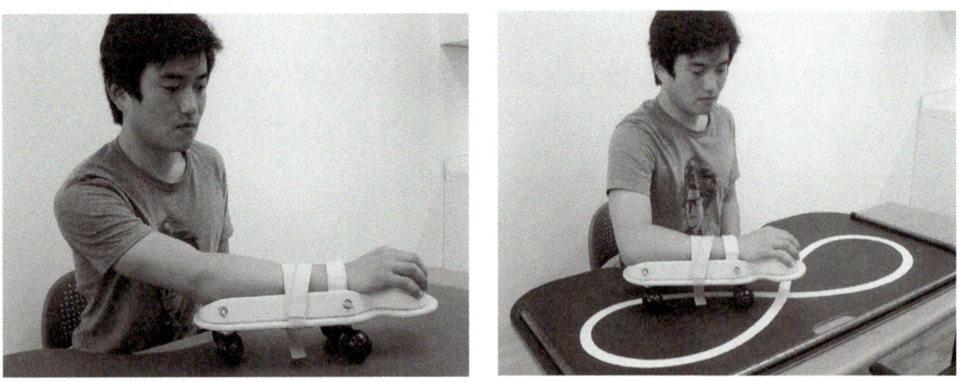

A B

[그림 1-28] 스케이트 보드

A. 단순 운동 B. 8자 모양 패턴의 복잡한 운동

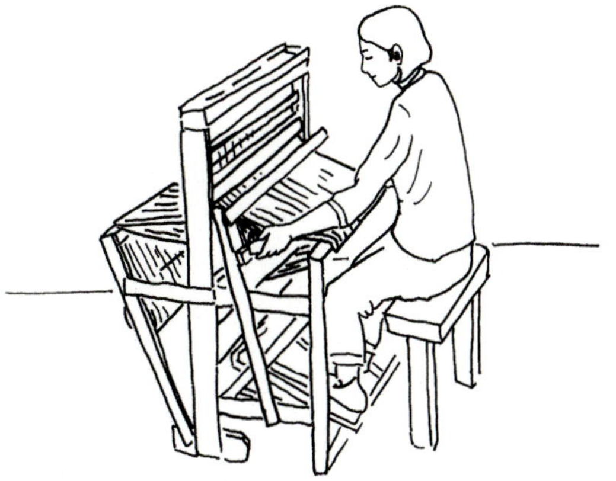

[그림 1-29] 마루용 직기(floor loom)의 사용은 팔을 옆으로 벌리는 동작을 촉진한다.

팔꿈치가 펴된 상태에서 아래팔을 뒤침과 엎침하는 동작을 성취하기 위해 다양한 팔의 자세에서 엎침과 뒤침을 일으키는 활동들을 하게 한다. 예를 들면 양 팔을 편 상태에서 비치볼을 잡고 돌린다. 환자는 점차적으로 작은 볼을 다룰 수 있게 된다.

마지막 회복단계인 5단계에서 6단계에서는 움직임 결합과 분리 동작의 수행을 쉽게 수행하고 움직임의 속도를 증가시키 위해 노력한다. 마비쪽 팔이 좀처럼 완전한 회복이 되지는 않지만, 환자는 마비쪽 팔을 사용하여 비마비쪽 팔을 보조하도록 한다.

(4) 손과 손목 조절의 재훈련

손 기능의 회복은 팔의 회복과 일치하지 않을 수 있기 때문에 손 기능의 회복을 위한 훈련은 팔과 분리하여 다룬다. 환자가 손가락을 능동적으로 구부리지 못할 경우(1~2단계), 연합반응의 사용과 함께 환자의 손목이 폄되도록 유지하고 주먹을 꽉 쥐도록 요청하여 집단 쥐기를 이끈다. AR은 비마비쪽 손의 쥐기에 저항을 하여 유발된다.

쥐기를 위해 손목 폄의 안정을 수립한다. 팔꿈치가 폄된 상태에서 훈련을 시작하며, 손목 폄근에 촉진자극을 주면서 주먹을 쥐도록 요청한다. 손목의 폄근에 대한 두드리기는 손목의 폄을 활성화시킨다. 자극과 동시에 환자에게 손목의 폄 자세를 유지하도록 지시한다. 팔꿈치를 편 상태에서 손목의 폄과 쥐기를 할 수 있으면 다음에는 팔꿈치를 점차 굽히면서 자세취하기, 촉진자극, 자세유지의 과정을 반복한다.

손 회복의 3단계에서 4단계로 나아가기 위해 능동적으로 쥐기를 푸는 훈련을 한다. 손의 굽힘근에 경직이 있을 경우 치료사는 환자의 엄지두덩을 잡고 엄지를 손바닥으로부터 멀리 벌린 상태로 아래팔을 엎침과 뒤침시킨다. 아래팔이 뒤침될 때 손목과 손의 등에 피부 자극을 준다. 이와 같은 도수조작으로 손가락들이 폄되는데 아래팔이 뒤침될 때 환자에게 손을 펴도록 요청한다. 만약 도수조작이 적절하지 않을 경우 손가락 폄근의 신장 자극을 사용한다. 손가락을 반복해서 손바닥을 향해 감는 것에 의해 손가락 폄근의 반복적인 빠른 신장을 제공한다. 폄근의 신장반사에 의해 굽힘근이 교차적으로 억제되기 때문에 손가락들은 폄되고 손가락 굽힘근은 이완된다. 굽힘근이 이완되면 다음에 Souques 현상을 유발하기 위해 팔을 90° 이상 올린다. 환자가 손가락 폄을 시도할 때 손과 아래팔의 등 부위에 쓰다듬기를 한다.

손 회복의 4단계에서 측면잡기와 놓기가 가능하다. 이 동작을 촉진하기 위해 긴엄지폄근과 긴엄지벌림근의 힘줄 위를 두드리거나 쓰다듬기 자극을 하는 동안 환자는 측면잡기에서 손의 놓기를 위해 엄지를 검지로부터 멀리 움직이려고 시도한다. 일단 환자가 손을 놓을 수 있으면, 책 들기, 카드 잡기, 열쇠 사용, 옷 입기 등의 기능적 활동을 수행한다.

환자가 수의적으로 놓을 수 있으면, 활동을 통해 더욱 발달된 집기들(손 회복의 5단계)을 훈련한다. 예로 연필을 잡는 것은 손바닥 잡기(palmar prehension)를, 작은 공이나 오렌지와 같은 둥근 물건들을 잡는 것은 구면 쥐기를, 기구 손잡이를 잡는 것은 원통 쥐기를 촉진한다. 개별적 손가락 움직임들(손 회복의 6단계)의 회복은 드물다. 만약 환자가 어느 정도 의도적으로 손가락의 폄을 수행하면 손가락 움직임의 속도와 정확도를 증가시키고 점차 각 손가락의 사용을 장려하기 위해 홈 프로그램 활동을 제공한다.

4 신경발달치료(neurodevelopment treatment)

Bobath 치료 접근법으로도 알려진 신경발달치료(neurodevelopment treatment : NDT)는 1940년대에 영국에서 물리치료사인 Berta Bobath와 그의 남편이며 의사인 Karel Bobath에 의해 개발되었다. 이것은 정상 발달 및 운동에 근거를 두고 있다. NDT의 주된 목적들은 근육 긴장을 정상화시키고, 원시반사들을 억제하고, 정상 자세 반응들을 촉진하는 것이다. 움직임의 질을 향상시키는 것과 환자가 정상 움직임 패턴들을 다시 학습하도록 돕는 것이 치료의 기본 목표들이다. 오늘날 임상에서, NDT는 성인 편마비 환자의 치료에서 널리 사용되어지고 있다.

1) 뇌졸중 후의 움직임 조절 문제

편마비는 정상 움직임의 결여와 비정상 긴장 및 움직임의 발달의 운동문제들과 관련이 있다. 이런 두 가지 문제는 기능적 제한과 비정상움직임패턴의 원인이 된다.

(1) 정상 움직임의 결여

편마비 환자와 관련된 정상 움직임의 결여는 자세조절의 결여와 선택적 움직임 조절의 결여로 구분된다. 자세조절의 결여가 있을 경우 환자는 체중을 이동하고, 중력에 대항하여 자세를 유지하는데 문제를 가지며, 균형이 도전될 때 평형반응을 활성화하는데 문제를 일으킨다. 환자는 이런 문제들을 보상하기 위해 보조기구에 의존하거나 자세를 유지하기 위해 비마비쪽 팔을 사용한다. 그러나 보조기구와 함께 보행을 하더라도 몸통자세는 비대칭적이며 마비쪽 다리에 보다 적게 체중을 지지하고, 마비쪽 팔에 연합반응을 나타낸다.

선택적 움직임조절의 결여는 마비쪽 팔을 사용하는 것을 방해한다. 따라서 환자는 일상생활활동을 위해 비마비쪽 만을 과도하게 사용하거나 과제수행을 위해 한-손 기술을 사용하게 된다. 따라서 마비쪽 팔의 사용이 적어지게 되고 사용하지 않는 것을 학습하게 된다(learned non-use). 이런 사용하지 않는 것의 학습은 상지기능의 회복을 방해한다.

(2) 비정상 긴장

뇌졸중 후에 이완기를 거쳐 경직이 마비쪽 몸통, 팔, 다리의 특정 근육들에서 발달된다. 경직은 비정상 협응과 기능적 사용의 상실에 기여하며, 마비쪽의 선택적 근육활동을 방해한다. 경직은 자주 AR을 수반하며, 폄근시너지나 굽힘근시너지의 움직임패턴으로 나타난다. 경직으로 인한 편마비 환자의 전형적인 자세는 팔의 굽힘패턴(어깨뼈의 뒤당김과 내림, 어깨관절의 모음과 안쪽 돌림, 팔꿈치의 굽힘, 아래팔의 엎침, 손목의 굽힘, 손가락과 엄지의 굽힘과 모음)과 다리의 폄 패턴(골반의 뒤쪽 올림과 뒤당김, 엉덩관절의 안쪽 돌림과 모음과 폄, 무릎의 폄,

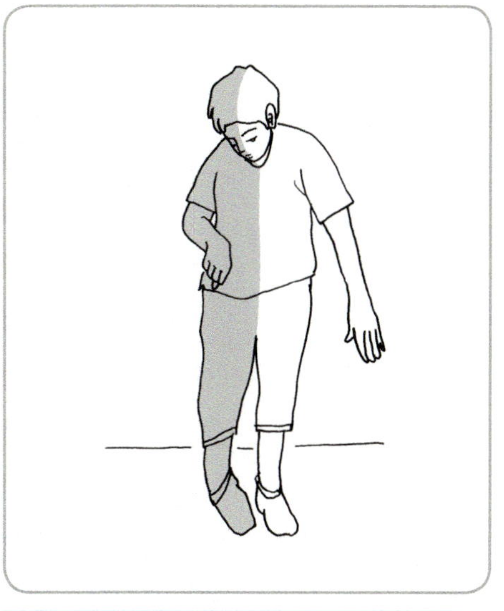

[그림 1-30] 편마비 환자의 전형적인 자세

발의 발바닥쪽굽힘과 안쪽번짐, 발가락 굽힘과 모음)으로 특징된다(그림 1-30). 경직은 사지에 국한되지 않고 머리와 몸통에도 나타난다. 머리는 마비쪽으로 굽힘되며, 얼굴은 비마비쪽을 향해 돌림된다. 몸통은 마비쪽으로 가쪽 굽힘된다.

(3) 감각장애

감각장애는 운동조절의 감소와 비정상 협응에 기여한다. 감각장애가 있으면 근력이 강할 때에조차 정상 움직임의 패턴이 상실될 수 있다.

2) 신경발달치료의 원리

(1) 치료의 목표는 마비쪽의 정상 움직임을 재학습하는 것이다.
(2) 비정상 긴장이나 움직임을 증가시키는 활동을 피하며 이들을 억제하는 기술을 사용한다.
(3) 마비쪽 몸통과 사지의 정상 움직임패턴을 촉진하는 운동과 활동을 사용한다.
(4) 마비쪽 사지를 사용하도록 권장한다. 이것은 손상된 대뇌겉질의 신경가소성을 증가시키고 사용하지 않는 것은 학습을 줄이는데 도움이 된다.
(5) 작업수행을 위해 마비쪽에 남아있는 운동조절을 사용할 수 있도록 돕는다.
(6) 작업수행을 하는데 마비쪽 팔과 다리의 조절과 근력이 부족할 경우 비정상 움직임과 비대칭 자세의 발달을 감소시키고, 마비쪽의 사용을 촉진하는 적응방법을 개발한다.
(7) 편마비 환자의 잔존능력과 유지력을 증가시키기 위해 24시간 관리가 이루어져야 한다.

3) 평 가

초기에 관찰을 통해 자세, 움직임패턴, 마비쪽의 사용에 관한 정보와 마비쪽의 비정상 협응, 환자가 일상생활활동을 수행하는지, 보상에 의존하는지 등에 대한 정보를 수집한다. 편마비 환자에서 나타나는 비정상 자세를 알기 위해 정상 자세와 비교한다. 대칭성에 대한 정보는 환자의 앞, 뒤, 측면에서 마비쪽과 비마비쪽을 관찰하여 얻는다. 이와 같은 관찰을 통해 비대칭 또는 비정상 자세를 확인하고 그 원인을 알아낸다.

치료사는 환자가 어떻게 일상생활활동, 이동과 침상거동을 수행하는지 관찰하고, 마비쪽을 무의식적으로 사용하는지, 보상에 의존하는지 주의한다. 치료사는 또한 환자가 편마비측에 비정상 긴장과 협응을 나타내는지 주목한다. 이런 문제들은 치료에서 다루어진다.

움직임 패턴의 평가를 위해 환자가 움직일 때 마비쪽의 움직임을 관찰한다. 환자의 움직임패턴을 정상패턴과 비교함으로써 정상 움직임을 방해하는 문제를 알 수 있다. 예로 편마비 환자가 테이블 위에 있는 과일을 잡기 위해 팔을 뻗을 때 어깨가 올림과 뒤당김, 팔꿉관절의 굽힘, 아래팔은 부분적으로 엎침되며 손목과 손가락들은 굽힘되고 몸통은 앞으로 굽힘된다. 이에 비해 정상 움직임은 어깨뼈의 내밈, 아래팔의 엎침과 함께 팔꿈치의 선택적 폄, 손목의 폄과 손가락의 굽힘을 보이고, 몸통은 안정된다.

움직임패턴 외에 핸들링을 사용하여 움직여지는 것에 대한 환자의 반응을 평가한다. 핸들링은 환자의 움직임의 조절, 감각입력에 대한 반응과 근긴장에 대한 정보를 제공한다. 마비쪽 팔에 움직임 조절능력이 있을 경우 환자는 그 팔이 움직여 질 때 무의식적으로 보조하게 되어 움직임이 힘이 들지 않고 매끄럽게 이루어진다. 움직임을 멈추고 잡고 있던 손의 지지를 줄일 때 팔의 자세가 일시적으로 유지되는데 이것을 플레이싱 반응이라고 한다(그림 1-31). 플레이싱은 근긴장이 정상이고 근력이 충분히 강할 때 가능하지만 마비쪽의 근긴장이 너무 높거나 낮을 때에는 불가능하다. 사지를 수동으로 움직일 때 저항이 없고 무겁게 느껴지면 이완을 나타낸다. 반대로 수동으로 움직일 때 뻣뻣하고 저항이 느껴지면 경직을 나타낸다. 정상의 팔은 가볍게 느껴지고 유도된 움직임을 쉽게 따른다.

치료사는 평가를 통해 얻어진 근긴장과 움직임 조절에 관한 정보를 이용하여 치료목표를 수립한다. 다음에 치료사는 어떠한 치료를 해야 할 지 결정한다.

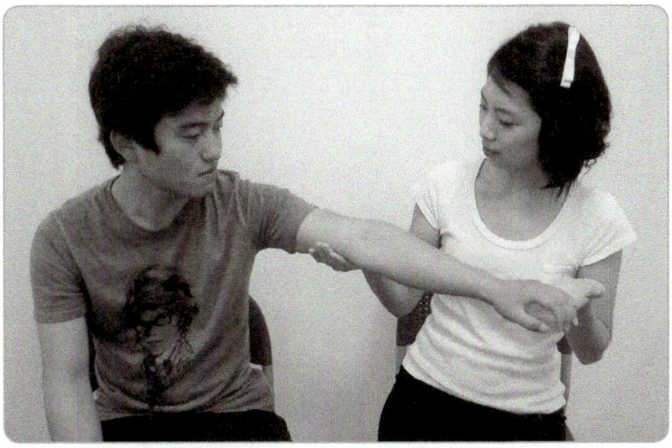

[그림 1-31] 마비쪽 팔의 조절을 평가하기 위해 플레이싱을 사용

4) 신경발달치료

(1) 핸들링

① 핸들링(handling)

NDT는 움직임이 조직화되고 수행하는 것에 대한 감각정보를 제공하고 긴장과 움직임 조절의 문제를 다루기 위해 도수기술을 사용한다. 이 기술은 비정상 긴장과 비정상 협응을 감소시키거나 예방하고, 정상 움직임을 재훈련하고, 기능적인 마비쪽 사용을 증가시키는 것을 목표로 한다. 이런 목표를 성취하기 위해 치료사의 손을 사용하는데 이것을 핸들링이라고 한다. 핸들링을 통해 촉각, 고유수용성감각과 운동감각 정보를 제공하는데 이것은 경직과 이완에 영향을 주며, 환자의 움직임의 질을 조직화하는데 도움을 준다.

② 주조절점(key point of control)

주조절점은 인체의 정상 움직임의 조절에 있어서 자세의 긴장과 움직임 패턴에 가장 효과적으로 조절할 수 있는 특정부위를 말한다. 이 부위는 근방추, 골지힘줄기관, 관절수용기 등과 같은 감각수용기들의 밀집도가 높게 분포되어 편마비 환자의 치료과정에 비정상적인 자세와 움직임 패턴을 치료하는데 많이 사용된다.

주조절점은 몸쪽 조절점(proximal key point of control), 먼쪽 조절점(distal key point of control), 중심 조절점(central key point of control)으로 나뉠 수 있다. 중심 조절점은 몸통의 자세와 바로잡기반응(정위반응, righting reaction)에 영향을 미친다. 몸쪽 조절점은 몸통, 팔이음뼈와 엉덩관절의 자세와 움직임을 조절하기 위해 사용되고, 먼쪽 조절점은 손과 발의 자세를 조절하기 위해서 사용된다.

③ 억제기술과 촉진기술

핸들링은 억제기술과 촉진기술로 나뉜다(표 1-8). 억제기술은 경직과 비정상 움직임패턴을 감소시키기 위해 사용한다. 경직은 뻣뻣하거나 경직성 근육의 당김을 중화시키는 패턴인 반사-억제 패턴을 사용하거나, 체중지지와 몸통돌림의 사용을 통해 단축된 근육을 늘림으로서 억제될 수 있다.

근긴장이 억제를 통해 정상화 되면, 정상움직임패턴을 훈련하기 위해 촉진기술을 사용한다. 촉진기술은 자동적인 자세반응과 몸통조절을 활성화하고, 팔과 다리의 체중지지와

[표 1-8] NDT의 핸들링 기술

종류	설명
억제기술	• 움직임을 방해하는 비정상 근긴장을 감소시킨다. • 경직성 근육을 늘림으로서 몸통과 사지의 정상 배열을 회복시킨다. • 활동 동안 AR과 원하지 않은 움직임의 발생을 방지한다. • 과제수행 동안 사지의 비정상 자세를 감소시키는 방법을 교육한다.
촉진기술	• 마비쪽에 정상움직임의 감각을 제공한다. • 몸통과 사지의 정상움직임을 재학습하는 시스템을 제공한다. • 등척성, 편심이나 동심 수축을 위해 직접 근육을 자극한다. • 압박(예, 체중지지)을 제공하는 동안 움직임을 연습하도록 한다. • 마비쪽을 과제에 합병시키는 방법을 교육한다.

비-체중지지 움직임을 훈련하기 위해 사용하며, 또한 활동이나 작업을 수행하는데 새로운 전략들을 소개하고 연습하기 위해서도 사용한다. 촉진은 환자가 치료 초기부터 정상 움직임과 협응 패턴을 실행하도록 함으로서 비정상 움직임의 학습을 최소화시킨다. 촉진 동안 치료사는 적절한 주조절점을 사용하여 환자의 움직임패턴을 보조한다. 환자가 손으로 제공하는 보조에 따르고 함께 움직일 경우 움직임의 질을 조절한다. 환자가 원하는 움직임을 배움에 따라, 촉진 없이 움직일 때까지 점차 보조의 양을 줄인다.

(2) 올바른 자세 취하기

올바른 자세 취하기는 뇌졸중 후 초기에 수행되며 환자의 예후에 커다란 영향을 주기 때문에 중요하다. 침대는 편평해야 한다.

① 바로 누운 자세

바로 누울 때는 어깨와 골반부위의 뒤당김을 방지하기 위해 마비쪽 어깨나 골반 밑에 낮은 베개나 수건, 또는 모래주머니들을 대어 준다. 마비쪽 팔은 팔꿈치가 펴되고, 어깨와 아래팔이 중립위치로 놓여지고, 손과 손목은 굽힘되지 않도록 한다. 필요할 경우 팔 아래 큰 베개를 놓아 지지한다.

② 옆으로 누운 자세

환자를 마비쪽으로 돌아눕게 하는 것이 침대에서의 단순한 치료동작에 유용하다. 목 아래에 베개를 놓아 마비쪽이 가쪽 굽힘되는 것을 방지하고 허리 주위에 베개를 놓아 지지한다. 마비쪽 어깨를 약간 내밈시키고 팔꿈치는 편 상태로 유지한다.

③ 앉은 자세

먼저 골반의 중립자세를 취하고 허리를 곧게 편 자세를 유지한다. 앉기를 위해 모든 의자의 좌석은 수평을 유지하고 등받이도 올바른 각도를 유지한다(그림 1-32). 좌석의 높이와 깊이는 환자의 키에 따라 적절하게 조절한다. 환자의 넓적다리가 짧은 경우 의자 뒤에 딱딱한 등받이를 끼워주어 좌석깊이를 조절하며, 아래다리가 짧아 발이 바닥에 닿지 않을 경우 발판을 대어 준다. 휠체어의 경우에는 발판의 높이를 조절한다. 환자의 골반을 중립 또는 적절히 전방경사되게 하고, 엉덩관절이 효과적으로 굽힘되게 한다. 엉덩이는 가능한 좌석뒤 중심부위에 앉게 하며 체중은 양쪽에 고루 배분되게 한다. 몸의 축이 왜곡되지 않게 유지하며 특히 어깨뼈가 뒤당김되지 않도록 한다. 보통 편마비 환자들이 앉을 때 마비쪽 다리가 벌어지는데 이것은 발이 안쪽번짐되게 한다. 팔은 탁자 위에 올리고 환자의 시야 안에 위치하게 한다. 이것은 마비쪽 부위에 대한 지각 및 몸의 대칭성을 제공한다. 또한 마비쪽 어깨가 부분탈구가 되지 않도록 팔의 위치를 고려한다. 환자가 휠체어에 있는 경우 lapboard나 베게로 마비측 팔을 지지한다. 이들의 크기는 손목이 아래로 떨어져 굽힘되지 않도록 팔 전체를 올려놓을 수 정도로 커야 한다.

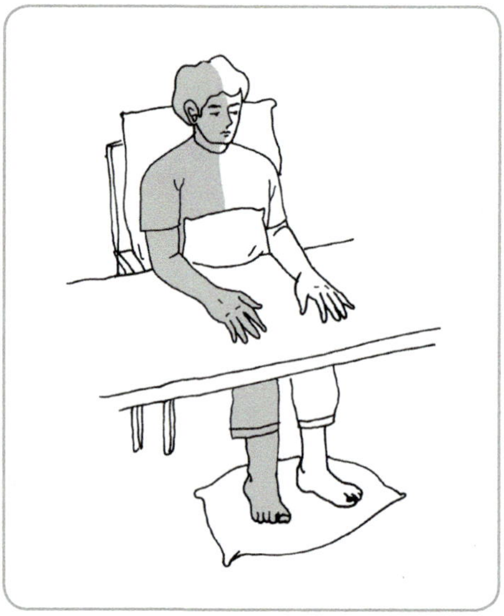

[그림 1-32] 올바른 앉은 자세 취하기

(3) 앉은 자세의 조절

엉덩관절의 폄근의 긴장을 억제시키고 앉은 자세에서 평형을 증진시키기 위해 모든 방향으로 체중이동 동작을 연습시킨다. 처음에는 앞으로 이동하는 훈련을 한다, 치료사는 마비쪽에 위치하여 환자의 몸을 앞으로 이끈다. 다음에 체중을 좌우로 이동시키고, 이후 대각선 방향으로 체중을 이동시키는 훈련을 한다. 몸통의 돌림 동작도 훈련한다. 몸통의 돌림은 균형을 유지하는데 중요하며 사지의 사용에 커다란 영향을 준다.

손뻗기를 통해 체중이동조절을 훈련한다. 자신의 발을 향해 손을 뻗는 것을 통해 하지의 폄근시너지를 억제하고, 양쪽 하지에 고르게 체중지지가 되게 하고, 중력이 마비쪽 어깨뼈를 내밈되게 돕는다. 다음에 물건을 다양한 위치에 놓고 손 뻗는 것을 통해 체중이동을 연습한다. 과제의 위치에 따라 팔 뻗기 동안 골반과 몸통의 자세조절과 체중이동이 달라진다.

(4) 마비쪽 팔의 치료

편마비 환자의 마비쪽 팔의 치료는 경직이나 비정상 긴장, 통증, 부분탈구, 움직임조절의 결여 등의 장애를 다루며, 이것들의 치료를 위해 억제기술과 촉진기술을 사용한다. 경직을 억제하는 치료는 일반적으로 정상 움직임을 촉진하기 전에 먼저 선행된다.

① 억제

경직이 있는 상태에서는 정상 움직임이 이루지기 힘들기 때문에, 억제는 움직임을 재학습하는데 중요하다. 경직이 있는 환자에게 근긴장을 감소시키고, 단축된 근육들의 정상 휴식길이를 회복하고, 과도한 근수축을 중단시키기 위해 억제기술을 사용한다. 마비쪽 팔을 치료하는데 사용되는 억제기술에는 반사억제패턴(reflex inhibiting patterns : RIPs), 어깨뼈가동화(scapular mobilization), 몸통돌림, 체중지지 등이 있다. 이 중에서 체중지지 기술은 억제와 촉진 모두를 위해 사용할 수 있다.

반사억제패턴은 경직으로 인한 자세와 반대되는 패턴으로 이루어진다. 마비쪽 팔은 어깨 올림근, 안쪽돌림근, 팔꿈치와 손목과 손가락들의 굽힘근들의 경직이 현저하기 때문에 이들 근육의 과긴장은 팔이음뼈의 내림, 어깨의 가쪽돌림, 팔꿈치와 손목의 폄, 손 펴기 자세를 취하는 것에 의해 억제된다. 치료사는 몸쪽과 먼쪽 조절점을 사용하며 반사억제패턴을 이끈다.

어깨뼈가동화는 팔의 비정상적 자세 및 운동 패턴을 억제하기 위해 어깨뼈를 앞쪽과 위쪽으로 위쪽 돌림으로 움직인다. 느린 속도로 운동을 하며 갑작스런 동작은 피한다.

몸통돌림은 긴장을 정상화시키고, 상지와 하지 전반에 걸쳐 정상적 운동을 촉진시키는 또 다른 방법이다. 몸통돌림을 촉진시키는 기능적 활동을 설정하여 수행하는 것이 효과적이다.

마비측 팔의 체중지지는 상지에 굽힘근시너지를 보이는 환자에게 효과가 있다. 상지를 통해 체중지지를 하기 전에, 치료사는 준비과정으로 어깨뼈가동화를 통해 어깨뼈를 내밈

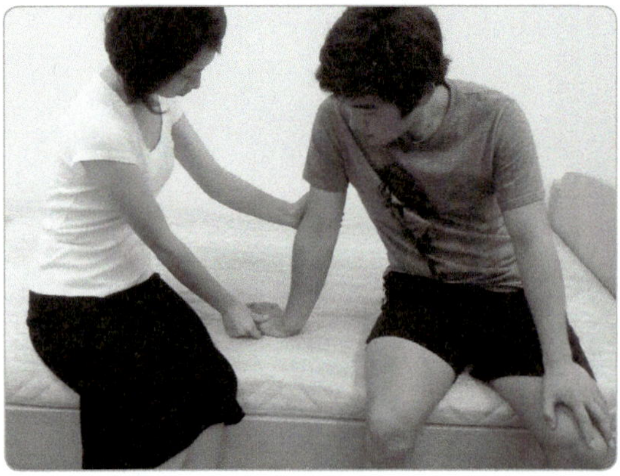

[그림 1-33] 마비측에 체중지지하는 올바른 자세

을 유지하고, 환자의 손을 매트 위에 엉덩이로부터 벌려서 놓는다. 팔꿈치는 폄 된 상태로 위팔뼈는 가쪽돌림되어야 한다(그림 1-33). 환자가 마비쪽으로 체중을 이동시키면서 위팔이 안쪽돌림되지 않게 하고 팔꿈치가 접히지 않도록 주의해야 한다. 만약 환자가 통증을 호소하면 체중지지를 하지 않는다.

뇌졸중 급성기에 저긴장과 근력약화를 보이는 환자에게 팔을 올바른 자세취하기를 통해 팔의 근육길이와 정상관절기전을 유지하고, 경직과 비정상 협응의 발달을 방지한다. 치료사는 굽힘근시너지의 발달을 방지하기 근육길이가 유지되는 패턴으로 위치시킨다.

② 촉진

㉠ 촉진을 위한 체중지지

NDT에서, 체중지지는 동적 과정이다. 환자는 마비측 팔로 정적으로 지지하는 것보다 동적으로 마비측에 체중을 이동시킴으로서 몸통근육을 활성화시킨다. 이런 몸통의 움직임은 팔과 손의 근육의 길이를 변화시키고 수축을 유발한다. 마비쪽 팔의 체중지지는 소근육운동조절을 필요로 하지 않기 때문에 운동조절이 결여된 환자도 배울 수 있다. 마비쪽 팔로 체중을 지지한 상태에서 비마비쪽 손으로 게임을 하거나 물건을 옮기게 한다(그림 1-34). 탁자 위에 아래팔을 놓은 상태로 마비쪽 팔꿈치에 체중을 지지하는 것은 몸통, 팔이음뼈, 팔꿈치와 손목관절의 조절을 요구하지 않기 때문에 팔꿈치를 편 상태에서 체중지지를 하는 것 보다 쉽다. 이것은 식사하기, 독서하

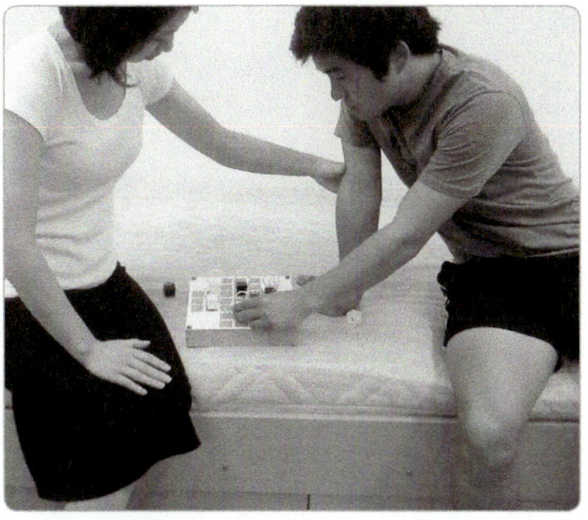

[그림 1-34] 마비쪽 팔로 체중을 지지하고 비마비 팔로 작업을 하고 있다.

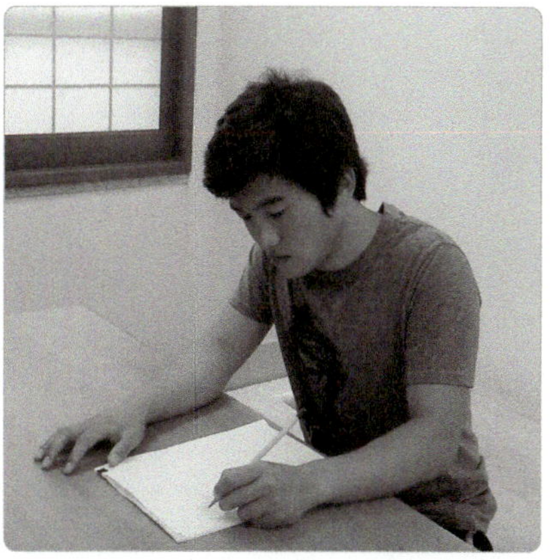

[그림 1-35] 마비쪽 팔로 체중을 지지한 상태에서 글씨쓰기

기, 글씨쓰기와 같은 탁상 활동을 위해 필요하다(그림 1-35). 마비쪽 팔의 운동조절이 향상되면 마비쪽 팔로 체중을 지지하고 침상에서 일어나 앉는 훈련을 할 수 있다.

ⓛ 팔 움직임의 촉진

팔 움직임의 촉진을 위해 정상 움직임의 감각을 제공하고, 정상 움직임패턴의 순서를 가르치고, 정상 움직임을 재교육한다. 치료사는 팔의 정상배열을 유지하고 몸쪽과 먼쪽 조절점을 사용하여 마비쪽 팔을 움직인다. 이런 핸들링은 정상 움직임의 순서에 대한 감각정보를 제공한다. 치료사는 환자의 반응에 주의하면서 느리게 움직임을 유도하며, 환자가 능동적으로 보조할 때까지 반복한다. 환자의 반응에 대해 말로 피드백을 제공하며, 그에게 할 수 있으면 유도되는 움직임을 보조하여 같이 움직이라고 요청한다. 환자가 움직임에 참여하면서 치료사는 움직임에 대한 보조를 점차적으로 줄인다. 보조를 줄이는 것은 핸들링에 대한 환자의 반응에 따라 결정한다. 이런 촉진의 능동-보조적 특성은 환자가 움직이려 하는 과도한 노력을 감소시키며, 따라서 AR이나 경직을 유발하지 않고 움직임을 촉진한다.

환자가 마비쪽 팔을 움직일 때 위팔뼈머리가 관절오목 내에 위치하지 않거나 정상적인 어깨위팔리듬이 유지되지 않을 경우 어깨통증이 유발된다. 따라서 정상적인 어깨위팔리듬을 회복시키는 것이 필요하다(표 1-9).

[표 1-9] 정상적인 어깨의 관절기전을 회복시키는 방법

1. 한 손은 환자의 겨드랑이 아래에 두어 어깨관절의 아래부위를 지지하고 다른 손은 어깨뼈에 두고 어깨뼈를 위쪽 돌림시킨다.
2. 상부 몸통의 자세를 교정하여 척추, 흉곽, 골반의 대칭성을 회복시킨다.
3. 교정된 어깨뼈의 자세를 유지하면서 겨드랑이 아래에 두었던 손을 옮겨서 위팔뼈를 잡고 부드럽게 들어 올려 위팔뼈머리가 관절오목 안에 위치하게 한다.
4. 위팔뼈가 약간 가쪽돌림된 상태에서 어깨뼈가 흉곽에 대해 위쪽돌림되면서 정상어깨위팔리듬에 따라 움직인다.
5. 치료사는 마비쪽 팔을 60° 이상 앞이나 옆으로 움직이기 전에 어깨뼈가 흉곽에 대해 돌림되는지 체크한다.
6. 만약 어깨뼈의 돌림이 일어나지 않으면, 어깨 운동을 시작하기 전에 먼저 어깨뼈의 가동성을 획득해야 한다.
7. 팔의 움직임 동안 항상 정상 어깨위팔리듬을 유지한다.

㉢ 어깨 아탈구의 치료

마비쪽 팔에 심한 근육 약화가 있고, 어깨뼈가 몸통에 대해 아래쪽 돌림되고, 몸통조절의 결여가 있을 경우 어깨관절의 하방 부분탈구(inferior subluxation)가 나타날 수 있다(그림 1-36). 부분탈구를 보이는 어깨를 치료하기 위해서 어깨뼈의 가동화운동, 체중지지, 올바른 자세취하기가 수반된다. 어깨의 부분탈구에 슬링(sling)의 사용은 아직 논란이 되고 있다. 치료사는 팔의 움직임을 시도하기 전에 먼저 어깨관절의 부분탈구를 교정하고(그림 1-37), 팔이음뼈의 정상 관절기전을 회복시킨다(표

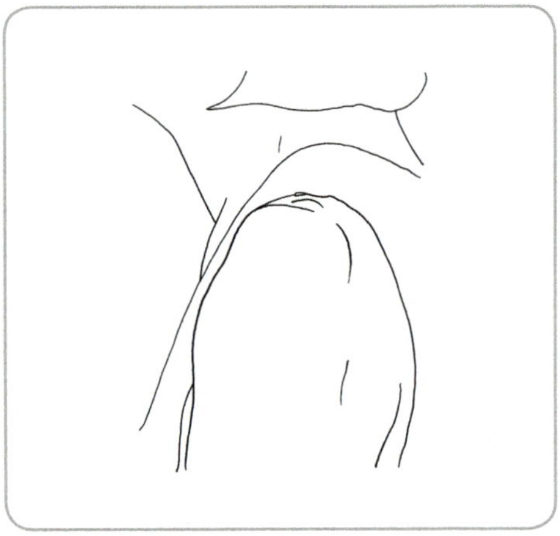

[그림 1-36] 어깨관절의 하방 부분탈구

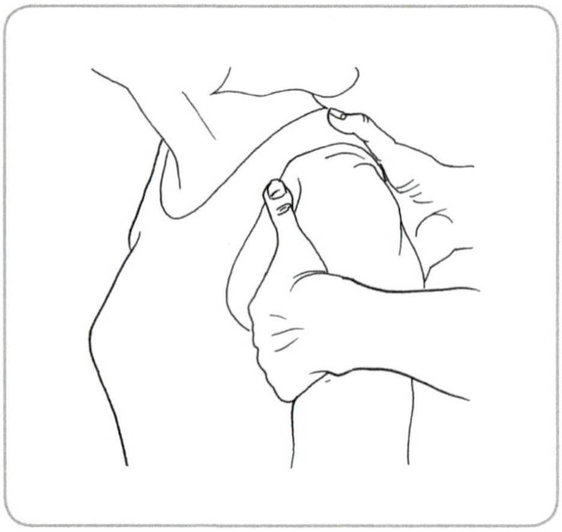

[그림 1-37] 하방 부분탈구를 교정하고 있다.

1-9). 그 후 몸통 자세를 교정하여 대칭성을 회복시킨다. 이런 치료과정이 바르게 진행되면 부분탈구는 제거되고 팔이음뼈는 정상적인 모양으로 되돌아온다. 부분탈구를 교정한 후 이 상태를 유지하며 움직임을 수행한다. 치료사는 움직임 동안 팔이음뼈의 자세를 지지하여 부분탈구를 조절하면서 팔의 정상 패턴의 움직임을 유도한다. 팔의 움직임 동안 정상적인 어깨위팔리듬을 유지한다. 마비쪽 팔의 근력과 조절능력이 증가함에 따라 점차적으로 보조를 줄이고 환자 스스로 같은 패턴과 범위로 팔을 움직이도록 한다.

㉣ **마비쪽 팔의 기능적 사용**

기능적 활동이나 과제를 통해 마비쪽 팔의 사용과 움직임을 연습한다. 기능적 활동을 수행할 때 AR이나 비정상 긴장이 나타나지 않아야 한다. 예로 마비쪽 팔을 이완된 상태로 탁자 위에 놓고 비마비쪽 팔로 과제를 수행할 때 마비쪽 팔의 긴장이 증가하지 않아야 한다. 이를 위해 처음에 치료사는 핸들링을 사용하여 쉬운 활동을 소개한다. 환자가 도움 없이 활동을 수행하면서 점차 핸들링을 줄여나간다. 초기에 마비쪽 팔을 사용하는 활동은 체중지지 상태에서 수행된다. 예로 매트 위에서 마비쪽 팔에 체중을 지지하면서 비마비쪽 손으로 게임을 하거나, 옷 입기 동안 AR을 억제하기 위해 팔에 체중을 지지하는 것을 연습한다(그림 1-38). 마비쪽 손으로 물건을 고정하거나 지지는데 사용할 수도 있다.

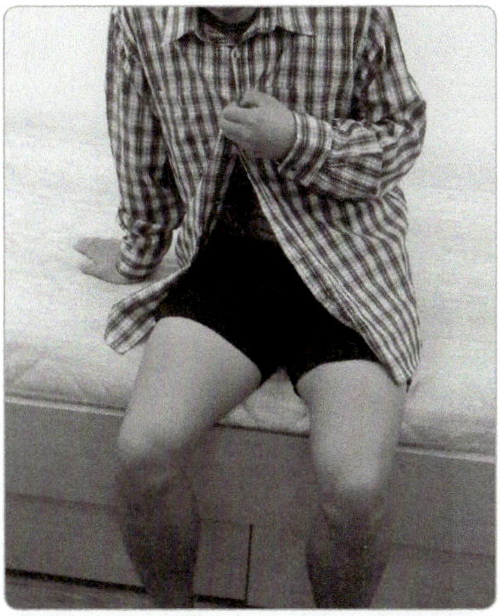

[그림 1-38] 옷을 입는 동안 마비쪽 팔로 체중지지를 함

양손 사용을 연습하기 위해 치료적 활동을 사용한다. 예로 양손으로 테이블을 훔치기, 양손으로 물건을 쥐고 입으로 가져가기, 공놀이 및 진공청소기 밀기 등을 통해 양손 사용과 팔 움직임을 촉진할 수 있다(그림 1-39, 40, 41)).

ADL을 수행할 때 경직과 비정상 움직임 패턴이 나타나지 않도록 한다. 치료사는 ADL의 훈련을 위해 보상전략을 사용할 때 NDT 접근의 원칙과 기술을 통합한다. 예로 환자가 마비쪽 팔을 셔츠 소매 안에 넣을 때 팔의 굽힘을 방지하고 폄 자세를 유지하기 위해, 몸통을 전방으로 구부려 마비쪽 팔을 바닥으로 뻗게 한다(그림 1-42).

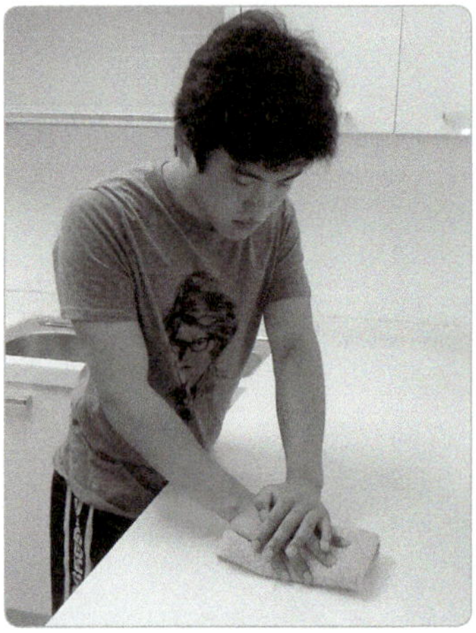

[그림 1-39] 비마비쪽 손으로 마비쪽 손을 포개 잡고 양손으로 책상을 닦고 있다.

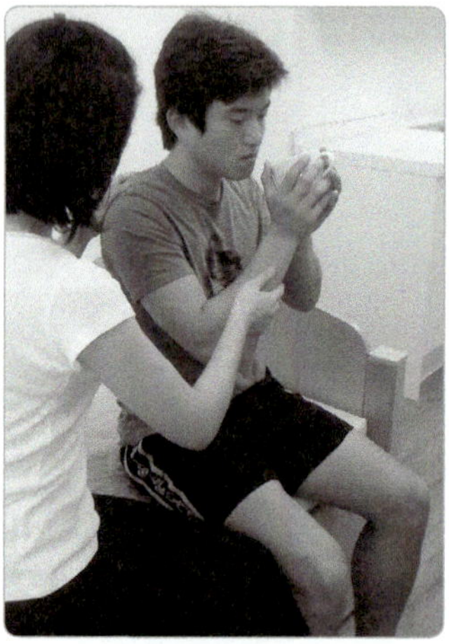

[그림 1-40] 양손으로 컵을 잡고 입으로 가져가는 동안 팔꿈치 굽힘의촉진

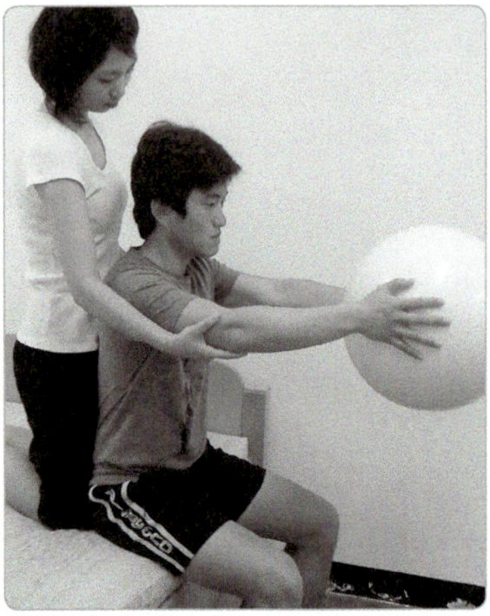

[그림 1-41] 공놀이를 통한 양손 사용

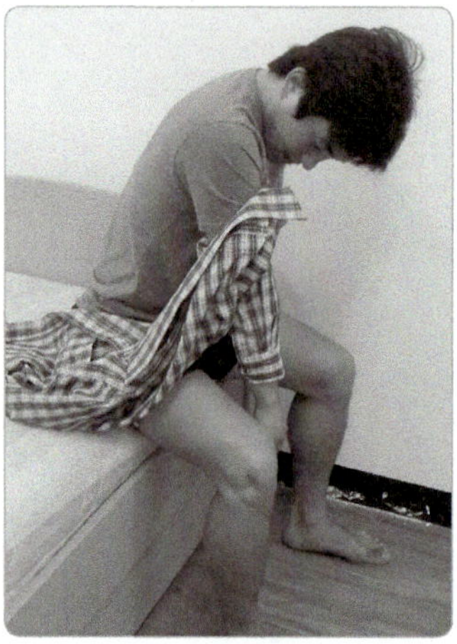

[그림 1-42] 마비쪽 팔을 옷소매에 넣기 위해 보상기술을 사용

참고문헌

김미현, 김상수, 김태윤, 김희권, 배성수, 송명수 외 역. (1996). 고유수용성 신경근 촉진법. 영문출판사

민경옥, 양영애, 오명화, 오혜원, 이선명, 이정원 외. (2006). 작업치료사를 위한 운동치료학. 하늘뜨락

박지환, 고태성, 구봉오, 권미자, 김경윤 외. (2009). 신경계질환별 물리치료 1판. 현문사

양영애 외. (2012). 윌라드 앤 스파크만의 작업치료학. 개정 11판. 영문출판사

윤범철, 김순자. 김종만, 김택훈, 배성수 외. (2002). 신경계질환별 물리치료. 현문사

이정원 외. (2015). Trombly's 작업치료학. 7판. 한미의학

이한기, 김명훈, 김본원, 김진상, 김철용 등. (2009). 임상신경해부학. 현문사

이한석, 고유정. (2011). 작업치료사를 위한 운동치료. 계축문화사

이한석, 박경영, 채경주. (2010). 신경계질환별 작업치료. 현문사

이한석. 배주한, 백지영, 오혜원, 이선명 외. (2009). 임상작업치료평가. 계축문화사

최혜숙 외. (2014). 작업치료학: 신체기능장애를 위한 실행기술. 7판. 엘스비어코리아.

Bobath, B. (1990). Adult hemiplegia: Evaluation and treatment. Oxford, United Kingdom: Butterworth Heinemann.

Brunnstrom, S. (1970). Movement therapy in hemiplegia. New York: Harper & Row.

Carr, J. H., Shepherd R. B. (1987). A motor relearning programme for stroke. 1nd. ed., Aspen System Corporation.

Carr, J. H., Shepherd, R. B., Nordholm, L., Lynne, D. (1985). Investigation of a new motor assessment scale for stroke patients. Physical Therapy, 65, 175–180.

Davis, P. M. (1994). Starting again: early rehabilitation after traumatic brain injury or other severe brain lesion. Springer–Verlag,: 111–174.

Eggers, O. (1984). Occupational therapy in the treatment of adult hemiplegia. London: Heinemann Medical.

Farber, S. D. (1982). Neurorehabilitation: a multisensory approach. Philadelphia, W.B. Saunders Company.

Fugl–Meyer, A. R., Jaasko, L., Leyman, I., Olsson, S., Steglind, S. (1975). The post–

stroke hemiplegic patient: I. A method for evaluation of physical performance. Scandinavian Journal of Rehabilitation Medicine, 7, 13–31.

Knott, M., & Voss, D. E. (1968). Proprioceptive neuromuscular facilitation techniques. New York: Harper & Row

Pedretti, L. W. & Early M. B. (2001). Occupational therapy practice skills for physical dysfunction. 5th ed. Mosby.

Pendleton, H. M., Schulz–Krohn W. (2006). Pedretti's occupational therapy: Practice skills for physical dysfunction. 6th ed. Mosby.

Pendleton, H. M, Schultz–Krohn, W. (2013). Pedretti's occupational therapy: practice skills for physical dysfunction. 7th ed. Mosby

Radomski, M. V., Trombly, C. A, (2008). Occupational therapy for physical dysfunction. 6th ed. Lippincott Williams & Wilkins.

Radomski, M. V., Trombly, C. A. (2014) Occupational therapy for physical dysfunction. 7th ed. Lippincott Williams & Wilkins.

Rood, M. S. (1954). Neurophysiological reactions as a basis for physical therapy. Physical Therapy Review, 34, 444–449.

Rood, M. S. (1956). Neurophysiological mechanisms utilized in the treatment of neuro–muscular dysfunction. American Journal of Occupational Therapy, 10, 110–115.

Stockmeyer, S. (1967). An interpretation of the approach of Rood to the treatment of neuromuscular dysfunction. American Journal of Physical Medicine, 46, 900–956.

Taub, E., Uswatte, G., & Pidikiti, R. (1999). Constraint–induced movement therapy: A new family of techniques with broad application to physical rehabilitation–Clinical review. Journal of Rehabilitation Research and Development, 36, 137–151.

Trombly C. A.(1995). Occupational therapy for physical dysfunction. 4thed. Baltimore: Williams & Wilkins.

Trombly, C. A. & Radomski, M. V. (2002). Occupational therapy for physical dysfunction. 5th ed. Lippincott Williams & Wilkins.

Trombly, C. A., & Wu, C. Y. (1999). Effects of rehabilitation tasks on organization of movement after stroke. American Journal of Occupational Therapy, 53, 333–344.

Voss, D. E. (1967). Proprioceptive neuromuscular facilitation. American Journal of

Physical Medicine, 46, 838–898.

Voss, D. E., Ionta, M. K., & Myers, B. J. (1985). Proprioceptive neuromuscular facilitation: Patterns and techniques. 3rd ed. New York: Harper & Row.

http://en.wikipedia.org/wiki/Brunnstrom_Approach

http://www.physiotherapyexercises.com/

Ⅱ 감각훈련

학습목표

1. 보호감각손상에 대한 보상기술의 이론적 근거와 기술을 설명한다.
2. 탈민감화의 이론적 근거와 기술을 설명한다.
3. 말초신경손상 환자의 감각재교육의 이론적 근거와 기술을 설명한다.
4. 뇌졸중 환자의 감각재교육의 이론적 근거와 기술을 설명한다.

핵심용어 감각과민, 과민, 무해자극통증, 방어감각

1 개 요

손의 감각상실은 손의 손상위험을 증가시킬 뿐 아니라 작은 물건들을 조작하는 능력을 감소시키고, 기능적 활동에서 사용하지 않는 경향으로 인해 사용하지 않는 것을 학습하고 따라서 기능상실이 나타나게 된다. 또한 그 손은 손상될 위험이 커지게 된다. 따라서 감각기능에 대한 주의 깊은 평가와 중재가 필요하다.

감각훈련은 환자에 대한 진단, 예후, 평가 결과를 토대로 선택될 수 있다. 환자의 상태에 따라 보상전략, 탈민감화(desensitization), 감각재교육이 시행될 수 있다. 보호감각이 상실되거나 유해한 자극(통증)을 느끼지 못하는 경우 손상을 방지하기 위한 보상전략이, 접촉에 대해 불쾌감(감각과민)을 나타낼 경우에는 탈민감화 훈련이, 환자가 동적접촉 인식, 진동감각이 있고, 동기가 있고 훈련을 따를 수 있는 경우에 감각재교육이 적용된다.

2 보상전략

보호감각은 조직손상의 위협에 대해 신호를 보내는 감각(통각과 극단온도의 감각)으로 이것이 상실될 경우 손에 화상, 베임, 열상, 타박상 등의 손상을 입을 수 있다. 보호감각이 상실된 환자의 작업치료의 역할은 손상과 변형을 예방하는 것이다. 이를 위해 보호감각이 상실된 부위의 손상을 방지하기 위해 필요한 주의사항을 교육한다.

1) 이론적 근거

감각이 상실된 손의 손상을 예방하기 위해서는 손의 이차적인 손상의 기전에 대해 명백하게 알아야 할 필요가 있다. 감각이 상실된 손 또는 팔에 대한 이차적인 손상의 기전은 [표 1-10]에 설명되고 있다.

[표 1-10] 보호감각의 상실로 인한 이차적인 손상의 기전

종 류	설 명
지속적인 낮은 압력	지속적인 1인치제곱 당 1파운드의 낮은 압력 상태에서 모세혈관의 혈류가 막힌다. 이것은 조직괴사와 욕창을 유발한다.
집중된 높은 압력	작은 부위에 높은 힘이 적용되거나 갑작스런 높은 힘이 발생할 경우 피부나 연조직의 찢김이나 혈액공급의 부족을 유발하며 조직괴사를 일으킬 수 있다.
극도의 고온이나 저온	극단적인 온도는 화상이나 동상을 이끌 수 있다.
반복적인 기계적 스트레스	옷이나 물건에 대한 피부의 엇갈림(shearing)이나 반복적 동작은 힘줄이나 피부의 염증이나 피부의 물집을 유발할 수 있다.
감염된 조직에 대한 압력	감염된 조직에 대한 압력과 지속적 사용은 자연스런 치유과정을 방해한다.

2) 보상기술

뼈가 돌출되어 있는 부위는 외부의 힘에 의해 더 많은 압력을 받기 때문에 다른 부위보다 더 쉽게 욕창이 발생한다. 보호감각이 손상된 환자는 다음의 보상기술들을 이용한다.

(1) 낮은 압력이 지속적으로 가해지는 자세를 오래 취하지 않게 하며 자주 자세를 바꾼다. 의자에 쿠션을 제공하면 신체의 더 넓은 부위로 체중을 분산시키기 때문에 도움이 된다.

(2) 집중된 높은 압력을 줄이는 방법으로 날카로운 도구를 다룰 때 주의하도록 하고 여행가방, 열쇠 등의 손잡이를 넓게 만들어 줌으로써 작은 물체를 잡을 때 특정부위에 가해지는 과도한 압력을 줄인다. 물체를 강하게 잡을수록 손에는 더 많은 압력이 가해진다는 점을 가르친다. 폭이 좁거나 꽉 조이는 스플린트를 착용할 때도 과도한 압박이 발생할 수 있으므로 신체의 국소 부위에 압박이 가해지지 않도록 주의를 기울인다.

(3) 극도의 고온이나 저온 자극을 피하도록 예방교육을 한다. 예로 절연체로 만든 머그컵을 사용하고, 요리 시 오븐용 장갑을 사용한다. 주방보조 도구로, 플라스틱이나 나무 손잡이가 달린 조리기구를 사용하는 것이 금속으로 만든 손잡이를 사용하는 것보다 더욱 안전하다. 휠체어 사용 환자는, 싱크대 밑의 뜨거운 온수 파이프에 피부가 닿지 않게 주의한다. 날씨가 매우 추울 때에 장갑을 착용함으로써 동상을 예방할 수 있다.

(4) 기계적인 반복 움직임과 피부에 과도하게 마찰이 생기는 동작을 피한다. 단기간에 반복적인 일이 집중적으로 일어나지 않도록 한꺼번에 해야 하는 일의 양을 줄이고 적당한 휴식을 취하게 한다. 도구를 사용할 때 다양한 잡기 형태로 잡도록 교육한다. 사용하는 도구와 손바닥 사이의 불필요한 마찰을 줄이고 안정된 잡기를 위해 장갑을 착용하거나 도구 손잡이에 패드를 덧대어 잘 잡을 수 있게 한다.

(5) 손상부위에 생기는 물집, 베인 상처, 멍든 상처로 인해 감염이 유발될 수 있기 때문에 주의하도록 한다. 감염이 발생할 경우, 먼저 감염 부위를 오염된 환경으로부터 차단하고 감염 부위에 대한 압박이나 과도한 사용은 금하며 감염예방을 위한 의학적 처치를 바로 시행한다.

(6) 다른 정상 감각을 이용한다. 예로 촉각이 손상되어 날카로운 물체가 닿아도 느끼지 못하면, 물체를 만지기 전에 눈으로 확인을 하는 보상기술을 사용한다. 물의 온도를 체크할 때 항상 정상 측 부위로 체크하게 한다. 또한, 청각을 사용한 보상기술도 손상을 예방할 수 있다. 하지마비 척수손상 환자는 발이 부딪치거나 끌리는 소리가 나는지에 주의를 기울임으로서 휠체어 발 받침대에 발이 잘 놓여져 있는지 알 수 있다.

(7) 좋은 피부상태를 유지하도록 교육한다. 감각이 상실된 피부가 적당한 수분을 유지할 수 있도록 매일 스킨로션이나 오일을 바른다. 이것은 피부에 탄력성과 유연성을 좋게 만들어 상처로부터 피부손상을 줄일 수 있다. 환자에게 피부의 감염증상을 관찰하는 습관을 갖도록 교육한다. 감각손상 피부 위에 열이 나거나 발적이 생기면 욕창으로 발전할 가능성이 높기 때문에 특별한 관리를 한다. 손상이 의심되면, 조직의 상처가

완전히 회복되어 발적이 사라질 때까지 손상부위에 압력을 주는 운동을 하지 않는다. 자세 변경을 하거나 작업일정 및 활동의 수행절차를 조절하고, 보조도구를 사용함으로써 감각이 상실된 피부에 가해지는 압력을 최소화시킬 수 있다.

3 탈민감화(desensitization)

과민(hypersensitivity)이 있을 때 일상의 자극에 대해 과도하거나 불쾌한 감각으로 느끼게 되는데, 이것은 아프지 않은 자극에 대해 통증으로 지각하는 무해자극통증(allodynia)과 촉각자극에 대한 과도하게 민감한 감각과민(hyperesthesia)으로 나타난다. 환자는 과민부위를 활동에 사용하는 것을 피하고 전형적으로 과민부위를 보호하는 경향을 보인다. 따라서 과민은 손상된 신체부위의 비사용을 통해 장애를 이끌 수 있다.

탈민감화 프로그램은 과민부위의 접촉에 대한 불쾌감을 감소시키기 위해 고안된 중재로서 다양한 감각 경험을 제공하기 위해 부드러운 것으로부터 거친 재질로 된 여러 물건들로 과민 피부에 대한 반복 자극하는 것을 수반한다.

1) 이론적 근거

탈민감화는 점진적인 자극이 점진적으로 내구력을 갖게 할 수 있다는 생각에 근거한다. Dellon(1997)은 환자가 감각입력에 대해 정확하고 덜 아픈 지각으로 배우는 동안 감각 훈련의 한 종류로 탈민감화를 고려하였다.

2) 탈민감화 기술

환자는 손상 초기에 스플린트를 착용함으로서 과민에 대해 보상하지만, 점차 호전되면서 보호기구를 떼고, 탈민감화 기술을 사용한다. 환자는 단계적 감각자극에 대해 내구력이 점차 발달된다. 탈민감화는 환자의 내구력에 따라 다섯 단계로 나뉘어 수행될 수 있다(표 1-11). 환자가 흥분(irritation)의 징후 없이 어떤 단계의 자극에 참을 수 있으면 다음 단계의 자극으로 진행한다. 마지막으로 일 시뮬레이션을 통해 통증부위를 사용하게 한다. 활동들은 환자의 흥미와 작업에 맞추어야 한다.

[표 1-11] 탈민감화를 위한 단계적 자극

단계	수행되는 자극
1	음차(tuning fork), 파라핀, 마사지
2	전동 진동기(그림 1-43), 심부 마사지, 연필지우개로 접촉압력
3	전동 진동기, 직물 감별(texture identification)
4	전동 진동기, 물건 감별(object identification)
5	일과 일상활동들

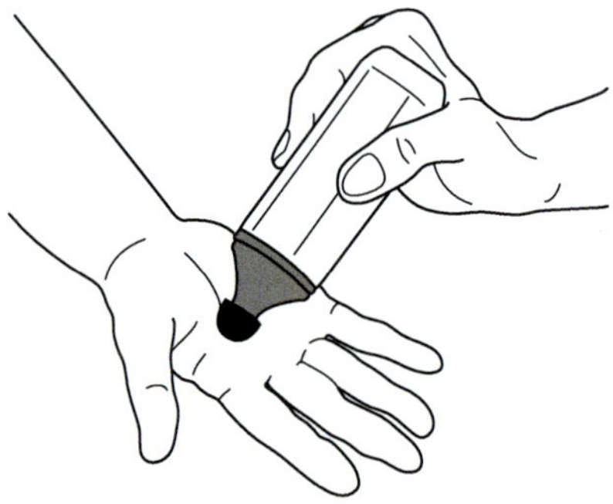

[그림 1-43] 전동진동기를 이용한 손의 특정 부위의 탈민감화

탈민감화를 위해 다우니 핸드센터의 자극단계(Downey Hand Center hierarchy of textures and vibration)을 사용하는데 이것은 진동자극, 막대질감자극, 담금질감자극으로 구성되며, 강도의 수준에 따라 단계적으로 수행한다(표 1-12). 진동자극은 손상된 부위에 진동기로 다양한 초간 진동수(cycle per second: cps)로 직접 또는 간헐적으로 자극을 주며, 막대질감자극은 손으로 막대를 감싼 여러 질감의 직물을 만지도록 한다. 담금질감자극은 다양한 작은 조각의 재질들이 채워있는 통에 손을 담근다. 예로 탈민감화를 촉진하기 위해 환자에게 손상된 손을 옥수수알과 강낭콩으로 채워진 통에 손을 담그고 통에 숨겨진 물건을 찾게 한다. 다음 단계로 진행하는 것은 보다 낮은 단계들에 대한 내구력에 좌우된다. 기록은 환자의 초기 단계와 세 개의 양식들의 각자에 대한 진전을 포함한다.

[표 1-12] 탈민감화에서 사용되는 직물과 진동의 단계

레벨	막대 재질	담금 재질	진동 (cps)
1	Moleskin	면	83 cps near area
2	Felt	테리 직물조작	83 cps near area, 13 cps near area
3	QuickStick	말린 쌀	83 cps near area, 13 cps intermittent
4	Velvet	팝콘	83 cps intermittent, 13 cps intermittent
5	Semirough cloth	강낭콩(pinto bean)	83 cps intermittent, 13 cps continuous
6	Velcro loop	마카로니	83 cps continuous, 53 cps intermittent
7	Hard foam	절연플라스틱와이어조각	100 cps intermittent, 53 cps intermittent
8	Burlap	작은 BB탄 총알	100 cps intermittent, 53 cps continuous
9	Rug back	큰 BB탄 총알	100 cps continuous, 53 cps continuous
10	Velcro hook	네모난 플라스틱 조각	No problem with vibration

과민을 감소시키는 다른 치료로 체중지지 압박, 마사지, 유속치료, 경피전기자극, 퍼티(therapy putty) 등을 사용한다(그림 1-44). 또한 여가활동, 일, 일상 작업에서 손상된 신체부위를 사용하는 것 역시 탈민감화에 효과적이다. 타이핑, 머리감기, 매듭, 가죽을 연결해 벨트 만들기 등이 손이나 손가락들의 과민을 감소시키기 위해 사용된다.

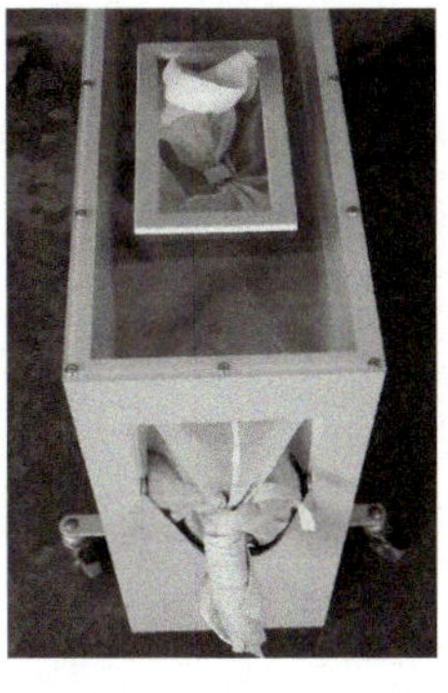

A

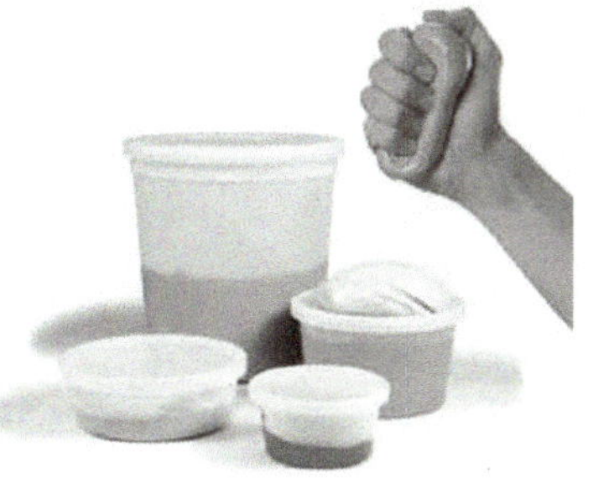

B

[그림 1-44] 과민을 감소시키는 다양한 치료

A. 유속치료 B. 퍼티

4 감각재교육

감각재교육은 감각손상 환자가 손상을 입은 부위의 기능적 감각을 회복하도록 돕기 위해 감각자극을 사용하는 치료 프로그램이다. 감각재교육은 감각상실을 보이는 말초신경손상이나 뇌졸중과 같은 중추신경계 손상 환자들 모두에 널리 사용된다.

1) 말초신경손상 환자의 감각재교육

(1) 이론적 근거

말초신경손상으로 인해 감각입력이 상실되면, 감각겉질의 연합영역은 주변 영역들로부터 감각입력을 받기 시작하여 대뇌겉질의 신경지도가 변화된다. 신경회복 후에 말초신경의 재생으로 감각수용기들의 신경재분포가 이루어질 때, 대응하는 체성감각겉질영역이 손상된 영역으로부터 들어오는 자극을 해석을 할 수 있게 재편성된다. 성인에서 신경의 재편성은 감각재교육에 의해서 촉진된다.

감각의 회복은 감각수용기의 위축, 축삭수초의 잘못된 배열 등에 의해 제한된다. 수초의 잘못된 배열은 섬유가 잘못된 방향으로 재생하도록 이끌 수 있으며 따라서 손상 전에 신경지배 했던 감각수용기들을 신경지배할 수 없게 된다. 감각수용기의 위축, 섬유들의 잘못된 배열로 인해 감각겉질에 도달하는 신경자극프로파일이 변한다. 이전에 친밀한 자극은 손상 전에 같은 자극에 의해 유도되었던 것과는 다른 변화된 신경충동을 생성하게 된다. 변화된 신경자극프로파일이 감각겉질에 도달할 때, 이전 패턴과 일치하지 않기 때문에 그 자극을 인식하거나 구별하지 못하게 된다. 말초신경손상 환자에 대한 감각재교육의 목적은 왜곡된 겉질대응부를 인식하도록 돕는 것이다.

(2) 감각재교육기술

감각의 향상을 위해 말초신경손상 후 축삭의 재생과 신경재분포가 필수적이기 때문에 감각재교육은 축삭의 재생이 일어난 후에 시행해야 한다. 감각재교육은 환자가 심부의 동적 접촉을 인식할 수 있을 때 시작한다. 초기단계의 치료는 동적 자극을 제공하며 환자는 자극에 대한 감각지각을 시지각과 맞추도록 중점을 둔다. 감각능력이 증진되어 손상부위에서 정적 접촉을 인식할 수 있게 되면 정적 접촉자극을 통해 훈련한다. 환자가 좋은 접촉위치인식을 갖고 가벼운 정적접촉을 인식할 때 치료는 접촉을 통해 물건을 식별하는 기능적 과제들로 바꾼다. Dellon(1997)은 말초신경손상 환자의 감각재교육 프로토콜을 제시하였다(표 1-13). 그는 자극을 주는 순서를 처음에 보이는 상태에서 무엇이 일어나고 있는지 관찰하고 다음 눈을 가린 상태에서 자극에 집중하고, 마지막으로 보이는 상태에서 확인하게 하였다. 반대로 동적 및 정적 접촉자극을 주는 순서를 처음에 눈을 가린 상태에서 다음에 보이는 상태 그리고 최종적으로 눈을 가린 상태에서 수행할 수도 있다.

[표 1-13] 말초신경손상 환자의 감각재교육 프로토콜

<table>
<tr><td colspan="2">감각재교육의 원리</td><td>• 집중을 최대화할 수 있는 조용한 환경을 선택한다.
• 치료시간은 5~15분으로 하루에 3~4회 수행한다.
• 연습 동안 사용되는 기술들을 환자와 가족에게 가르친다.
• 치료시간 동안 환자의 홈프로그램을 검토하고 진행시킨다.</td></tr>
<tr><td rowspan="2">초기 감각재 교육</td><td>필요조건</td><td>• 자극부위에 대한 초당 30cycle의 진동과 동적 접촉을 인식할 수 있어야 한다.
• 동기가 있고 프로그램을 따를 수 있어야 한다.</td></tr>
<tr><td>감각재교육을 위한 기술</td><td>• 연필의 지우개 끝을 사용하여 자극부위에 동적 쓰다듬기를 적용한다.
• 자극을 인식할 수 있을 만큼 충분한 압력을 준다. 그러나 통증을 유발하지 않아야 한다.
• 환자는 처음에 무엇이 일어나고 있는지 관찰하고 다음 눈을 가린 상태에서 무엇이 느껴지는지 집중하도록 한다.
• 무엇이 느껴지는지 말로(조용하게) 표현하게 한다.
• 감각경험을 확인하기 위해 보이는 상태에서 자극을 다시 관찰하게 한다.
• 손상부위에서 정적 접촉의 인식이 회복될 때 정적(지속적) 접촉자극으로 유사한 과정을 반복한다.
• 눈을 가린 상태에서 동적/정적 접촉의 위치인식을 검사한다.</td></tr>
<tr><td rowspan="2">후기 감각재 교육</td><td>필요조건</td><td>• 손가락 끝에서의 정적 및 동적 접촉을 인식할 수 있어야 한다.
• 좋은 접촉 위치인식을 나타내야 한다.</td></tr>
<tr><td>감각재교육을 위한 기술</td><td>• 크기와 모양이 다른 일반적 물건들을 사용한다.
• 먼저 보이는 상태에서 물건을 조작하고 다음에 눈을 가린 상태에서 수행하고, 그 후 강화를 위해 보이는 상태에서 수행하게 한다.
• 환자는 촉각지각에 집중을 한다.
• 눈을 가린 상태에서 물건을 식별을 하는 시간을 재는 것에 의해 검사한다.
• 크기가 비슷하지만 다른 질감의 물건을 소개하고 다음에 크기와 모양이 다르지만 같은 질감의 작은 물건을 소개함으로써 훈련의 등급을 높인다.</td></tr>
</table>

환자의 감각능력이 향상되면서 더욱 작고 가벼운 물체로 자극한다. 접촉위치인식은 감각재교육 전반에 걸쳐 지속되며, 더욱 많은 과제들이 훈련프로그램에 추가된다. 초기에 사포, 직물, 동전들의 모서리를 이용하여 비슷하거나 다른 질감들을 구별하는 것이 소개된다. 후기에 환자는 모래나 쌀이 채워져 있는 통 속에서 물건들을 집고 그것을 식별하는 것을 연습한다. 마지막으로 환자는 눈을 가린 상태에서 일상생활활동들을 연습한다. 게임이나 퍼즐을 포함한 다양한 활동들은 더욱 많은 참여를 이끌며, 단순한 훈련보다 더욱 효과가 있다. 손의 쥐기가 조작을 동반한 감각재교육이 일상생활의 증진을 촉진한다(표 1-14).

감각재교육 활동에서 적절하게 단계를 올리는 것은 환자의 동기유발과 진전을 증가시키기 위해 중요하다. 도전할 만한 활동들을 선택하지만 성공을 고려해야 한다. 자극의 위치인식 과제 동안 견고한 압력으로부터 가벼운 압력으로 진행한다. 물건들을 가지고 일을 할 때 커다란 물건으로부터 작은 것으로, 닮지 않은 물건에서 비슷한 물건들로 진행한다. 몇 개의 물건의 차이를 구별하는 것으로부터 많은 물건들을 선택하고 순서정하고 구성하는 것으로 진행한다. 성공적인 감각재교육을 위해 매일 훈련하는 것이 중요하기 때문에, 홈 프로그램을 통해 훈련을 지속하게 한다. 환자들은 자신의 프로그램에서 사용할 물건들을 직접 선택하는 것이 좋다. 이때 크기, 모양, 질감, 무게, 온도가 서로 다른 물건들을 포함시킨다.

[표 1-14] 손의 쥐기 및 조작 훈련을 수반한 감각재교육

단계	활 동	설 명
1	형태탐색 전략을 사용한 물체 인식	모양, 재질과 무게가 크게 다른 물건들을 다루고 물건의 특징을 식별하게 한다.
2	정밀한 잡기패턴들로 다양한 물건 잡기	크기와 모양이 다양한 물건들을 쥐는 것이 강조된다. 이때 물건의 윤곽에 따라 모양을 만드는 손의 능력을 발달시키기 위해 물건과 손 사이에 최대한 접촉한다.
3	물체를 쥐고 유지하는 동안 쥐는 힘의 조절	쥐기를 유지하기 위해 과도한 힘이 사용되는가에 대한 피드백은 손의 악력계와 퍼티(thera putty)의 사용을 통해 제공된다.
4	물건 옮기기 동안 쥐기 힘의 유지	물건을 쥐고 유지하는 동안, 환자는 어깨, 팔꿈치, 손목을 다양한 자세의 굽힘과 폄 동작으로 움직인다.
5	물건 조작	환자는 물건을 잡고 놓는 연습을 하고, 손바닥 안에서 다양한 위치로 물건들을 이동시킨다.

2) 뇌졸중 환자의 감각재교육

(1) 이론적 근거

뇌졸중 환자의 감각재교육은 신경가소성의 개념에 근거를 둔다. 신경재조직은 사용의 빈도와 관련이 있다. 뇌신경의 재조직능력은 다양한 촉각을 포함한 활동에 참여함으로써 촉진된다. 치료사는 환자가 다양한 감각경험을 할 수 있게 함으로써 대뇌겉질의 신경지도를 변화시킬 수 있다. 뇌졸중 환자의 감각재교육의 목표는 일상과제들의 수행에서 감각피드백을 제공하여 피부부위에 대응하는 겉질대응부(피질표상)를 획득하는 것이다.

감각재교육은 또한 감각이 감소된 신체부위의 기능적 사용이 가능하지만 자발적 사용은 제한된다는 전제에 바탕을 둔다. 환자는 훈련 없이 팔다리를 사용하지 못하는 경향이 있으며, 따라서 사용하지 않는 것이 학습되어 감각과 운동 능력이 더욱 상실된다. 감각재교육은 손의 기능적 사용의 증가를 촉진하고 사용하지 않는 것의 학습에 기인한 기능의 상실을 예방한다.

(2) 감각재교육기술

운동학습을 동반한 감각학습의 필요성이 강조된다. 재활 초기에 의미 있고 관련된 감각 및 운동 경험의 사용이 필요하다. 병뚜껑 열기, 식사도구 사용하기와 같은 두 손 과제들에서 마비측 손을 사용한다. 환자가 과제의 촉각 측면에 집중하도록 단서를 주며 따라서 보지 않은 상태에서 물건 식별하기가 도움이 된다.

성공적인 감각재교육을 위해 환자는 일부 촉각자극에 대한 인식과 일부 기초 운동기술들을 갖고 있어야 한다. 환자는 처음에 보이는 상태에서 다음에 눈을 가린 상태에서 어떤 손가락이 자극되었는지 확인한다. 보다 좋은 감각이 있는 환자는 친숙한 과제를 수행한다. 처음에 직물의 동적 자극으로 다음에 정적 자극으로 진행한다.

또한 초기에 기능적 활동에 손상측 손을 사용하고 비정상패턴의 쥐기와 움직임을 예방한다. 약한 쥐기를 지지하기 위해 손잡이 표면에 직물을 덧붙인다. 촉각 접촉과 이것의 피드백 모두를 촉진하기 위해 손잡이를 수정하거나 크게 한다. 환자는 물건에 따라 쥐는 힘을 조절하고 아래팔 움직임 동안 적당하게 쥐는 힘을 유지하는 것을 연습한다.

참고문헌

박창일, 문재호 등. (2007). 재활의학. 한미의학

양영애 외. (2012). 윌라드 앤 스파크만의 작업치료학. 개정 11판. 영문출판사

이정원 외. (2015). Trombly's 작업치료학. 7판. 한미의학

이한석, 박경영, 채경주. (2010). 신경계질환별 작업치료. 현문사

이한석. 배주한, 백지영, 오혜원, 이선명 외. (2009). 임상작업치료평가. 계축문화사

최혜숙 외. (2014). 작업치료학: 신체기능장애를 위한 실행기술. 7판. 엘스비어코리아.

Anthony, M. (1998). Desensitization. In G. L. Clark, E. F. Shaw Wilgis, B. Aiello, D. Eckhaus, & L. Valdeta Eddington (Eds.), Hand rehabilitation(pp. 77–91). New York: Churchill Livingstone.

Brand, P. (1979). Management of the insensitive limb. Physical Therapy, 59, 8–11.

Callahan, A. D. (1990). Sensibility testing: clinical method. In Hunter JM et al. editor: Rehabilitation of the hand. 3rd ed. St Louis, Mosby.

Callahan, A. D. (1995). Methods of compensation and reeducation for sensory dys-function. In J. M. Hunter, E. J. Mackin, & A. D. Callahan(Eds.), Rehabilitation of the hand: Surgery and therapy (4th ed., pp. 701–713). St. Louis: Mosby.

Carey, L. M., & Matyas, T. T. (2005). Training of somatosensory discrimination after stroke. American Journal of Physical Medicine and Rehabilitation, 84, 418–441.

Cheng, A. S. (2000). Use of early tactile stimulation in rehabilitation of digital nerve injuries. American Journal of Occupational Therapy, 54, 159–165.

Dellon, A. L. (1988). Evaluation of sensibility and re-education of sensation in the hand. Baltimore: Lucas.

Dellon, A. L. (1997). Somatosensory testing and rehabilitation. Bethesda, MD: American Occupational Therapy Association.

Neistadt, M. E., & Seymour, S. G. (1995). Treatment activity preferences of occupational therapists in adult physical dysfunction settings. American Journal of Occupational Therapy, 49, 437–443.

Nelles, G., Spiekermann, G., Jueptner, M., Leonhardt, G., Muller, S., Gerhard, H., &

Diener, C. (1999). Reorganization of sensory and motor systems in hemiplegic stroke patients: A positron emission tomography study. Stroke, 30, 1510–1516.

Pedretti, L. W. & Early M. B. (2001). Occupational therapy practice skills for physical dysfunction. 5th ed. Mosby.

Pendleton, H. M., Schulz–Krohn W. (2006). Pedretti's occupational therapy: Practice skills for physical dysfunction. 6th ed. Mosby.

Pendleton, H. M, Schultz–Krohn, W. (2013). Pedretti's occupational therapy: practice skills for physical dysfunction. 7th ed. Mosby

Radomski, M. V., Trombly, C. A, (2008). Occupational therapy for physical dysfunction. 6th ed. Lippincott Williams & Wilkins.

Radomski, M. V., Trombly, C. A. (2014) Occupational therapy for physical dysfunction. 7th ed. Lippincott Williams & Wilkins.

Skirven, T. M., & Callahan, A. D. (2002). Therapist's management of peripheral–nerve injuries. In E. J. Mackin, A. D. Callahan, T. M. Skirven, L. H. Schneider, A. L. Osterman, & J. M. Hunter (Eds.), Rehabilitation of the hand and upper extremity (5th ed., pp. 599–634). St. Louis: Mosby.

Trombly, C. A. & Radomski, M. V. (2002). Occupational therapy for physical dys–function. 5th ed. Lippincott Williams & Wilkins.

Yekutiel, M., & Guttman, E. (1993). A controlled trial of the retraining of the sensory function of the hand in stroke patients. Journal of Neurology, Neurosurgery, and Psychiatry, 56, 141–144.

Yerxa, E., Barber, L., Diaz, O., Black, W., & Azen, S. (1983). Development of a hand sensitivity test for the hypersensitive hand. American Journal of Occupational Therapy, 37, 176–181.

III 시지각 및 지각기능 훈련

학습목표
1. 기초 시각기술의 훈련을 설명한다.
2. 편측무시의 훈련을 설명한다.
3. 지각장애의 훈련을 설명한다.

핵심용어 반맹증, 앵커링, 연쇄, 저시력, 편측무시

1 기초 시각기술

기초 시각기술들은 시력, 시야, 눈 운동조절로 구성된다. 기초 시각기술의 치료는 시각 기능을 방해하는 상태들을 치료하며 교정렌즈, 눈가림, 프리즘 렌즈, 시각운동, 환경 개조, 교정 수술 등을 포함한다. 이들은 두눈보기, 원근조절, 눈운동, 시각정보처리와 사시 등의 치료를 위해 사용된다.

1) 저시력(low vision)

저시력 환자에 대한 작업치료의 목표는 "일상활동을 완수하기 위해 남아있는 시력을 효과적으로 사용하도록 훈련하는 것"으로, 치료에는 광학도구의 사용과 환경 적응, 보상기법, 보조도구, 환자/가족 교육 등이 포함된다.

최소한의 시력으로도 많은 기본 자조활동들이 가능하지만 음식준비, 금전관리, 지역사회 활동들과 같은 활동을 하는데 문제가 발생할 수 있다. 저시력 환자가 활동을 할 때, 기능적 및 환경적 요소들 모두를 고려한다. 예로, 대조민감도에 문제가 있는 환자는 커브, 계단, 물건을 찾는 것에 어려움을 가지며, 대조와 조명을 증가시켜야 한다. 작업을 수행하는 개인적

인 능력을 증가시키기 위해 환경적 요소를 수정한다(표 1-15). 예로, 저시력 환자가 음식준비에 어려움이 있는 경우 조명을 바꾸고, 밝은 대조 색깔을 이용하여 표시를 하고, 부엌을 조직화하고 물건들을 지정된 곳에 두고, 큰 글씨로 용기에 표시하는 것으로 도움을 줄 수 있다.

환경의 수정 외에, 보상기법으로 확대를 위해 렌즈나 망원경과 같은 광학 보조도구를 사용하거나 형광펜과 컴퓨터와 같은 비-광학 보조도구를 사용한다.

[표 1-15] 환경적 요소와 적응

환경적 요소	적 응
조명	눈부심이 있을 경우 창문을 가리고, 빛나는 표면을 덮어 눈부심을 조절한다. 할로겐이나 형광등을 이용하여 눈부시지 않으면서 밝게 한다. 그림자가 생기지 않도록 조명을 1개 이상 사용하거나 글씨 쓰는 손의 반대편에 그리고 잘 보이는 눈에 가깝게 배치한다.
대조	대조를 증가시키기 위해 배경을 변화시킨다. 예로 대조를 위해 형광페인트로 TV/ VCR 리모콘 버튼을 표시하여 강조하거나 계란을 자르기 위해 어두운 도마를 사용하고 어두운 색의 브로콜리를 자르기 위해 흰색 도마를 사용한다.
색깔	밝은 색을 사용하여 보기 쉽게 한다. 예로 계단의 끝에 밝은 테이프를 붙임으로서 주의하게 한다.
패턴	복잡한 패턴보다 단순한 패턴을 적용한다. 사물을 구분하기 쉽게 침대덮개, 그릇, 주방용조리대 등을 단색으로 한다.
글씨크기	글씨를 크게 하고, 인쇄의 질을 증가시킨다. 예로 굵은 숫자가 있는 시계나 커다란 버튼이 있는 전화기를 사용한다.
작업거리	먼 거리는 먼 거리 활동에 근거리는 근거리 활동에 모두 중요하다. 근거리의 정상작업거리는 대략 41cm(16inch)이다.

2) 눈 운동 장애

눈 운동 장애는 두 눈 보기(binocular), 시력(vision), 원근조절(accommodation), 부드럽게 훑어보기(smooth pursuits), 홱보기(saccade)의 문제를 유발한다.

두 눈 보기의 장애는 복시(diplophia) 증상으로 나타난다. 이에 대한 치료로는 눈가림, 렌즈, 프리즘을 사용한다. 복시 치료를 위한 눈가림은 전문의와 상담이 필요하다. 이것은 한쪽 눈에 보이는 시각을 차단하여 복시를 없애는 것으로 일시적인 보상전략이다. 눈가림은 완전가림 혹은 부분가림으로 수행된다. 완전가림은 안대나 불투명 재질로 눈을 가리는 것을 통해 수행된다(그림 1-45). 이것의 단점으로 완전가림은 중추신경계 환자의 균형문제를 유

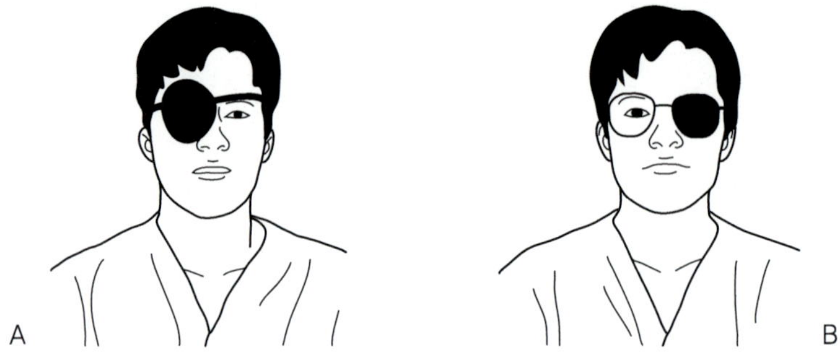

[그림 1-45] 복시 치료를 위한 완전가림

A. 안대 B. 불투명 재질을 안경에 붙임

발하거나 깊이지각을 감소시키고, 우세 눈이 가려질 때 불편함의 원인이 된다. 따라서 완전가림은 매시간 한쪽씩 교대로 눈가림을 한다. 부분가림은 환자의 안경에 불투명 물질을 덧붙이는 것을 통해 수행되며, 중심시야로의 입력을 막고, 말초시야는 가려지지 않은 상태가 된다(그림 1-46). 테이프는 비우세 눈 쪽 안경의 코 쪽 부분에 붙인다. 환자가 목표물에 초점을 둔 상태에서 복시를 호소하는 것만큼 중심 쪽으로 가림 부위의 폭을 정하여 테이프를 붙인다. 눈 움직임이 향상되면서 가림 부위가 감소된다. 가림을 사용할 때 환자는 비손상쪽 눈의 구축을 예방하기 위해 가동범위운동을 한다.

두눈보기와 원근조절의 장애의 치료에 프리즘 렌즈가 사용된다. 프리즘은 눈을 통해 빛이 들어오는 것을 굴절시켜 중심와 속으로 상을 맺게 함으로써 하나의 시각을 갖는데 도움을 준다. 프리즘 안경은 시각운동과 결합하여 사용된다. 시각운동은 남아있는 시각을 최대화하고, 손상된 시각기능을 향상시키고(교정접근), 환자가 자신의 시각장애에 대해 인식하도록 돕고, 보상전략을 학습하는 것을 돕는 일련의 활동들로 구성한다. 치료는 한쪽 눈으로부터 양쪽 눈으로 진행한다.

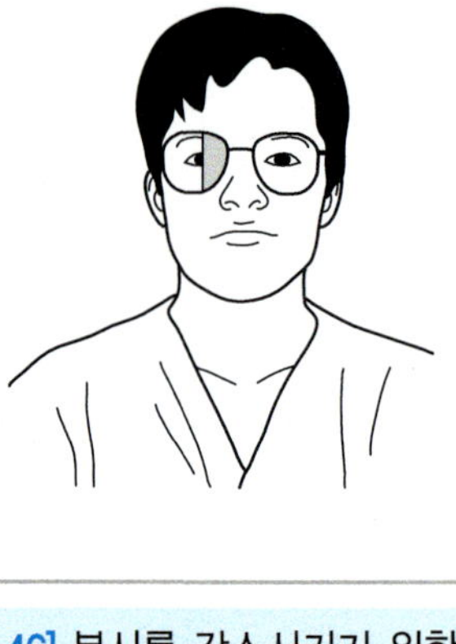

[그림 1-46] 복시를 감소시키기 위한 부분가림

시각운동은 처음에 시각집중, 훑어보기, 핵보기와 같은 기본 기술을 다루고, 융합(fusion)과 입체시와 같은 보다 복잡한 기술로 진행한다.

훑어보기 문제의 치료는 훑어보기 기술을 요구하는 미로 찾기나 퍼즐 찾기를 하거나 훑어보기가 필요한 기능적 과제를 수행하게 한다. 보상적 접근으로 환자가 훑어보기 과제를 수행 하는 동안 지속적인 피드백을 제공한다.

핵보기의 문제를 치료하기 위해 종이의 양쪽의 세로줄에 있는 글자를 큰 소리로 읽거나 손으로 가리키게 한다. 초기에 가까운 거리에서 시작하다가 환자의 수행능력이 향상함에 따라 양쪽 열 사이의 거리에 변화를 준다.

3) 시야결손(반맹증)

시야결손의 치료는 교정접근과 보상접근으로 다루어진다. 교정접근으로 치료할 경우 시야결손 교정용으로 제작된 컴퓨터 프로그램을 활용하거나 탁자 위에 빗, 신문과 같은 일상적 사물을 시야결손 쪽에 놓고 환자에게 사물이 있는 쪽을 바라보도록 지시한다. 말이나 소리(종소리, 손뼉 치기), 촉각적 단서를 제공하여 결손 쪽을 바라보도록 독려하는 것도 도움이 된다. 보상접근으로 치료할 경우 모든 사물을 환자의 시야 내에 배치하고, 환자와 가족에게 시야결손과 이로 인한 기능장애에 대해 교육을 하며 특히 안전과 관련된 사항을 강조한다.

2 편측무시

편측무시의 치료를 위해 환자는 자신의 문제를 알아야 한다. 자신이 문제를 갖고 있다는 것을 깨달으면, 문제가 나타날 때 자동적으로 확인하지 못하더라도 수의적으로 확인할 수 있다. 만약 그들이 깨닫지 못하고 자동적으로나 수의적으로 확인하지 못하면 유일한 방법은 환경을 개조하거나 단순화하는 것이다.

편측무시의 치료는 어떤 과제에서 향상을 보이더라도 다른 과제나 자조활동으로 일반화되지 못하는 과제-특이적 경향이 있다. 따라서 다양한 기능적 상황에서 훈련하는 것이 중요하다. 편측무시의 치료는 주의력 훈련, 훑어보기, 무시측 운동 및 단서, 안대착용, 프리즘 사용 등의 교정접근과 보상접근으로 다루어질 수 있다.

1) 주의력 훈련

편측무시가 있는 환자가 활동하는 동안 자주 자신에게 주의하도록 함으로써 자각을 훈련한다. 자기 활성화를 위한 또 다른 방법으로 단서와 함께 반대편 팔다리를 사용하도록 한다. 예로 독서하는 동안 페이지의 왼쪽에 표시하거나 걷는 동안 왼 쪽에 대한 주의력을 증가시키기 위해 팔다리를 움직인다.

2) 훑어보기

시각 훑어보기는 지필과제, 컴퓨터프로그램에서와 집이나 식품점과 같은 기능적 환경에서 훑어보기, Dynavision의 사용 등을 통해 훈련한다. 훑어보기 훈련의 효과는 상황 특이적이다. 만약 목표가 탁자 위에서 훑어보거나 읽는 능력을 향상시키는 것이라면 탁상 훑어보기 훈련이 적당하다. 그러나 지역사회에서 훑어보는 능력을 향상시키기 원한다면 지역사회에서 실행하는 것이 필요하다. 환자의 방은 무시되는 쪽에 TV나 침실스탠드를 배치하여 무시 쪽과 상호작용을 촉진한다.

무시 쪽 공간에 대한 주의를 증가시키기 위해 등대전략이라 불리는 시각상상기법을 사용할 수 있다(Niemeier, 1998). 이것은 환자가 자신을 등대로 상상하고 환경을 훽 둘러보기 위해 눈을 사용하는 것이다. Warren(1993)은 시각집중과 시각탐색 장애가 있는 환자를 위

[표 1-16] 시각집중과 시각적 훑어보기를 위한 훈련지침

훈련 방법	설 명
훑어보기 전략을 재편성하도록 훈련한다.	앵커링 기술과 훑어보기 도구를 이용한다. 예로 읽기를 촉진하기 위해 페이지의 왼쪽에 밝은 색의 보드를 놓는다.
훑어보아야 하는 시야범위를 넓힌다.	과제완수를 위해 고개를 돌리거나 자세의 변화를 요구하는 활동을 수행한다. 예로 선반위 물건을 훑어보게 한다.
감각운동경험과 시각경험을 강화한다.	보고 조작할 수 있는 활동들을 이용한다. 예로 훑어 본 물건들에 손을 뻗거나 접촉을 하게 한다.
사물에 대해 상세하고 주의 깊게 보도록 의식적 집중을 강조한다.	환자가 보이는 것에 대한 해석을 천천히 재확인 할 수 있게 매칭 과제를 이용한다.
전이(carryover)가 보장되는 상황에서 기술을 훈련한다.	치료실에서 치료를 시작하지만 다양한 실제 상황에서 여러 전략들을 연습해야 한다.

한 훈련지침을 제시하였다(표 1-16).

훑어보기를 훈련받는 환자는 좌측에서 우측으로 탐색하는 방법을 배운다. 환자는 앵커링(anchoring) 기술을 이용하여 무시되는 측면에 주위를 기울일 수 있다. 예로 편측무시 환자가 문장을 읽을 때 왼쪽에 주의를 기울이도록 수직의 앵커링 선(anchoring line)을 긋고 이것을 이용하여 좌측부터 우측으로 탐색을 하게 한다. 또는 왼쪽의 음식을 먹을 수 있게 식판이나 음식 트레이 한쪽 면을 따라 색 있는 테이프 붙인다.

Toglia의 다면적 배경접근법(multi-context treatment approach)은 학습의 전이를 위해 다양한 변수들을 조작하여 훈련을 하는 것으로 훑어보기 과제에도 효과적이다(표 1-17).

[표 1-17] 숫자 삭제과제의 전이의 수준

전이 수준	과 제
가까운 전이(near)	무작위 글자들로 이루어진 4줄의 검사지에서 숫자 5를 지우도록 한다(숫자 삭제과제).
중간 전이 (intermediate)	다양한 동전들을 네 개의 수평 열로 놓고 여기에서 5센트짜리 동전을 모두 찾게 한다(탁상과제).
먼 전이 (far)	부엌찬장 앞에 서서 선반 위 양념통들 중 보충되어야 하는 통을 모두 집도록 한다(서기와 뻗기).
매우 먼 전이 (very far)	단순한 일상과제에서 자발적으로 왼쪽에서 오른쪽으로 훑어보기를 시작하는 능력을 검사한다. 예로 큰 글자로 인쇄된 잡지에서 네 줄의 문장을 읽거나 약품선반에 물건들을 놓게 한다.

3) 무시 쪽의 운동 및 단서

운동무시와 감각무시는 각각 다른 치료 방법을 갖는다. 운동성 무시가 있는 환자는 무시되는 왼손의 활성을 촉진하는 것이 시지각 단서를 주는 것보다 효과적이다. 시각적 앵커링 기술을 사용하는 것 보다 훑어보기를 수행하면서 움직임이 가능할 경우 왼손을 움직이게 한다. 좌측 공간에서 왼팔을 움직이는 것이 시각적 단서를 주거나 좌측 공간에서 오른팔을 움직이는 것과 우측 공간에서 왼팔을 움직이는 것보다 효과적이다(Robertson과 North, 1991). 따라서 모든 일상생활활동에서 무시되는 사지를 사용하도록 장려해야 한다. 기능적 활동 동안 왼팔을 사용하는 것은 지각적 면이나 왼팔의 활성 모두에 도움이 된다.

감각무시가 있을 경우, 환자는 좌측을 보기 위해 앵커링 기술이나 신호와 같은 시각적 단서를 주는 것으로 이득을 얻을 수 있다. 그 외 말이나 소리(종소리, 손뼉 치기)와 같은 청각적 단서와 촉각적 단서를 주는 것도 도움이 된다.

4) 눈가림

편측무시를 위한 눈가림 기술은 한쪽 눈가림(그림 1-45)과 절반시야 가림(그림 1-47)이 있다. 무시 반대쪽의 전체 눈을 가리거나 양쪽 눈의 무시 반대쪽 절반시야를 가린다. 예로, 왼쪽 편측무시가 있을 경우 오른쪽 눈 전체 또는 양쪽 눈의 오른쪽 절반시야를 가린다. 이것들은 연관된 대뇌반구의 활성을 증가시키는 것으로 보인다. 편측 시각자극을 추가할 경우 더욱 효과가 크다. 그러나 눈을 가리고 있을 때만 효과가 있고 기능 과제에서 일반화되지 않는다. 눈을 가리는 방법은 눈으로부터 오는 망막 정보 입력이 반대쪽 윗둔덕(superior colliculus)으로 가장 강하게 입력된다(공명자와 유은영, 2002; Hubel 등, 1975).

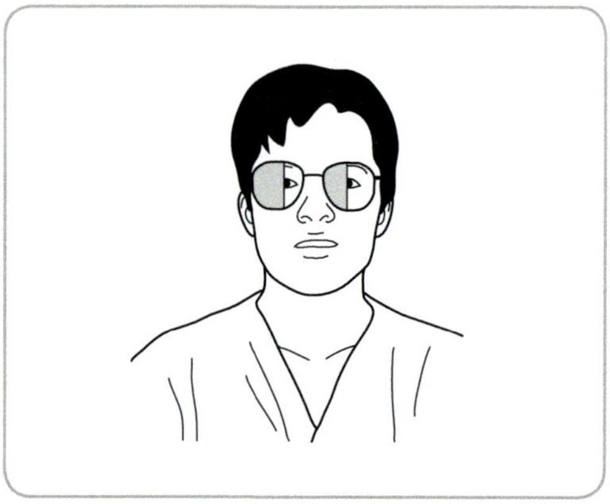

[그림 1-47] 왼쪽 시각무시를 위한 오른쪽 절반시야 눈가림

5) 프리즘 사용

프리즘은 굴절을 통해 시야를 정상 쪽으로 이동시켜 환자에게 손상된 쪽에 있는 사물들을 볼 수 있게 한다. 프리즘은 전체 시야나 부분 시야를 포함할 수 있다. 프리즘 사용의 효과는 짧은 시간 내에 획득될 수 있다. 그것은 손상 측에 대해 자발적인 주의를 요구하지 않고, 또한 비-침습적이며 어디서나 사용가능하다. 왼쪽 무시 환자에 대한 프리즘의 사용은 선 이등분하기, 선 삭제하기, 그리기, 읽기 등에서 무시의 향상을 보일 수 있다(Rossetti 등, 1998).

6) 보상접근

보상접근은 무시되는 쪽의 신체나 환경을 인식하는데 증가를 보이지 않을 때 사용된다.

보상접근은 환자가 부딪칠 수 있는 물건들은 보이는 쪽으로 옮기고, 식사를 할 때 음식을 보이는 쪽에 놓거나 침대를 보이는 쪽으로 배치한다.

3 지각장애

지각장애의 치료는 교정접근과 보상접근으로 다루어질 수 있다(표 1-18). 보상접근에는 환경의 수정, 보상전략의 학습, 습관과 일과의 수립 등이 있다.

Toglia(2005)의 다면적 배경접근(또는 역동적 상호작용 접근)이 사용될 수 있는데 이것은 환자가 어떤 상황에서 인지기능을 가장 잘 수행하는지 알기 위해 과제, 환경, 전략과 암시 등의 수행변수들을 조작하며 평가하고 그 결과를 환자의 최적 기능을 위한 실행전략으로 개발하여 치료하는 것이다. 자세한 내용은 다음 장의 인지기능 훈련에서 설명하고 있다.

[표 1-18] 지각/인지 장애를 위한 치료접근

접근의 종류	설 명
교정접근	• 특정 장애에 대해 치료 • 증상의 원인을 치료 • 요소기술의 증진이나 회복을 강조하며 뒤이어 기술을 증진시킴 • 활동 선택은 요소기술의 장애에 좌우됨 • 훈련의 전이가 발생하고 유사한 과제에 대해 일반화시킴
보상접근	• 원인이 아니라 증상을 치료 • 과제의 반복적 수행 • 환경이나 과제 수정을 사용 • 요소기술의 장애가 아니라 수행 도전에 의해 조정되는 활동을 선택 • 환자에 의한 보상전략 교육 • 일반화 보다 특정 과제중심
혼합된 접근	• 보상과 회복 접근들 사이의 이분법을 피함 • 요소기술에 도전하는 치료양식, 작업이나 정황을 사용 • 환자의 요구와 관련된 과제선택 • 장애가 과제에 의해 도전받도록 과제를 선택함 • 인위적인 활동들은 피함

1) 시공간지각장애

(1) 전경배경 장애

교정접근으로 유사한 배경에서 물건을 반복하여 위치시키는 등의 활동을 통해 훈련할 수 있다. 예로 치료사는 환자로 하여금 비슷한 식사도구들이 들어있는 서랍장에서 수저를 찾게 하거나 하얀 시트 위에서 하얀 셔츠를 찾게 할 수 있다. 보상접근으로 치료할 경우 치료사는 서랍이나 옷장, 주방싱크대 등의 주위 환경을 환자가 잘 알아 볼 수 있도록 나누어 정리함으로써 환자가 쉽게 도구들을 찾을 수 있게 돕는다.

(2) 형태항상성 장애

교정접근으로 비슷한 형태의 나무 조각 블록을 모으거나 주방도구와 같은 기능적 사물을 구분하도록 연습하게 한다. 수행을 할 때 촉각 단서를 이용할 경우 도움이 된다. 보상접근으로 라벨을 부착하거나 품목들을 정리하여 배치한 후 환자가 위치를 통해 품목을 구별하도록 한다.

(3) 공간관계 장애

교정접근으로 Affolter 접근을 이용하여 사물과 사물 사이에서 촉각-운동감각을 통해 가이드 한다. 이것을 통해 환자는 사물의 위치와 거리와 관련된 촉각-운동감각 입력을 받게 된다. 또 다른 방법으로 공간개념을 포함하는 지시를 수행하게 한다. 예로 침대 옆 화장대 위에 있는 빗을 가져오도록 시킨다. 보상접근으로 필요한 물건이 일관되게 같은 장소에 있도록 환경을 조성하거나 중요한 물건이 보관되어 있는 서랍이나 캐비닛 등이 있는 장소를 표시한다.

(4) 깊이지각 장애

교정접근으로 Affolter 접근을 이용하여 촉각-운동감각 가이드를 제공한다. 예로 침대에서 휠체어로 이동하기 전에 가이드를 통해 휠체어의 깊이, 거리, 크기를 느끼게 한다. 보상접근으로 시각대신 다른 감각을 이용하게 하거나 계단 모서리에 밝은 테이프를 부치는 것과 같이 환경을 변화시킨다.

2) 신체도식 장애

(1) 체성 실인증

사람 모양 퍼즐 맞추기를 하거나 촉각자극과 함께 신체부위를 인식하게 훈련한다. 예로 비누나 수건으로 신체를 문지르면서 팔이라고 가르치거나 환자로 하여금 그 부위의 이름을 말하도록 한다.

(2) 좌우구별장애

교정접근으로 과제를 수행하는 도중에 추가적으로 촉각, 고유수용성감각 자극을 제공한다. 예로 사용하는 손목에 무게를 달아주어 고유수용성 자극을 준다. 보상접근으로 옷이나 신발, 기타 물품에 좌우를 구별할 수 있도록 색깔 표시나 글자 표시를 한다.

(3) 손가락 실인증

교정접근으로 작업을 할 때 사용하는 손가락의 끝에 반복적인 감각자극을 제공한다. 이때 환자가 감지할 수 있을 만큼 높은 강도로 자극한다. 보상접근으로 환자와 가족에게 손가락 실인증과 이로 인한 기능장애에 대해 교육, 특히 안전에 대해 강조한다.

3) 실인증

(1) 시각 실인증(visual agnosia)

교정접근으로 기능적으로 독립성이 요구되는 사물을 구별하도록 한다. 보상접근으로 다른 감각을 사용하게 하거나 필요할 경우 사물에 라벨을 붙인다.

(2) 안면실인증

교정접근으로 가족의 얼굴이나 사진을 보여주고 맞히게 한다. 보상접근으로 얼굴과 함께 목소리, 머리, 습관, 몸무게, 옷의 특징, 성격을 관련짓게 한다.

(3) 촉각실인증

교정접근으로 감각재교육 훈련을 한다. 앞에서 설명된 감각재교육을 참고한다. 보상접근으로 비손상측 손을 사용하거나 다른 감각(예 시각)을 사용하게 한다. 그리고 문제에 대해 인식하고 이로 인해 생길 수 있는 안전문제에 대해 교육한다.

4) 실행증(apraxia)

실행증은 정상적인 감각, 움직임, 협응력이 있음에도 목적 있는 움직임을 수행하지 못하는 것을 말한다. 실행증이 있는 환자는 일상생활활동을 완수할 수 있지만 서툴고 행동, 도구사용이나 순서에 실수를 하는 경향이 있다. 따라서 기능적인 접근방법으로 훈련하는 것이 효과적이다.

(1) 관념실행증 및 관념운동실행증

치료활동들은 대근육활동과 운동패턴에 영향을 주기 위해 촉각, 운동감각, 고유수용성자극을 사용하고, 과제를 수행하는 동안 실행증이 있는 사지를 접촉하여 가이드하는 Affolter 접근을 적용하고, 자동반응을 일깨우기 위한 상황과 사물을 단계적으로 반복하여 사용하고, 후방연쇄(backward chaining)기술을 사용하고, 환자의 평소 상황이나 일과에 되도록 밀접한 활동들을 실습하는 것 등이 있다. Affolter 접근에서 치료사는 언어 지시를 최소한으로 하고, 평소 환경에서 활동을 수행하도록 하면서 환자의 손을 잡고 가이드 함으로써 촉각-운동 경험을 제공한다. 예로 환자가 칫솔로 머리를 빗을 경우 실수하고 있는 것을 말로 하지 않고 환자가 혼동하지 않도록 칫솔을 잡은 손을 잡고 천천히 입으로 가져가거나 수도꼭지 아래로 내리는 동작을 가이드한다. 후방연쇄기술은 과제를 수행할 때 앞부분은 치료사가 도와주고 마지막 단계를 환자스스로 수행하게 한다. 환자가 수행하면 마지막의 앞 단계로 점차 늘려나간다.

환자에게 과제를 수행하기 전에 움직임을 상상하도록 하는 것이 도움이 된다. 활동을 부분들로 나누고 각 부분을 분리해 가르친다. 각 단계가 학습되면 부분들은 보다 복잡한 활동으로 통합된다. 몸짓훈련도 실행증 환자에 효과가 있다고 보고되었다. 몸짓 훈련프로그램에는 타동적 몸짓(물건을 수반하는 것), 자동의 상징적 몸짓(작별인사로 손 흔드세요), 자동의 비-상징적 몸짓(당신의 손을 턱 아래 두세요)이 포함된다. 실행증의 치료는 과제 특이적이다. 한 실수에서의 증진은 다른 실수에 대해 일반화되지 않는다.

실행증 환자의 중재프로그램의 예로 일상생활활동을 훈련할 때 활동을 세 가지 단계(개시, 실행, 조절)로 나누고 어떤 영역에서 보일 경우 치료사는 설명, 보조, 피드백을 제공한다. 환자가 활동을 시작하는데 어려움을 보이면, 설명을 한다(Van Heugten 등, 1998)(표

[표 1-19] 실행증을 위한 중재의 예

단계	중 재	
설명	• 말로 설명을 시작한다. • 몸짓을 사용하고 물건을 지적한다. • 과제의 일부를 시범 보여준다. • 사진을 보여준다.	• 글씨로 쓴 설명을 보여준다. • 환자가 과제를 더 쉽게 할 수 있게 조정한다.
보조	• 언어적 보조 – 활동의 단계들을 말한다. – 물건의 이름을 말한다. – 손의 과제에 주의를 돌리게 말한다. • 몸짓과 다양한 억양의 언어를 사용한다.	• 올바른 순서로 된 사진들을 보여준다. • 신체적인 보조 – 팔다리를 가이드한다. – 팔다리 자세취하기를 돕는다. – 움직임을 일으키기 위해 치료를 한다.
피드백	• 언어적 피드백 – 말로 결과에 대해 피드백을 준다. – 환자가 결과(시각, 청각, 촉각, 후각, 미각)를 의식적으로 평가하도록 장려한다. • 수행을 비디오로 녹화하고 다시 본다.	• 신체적 피드백 – 환자의 자세 – 팔다리의 지지 – 환자에게 물건을 가리키거나 건네기 • 환자의 앞에 거울을 놓는다.

1-19). 더 많은 도움이 필요하면 환자에게 신체적 또는 언어적 도움을 제공한다. 환자가 자신의 수행 문제들을 알지 못하면, 거울을 사용하거나 말로 피드백을 제공한다.

도구 사용에 어려움이 있는 환자의 경우, 보상접근으로 친숙한 과제들을 수행하게 하고, 과제를 위한 도구의 수를 제한하거나 도구를 사용하지 않는 과제를 수행하게 한다. 연속된 과제는 피하는 것이 좋으며, 위험할 수 있는 도구에 접근을 제한한다. 환자가 과제를 수행하는 것이 서투르거나 정확하지 않을 경우 요구되는 동작을 단순화시킨다.

(2) 구성실행증(constructional apraxia)

교정접근으로 2차원과 3차원의 탁상활동을 연습한다. 예로 블록 쌓기, 그림그리기나 퍼즐 맞추기 등을 하게 한다. 작업이나 활동을 가르칠 때 후방연쇄기술을 사용한다. 모델을 보고 블록 쌓기를 할 경우 전에 손으로 모델의 3차원적 모양을 탐색하는 Affolter 접근을 적용할 수 있다. 구성실행증의 치료는 과제 특이적 경향이 있다. 따라서 그림그리기 과제와 구성과제(블록 쌓기, 모형집짓기) 훈련을 통해 수행을 향상시키는 것은 기능 동작에 전이효과가 없다. 구성실행증 환자가 기능적 과제수행을 하는데 반복 연습이 필요하며, 모델을 사용하고, 단서를 사용하고, 단순한 활동에서 복잡한 활동으로 진행하는 것 등이 도움이 된다.

보상접근으로 블록 쌓기를 수행하지 못할 경우 조립순서를 표시하거나 수행능력에 영향을 미치는 변수들을 조절한다(Toglia의 다면적 배경접근).

(3) 착의실행증(dressing apraxia)

교정접근으로 치료할 경우 환자에게 옷 입기 패턴을 가르친다. 시범을 보여주어 시각이나 언어적으로 지시하여 옷 입기를 수행하게 한다. 환자가 옷 입기를 수행하는 동안 치료사가 환자의 손을 잡고 가이드 할 수도 있다. 반복적인 가이드 동작을 통해 옷 입기 수행의 향상을 이끌 수 있다. 옷입기 동작을 단계로 나누어 연습하거나 후방연쇄기술을 이용하며, 뒤로부터 앞을 식별하기 위해 라벨을 사용하거나 의류를 입는 단계대로 말하는 것과 같이 인지적 단서가 도움이 된다. 보상접근으로 치료할 경우 환자에게 옷 입기 순서가 그려진 포스터나 카드를 보여주고 그림의 순서에 따라 옷 입기를 수행하게 한다. 또는 Toglia의 다면적 배경접근을 적용하여, 다양한 방법이나 환경에서 옷입기 동작을 시도하여 적절한 것을 찾아 수행하게 한다.

4 실어증

실어증은 언어지각 장애로서 이것의 치료는 교정접근과 보상접근으로 다루어 질 수 있다. 교정접근을 사용할 경우 치료사는 표현성 실어증 환자가 틀리게 말한 단어에 관해 피드백을 주고, 환자가 표현하고자 한 단어를 올바르게 표현했을 때는 말로 표현하도록 요구하며 반복적인 대화훈련을 통해 치료한다. 만약 환자가 교정접근의 사용을 통해 표현성 언어에서 유의한 증가를 보이지 않으면, 환자 자신의 요구를 보호자에게 표현하도록 돕기 위해 보상접근을 사용한다. 예로 환자가 먹기, 화장실처리, 약복용 등과 같은 필요사항들을 확인하도록 돕기 위해, 환자의 환경에서 중요한 항목들에 대해 알려주는 글자, 단어, 그림 등의 차트를 사용한다. 이런 차트는 교정접근과 함께 동반적으로 사용될 수 있다.

참고문헌

공명자, 유은영. (2002). 뇌졸중환자의 편측무시를 위한 눈가리기 방법의 효과: 단일 사례연구. 대한작업치료학회지, 10(1): 55-62

김은주. (2003). 뇌졸중 환자의 재활치료에서 편측 무시에 대한 시야 가리기 방법의 효과. 대한작업치료학회지, 11(2): 101-112

박창일, 문재호 등. (2007). 재활의학. 한미의학

양영애 외. (2012). 윌라드 앤 스파크만의 작업치료학. 개정 11판. 영문출판사

이슬아, 김희정, 홍기훈, 이춘엽. (2014). 편측무시 유무에 따른 거울치료가 뇌졸중 환자의 상지 기능과 일상생활활동에 미치는 효과 비교. 대한지역사회작업치료학회지, 4(1): 33-45

이정원 외. (2015). Trombly's 작업치료학. 7판. 한미의학

이한석. (2017). 작업치료평가학 2판. 계축문화사

이한석, 배주환, 백지영, 오혜원, 이선명 등. (2009). 임상작업치료평가. 1판. 계축문화사

이한석, 채경주, 박경영. (2010). 신경계 질환별 작업치료. 현문사

최혜숙 외. (2014). 작업치료학: 신체기능장애를 위한 실행기술. 7판. 엘스비어코리아.

Abreu, B. C., & Toglia, J. P. (1987). Cognitive rehabilitation: A model for occupational therapy. American Journal of Occupational Therapy, 41(7): 439-448

Beis J, M., Andre J. M., Baumgarten A., et al. (1999). Eye patching in unilateral spatial neglect: efficacy of two methods. Arch Phys Med Rehabil, 80: 71-76.

Hubel D. H., LeVay S., Weisel T. N. 1975). Model of termination of retinotectal fibers in macaque monkey: an autoradiographic analysis. Brain Res. 96: 25-40.

Neistadt, M. E. (1992). Occupational therapy treatments for constructional deficits. American Journal of Occupational Therapy, 46, 141-148.

Niemeier, J. P. (1998). The Lighthouse strategy: Use of a visual imagery technique to treat visual inattention in stroke patients. Brain Injury, 11, 399-406.

Pedretti, L. W. & Early M. B. (2001). Occupational therapy practice skills for physical dysfunction. 5th ed. Mosby.

Pendleton, H. M., Schulz-Krohn W. (2006). Pedretti's occupational therapy: Practice skills for physical dysfunction. 6th ed. Mosby.

Radomski, M. V., Trombly, C. A, (2008). Occupational therapy for physical dysfunction.

6th ed. Lippincott Williams & Wilkins.

Robertson, I. H., & North, N. (1992). Spatio-motor cueing in unilateral left neglect: The role of hemispace, hand and motor activation. Neuropsychologia, 30, 553- 563.

Robertson, I. H., Tegner, R., Tham, K., Lo, A., & Nimmo-Smith, I. (1995). Sustained attention training for unilateral neglect: Theoretical and rehabilitation implications. Journal of Clinical and Experimental Neuropsychology, 17, 416-430.

Rossetti, Y., Rode, G., Pisella, L., Farne, A., Li, L., Boisson, D., & Perenin, M. T. (1998). Prism adaptation to a rightward optical deviation rehabilitates left hemispatial neglect. Nature, 395, 166-169.

Rossi, P. W., Kheyfets, S., & Reding, M. J. (1990). Fresnel prisms improve visual perception in stroke patients with homonymous hemianopsia or unilateral visual neglect. Neurology, 40, 1597-1599.

Toglia, J. P. (1991). Generalization of treatment: A multicontext approach to cognitive perceptual impairment in adults with brain injury. American Journal of Occupational Therapy, 45, 505-516.

Toglia J. P. (1994). Dynamic assessment of categorization: TCA The Toglia Category Assessment Manual. Pequannock, NJ: Maddak.

Toglia J. P. (2005). A dynamic interactional model to cognitive rehabilitation. In Katz N. (Ed.), Cognition and occupation across the life span (pp. 29-72). Bethesda, MD: AOTA Press.

Trombly, C. A. & Radomski, M. V. (2002). Occupational therapy for physical dysfunction. 5th ed. Lippincott Williams & Wilkins.

Van Heugten, C. M., Dekker, J., Deelman, B. G., van Dijk, A. J., Stehmann-Saris, J. C., & Kinebanian, A. (1998). Outcome of strategy training instroke patients with apraxia: A phase II study. Clinical Rehabilitation, 11, 194-303.

Warren, M. (1993). A hierarchical model for evaluation and treatment of visual perceptual dysfunction in adult acquired brain injury, part 1. American Journal of Occupational Therapy, 47, 41-66.

Zoltan, B. (1996). Vision, perception and cognition: A manual for the evaluation and treatment of neurologically impaired adult. 3rd ed. Slack, Inc.

IV 인지기능 훈련

학습목표
1. 인지기능의 교정접근을 설명하고 실습한다.
2. 인지기능의 보상접근을 설명하고 실습한다.

핵심용어 자기인식, 다면적 배경접근, 기억력보조도구, 컴퓨터를 이용한 인지훈련

1 인지기능의 향상을 위한 작업치료

환자의 인지능력을 향상시키기 위해 교정접근과 보상접근들을 사용한다(표 1-20). 교정접근은 뇌손상의 초기 회복기간 동안 생물학적 회복기전을 증진시키고 이후 회복기간에 뇌의 기능적 재구성을 촉진한다. 교정접근은 초기부터 환자가 인지기능에 문제가 있다는 것을 수용하고 결손을 인식하도록 촉진한다(표 1-21). 보상접근은 환경의 수정, 습관이나 행동적 일과의 수립, 보상적 기술과 전략의 습득을 포함한다.

[표 1-20] 인지기능의 향상을 위한 접근법들

접근	중재	중재의 예
교정접근	손상에 대한 교정	집중력을 향상시키기 위해 지필과제나 탁상활동을 이용한다.
보상접근	환경의 수정	집중력을 높일 수 있는 물리적 환경을 조성한다. 집중력을 위해 가족이 적절한 단서를 주도록 교육한다.
	습관과 일과의 수립	중요한 일상생활활동과 플래너 사용에 대한 체크리스트를 만들어 단서 없이 습관과 일과를 유지할 수 있을 때까지 반복한다.
	보상전략의 학습	도움과 함께 기억보조도구(플래너, 알람시계, 약 보관함)를 선택하게 하고 이들 보상전략들의 사용을 연습할 기회를 제공한다.

[표 1-21] 자기인식(self-awareness)의 향상을 위한 치료

- 환자가 자신의 인식의 수준을 알고 향상되도록 돕는다. 예로, 환자가 인식을 못하면 먼저 문제에 대한 지적 인식을 발달시키고 점차 응급 또는 참여하는 인식으로 진행되게 돕는다.
- 환자가 자신의 수행을 모니터하고, 판단하고, 결과를 분석하고, 지속할 것인지 다른 방법으로 바꿀 것인지 결정할 수 있는 기회를 준다.
- 조작된 실패를 경험하게 한다. 예로 단서를 주어도 보상전략을 시작하지 못하면 더 도움을 주지 않고 보상방법을 사용하지 않았을 때 어떤 일이 발생하는지 관찰할 수 있는 기회를 준다.
- 가족이 피드백을 주도록 교육한다.
- 환자가 치료에 참여할 준비가 되었는지를 확인한다.

환자의 인지기능을 증가시키는 중재를 계획할 때 치료사는 상황적 접근을 포함하여 중재계획을 세워야 한다. 치료사는 환경을 수정하여 참여하게 하는 것을 목적으로 하는 치료를 먼저 실시하고, 이후에 보상적 훈련을 통해 장애를 감소시키고, 마지막으로 잘 연습된 전략과 행동의 내면화로 인지장애를 감소시키는 것으로 진행한다.

1) 교정접근

인지장애의 교정접근은 연습, 운동, 자극 등을 통해 인지능력을 회복시키는 치료이다. 이것은 인지능력의 회복이 과제와 활동의 향상으로 전이될 수 있다는 것에 토대를 두고 있다. 교정접근에서 치료사는 주의력, 시공간, 기억력 등 손상된 인지영역을 파악하고 문제영역을 자극하는 단계화된 활동을 제공한다. 교정접근은 지필 및 탁상과제와 컴퓨터를 이용한 인지훈련을 통해 수행된다. 치료사 없이 지필과제나 컴퓨터를 이용한 과제를 반복해서 실행하는 것은 권고되지 않는다. 치료사는 환자의 치료과제의 수행시간과 반응의 정확도 등 수행에 관한 자료를 수집하여, 수행이 설정된 목표수준에 도달하면, 인지훈련의 난이도를 높인다.

인지기능을 증가시키기 위해 정보처리시스템에 대한 요구를 점차 증가시키는 활동들을 제공한다. 인지치료를 위한 활동들은 단순한 것에서 복잡한 것으로, 자동적인 것에서 노력을 요하는 것으로, 외적환경에 반응하는 능력에서 내적환경을 조작하는 능력으로 진행한다.

(1) 지필 및 탁상 활동들

인지기능의 치료를 위해 계산, 글자나 기호 찾기나 미로 찾기와 같은 문제지와 보드게임 등의 활동을 수행한다. 주의력과 집중력을 위한 활동의 예로 환자에게 다양한 숫자와 글자

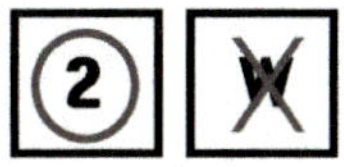

29DM3L0AV5M60D2WB50X7BM3B5
2CG48FY52HVMD2EU7830PLVWDR
3749FJVNWT2AZ08M8S2D0M3K2F
5S9W1Z8B0M3BF67G90V4SH2M13
JVW8C5A8X9204M326DJW7GFHVC
243IF8Y342W49Z2M4J52579PK85
2WW2Z4RT92OMWP95YW4Z8L4VN2

[그림 1-48] 2를 찾아서 'O'을 W를 찾아서 'X'를 표시한다.

가 섞여서 흩어져 있는 문제지를 주고 특정 숫자와 글자를 찾아서 표시하게 한다(그림 1-48). 소요시간과 바르게 찾은 점수를 용지에 기입하고 과제 수행에서 나타나는 행동을 기록한다. 교정접근은 반복하고 연습하는 것뿐 아니라 인지치료 활동을 치료실과 집에서 병행하여 실행하는 것이 효과적이다. 교정접근의 예로 뇌손상 환자의 집중력 장애를 치료하기 위해 개발된 Attention Process Training(APT)가 있으며 지속집중력, 선택집중력, 분리집중력, 교대집중력 등의 집중력을 훈련하는 일련의 단계적 과제들로 구성된다. 프로그램 과제들은 복합적인 집중력조절과 활동기억 시스템들의 요구가 증가되도록 배치된다. 과제들은 시각적 활동과 청각적 활동으로 이루어진다. 훈련의 예로 청각집중력 테이프를 듣고 숫자를 배열하거나. 문장을 읽어주고 단어를 알파벳순서로 배열하게 한다.

(2) 컴퓨터를 이용한 인지훈련

컴퓨터를 이용한 인지훈련은 반복적이고 일관된 인지훈련을 가능하게 한다. 치료실에서 하던 인지과제를 집에서도 연장하여 수행하는 것이 가능하다. 치료사는 또한 환자가 집에서 한 훈련 기록을 분석해서 다음의 치료계획에 참고할 수 있기 때문에 상황에 맞는 다양한 치료가 가능하다. RehaCom이나 Captain's Log와 같은 인지치료시스템은 주의력과 기억력과 같은 다양한 인지기능을 평가하고 치료할 수 있는 프로그램들로 이루어져 있다. 게임 양식으로 친숙한 활동들로 구성되어 흥미를 유발하며, 다양한 난이도가 있어서 환자의 능력에 맞게 수행할 수 있다. 환자의 수행이 향상됨에 따라 난이도를 높인다. 환자의 반응 속도, 반응 시도와 성공률 등의 모든 훈련 데이터는 자동으로 저장이 되며, 치료사에게 앞으로의 치료 계획수립을 위한 정확한 분석 자료를 제공한다. 게임과는 다르게 환자의 진행 사항을 파악하여 피드백을 제공한다. 가격이 저렴한 기존의 시판되는 게임들도 주의력, 기억력, 처리속도 등을 훈련하는데 도움이 된다. 그러나 이런 게임들은 올바르지 않게 수행될 경우 부작용이 있을 수 있으므로 치료사에 의한 평가와 조절이 필요하다.

2) 보상접근

보상접근은 환경의 수정, 습관과 일과의 수립, 보상전략을 통해 손상을 보상하는 접근이다. 이런 접근들은 작업 기억에서 인지적 요구를 감소시킨다(표 1-22).

[표 1-22] 인지손상에 대한 보상접근의 예

방법		적용의 예와 이로 인한 내적 정보치리과정 요구의 감소
환경의 수정		다음날 입을 옷을 쉽게 결정할 수 있도록 보호자가 전날 밤에 옷을 준비한다. 그러면 환자는 어떤 옷을 입을지, 최근 입은 것과 어떻게 섞을 것인지를 결정하는 것과 옷을 놓을 위치를 선택할 필요가 없게 된다.
습관과 일과의 수립		매일 아침 위생활동 체크리스트를 참고하여 빼먹은 과정이 있는지 점검하게 한다. 점차 단계를 높이면서 활동을 반복함으로써 자동성이 증가되어 주의력과 기억력이 덜 요구된다.
보상 전략 학습	플래너	플래너에 약속과 과제를 쓰고 항상 같은 장소(쉽게 찾을 수 있는)에 놓고, 그것을 가져와서 이전에 기록된 일과를 확인하고 새로운 계획을 기록하게 한다. 따라서 환자는 최소한의 기억으로 정보를 재생할 수 있게 된다.
	알람 시계	일상 과제를 수행할 시간에 알람을 맞춘다. 예로, 약속의 30분 전에 알람을 맞춘다. 따라서 환자는 시간경과에 대한 계속적인 주의의 필요가 덜 요구된다.
	분활 작업	환자는 단계가 없는 활동은 수행하기 어렵지만 분할 작업계획표를 사용하면 자신이 쓴 단계별 지시를 잘 따르게 된다. 따라서 환자는 내적으로 정보를 조작하기 보다는 작업계획표에 작업 기억의 생각들을 비울 수 있게 된다.

(1) 환경의 수정

환경의 수정을 적용할 경우 환자가 손상된 인지로 과제를 수행할 수 있게 인지적 요구가 낮은 환경으로 바꾸어준다(표 1-23). 즉, 환자가 변화되도록 요구하지 않고 물리적 환경이나 사회적 환경을 수정한다. 이 방법은 치매 환자에게 효과가 있다.

① 물리적 환경

환자에게 단서를 줄 수 있도록 물리적 공간의 특성을 이용한다. 예로 환자가 물건이 있는 곳을 쉽게 찾을 수 있게 잘 보이는 곳에 배치하거나 서랍에 라벨을 붙인다. 물리적 공간은 불필요한 자극을 최소로 줄이기 위해 수정한다. 주위를 어지럽게 만드는 물건들(신문, 청구서, 우편물 등)을 정리하여 환자가 다른 과제에 집중할 때 보이지 않게 한다.

또 다른 예로 집에서 치료받는 치매환자가 부엌문을 통해 밖으로 나가 주변을 배회하는 행동을 보일 경우 밖으로 나갈 수 있는 단서를 주던 부엌문의 색을 벽과 같게 칠한다. 따라서 그 환자는 출입문을 찾을 수 없게 되어 집 밖으로 나가 배회하는 행동이 조절된다.

② 사회적 환경

가족에게 환자가 성공을 할 수 있는 상황을 만들도록 교육한다. 이것은 환자의 강점을 활용하게 하고 가족 내 역할이 바뀌는 것을 내포한다. 예로 환자가 요리하는 것을 좋아하지만 기억력과 판단력의 문제 때문에 안전에 위험이 있을 경우, 가족은 환자의 한계를 알고 적절한 재료를 기억하여 준비하는 것 같이 어려운 것은 가족이 대신하고 양을 정하고 섞는 것같이 환자가 할 수 있는 것은 장려하는 식으로 사회적 환경을 수정한다. 가족은 적절한 단서를 제공함으로써 환자의 인지능력을 향상시킬 수 있다.

[표 1-23] 환경의 수정

종류	적용의 예
물리적 환경	• 일정노트의 당일 페이지를 펼쳐서 일정한 위치에 놓는다. • 가족이 정보를 점검할 수 있게 큰 벽걸이달력을 사용한다. • 보관용 바구니를 사용하여 물건을 일정한 위치에 놓는다. • 타이머를 30분 뒤로 맞추어 스토브가 자동 차단되게 한다. • 작업장의 어지러운 것을 치운다.
사회적 환경	• 역할을 바꾼다. 배우자가 출근하기 전에 일정표를 작성하면 환자는 그에 따라 일정을 수행한다. • 환자가 참여할 수 있게 과제를 단순화한다. 예로, 기억과 문제해결이 덜 요구되는 상황을 준비한다.

(2) 습관과 일과의 수립

자동적 습관과 일과는 거의 정신적 노력을 하지 않고도 많은 일상 과제를 수행할 수 있게 한다. 예로, 우리는 세수하고 머리 빗고 양치질하는 것과 같이 매일 수행하는 활동들을 정신적 노력 없이 쉽게 이행한다. 습관의 학습은 암묵기억(implicit memory) 형태의 학습으로, 같은 환경에서 충분한 반복을 통해 습득된다. 충분한 연습을 통해 숙달된 과제를 수행하게 되면, 이것에 필요한 인지적 요구가 감소하여 점차 자동적으로 수행하게 된다. 습관과 같은 자동적 행동은 환경의 특성에 의해 촉발될 수 있다. 예로 익숙하지 않은 장소에서의 위생처리 일과는 집에서 보다 많은 노력이 필요하다.

치료사는 인지장애가 환자의 습관과 일과를 수립할 때 환자와 의논하여 다루어야 할 행동 순서를 선택한다. 다음에 일과가 만들어질 수 있는 물리적, 사회적 환경을 분석하고 일과를 만들 환경을 결정하고 적절한 단서를 확인한다. 일과와 습관이 환경 특이적이기 때문에, 일과가 만들어 질 환경에서 훈련을 하는 것이 효과적이다. 그 후에 다루어야 할 일과와 습관에 대해 과제분석을 수행한다. 과제분석은 과제의 각 단계뿐 아니라 준비, 자극 과정, 결과에 대해서도 평가해야 한다. 마지막으로 적절한 순서를 결정하고 각 순서가 수행될 때마다 연쇄기술, 조언, 강화 기술을 사용한다. 이때 원하는 순서가 유지할 수 있게 각 요소에 대해 윤곽을 나타낸 체크리스트를 만드는 것이 도움이 된다.

일부 환자들을 위해 조언과 강화가 수립된다. 체크리스트는 눈에 띄는 장소에 놓일 경우 조언이, 환자가 완수된 단계들을 체크할 경우에는 강화가 될 수 있다. 가족이 조언과 강화를 할 수 있다. 환자가 단계적 순서를 항상 지속적으로 수행함에 따라, 단계들이 서로 강화하게 되면서 체크리스트에서 뺄 수 있다.

(3) 보상전략의 학습

인지장애를 보상할 수 있는 새로운 보상전략을 학습하기 위해 먼저 환자는 자신의 인지적 문제(예로 기억문제)에 대해 인식해야 한다. 환자가 인지적 문제가 있는 것을 부인하면, 보상전략을 배우려고 노력하지 않을 것이다. 따라서 앞서 설명한 자기인식의 향상을 위한 노력이 필요하다. 환자가 자기인식을 하도록 돕고, 인지보상전략을 취득하고 사용하도록 돕기 위해 인지보상전략 학습의 일반모델을 적용하는데, 참여, 습득, 적용, 적응의 훈련단계로 구성된다(표 1-24). 인지장애에 대한 보상적 방법은 내적-정보처리 전략, 기억보조기구, 문제해결기법의 사용과 다면적 배경접근의 사용이 포함된다.

① 내적-정보처리 전략

정보의 부호화와 저장을 촉진하기 위해 환자에게 정신적 전략을 가르친다. 암기를 촉진하는 내적-정보처리 전략은 다양한 방법들이 있다(표 1-25). 내적-정보처리 전략에 기반을 둔 중재는 교정접근과 유사한 특성을 갖는다. 내적-정보처리 전략은 주민번호와 같이 자주 사용하며 장기적으로 기억해야 할 때 사용하는 것이 좋다.

[표 1-24] 인지보상전략 학습의 일반 모델

단계	설 명
참여	질병인식이 낮은 환자는 숙제, 피드백, 있을 수 있는 구조화된 실패의 사용을 통해 인지 손상의 결과를 경험하도록 하여 치료에 대한 동기를 강화한다.
습득	환자는 반복과 연습을 통해 보상도구나 전략을 사용하는 방법을 배운다. 예로, 알람시계를 맞추고 플래너를 사용하는 것을 연습한다.
적용	시뮬레이션 업무과제를 통해 보상전략을 사용한다. 과제는 일상생활활동, 직무나 수공예 등으로 구성되며, 다루어질 전략이 사용되도록 고안한다. 치료사의 도움과 함께, 집이나 직장의 실생활 문제에서 보상전략을 직접 적용한다.
적응	환자가 시뮬레이션과 실생활 과제에서 보상전략의 사용을 경험하면, 그 전략을 개인적 선호와 추가적으로 적용할 일상생활 영역에 맞추어 적응한다.

[표 1-25] 내적 보상전략

기법	설 명
암송	기억할 정보를 크게 반복함
심상법	머리 속에 떠오르는 이미지를 기억 강화의 방법으로 사용한다. 예로 자동차와 쥐를 기억할 때 자동차를 운전하는 쥐를 이미지화 하여 기억한다.
어의합성	기억해야 할 내용을 포함하여 간단한 이야기를 만든다. 예로 홍길동, 부엌, 밥을 기억해야 할 경우 홍길동은 부엌에서 밥을 먹었다라고 말을 만들어 기억한다.
중심단어만 외우기	기억해야 할 내용/단어가 길어서 외우기 힘들 경우 단어의 첫 글자나 중요글자를 단서로 하여 기억한다.
운율기억법	회상해야 하는 단어나 정보와 운이 맞는 단어를 사용하도록 유도한다.
연상법	기억할 내용을 익숙하고 의미 있는 것으로 연결한다. 예로 의자, 커피, 옷걸이, 꽃병, 계산기 등을 외울 때 레스토랑의 상황을 연상한다.
그룹으로 묶기	기억해야 할 내용들을 조직화한다. 예로 리모콘, TV, 전화기 등은 가전제품으로 묶는다. 주민등록번호나 전화번호를 외울 때에도 숫자들을 그룹으로 묶어서 외운다.

② 기억력보조기구

데일리 플래너(day planner)나 노트의 사용은 기억력 장애를 우회하는 수단이다. 심한 뇌손상 환자에서 기억노트방법을 훈련받는 것이 기억의 실패가 적고, 약어 사용 등의 기억전략 보다 더욱 효과적이라고 보고되고 있다. 인지손상 환자가 데일리 플래너를 효과적으로 사용하기 위해, 주요 정보를 적절한 섹션에 기록하고 플래너를 가지고 다니면서 주기적으로 확인해야 한다. 이것은 기억 손상을 보상하는 쉽고 간단한 방법이지만 성공적 사용을 위해 많은 시간이 걸린다(보통 8주간). 성공적인 훈련 결과를 위해 환자는 질병인식이 있고, 동기가 높고, 글씨쓰기를 방해하는 운동장애와 실어증이 없어야 한다. 플래너는 그 날의 일정, 업무, 약속, 해야 할 일, 장기정보 등의 기능관련 부분들로 구성된다. 데일리 플래너는 시판되는 것들 중 적절한 것을 구입한다.

인지장애의 부담을 줄이기 위해 알람시계, 초소형 컴퓨터, 스마트패드, 테블릿 PC 등의 전자 기억보조도구를 플래너 대신 사용하거나 같이 사용한다. 일부 초소형 컴퓨터는 일정, 약속, 과제를 시간에 맞추어 알려주는 프로그램이 있어서 환자의 치료엄수를 향상시키며 약 복용도 효과적으로 관리할 수 있다. 알람시계는 약 복용, 자신의 데일리 플래너를 체크하기, 약속에 늦지 않을 것 등을 상기시켜준다. 많은 환자들이 데일리 플래너와 알람을 모두 사용하며 특히, 심한 환자의 경우에는 가족이 보조기구의 프로그램 설정을 담당하게 된다. 전자 기억보조기구의 사용은 플래너와 같은 단순한 보조기구보다 더 많은 학습능력을 요구한다. 전자 기억보조기구들은 정보를 입력할 때 세심하게 다단계의 지시를 따르는 것을 필요로 한다. 평균에 가까운 지능수준이 있고, 추론 기술이 약간 손상되고, 손상에 대한 인식이 있고, 행동을 시작하는 적정 능력이 있고, 기억 손상으로 인한 일부 기능 장애가 있는 환자가 전자 기억보조기구 사용 훈련의 성공적인 결과를 이끌 수 있다.

환자에게 적절한 기억보조기구를 선택하기 위해 고객요소를 고려한다. 인지손상을 인식하는 것 외에, 기억보조기구의 병전 사용경험, 나이, 유병기간, 주의력 등이 인지손상 후 기억보조기구의 효율적인 사용을 예측하는 예측 요인이다. 젊은 환자들이 직업으로 복귀해야 하기 때문에 전자 기억보조기구의 사용을 선호한다. 유병 기간이 길수록 기억보조기구를 사용하는 비율이 낮다. 주의력과 정보 처리속도도 기억력 보조기구의 사용과 밀접한 관계가 있다.

③ 다면적 배경접근(multicontext approach)

Toglia(2005)의 역동적 상호작용 인지모델은 인지가 사람, 활동, 환경 간의 역동적 상호작용의 결과라는 전제에 토대를 둔다. 이 모델에 의하면, 인지장애는 사람(인지능력이나 인지전략들), 과제, 환경 변수들 사이의 부조화로부터 기인한다. 이 접근은 환자의 자기인식의 촉진, 새로운 정보처리전략의 습득, 전이를 위한 기준의 수립, 다양한 환경에서의 연습을 강조한다(표 1-26). 환자에 맞는 처리전략들을 선택하여 고안하고, 다음에 여러 가지 단계화된 과제와 환경들에서 연습하게 한다. 치료사는 환자에게 새로운 전략을 먼저 유사한 과제들에 적용하고 다음에 점차적으로 유사하지 않은 과제들에 적용하도록 함으로써 학습의 전이를 유도한다.

[표 1-26] 다면적 배경접근의 요소

요소	설 명	
개인적 환경의 고려	개인의 병전 성격, 믿음, 작업 가치, 이전 생활양식을 고려한다. 예로 병전의 일과에 대하여 환자와 면담하고, 일과가 발병 후 어떻게 변화되었는지를 알아보고 이 정보를 작업치료 평가와 치료에서 고려한다.	
자기 인식의 촉진	환자가 자신의 강점과 제한점을 이해하도록 설계된 방법들을 매 치료시간 마다 포함시킨다. 예로 환자에게 작업 수행에 대한 특정 변화 또는 방해물을 예견하고 확인하도록 한다. 환자가 오류를 나타내면 환자에게 치료사가 과제를 수행하는 것을 관찰하도록 한다. 환자가 문제를 확인하도록 하고 적절한 방법을 조언한다.	
새로운 처리전략의 습득	행동의 작은 단위들은 효과적인 수행을 돕는 내적 또는 외적 인지전략들을 반영한다. 내적 처리전략의 예로 정신적 반복과 시각적 상상전략을 사용한다. 외적 처리전략의 예로 기억노트, 알람시계, 체크리스트를 사용한다.	
전이를 위한 기준의 수립	원래 과제와 비교해 물리적, 개념적 유사성을 줄 일 수 있는 과제들을 확인한다.	치료실에서 풀오버 티셔츠를 입는다.
	가까운 전이: 1~1가지의 표면적 특성을 변화시킨다.	풀오버 스웨터를 입는다(티셔츠와 색깔, 재질이 다르다).
	중간 전이: 3~6가지의 표면적 특성을 변화시킨다.; 과제들은 물리적 유사함을 갖는다.	환자의 방에서 단추잠금형 면 셔츠를 입는다(옷의 종류, 색깔, 재질, 요구되는 미세동작과 환경이 변화된다).
	먼 전이: 과제들이 개념적으로 유사하고, 표면적 특성이 다르거나 한 가지 표면적 특성만 유사하다.	겉옷(코트, 자켓), 파자마, 속옷을 입는다(다른 종류의 상의를 입는다).
	매우 먼 전이: 일반화, 학습한 것을 일상생활에 자발적으로 적용한다.	바지 입기(마비측을 먼저 입는 전략으로 바지를 입는다)
다양한 환경에서 연습	전략들을 다양한 상황(예, 과제와 장소)에서 사용한다. 예로 왼쪽에서 오른쪽으로 훑어보기 전략을 글자지우기 과제에서 연습하고 다음에 약통에서 약을 찾거나 책꽂이에서 원하는 책을 찾는데 사용한다.	

(4) 문제해결 및 의사결정 모형

문제해결은 많은 인지기술들을 수반하는 복잡한 과정이다. 문제해결의 접근은 일반적으로 여러 단계 과정으로 개념화된다. 문제해결과정 단계들은 쉽게 기억할 수 있도록 SOLVE 라는 약자로 설명될 수 있다(표 1-27). 이런 순서를 환자에게 가르치고, 기능적 과제나 치료 동안 직면하는 문제에 대해 이 단계들을 사용하도록 교육한다. 이 단계들은 문제 상황에서 사용할 수 있도록 치료사가 지도한다. 치료사는 이 기술을 다양한 환경에서 사용하는 것을 돕는다.

[표 1-27] SOLVE 문제해결단계

단 계	설 명
문제를 열거한다. Specify the problem	종종 사람들은 문제를 정의하는데 어려워하며, 잘못된 방향의 해결을 제시하는 경향이 있다.
선택 Option	하나의 해결에 한정하여 초점을 맞추는 사람들을 위해, 여러 가능한 해결을 개발하는 것은 성공의 가능성을 증가시킨다.
다른 사람의 충고를 듣는다. Listen to other's advice:	이것은 환자가 일부 중요 요소를 놓치지 않게 충분히 탐구할 수 있도록 촉진한다.
해결을 다양하게 한다. Vary the solution:	이것은 정신적 유연성을 넓힌다.
평가한다. Evaluate	무엇을 하고 무엇을 못했는지 그리고 나중의 상황을 위해 새로운 정보들을 사용했는지 평가한다.

참고문헌

구인순, 권재성, 김영근, 이기업. (2012). 인지재활 프로그램. 한국장애인고용공단 고용개발원

박창일, 문재호 등. (2007). 재활의학. 한미의학

양영애 외. (2012). 윌라드 앤 스파크만의 작업치료학. 개정 11판. 영문출판사

이정원 외. (2015). Trombly's 작업치료학. 7판. 한미의학

이한석. (2017). 이학적 검사. 2판. 계축문화사

이한석, 고유정, 송창순, 오혜원, 이윤미 등. (2013). 작업치료사를 위한 운동치료학. 2판. 계축문화사

이한석, 배주환, 백지영, 오혜원, 이선명 등. (2009). 임상작업치료평가. 1판. 계축문화사

이한석, 박경영, 채경주. (2010). 신경계 질환별 작업치료. 현문사

최혜숙 외. (2014). 작업치료학: 신체기능장애를 위한 실행기술. 7판. 엘스비어코리아.

Abreu, B. C., & Toglia, J. P. (1987). Cognitive rehabilitation: A model for occupational therapy. American Journal of Occupational Therapy, 41, 439–448.

Arnadottir, A. (1990). The brain and behavior: Assessing cortical dysfunction through activities of daily living. St. Louis: Mosby.

Chen, S. H. A., Thomas, J. D., Glueckauf, R. L., & Bracy, O. L. (1997). The effectiveness of computer–assisted cognitive rehabilitation for persons with traumatic brain injury. Brain Injury, 11, 197–109.

Cicerone, K. D., Dahlberg, C., Kalmar, K., Langenbahn, D. M., Malec, J. F., Clark, F. A. (2000). The concepts of habit and routine: A preliminary theoretical synthesis. Occupational Therapy Journal of Research, 10(Suppl. 1), 113S–137S.

Fleming, J., & Strong, J. (1995). Self–awareness of deficits following acquired brain injury: Considerations for rehabilitation. British Journal of Occupational Therapy, 58, 55–60.

Lynch, B. (2002) Historical review of computer–assisted cognitive retraining. Journal of Head Trauma Rehabilitation, 17, 446–457.

Milton, S. B. (1985). Compensatory memory strategy training: A practical approach for managing persistent memory problems. Cognitive Rehabilitation, 3, 8–15.

Pedretti, L. W. & Early M. B. (2001). Occupational therapy practice skills for physical dysfunction. 5th ed. Mosby.

Pendleton, H. M., Schulz–Krohn W. (2006). Pedretti's occupational therapy: Practice skills for physical dysfunction. 6th ed. Mosby.

Pendleton, H. M, Schultz–Krohn, W. (2013). Pedretti's occupational therapy: practice skills for physical dysfunction. 7th ed. Mosby

Radomski, M. V., Trombly, C. A, (2008). Occupational therapy for physical dysfunction. 6th ed. Lippincott Williams & Wilkins.

Radomski, M. V., Trombly, C. A. (2014) Occupational therapy for physical dysfunction. 7th ed. Lippincott Williams & Wilkins.

Sohlberg, M. M., & Mateer, C. A. (2001). Cognitive rehabilitation. New York: Guilford Press.

Toglia, J. P. (1991). Generalization of treatment: A multi-contextual approach to cognitive perceptual impairment in the brain injured adult. American Journal of Occupational Therapy, 45, 505-516.

Toglia J. P. (1994). Dynamic assessment of categorization: TCA The Toglia Category Assessment Manual. Pequannock, NJ: Maddak.

Toglia J. P. (2005). A dynamic interactional model to cognitive rehabilitation. In Katz N. (Ed.), Cognition and occupation across the life span (pp. 29-72). Bethesda, MD: AOTA Press.

Trombly, C. A. & Radomski, M. V. (2002). Occupational therapy for physical dysfunction. 5th ed. Lippincott Williams & Wilkins.

Wilson, B. A., Emslie, H. C., Quirk, K., & Evans, J. J. (2001). Reducing everyday memory and planning problems by means of a paging system: A randomized control crossover study. Journal of Neurology, Neurosurgery, and Psychiatry, 70, 477-481.

Zoltan, B. (1996). Vision, perception and cognition: A manual for the evaluation and treatment of neurologically impaired adult. 3rd ed. Thorofare, NJ: Slack, Inc.

제2장

뇌졸중

1. 개 요
2. 증상 및 합병증
3. 의학적 관리
4. 작업치료 평가
5. 작업치료 중재

제2장

뇌졸중

학습목표

1. 뇌졸중의 원인에 대하여 설명한다.
2. 뇌졸중의 종류에 대해 설명한다.
3. 뇌졸중의 증상에 대하여 설명한다.
5. 뇌졸중 환자의 작업치료 평가에 대해 설명한다.
6. 뇌졸중 환자의 작업치료 중재에 대해 설명한다.

핵심용어 비정상 자세, 경직, 시너지, 반맹증, 편마비, 편측무시, 억제유도운동치료

1 개 요

세계보건기구(WHO)는 뇌졸중을 '뇌혈관장애로 인하여 급속하게 국소적 또는 전반적으로 나타나는 뇌기능의 장애가 나타나 24시간 지속되거나 사망에 이르게 되는 임상증후군으로 정의된다. 일과성뇌허혈은 24시간 이내에 신경학적 장애가 회복되는 경우이다.

뇌졸중의 증상은 병변의 범위, 위치, 기전에 따라 다르다. 일반적으로 손상된 대뇌반구의

반대쪽 신체의 운동이나 감각마비, 인지장애, 시각장애, 언어장애, 삼킴장애 성격과 지능의 변화 등이 나타난다.

1) 뇌의 혈류

대뇌는 두 가지 동맥인 속목동맥(internal carotid artery)과 척추동맥(vertebral artery)에 의해서 혈액을 공급받으며, 전체 뇌혈액의 80% 정도는 속목동맥에서, 20% 정도는 척추동맥에서 공급받는다고 알려져 있다(그림 2-1). 이 동맥들은 좌-우로 쌍을 이루어 뇌에 혈액을 공급한다. 좌-우의 척추동맥은 대동맥에서 나와서 목뼈에 있는 가로돌기구멍을 통해서 머리쪽으로 올라온 후 다리뇌 아래쪽에서 한 개로 합쳐져서 바닥동맥(basilar artery)을 형성한다. 이 뇌바닥동맥은 다리뇌의 위쪽에서 둘로 갈라져 한 쌍의 뒤대뇌동맥을 형성한다.

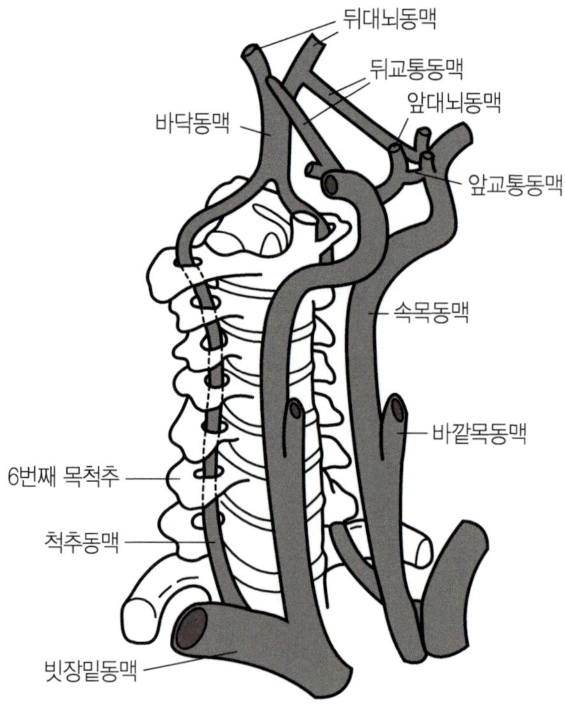

[그림 2-1] 뇌의 혈액 공급

속목동맥은 위뇌하수체동맥, 눈동맥, 뒤교통동맥, 앞맥락동맥의 가지들을 내며, 앞대뇌동맥(anterior cerebral artery)과 중간대뇌동맥(middle cerebral artery)으로 나누어진다.

속목동맥과 뒤대뇌동맥은 중뇌의 위쪽, 뇌바닥부에서 뒤교통동맥에 의해 이어져 있고, 속목동맥의 가지인 양쪽의 앞대뇌동맥은 앞교통동맥에 의해 이어져, 속목동맥-척추동맥의 두 혈관계는 서로 연결되어 있다. 이와 같이 연결된 뇌바닥면의 동맥혈관들을 윌리스고리(circle of Willis)라고 한다(그림 2-2). 대뇌는 이와 같이 두 동맥혈관계에 의해 혈액을 공급받으며 윌리스고리를 통해 이어져 있으므로, 일부 혈관이 서서히 막히거나 선천적으로 결손된 경우에는 다른 혈관에서 우회하여 혈액을 공급받을 수 있다.

뇌의 혈액을 공급하는 대뇌동맥은 크게 3가지 뇌의 앞부분의 혈액을 공급하는 앞대뇌동맥, 중간부위의 혈액을 공급하는 중간대뇌동맥, 뒷부분의 혈액을 공급하는 뒤대뇌동맥이 있다.

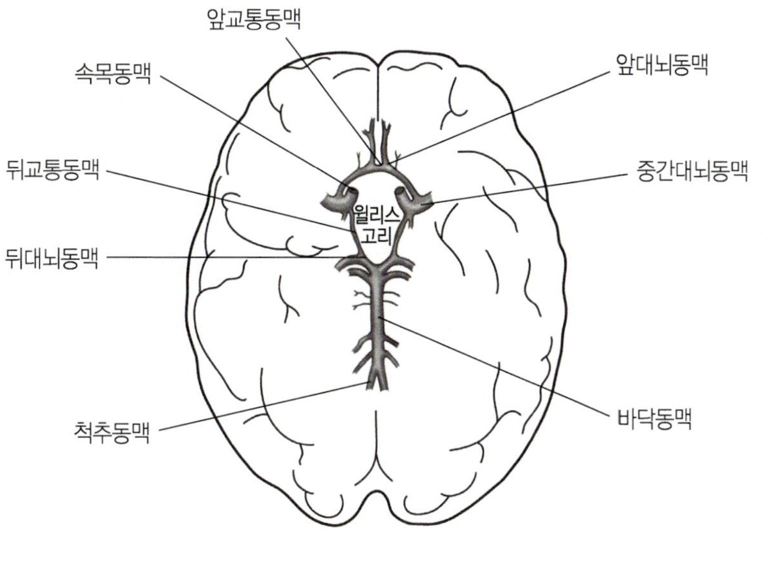

[그림 2-2] 윌리스고리

2) 원인 및 분류

뇌졸중은 뇌에 혈액을 공급하는 혈관이 막히는 허혈성뇌졸중과 뇌로 가는 혈관이 파열되어 출혈이 발생하는 출혈성뇌졸중으로 나뉘며 이들 모두 뇌에 대한 혈액흐름이 중단되어 뇌의 손상을 이끌게 된다. 뇌졸중은 대뇌 반구, 소뇌, 뇌줄기 등 뇌의 어떤 부위든지 발생하며, 손상의 영역과 정도는 기능의 상실에 영향을 미친다. 허혈성 뇌졸중은 뇌졸중의 약 80%를 차지하고, 출혈성 뇌졸중은 나머지 20%를 차지한다.

뇌졸중의 위험요인으로는 나이, 인종, 가족력 등의 조절 불가능한 요인과 고혈압 흡연, 음주, 심장질환, 이상지질혈증(콜레스테롤), 당뇨, 운동, 영양 등의 조절 가능한 요인이 있다. 뇌졸중의 조절 가능한 위험요인을 하나 이상 가지고 있는 경우 생활습관을 변화시킴으로 써 재발의 위험을 줄일 수 있다.

(1) 허혈성 뇌졸중(ischemic stroke)

뇌혈관이 막혀서 영양분과 산소를 공급하는 뇌혈류가 통하지 않게 되어 궁극적으로 뇌 조직이 죽게 되는 뇌경색 상태가 되고 이러한 뇌조직의 괴사를 허혈성 뇌졸중 또는 뇌경색이라고 부른다(그림 2-3). 허혈성 뇌졸중은 뇌졸중의 약 80%를 차지한다. 허혈성 뇌졸중은 혈전성(thrombolic), 색전성(embolic), 열공(lacunar) 뇌졸중으로 나눌 수 있다.

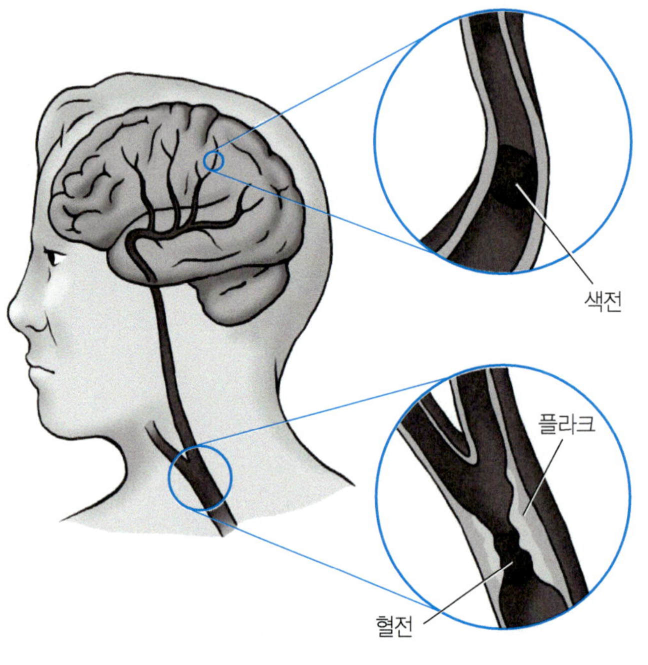

[그림 2-3] 허혈성 뇌졸중

① 혈전성 뇌졸중(thrombosis stroke)

뇌로 공급하는 동맥에 동맥경화증이 나타나면서 뇌혈관 벽에서 자라나는 혈전이나 콜레스테롤 등이 혈관벽에 쌓이면서 혈관이 점점 좁아지다가 막힐 때 발생한다. 혈관의 막힘은 점진적 과정을 거치며, 일반적으로 혈관이 2/3 이상 좁아질 때까지 동맥경화증이 나타나지 않는다. 이것은 자주 일과성허혈발작(transient ischemic attack: TIA)과 같은 선행적인 경고 징후가 나타날 수 있다. 뇌순환의 경우 동맥경화증과 혈전 형성은 대부분 안쪽 동맥과 중간대뇌동맥의 기시점 그리고 척추동맥과 뇌바닥동맥의 접합부와 같이 혈관이 분지되거나 방향이 바뀌는 부위에서 일어나기 쉽다.

② 색전성 뇌졸중(embolism stroke)

색전성 뇌졸중은 심장에서 만들어진 혈전이 혈관을 따라 이동하여 뇌동맥을 막을 때 발생한다. 혈전이외에도 혈관 내의 공기, 지방, 종양세포 등이 뇌혈관을 막아 발생할 수 있다. 색전성뇌졸중은 전조증상 없이 돌발적으로 생기며 수분이내에 진행된다. 색전성뇌졸중은 혈전증 뇌졸중과는 달리 보통 낮 활동 중에 발생한다. 갑작스런 움직임이나 심지어 재채기에 의해서도 촉발될 수가 있다. 색전증은 일과성 허혈성발작(TIA)의 병력은 매우 드물다.

③ 열공 뇌졸중(lacunar stroke)

대뇌동맥에서 수직으로 분지하는 관통동맥이라는 작은 혈관이 막히면서 비교적 작은 크기의 뇌경색이 발생하는 것을 말한다. 열공 뇌졸중은 작은 크기 때문에 극미한 신경학적 증상이 나타난다. 열공 뇌졸중은 보통 순수 운동장애, 순수 감각장애가 나타난다.

(2) 출혈성 뇌졸중(hemorrhagic stroke)

뇌혈관이 파열되어 출혈 주위의 뇌조직이 파괴되고, 출혈로 인하여 형성되는 혈종(핏덩어리)에 의하여 주변 뇌조직을 압박하게 된다. 이로 인하여 뇌의 압력이 상승하여 이차적인 문제가 나타난다. 출혈성 뇌졸중은 발생부위에 따라 뇌내출혈과 거미막밑출혈로 나눌 수 있다.

① 뇌내출혈(intracerebral hemorrhage, ICH)

뇌 안쪽에 있는 작은 혈관이 파열되어 뇌속에 피가 고이는 것으로 뇌출혈의 가장 흔한 형태이다. 이것은 고혈압이 가장 중요한 원인이다. 뇌내출혈의 위험 인자는 청년층에서는 동정맥기형이 높은 비율을 차지하는 반면에 장,노년층에서는 고혈압에 의한 출혈이 대부분이다.

② 거미막밑출혈(지주막하출혈, subarachnoid hemorrhages, SAH)

뇌를 감싸고 있는 막 중의 하나인 거미막과 뇌 사이의 공간에 출혈이 발생하는 것으로 동맥류 출혈이 가장 흔한 원인이다. 동맥류(aneurysm)는 혈관벽이 선천적으로 약해서 꽈리처럼 부풀어 오른 상태를 말하며 이런 동맥류가 파열되는 것을 동맥류 출혈이라 한다. 이 뇌동맥류가 파열되어 생기는 출혈로 뇌막 안에 피가 고이게 되는데, 이것이 거미막밑 출혈이다.

(3) 일과성허혈발작(transient ischemic attacks)

TIA는 뇌에 대한 혈액공급의 일시적 차단으로부터 일어난다. 증상들은 갑자기 발생하며 24시간 이내로 지속하며 완전하게 회복된다. 대부분의 TIA는 동맥경화증 환자에서 일어난다. TIA와 뇌졸중 사이의 중요한 구별은 증상의 기간이 짧은 것과 영구적인 신경학적 장애가 없는 것이다. TIA를 겪었던 환자들의 1/3은 뇌졸중이 발생하는 것으로 보고되고 있다.

4) 발생률(incidence)

뇌졸중의 발생률은 세계적으로 55세 이상 성인 인구 1,000 명당 4.2~11.7명으로 발생하며 지역마다 차이가 있다. 우리나라의 경우 뇌졸중 발생률은 2005년 국민건강영양조사에 의하면 인구 1,000명 당 15.9명(남자 16.44명, 여자 15.37명)으로 나타났다. 연령별로는 40대 6.53명, 50대 24.26명, 60대 57.96명이며, 70세 이상에서는 67.45명으로 50대 이후 발생률이 급격하게 증가하였다.

뇌졸중이 발생한 환자들 중 약 25%는 다시 재발되는 것으로 알려져 있다. 뇌졸이 재발될수록 전반적이 기능장애가 낮아지며 사망률로 높아지는 것으로 보고되고 있다.

2 증상 및 합병증

1) 뇌혈관 손상부위에 따른 임상적 증상

뇌의 각 영역은 각기 다른 운동, 감각, 인지지각 등의 수행을 담당한다. 이들 영역에 혈액

공급을 하는 혈관이 막혀 혈액흐름이 중단되면 그 혈관이 지배하는 영역에 손상을 입게 된다. 따라서 각 혈관의 손상에 따라 증상이 다양하게 나타난다.

(1) 중간대뇌동맥(middle cerebral artery)

중간대뇌동맥은 속목동맥의 가지 중 가장 크다. 이마엽과 마루엽의 가쪽 면과 관자엽(측두엽)에 분포하며 창백핵, 꼬리핵, 조가비핵 및 속섬유막에도 분포한다(그림 2-4). 중간대뇌동맥의 손상은 뇌졸중의 가장 주된 원인이다. 중간대뇌동맥에 의해 공급되는 부위의 허혈은 반대쪽의 팔, 얼굴, 혀 등의 편측마비; 감각장애; 반대쪽에 반맹증을 일으킨다.

좌 대뇌반구(우세 대뇌반구)의 손상은 실어증을 일으킨다. 병변이 있는 쪽을 향해 머리와 목의 심한 편위가 있다. 우 대뇌반구(비우세 대뇌반구)의 손상은 질병실인증(anosognosia), 편측무시, 수직 지각 손상, 시공간 장애와 고집증(perseveration) 등의 지각장애가 나타난다.

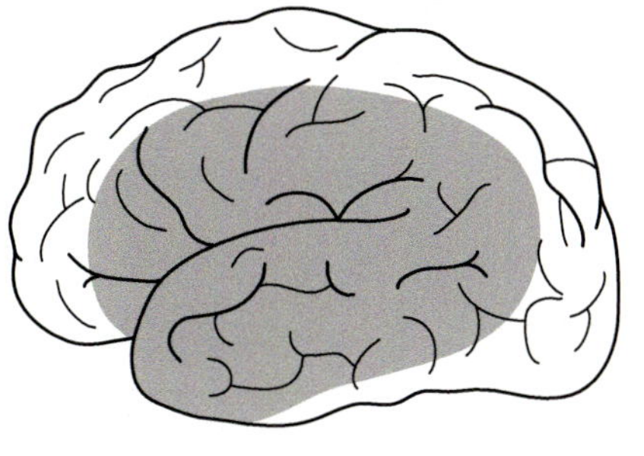

[그림 2-4] 중간대뇌동맥에 의해 공급되는 영역

대뇌반구의 가쪽 면

(2) 앞대뇌동맥(anterior cerebral artery)

앞대뇌동맥은 이마엽과 마루엽의 안쪽 및 위쪽 면에 분포한다(그림 2-5). 앞대뇌동맥의 손상은 반대쪽 하지의 약화를 일으키며, 팔보다 더 심하다. 실행증, 의식변화, 원시반사, 소-대변실금이 나타난다. 앞대뇌동맥의 전체 손상은 얼굴과 혀, 근위 상지 근육의 심각한 약화를 동반한 반대쪽 편마비가 생긴다. 말단 하지의 경직성 마비가 두드러지고, 피질 감각 상실은 하지에서 나타난다. 혼동, 지남력장애, 의지 상실, 반응지연, 주의산만, 제한된 언어구사, 고집증, 건망증 같은 지적 변화가 나타난다.

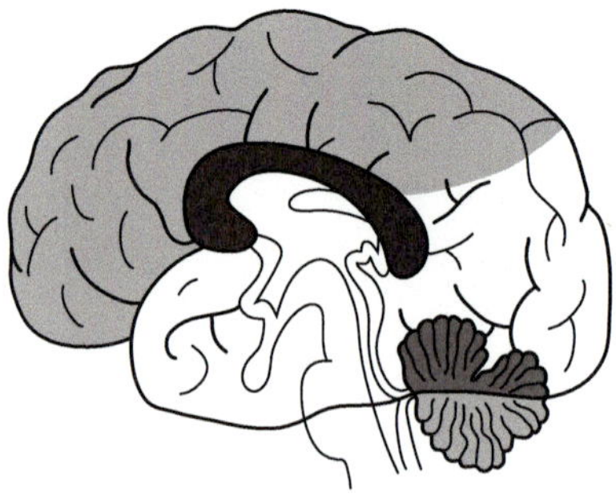

[그림 2-5] 앞대뇌동맥에 의해 공급되는 영역

이마엽과 마루엽의 안쪽 및 위쪽 면

(3) 뒤대뇌동맥(posterior cerebral artery)

뒤대뇌동맥은 뒤통수엽과 관자엽의 안쪽 및 아래 면, 다리뇌의 상부, 중뇌, 시상하부와 시상의 뒷부분에 분포한다(그림 2-6). 뒤대뇌동맥의 손상은 증상의 범위가 다양하다. 증상으로 감각과 운동 손상, 불수의적인 운동장애(예 편측발리즘, 자세 떨림, 편측 운동실조, 의도떨림), 기억상실, 명칭실어증(anomic aphasia)과 실독증(alexia), 입체실인증, 이상감각, 운동감각상실, 반대쪽 반맹증, 건망실어증(anomia), 지형적 지남력장애, 시각 실인증이 나타난다.

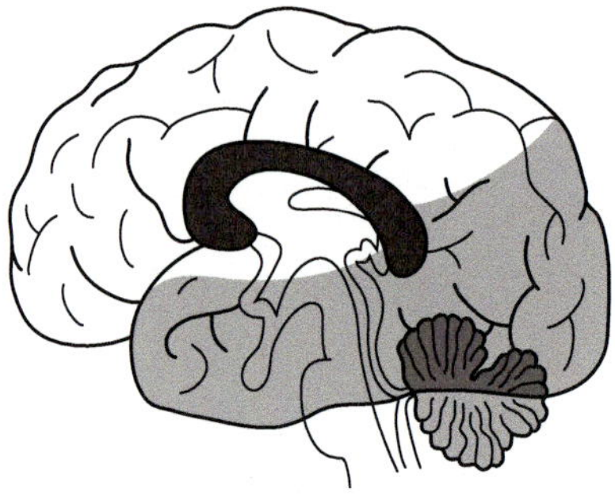

[그림 2-6] 뒤대뇌동맥에 의해 공급되는 영역

뒤통수엽과 관자엽의 안쪽 및 아래 면, 뒤쪽뇌량, 중뇌와 시상

(4) 속목동맥(내경동맥, internal carotid artery)

앞대뇌동맥과 중간대뇌동맥이 속목동맥에서 분지되기 때문에 속목동맥은 앞대뇌동맥과 중간대뇌동맥의 분포가 결합되며 이들 영역의 부위와 손상의 정도에 따라 다양한 증상을 보인다(그림 2-7). 적합한 곁순환이 없는 상태에서, 속목동맥의 손상은 반대쪽의 편마비와 편측 무감각, 반맹증을 일으킨다.

좌 대뇌반구의 손상은 실어증, 실서증(agraphia), 계산불능증(acalculia), 좌·우 혼동과 손가락 실인증과 관련이 있다. 우 대뇌반구의 손상은 시지각 장애, 왼쪽 편측무시, 질병실인증, 구성 또는 착의 실행증, 집중력 장애와 관련이 있다.

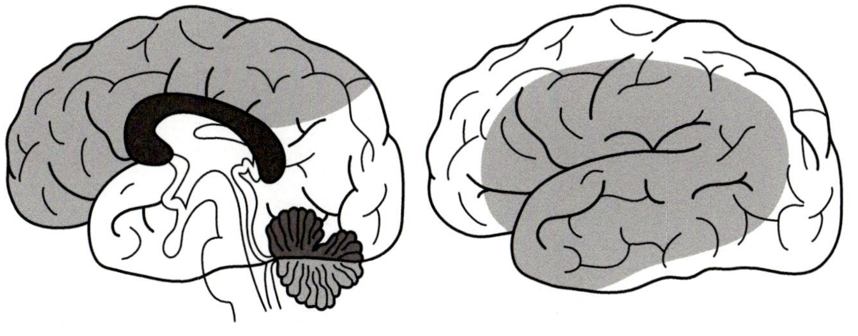

[그림 2-7] 앞대뇌동맥과 중간대뇌동맥에 의해 공급되는 영역

(5) 척추 뇌바닥 동맥(vertebrobasilar artery system)

척추동맥과 뇌바닥 동맥의 가지들은 숨뇌, 다리뇌, 중뇌, 소뇌에 혈액을 공급하며, 관자엽과 뒤통수엽의 안쪽 아래 면에도 혈액을 공급한다. 척추 뇌바닥 동맥의 손상은 편측 또는 양측 뇌신경 3번~7번의 손상과 함께 소뇌기능장애, 고유수용성감각의 상실, 편마비, 사지마비와 감각장애 등과 같이 양측 또는 교차되는 감각과 운동 기형과 일부 결합된다.

(6) 소뇌동맥시스템(cerebellar artery system)

소뇌동맥의 패색은 같은쪽 운동실조, 반대쪽에 통각과 온도감각 상실, 같은쪽의 안면 통각상실, 같은쪽의 입천장 근육의 약화에 의해 발생되는 조음장애 및 삼킴장애, 안구진탕, 반대쪽 편측 부전마비가 생긴다.

2) 뇌졸중의 임상적 증상

뇌졸중 환자는 병변의 위치, 크기와 정도에 따라 다양한 증상들이 나타난다(그림 2-8). 운동, 감각, 지각, 인지 의사소통기술의 장애가 나타나며 이들은 일상생활활동(기본적 및 수단적), 일, 놀이, 여가 및 사회참여에 영향을 미친다.

장애들은 특정 대뇌반구의 병변과 관련이 있다. 예로 좌 대뇌반구의 병변은 오른쪽 편마비, 실어증이나 다른 의사소통결손, 실행증이나 운동계획결손 등을 일으킨다. 우 대뇌반구의 병변은 왼쪽 편마비, 시야결손이나 편측무시, 질병인식과 판단력의 문제, 충동적 행동을 일으킨다.

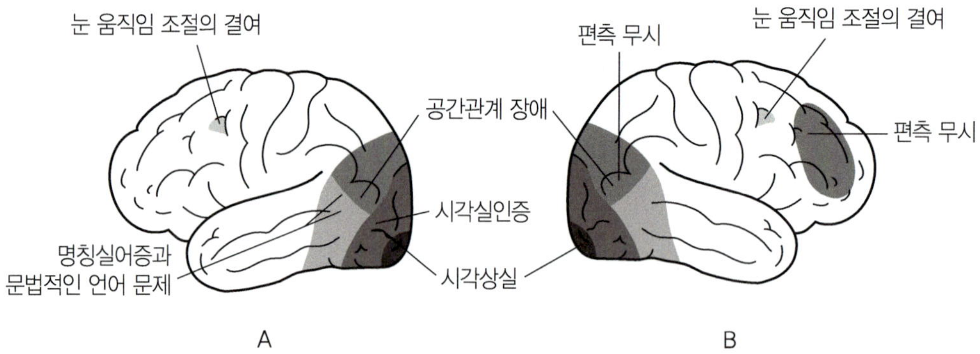

[그림 2-8] 대뇌반구 병변에 따른 기능장애

A. 좌 대뇌반구 B. 우 대뇌반구

(1) 운동장애

뇌졸중의 전형적인 증상은 손상부위의 반대쪽 신체 부위에 편마비로 나타난다. 그러나 다리뇌 병변이 있을 경우 사지마비가 나타날 수 있다.

① 자세조절의 상실

자세조절은 신체자세의 변화 동안 그리고 안정성을 위해 중력에 대해 직립자세를 유지하는 능력을 말한다. 뇌졸중 환자는 전형적으로 몸통조절 감소, 양측 통합 부족, 자동적 자세조절의 장애를 보인다. 몸통조절에 대한 뇌졸중의 영향은 [표 2-1]과 같다. 몸통조절의 상실은 이차적으로 다양한 문제를 이끌 수 있다(표 2-2).

[표 2-1] 몸통조절에 대한 뇌졸중의 영향

1. 공간관계 장애로 인해 중간선을 인지하는 능력이 상실됨. 그로인해 좋지 않은 앉기 자세 배열
2. 기능 활동에 참여를 방해하는 자세(예, 후방골반경사, 척추 후만, 외측굴곡)
3. 몸통 근육의 약화
4. 연조직 단축에 이은 이차적인 척추의 구축
5. 분절적으로 몸통을 움직이지 못함(예, 정중선을 가로질러 있는 물건에 손을 뻗는 동안 몸통을 돌리지 못하고 통나무처럼 구르기 패턴을 사용)
6. 앞, 뒤, 옆으로 체중이동을 하지 못함

[표 2-2] 몸통조절의 상실에 따른 이차적 문제들

1. 사지 조절의 결여
2. 낙상의 위험 증가
3. 환경과 상호작용하는 능력의 손상
4. 머리와 목의 나쁜 정렬에 따른 이차적인 시야결손 및 삼킴장애
5. 일상생활활동의 독립성 감소

몸통조절을 상실한 뇌졸중 환자는 목적 있는 과제를 수행할 때 직립자세를 유지하기 위해 많은 노력을 기울이며, 자세를 유지하기 위해 비마비쪽 팔을 사용한다. 그 팔을 사용하면 자세가 불안정해지기 때문에 과제나 활동에 참여하지 못하게 되고, 양손 사용이 불가능해진다.

앉은 자세와 선 자세 모두 비대칭성 체중 분배의 문제를 갖는다. 대부분의 환자들은 마비쪽으로 체중을 지지하지 않고 비마비쪽으로 체중을 지지한다. 마비쪽의 체중지지를 어렵게 만드는 요인들로 감각 및 근력상실, 넘어지는 것에 대한 불안, 인지장애 등이 있다. 앉은 자세와는 다르게, 선 자세에서의 체중분배는 주로 다리를 통하여 이루어진다. 마비쪽 다리로 체중을 지지하지 않는 이유로 앞서 언급한 것 외에 발바닥쪽 굽힘근의 경직이 추가된다.

② 근력 및 지구력 약화

근육 및 지구력의 약화는 뇌병변의 위치와 정도에 따라 다양하게 나타나며, 재활의 제한요소가 된다. 지구력 감소는 신체적 피로와 정신적 피로 또는 둘 다의 피로의 결과일 수 있다.

③ 비정상 근 긴장도

뇌졸중 환자는 초기에 이완성 마비를 보이다가 점차 경직성 마비로 진행된다. 이완성 마비는 상태는 수일 또는 수개월 동안 지속될 수 있다. 마비쪽 팔다리에 근 활동이 없기 때문에 어깨관절과 손목관절의 안정성이 감소된다. 환자는 수동적이며, 활동에 대해 낮은 내구력을 보인다.

이완기 후 경직성 마비로 진행되면 환자는 수동운동에 대해 저항이 증가하고, 과도한 신장반사, 몸통과 사지의 상동자세(stereotyped posture)와 클로누스(clonus) 등을 나타낸다. 경직이 증감됨에 따라, 연조직 단축의 위험이 높아진다. 경직은 통증, 감정적 동요나 노력에 의해 악화될 수 있다. 경직은 하나의 근육군으로 분리되지 않고, 항상 폄근시너지나 굽힘근시너지의 패턴으로 움직인다. 보통 상지는 굽힘근시너지 패턴(어깨뼈 뒤당김과 내림, 어깨 모음과 안쪽 돌림, 팔꿈치굽힘, 아래팔 엎침, 손목굽힘, 손가락과 엄지굽힘과 모음)을 하지는 폄근시너지패턴(골반의 뒤쪽 돌림과 안쪽 돌림, 무릎폄, 발의 발바닥쪽굽힘과 안쪽번짐, 발가락 굽힘과 모음)을 나타낸다(그림 2-9). 비정상 긴장은 머리와 몸통에도 나타난다. 머리는 보통 편마비 측으로 가쪽굽힘되며, 얼굴은 비마비쪽을 향해 돌림된다. 몸통은 편마비 쪽의 가쪽 굽힘과 함께 뒤쪽으로 돌림된다. 이런 전형적인 경직 패턴들은 환경에서의 이동과 조작을 위해 필요한 부드럽고 효율적이고 협응된 움직임을 방해한다. 만약 치료를 하지 않을 경우 이런 경직은 구축, 통증의 원인이 될 수 있다.

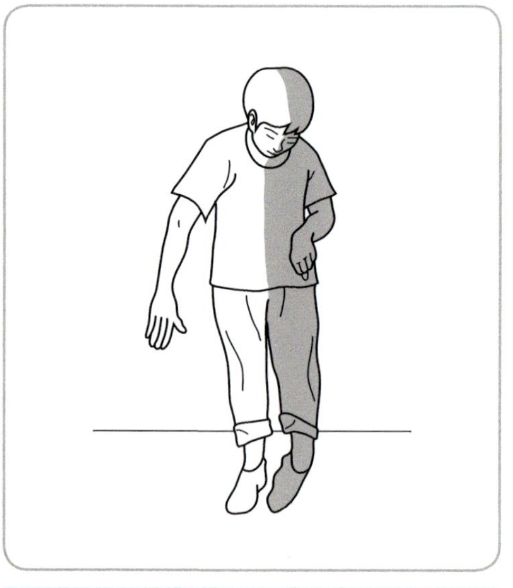

[그림 2-9] 편마비 환자에서의 전형적인 자세

④ 반사

반사는 회복 단계에 의해 달라진다. 초기의 이완성마비 기간에는 무반사를 나타내지만 경직성 마비 기간으로 진행되면서 반사항진 상태가 된다. 발병 직후에는 바로잡기반응(righting reaction), 평형반응(equilibrium reaction), 보호신전반응(protective extension reaction)과 같은 정상자세반사가 소실되며, 긴장성목반사(tonic neck reflex), 양성지지반응(positive supporting reaction), 연합반응(associatd reaction: AR)과 같은 원시반사가 나타나게 된다. AR은 편마비에서 흔히 나타나며 마비되지 않은 쪽 사지로 수의적인 움직임을 하려고 시도할 때 마비쪽 사지에 경직이 증가된다. 이것은 환자가 힘써 움직일 때, 균형을 유지하려 노력하거나 넘어질까 두려워할 때 또는 환자가 하품, 기침이나 재채기를 할 때도 관찰된다. 이것들은 상동반응(stereotyped reaction)으로, 사지에 어떤 능동 움직임이 없을 때조차도 발생할 수 있다.

⑤ 비정상 움직임

편마비 환자는 전형적인 시너지 움직임 패턴을 보이는데, 어떤 한 관절의 움직임을 개시하려하면 자동적으로 그 움직임과 시너지로 연결된 다른 근육들의 수축을 일으킨다. 따라서 선택적 움직임이 제한된다. 전형적인 상동패턴은 팔꿈치 동작에 따라 굽힘이나 폄 시너지패턴으로 설명된다. 비정상 상동패턴은 보상 움직임, 불필요한 움직임, 과도한 노력으로부터 오는 근긴장, 중력에 대응하는 움직임 등의 원인에 의해 유발된다.

⑥ 팔의 기능

뇌졸중 환자에서 팔 기능의 상실은 매우 일반적으로 전체 뇌졸중 환자들의 88%는 경도에서 상지기능장애를 나타낸다. 손상된 팔을 기능적 활동에서 사용하는 능력은 통증, 구축과 변형, 선택적인 운동조절, 약화, 정형외과적 제한, 팔 기능을 지지하는 자세조절의 상실, 학습된 미사용, 생체역학적 정렬의 상실, 비효과적인 움직임 패턴 등 다양한 요소들에 의해 제한될 수 있다.

⑦ 운동실조

운동실조는 팔다리의 근력은 정상이지만 근육들 간의 협응능력이 저하된 상태로 주로 소뇌질환에서 나타난다. 운동실조 환자는 마치 술 취한 사람처럼 비틀거리고 한쪽으로 자꾸 쓰러지려는 경향을 보이거나, 물건을 잡으려고 할 때 정확하게 잡지 못하고 자꾸 빗나

가는 증상을 보인다. 또한 운동실조 환자는 불안정에 대한 보상으로 고정하려는 경향을 보이며 자세 안정이 저하된다.

(2) 감각장애

감각장애는 손상부위의 반대쪽 신체 부위에 나타난다. 뇌졸중 후의 감각의 손실은 11~85%까지 나타나며 관절과 피부의 보호, 균형 및 협응운동에 현저한 지장을 초래할 수 있다. 온도, 통각과 같은 보호감각 기능의 상실은 안전 위험에 빠지게 한다. 고유수용성감각장애가 있을 경우 환자는 비대칭적인 자세를 보이고, 균형을 유지하기 힘들고, 마비쪽 부위를 잊고, 팔다리의 위치나 움직임을 말하지 못하고, 따라서 관절손상을 입기가 쉽다. 촉각상실이 있을 경우 느낄 수가 없기 때문에 신체 부위에 대한 인식부족을 나타내며 마비쪽에 손상을 입기 쉽다. 더욱이 감각의 상실은 운동의 회복을 방해한다. 환자가 좋은 운동조절 능력을 갖고 있더라도 감각상실 때문에 사용되지 못할 수 있다.

(3) 언어장애

언어장애는 좌반구의 손상으로 인해 자주 발생한다. 언어장애는 경도에서 중증 형태로 다양하게 나타나며, 여러 가지 언어장애들이 결합되어 나타날 수 있다.

① 실어증(aphasia)

실어증은 신경학적 손상으로부터 발생하는 언어장애이다. 입이나 발성기관 또는 귀의 손상 없이, 뇌의 손상으로 인해 발생하는 언어장애이다. 대부분의 실어증은 대부분 우성 대뇌반구(좌반구)의 중간대뇌동맥의 손상으로 나타난다(명칭실어증, 쓰기실어증, 계산실어증 제외). 실어증에는 여러 가지 유형으로 구분된다.

㉠ 브로카 실어증(Broca's aphasia)

브로카 실어증은 타인의 말을 잘 이해하지만 자신의 뜻을 표현하지 못한다. 잘못된 발음과 함께 느리고 부자연스러운 언어를 보이며, 문장구조는 문법상실증(agrammatism) 때문에 간결하며, 전송 언어를 나타낸다. 이 실어증은 이마엽에 위치한 운동언어(브로카) 영역의 손상으로 인해 나타난다.

ⓛ **베르니케 실어증**(Wernicke's aphasia)

베르니케 실어증은 자신의 생각을 잘 말할 수는 있지만 타인의 말을 이해하지 못하고 묻는 말에 대하여 동문서답을 한다. 베르니케 실어증 환자는 말수가 많아 듣기에 유창하게 들리지만 중요한 말(내용)은 거의 없고 알아들을 수 없이 횡설수설 말하거나 신조어 등 섞어서 말하므로 이해하기 어려울 수 있다. 이 실어증은 관자엽에 위치한 감각언어(베르니케) 영역의 손상으로 인해 나타난다.

ⓒ **전도 실어증**(conduction aphasia)

감각영역와 운동영역이 모두 정상이어서 자신의 생각을 표현하고 남의 말을 이해하는 것은 모두 가능하지만 남의 말에 대해서 동문서답을 한다. 이해한 것을 말로 옮기는 것에 이상이 있는 것이다. 전도 실어증은 활모양다발의 손상으로 인해 나타난다.

ⓔ **완전실어증**(global aphasia)

완전실어증은 가장 심한 실어증 유형으로 언어 표현과 이해를 망라한 모든 언어영역에 걸쳐 어려움을 보인다. 타인의 말을 이해하는 능력도 없고 자신의 생각을 말할 능력도 없다. 완전실어증이 있는 환자는 몸짓, 억양, 얼굴표현에 반응할 수 있다. 따라서 환자는 실제 보다 더 잘 이해하는 것으로 보일 수 있다. 완전실어증은 보통 감각언어영역, 운동언어영역과 활모양다말 모두 파괴되어 발생한다.

ⓜ **명칭 실어증**(anomic aphasia)

명칭 실어증은 사물이나 그림의 이름을 말하는데 어려움을 보인다. 심한 명칭 실어증의 경우 말을 할 때 사물의 실제 이름을 대지 못하고 빙빙 돌려 설명하는 우회적 표현을 한다. 명칭 실어증은 뒤대뇌동맥의 손상으로 나타난다.

② 조음장애(dysarthria)

조음장애는 발성에 관여하는 근육을 조절하는 중추신경계 기전의 기능장애 때문에 말을 만드는데 어려움이 있는 상태이다. 발음기관의 근육약화나 마비, 부조화를 유발하는데, 이들로 인해 소리가 둔탁하고, 분명하지 않고, 느려지게 된다. 환자는 입술, 혀 및 인접 부위의 근육이 약화되거나 협응이 되지 않아 분명치 않은 언어, 좋지 않은 발음, 침 흘림, 또는 얼굴 표현의 감소를 나타낸다.

③ 언어 실행증

언어 실행증은 언어를 생성하기 위해 필요한 움직임을 개시하고 순서화하는데 어려움을 갖는 또 다른 의사소통 문제이다. 이 장애는 조음기관을 움직이기 위해 애쓰거나 발음하기 전에 입술로 여러 번 입 모양을 만들어 보는 음의 탐색행동(groping)을 보이며, "퍼-터-커"와 같은 연속운동속도과제를 수행하는데 어려움을 보이는 것이 특징이다. 언어실행증은 말의 유창성이 감소되지만 실어증과는 달리 글쓰기를 통해서는 의사표현이 가능하다.

(4) 시각장애

시각체계는 중추 및 말초신경계의 복합체로서 뇌졸중은 시각체계의 기능에 영향을 미친다. 손상부위에 따라 시각장애가 다양하다(그림 2-10). 예로 왼쪽 시신경(optic nerve)이 손상될 경우 왼눈의 시야가 완전히 안보이게 된다. 시각교차(optic chiasm)가 손상될 경우에는 양쪽 눈의 귀 쪽의 시야 절반이 안보이게 된다(양이측 반맹). 왼쪽 시각로 부챗살(optic radiation)이 손상될 경우에는 양쪽 눈의 오른쪽 시야가 안보이게 된다.

뇌졸중에서 대표적인 시각장애는 반맹증과 편측무시이다. 반맹증은 시야결손장애로서 시각로가 차단되어 어느 한쪽을 볼 수 없게 되는 것을 말한다. 예로 왼쪽 반맹증 환자는 오른쪽 눈의 코 쪽 시야와 왼눈의 귀쪽 시야가 감소되거나 상실된다. 편측무시는 시각장애가

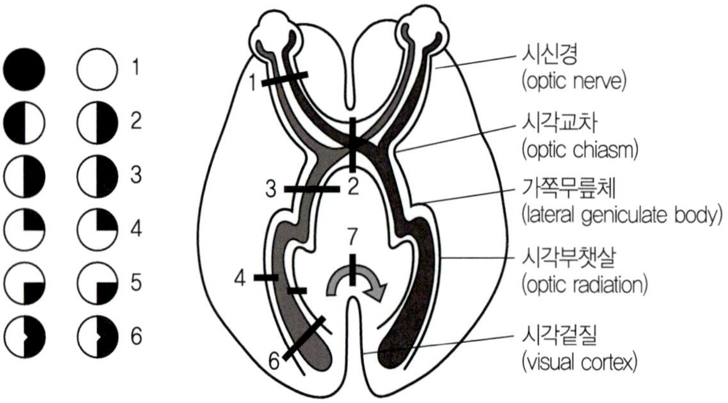

[그림 2-10] 시각장애

없음에도 불구하고 뇌병변의 반대편 시공간에 나타나는 자극에 대해서 반응하지 못하는 상태를 말하며, 주로 오른쪽 마루엽에 손상이 있을 때 왼쪽무시 양상으로 나타난다.

또 다른 시각장애로 하나의 사물이 두개로 보이는 복시가 나타날 수 있다. 이것은 눈을 움직이게 하는 뇌의 부위에 장애(눈돌림 신경마비)가 생기면서 양쪽 눈의 축이 어긋나게 되면서 물체의 상이 양쪽 눈의 서로 다른 부위에 맺혀서 발생한다.

(5) 지각장애

뇌졸중에 의한 지각장애는 다양하게 나타나며 뇌의 병변의 위치, 크기와 정도에 따라 다르다. 지각장애는 주로 우 대뇌반구 손상에서 발생하지만 가끔 좌 대뇌반구 손상에서도 일어난다. 지각장애는 인지적 문제와 같이 일상생활동작에 어려움을 가져오며, 심각한 안전사고에 영향을 준다. 예로 관념실행증을 보이는 환자가 셔츠를 입을 경우 그 과제의 요구를 이해하지 못하고, 잘못된 운동계획을 사용하여 소매구멍에 다리를 집어넣으려 할 수 있다.

(6) 인지장애

뇌졸중에서 회복된 환자의 대다수에서 기억장애, 주의집중력, 지남력과 추론(reasoning), 문제해결(problem solving)을 포함한 상위 인지기능이 장애를 호소하는 경우가 많다. 이런 인지장애가 있는 경우 일상생활활동에서 독립성이 감소되고, 과제를 수행하기 위해 새로운 기술을 학습하는 것의 어려움을 겪으며 안전인식(자각)이 감소하고 사회적 상호작용이 감소된다. 반복되는 뇌혈관질환은 심할 경우 혈관성 치매까지 일으킬 수가 있으므로 주의가 필요하다.

(7) 삼킴장애(dysphagia)

삼킴장애는 뇌졸중 환자의 51~73%에서 발생하는 흔한 장애이다. 뇌졸중의 삼킴장애 증상으로 입술과 혀의 조절약화, 삼킴반사의 지연, 인두기에 음식이 남는 것, 후두로의 유입 등이 나타난다. 삼킴장애가 있는 뇌졸중 환자들은 사래가 잘 들게 되어 기관지로 음식이 들어가 흡인성 폐렴이 발생할 수 있다. 흡인성 폐렴은 삼킴장애가 있는 뇌졸중 환자에서 흔한 합병증이며, 뇌졸중 환자가 사망하는 주요한 원인이 된다.

(8) 심리사회적 장애

뇌졸중 환자들은 우울증, 불안, 감정불안정(병리적 웃음과 울음 사이의 교대), 광장공포증, 물질남용, 수면장애, 조증, 실률증(감정을 표현하고 인지하는 것에 어려움), 행동적 문제(예, 성적 부적절, 언어적 폭발, 공격성), 성격변화(예, 무관심, 흥분성, 사회적 회피) 등의 심리적 변화를 겪을 수 있다. 우울증은 뇌졸중에서 자주 보고되는 반응으로, 뇌졸중 후 1년 내에 환자들의 평균 25~40%가 걸린다. 우울증은 시간이 지남에 따라 발달하는 경향이 있다. 뇌졸중의 우울증은 뇌의 생화학적 변화의 생리학적 결과와 병이 완전히 회복될 수 없다는 것을 시간이 지남에 따라 깨닫는 환자의 상실감에 대한 반응 모두에 원인을 둔다.

불안은 환자를 가장 쇠약하게 만드는 요인이다. 불안은 다른 문제들을 확대시켜서 환자로 하여금 독립적인 생활보다는 의존적으로 되도록 만든다. 이것은 감각상실, 불충분한 평형반응, 보호적 폄의 결여(넘어지는 것에 대한 불안), 지각적 또는 인지적 문제로 인해 야기될 수 있다.

감정불안정은 웃거나 우는 것과 같이 감정자극에 어울리지 않는 감정반응이다. 환자는 뚜렷한 이유 없이 웃다가 우는 것으로 바뀔 수 있다. 과도한 울음이 일반적인 문제이며, 이것은 감지된 손실에 대한 우울증이나 비애라기보다는 오히려 기질적 감정불안정의 결과이다. 기질적 감정불안정은 감성 표현의 시작과 그 사람 주위에서 일어나는 것 사이에 명백한 관계가 거의 없거나 없는 것으로 특징된다.

인지, 지각, 언어 장애들로 혼합된 감정반응들은 좌절, 성냄, 조급함, 과민성, 과도한 의존, 다른 사람들에 대한 무감각, 고정된 생각을 포함한 행동반응을 이끈다. 이런 반응들은 개인적 상호반응 장애를 일으키며, 사회적 및 여가 활동을 수행하지 못하게 되고, 궁극적으로 고립을 이끈다.

3) 합병증

뇌졸중 후 발생하는 흔한 합병증으로 욕창, 흡인성 폐렴, 관절구축, 낙상 및 골절, 통증 등이 있고, 이와 같은 합병증이 발생할 경우 적극적인 재활치료가 어려워져 예후에 부정적인 영향을 미친다.

(1) 욕창

뇌졸중 환자의 21%에서 욕창이 생긴다. 욕창은 심한 마비나 근육 경직, 감각장애, 혼수상태, 영양부족, 비만, 신체허약, 실금이 있는 환자에 흔히 발생하며, 자세변화가 부적절할 경우에도 발생한다. 욕창이 잘 일어나는 부위는 뼈가 돌출된 부위로서 엉치부위, 궁둥뼈결절, 큰돌기부위, 어깨뼈 가시부위 등이다. 증상은 발적, 수토, 피부색의 변화, 괴사 등이다. 욕창의 예방을 위해 피부를 잘 관찰하고, 특히 감각이 없는 부위들을 매일 검사하고 적어도 2시간 마다 환자의 체위를 변경하며 압박을 감소시키고 청결과 건조 등의 위생 상태를 유지시킨다.

(2) 흡인성 폐렴

뇌졸중 환자의 16~19%에서 흡인성 폐렴이 발생한다고 알려져 있으며, 특히 뇌줄기에 발생한 뇌졸중에서 높은 빈도를 보인다. 폐렴의 위험도는 삼킴장애를 가진 환자에서 더 높다.

(3) 관절구축

관절구축은 장기간 고정이나 무사용, 경직으로 인해 이차적으로 생길 수 있다. 관절구축은 근육, 건, 인대의 단축과 부종, 힘줄염, 윤활주머니염 등에 의해 생길 수 있다. 구축을 예방하기 위해 초기부터 마비쪽 팔다리에 대한 수동관절운동과 올바른 자세취하기와 자세변경이 필요하다.

(4) 어깨통증(shoulder pain)

어깨통증의 유병률은 편마비 환자들 중 34~84%로 보고되고 있다. 편마비쪽 어깨에 통증의 원인들로 경직, 구축, 부딪힘증후군, 연조직 외상, 어깨근육둘레띠 손상, 관절낭염, 윤활낭염, 두갈래근 힘줄염, 복합국소동통증후군이 있다. 만성적 어깨 통증은 반사교감신경이상증과 관련이 있다.

(5) 어깨의 부분탈구(subluxation of shoulder)

어깨의 부분탈구는 어깨근육의 근 긴장도의 변화, 어깨관절의 안정성 변화와 어깨뼈 위치의 변화에 의해 발생하며, 아래쪽, 앞쪽, 위쪽 부분탈구로 나뉜다. 아래부분탈구는 주로 어깨뼈와 몸통의 나쁜 정렬로 인해 발생한다. 어깨뼈의 정상위치는 위쪽 돌림된 자세이다. 뇌졸중 후 어깨뼈는 아래쪽 돌림되고, 어깨관절의 부분탈구가 생긴다(그림 2-11). 어깨의 부분탈구는 어깨통증을 동반하거나 또는 통증 없이 발행할 수 있다. 어깨의 부분탈구는 마비쪽의 봉우리빗장관절(acromioclavicular joint)의 간격이나 위팔머리의 촉진으로 검진할 수 있다.

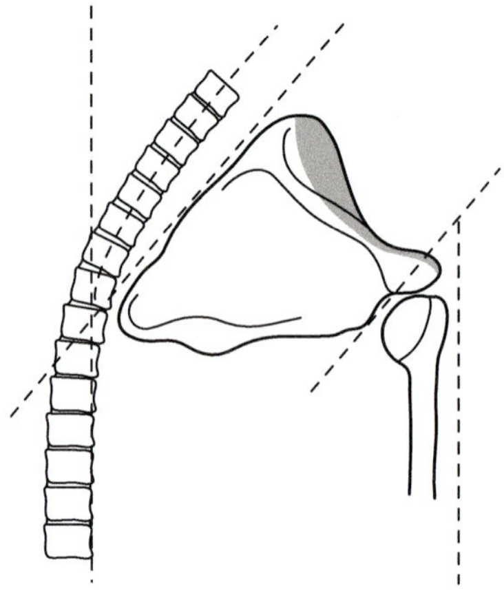

[그림 2-11] 나쁜 몸통과 어깨뼈 정렬에 의한 어깨 부분탈구

(6) 손의 부종(edema of hand)

손의 부종은 편마비 환자의 빈번한 합병증이다. 장기간 손 부종은 수동움직임의 제한, 통증, 연조직구축을 이끌 수 있다. 손의 심한 통증, 감각과민, 혈관운동장애와 결합된 부종은 어깨-손 증후군(shoulder-hand syndrome)이나 반사교감신경이상(RSD)의 증상이며, 더 이상의 기능 상실을 방지하기 위해 강력하게 다루어져야 한다.

(7) 반사교감신경이상증(reflex sympathetic dystrophy)

뇌졸중 후 2~4개월 사이에 발생하며, 어깨관절과 손 부위에 관절운동범위의 제한과 교감신경계의 항진에 의한 혈류공급 이상을 나타낸다. 뇌졸중 환자의 12~25%에서 발생하며 어깨통증과 함께 손과 손가락의 부종과 압통(tenderness)이 발생한다. 특히 어깨관절의 수동 및 능동 운동 시 통증이 발생하며 어깨의 벌림, 굽힘 및 가쪽돌림 시 통증이 가장 심하다. 통증을 감소시키기 위한 치료로 주의 깊은 수동 신장기법, 냉온치료, 경피자극치료(TENS)의 사용이 있으며 팔걸이나 정적 스플린트(resting splint) 착용도 증상완화에 도움이 된다.

(8) 소 · 대변 장애

급성기 동안에 소 · 대변 장애가 주로 나타난다. 요실금은 운동결손, 의사소통장애, 가동성 저항 및 정신장애와 관련이 높으며 뇌졸중 직후 환자의 혼돈 상태에서 흔히 발생한다. 요실금으로 인해 피부손상의 위험이 증가되고, 사회 및 지역사회 참여가 감소될 수 있다. 치료로 일정에 따른 소 · 대변 프로그램이 필수적이며, 도뇨관 사용이 일시적으로 필요할 수 있다. 또한 변비와 변실금이 발생하기도 한다. 이것은 대변스케줄, 적당한 수분섭취, 대변완화제, 좌약, 구강설사약과 약물 또는 분변매복을 포함한 배변 프로그램에 의해 치료된다.

(9) 성기능 장애

성에 대한 뇌졸중의 영향으로 성적 충동의 감소, 성 활동의 빈도 감소, 남성의 경우 발기기능 장애가, 여성의 경우 질의 분비액의 감소가 나타난다. 원인은 생리학적(운동, 감각, 인지기능의 감소, 일상생활활동의 의존성, 지구력 감소, 실금, 공존하는 질병, 약물부작용)이거나 심리사회적(나쁜 자기-이미지, 우울증, 역할변화, 의사소통능력 손상, 무기력의 두려움, 뇌졸중 재발의 두려움)일 수 있다.

(10) 골다공증(osteoporosis)

중증 뇌졸중 환자는 장시간 침상생활을 하기 때문에 골다공증이 발생하기 쉽다. 골다공증은 병적인 골절로 진행될 수 있다. 치료사는 조기에 체중부하를 유도함으로써 골다공증을 예방할 수 있다.

(11) 이소성골화증(딴곳뼈되기, heterotopic ossification)

이소성골화증은 근육이나 연조직에 칼슘이 침착되어 관절 주위에서 석회화되어 병리적으로 골 형성되는 병이다. 이 증상은 뇌졸중 후 2~3개월 사이에 주로 발생하며, 주로 대퇴골, 어깨, 무릎, 팔꿈치와 같은 장골 부위에서 많이 발생한다. 치료는 약물치료와 수술적 방법이 사용된다. 그러나 수술 후 재발률이 높지만 방사선 치료를 수술과 병행하면 재발률이 낮은 것으로 알려져 있다. 침상과 휠체어에서 올바른 자세취하기와 매일의 관절가동운동은 이소성골화증을 예방할 수 있다.

(12) 정맥 혈전색전증(thromboembolism)

다리의 무활동과 장기간의 침상안정은 종종 마비쪽 다리 정맥의 혈전을 이끈다. 이것은 핏덩이가 떨어져 나가 색전을 형성하고 이동하여 폐순환을 폐색할 수 있기 때문에 생명에 위협이 될 수 있다. 이런 상태는 하지의 색깔, 크기, 온도에 비대칭을 관찰함으로써 알 수 있다. 심부정맥혈전증을 예방하기 위해 탄력스타킹을 착용하고, 항응고제를 투여한다.

(13) 감염(infection)

뇌졸중 환자의 삼킴 기능의 변화, 흡인(aspiration), 호흡저하, 무활동은 자주 폐렴을 이끈다. 방광기능의 변화는 방광팽창과 요로감염을 이끌 수 있다. 감각의 장애와 부적절한 자세 변화는 욕창을 이끌며 결과로서 이들 부위의 감염을 가져온다.

3 의학적 관리

1) 의학적 진단

급성 뇌졸중 관리는 발생 후 치료가능한 시간이 짧으므로, 신속한 평가와 진단이 중요하다. 병력청취, 신체검사. 신경학적 검사를 포함한 임상 진단과 혈액학적 진단검사, 심전도 검사, 뇌척수액검사, 뇌파검사 등의 진단적 검사가 이루어져야 한다. 뇌영상검사는 병변의 크기, 위치, 뇌경색에 관련된 혈관분포 및 뇌출혈의 존재에 관한 뇌영상 소견을 제공한다.

병력청취는 증상의 발생시간과 상황, 환자의 병력에 대한 정보를 수집한다. 신체검사는 호흡수, 맥박, 혈압, 체온의 평가가 포함되며, 두부 및 목, 심장, 복부, 피부 및 상하지 진찰이 수행된다. 신경학적 검사를 통해 측정되는 뇌졸중의 임상상태는 예후의 강력한 지표가 되는데 이때 구체적인 점수체계를 갖추는 것이 검사의 질을 높인다. 특히 전세계적으로 폭넓게 사용되고 있는 척도 미국국립보건원뇌졸중척도(National Institutes of Health Stroke Scale: NIHSS)는 환자의 예후를 예측할 수 있는 중요한 도구이다. 혈액학적 진단검사는 뇌졸중과 유사한 증상의 질환을 감별하고, 뇌졸중의 원인규명과 치료선택을 위해 수행된다. 심전도 및 심장검사는 심인성 색전을 유발할 수 있는 심장질환에 대해 확인한다. 뇌척수액 검사는 거미막밑출혈을 진단하는데 도움이 된다.

2) 의학적 치료

뇌졸중의 치료는 병변의 위치와 종류, 손상의 중증도, 수반되는 신경학적 문제들에 의존한다. 급성기 뇌졸중의 치료는 기도개방(open airway)의 유지, 정맥 주사(intravenous fluids)로 수분공급과 고혈압의 치료를 포함한다. 동반할 수 있는 심장이나 다른 질환에 대한 평가와 치료가 이루어져야 한다.

급성허혈성 뇌졸중에서, 치료의 관심사는 혈류를 복구하고 혈전의 확장을 예방하고, 이차적인 손상을 최소화하는 것이다. 아스피린이나 헤파린과 같은 항혈소판 및 항응고제들은 폐색된 혈관을 통과하는 흐름을 향상시키고 나아가 핏덩이나 혈전을 예방하기 위해 자주 사용된다. 최근의 약물치료는 폐색된 뇌혈관을 열고 즉시 순환을 회복시키는 조직 플라스미노전 활성자(t-PA)와 같은 혈전용해제들을 사용한다. 그러나 그것들은 발병 후 3~6시간 내에 공급되어야 하고, 출혈 위험이 증가될 수 있기 때문에 제한된다.

출혈성 뇌졸중의 급성단계 치료에는 두개내압의 조절, 재출혈의 예방, 대뇌 관류의 유지, 혈관연축의 조절 등이 포함된다. 동맥류 파열(ruptured aneurysms)이나 동정맥기형(AVMs)의 경우 클립으로 막는(clipping) 수술이 권고된다.

4 작업치료 평가

최근 의료질관리에 대한 요구가 증가함에 대해 뇌졸중-후 재활치료지침(Post-stroke Rehabilitation Clinical Practice Guideline)이 공표되었는데 표준화된 평가도구를 사용할 것을 권장하고 있다. 표준화된 뇌졸중장애척도들이 치료결과나 회복의 지표로, 또 여러 분야에 걸쳐 사용되기 때문에, 치료사는 이것들을 사용하는데 익숙해야 한다. NIHSS는 치료사뿐 아니라 의사, 간호사 등에 의해 수행되는 간단하고 타당도 있는 도구로서 주로 급성기 환자를 평가하는데 사용되며, 회복 정도 및 치료에 대한 효과를 평가할 수 있다(부록 참조). NIHSS는 11개 항목으로 구성되어 있고 점수는 최대 점수가 42점이고 최소 점수가 0점이다. 검사 결과로 0점은 정상, 1-4점은 경미한 뇌졸중, 5-15점은 중등도 뇌졸중, 16-20점은 중등도에서 중증 뇌졸중, 21-42점은 중증 뇌졸중으로 해석된다. NIHSS는 신경학적 결손의 변화 여부를 평가할 때는 4점 이상의 변화가 있을 때 의미가 있는 것으로 간주한다.

1) 작업프로파일

작업치료사는 의무기록 검토와 환자나 가족과의 면담을 통해 환자의 작업프로파일에 대한 정보를 수집한다. 의무기록의 나이, 성별, 개인/사회적 배경, 병력, 뇌혈관손상의 부위와 정도, 동반 질환 등의 정보는 환자의 문제에 주의를 기울이고 적절한 평가를 선택하도록 돕는다. 또한 면담을 통해 환자의 장애에 대한 인식정도와 수용여부를 알고, 환자의 역할, 활동,

가치, 생활과 관련해서 환자의 목표와 우선순위를 확인한다. 캐나다작업수행평가(Canadian Occupational Performance Measure: COPM)의 수행이 도움이 된다.

2) 작업영역의 평가

뇌졸중-후 재활치료지침에 의해 권고되는 BADL의 측정으로 Modified Barthel Index(MBI)와 Functional Independence Measure(FIM)이 있다. 그 외 Anadottir Occupational Therapy Neurobehavioral Evaluation(A-One), Katz Index 등이 있다.

뇌졸중-후 재활치료지침에 의해 권고되는 IADL의 측정은 Frenchay-Activities Index이다. 이것은 뇌졸중 환자가 발병 전과 후에 세탁하기, 산책하기. 정원 가꾸기 등의 다양한 활동에 얼마나 자주 참여하는지의 빈도를 조사한다. 이것은 활동기술의 수행을 측정하기 보다는 생활의 질을 반영하는 것이다. 그 외에 Assessment of Motor and Process Skills (AMPS), 부엌과제검사(Kitchen Task Assessment, KTA) 등이 사용된다.

3) 신체적 평가

(1) 자세 및 자세조절

자세조절은 나쁠 경우 낙상, 구축, 변형의 위험을 증가시키고 시각적 피드백, 팔다리움직임, 앉기와 서기 지구력을 감소시키고, 머리와 목의 나쁜 신체정렬에 따라 삼킴 능력을 감소시키고 환경과 상호작용하는 능력을 손상시키고, 직립자세로 BADL과 IADL을 수행하지 못한다. 따라서 몸통조절의 평가는 뇌졸중 환자의 요소능력 평가의 출발점이 된다. 뇌졸중-후 재활치료지침에서 균형검사를 위해 Berg Balance Scale를 권하고 있다(부록 참조). 최근 Gorman 등(2010)이 급성 뇌졸중 환자의 정적 균형, 동적 균형, 반응적 균형의 기능적인 앉기 균형을 측정하기 위해 Function in Sitting Test를 고안하였는데, 이 검사는 앉기 균형능력을 정량화하고 국제기능장애건강분류(International Classification of Functioning, Disability and Health)의 활동 수준에서 앉기 균형을 묘사하는 14개의 일상기능적 과제들로 구성된다(부록 참조).

자세조절의 상실은 관찰을 통해서도 평가될 수 있다. 이것은 비정상 및 비대칭성 자세, 바로잡기반응과 평형반응의 상실, 자세결여로 인한 팔 길이를 넘어 팔을 뻗는 능력의 부재, 과제수행의 관찰을 통해 평가된다(표 2-3). 뇌졸중 환자에서 나타나는 비정상 자세를 알기

[표 2-3] 과제수행 동안 몸통조절 평가

과제	몸통조절
식사하기	상부몸통을 식탁으로 가져가고, 수저에서 음식의 흘림을 방지하고, 손을 입으로 가져가는 동작을 돕기 위해 전방 체중이동이 일어난다.
옷입기	바지와 속옷을 엉덩이 위로 입을 수 있도록 골반의 편측으로 측방 체중이동이 일어난다.
구강케어	타액(침)과 치약을 뱉을 수 있도록 전방 체중이동이 일어난다.
이동하기	앉은 자세에서 서기(sit-to-stand) 이행을 개시하기 위해 몸통 폄과 엉덩관절 굽힘이 수반된다.
음식준비하기	냉장고의 낮은 위치의 선반에 손을 뻗는 패턴을 지지하기 위해 통제된 양식으로 몸통이 중력 방향으로 굴곡한다.

[표 2-4] 뇌졸중 환자에서 나타나는 비정상 앉기 자세

부위	정상적 앉은 자세	뇌졸중의 비정상적 앉은 자세
머리	• 중립자세	• 마비쪽으로 가쪽 굽힘 • 비마비쪽으로 돌림
어깨	• 대칭적 높이 • 골반 위에 정렬	• 비대칭적인 높이 • 마비쪽 어깨의 뒤당김(retraction)
어깨뼈		• 어깨뼈의 아래쪽 돌림 • 익상어깨뼈(winging scapula)
몸통	• 후면 촬영으로부터 직립 • 적절한 외측 곡선 • 가쪽몸통근육길이가 양쪽이 같다.	• 후면 촬영으로부터 구부러져 있다. • 흉추의 후만(thoracic kyphosis) • 한쪽 가쪽몸통근육이 짧아져 있고, 반대쪽은 신장되어 있다.
팔	• 자세를 유지하기 위해 사용하지 않음 • 이완되어 있음	• 자세를 유지하기 위해 비마비쪽 팔을 사용 • 마비쪽 팔의 근긴장도가 증가되거나 감소됨
골반	• 양측 궁둥뼈결절에 대칭적인 체중지지 • 중립이나 약간의 앞쪽 골반 기울임 (anterior pelvic tilt)	• 비대칭적인 체중지지 • 뒤쪽 골반 기울임 상태 • 한 쪽 엉덩이가 뒤쪽돌림(뒤당김)
다리	• 엉덩관절 90° • 엉덩관절은 중립자세로 유지함 • 발이 무릎 밑에 위치함 • 발이 바닥에 놓고 체중지지를 함	• 엉덩관절의 폄 • 엉덩관절의 모음이나 가쪽돌림 • 발이 무릎 앞에 위치함 • 발을 바닥에 놓지 못하고, 체중지지를 하지 못함

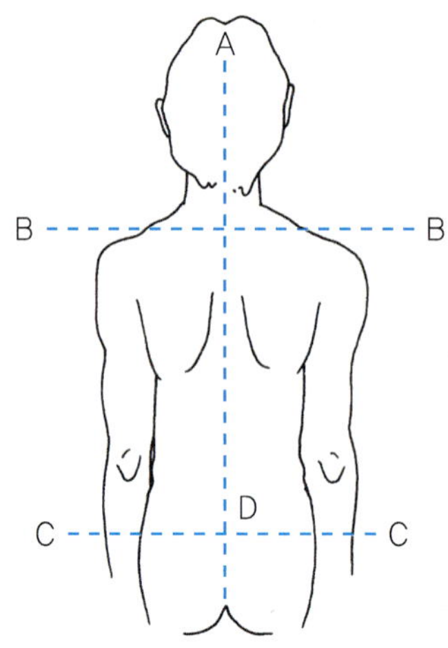

[그림 2-12] 자세를 관찰할 때 사용하는 신체 기준선

위해 정상 자세와 비교한다(표 2-4). 대칭성에 대한 정보는 환자의 앞, 뒤, 측면에서 마비쪽과 비마비쪽을 관찰함으로써 얻는다. 이것은 앉기, 서기, 바로 누운 상태의 정적 자세와 움직이는 동안 몸통, 머리, 양쪽 팔에서의 동적 자세를 관찰한다.

신체의 기준선을 통해 비대칭을 알아내는 것이 도움이 된다(그림 2-12). 첫 번째 기준선은 수직의 신체 중심선으로 이것을 통해 좌, 우 비대칭을 알 수 있다. 머리나 몸통이 한쪽으로 기울어졌는지, 양측 어깨뼈의 안쪽모서리가 척추뼈에서 같은 거리에 있는지 확인한다. 두 번째 기준선은 어깨 높이의 수평선으로 한쪽 어깨가 다른 쪽 보다 더 높거나 낮은지 확인한다. 세 번째 기준선은 골반 높이의 수평선으로 한쪽 골반이 높거나 낮은지 또는 양쪽 엉덩이에 균등한 체중지지를 하는지 확인한다. 또한 편측 주름이 있는지 관찰한다, 이와 같은 관찰을 통해 비대칭 또는 비정상 자세를 확인하고 그 원인을 밝혀야 한다(표 2-5).

과제수행의 관찰은 여러 방향으로 몸통조절을 평가하고 환자의 안정성 범위를 평가한다. 안정성 범위는 "몸이 지지면의 변화 없이 자세를 유지할 수 있는 공간의 한계범위" 또는 "평형이 깨지지 않고 주어진 지지면에서 몸의 중심을 움직일 수 있는 범위"를 말한다. 환자가 느끼는 안정성 범위와 실제 안정성 범위 사이의 차이를 구별한다. 신체도식장애, 낙상의 공포 또는 장애에 대한 인식이나 질병인식의 부족 때문에 둘 사이에 차이가 생길 수 있다. 환자가 느끼는 범위가 실제 범위보다 클 경우, 낙상의 위험이 있다. 그러나 느끼는 범위가 실제의 한계보다 낮을 경우 환자는 역동적인 활동들을 시도하지 못하거나 적응도구에 의지하게 된다.

[표 2-5] 앉기 자세의 비정상 자세와 원인

비정상 자세		원 인
머리	마비쪽으로 가쪽 굽힘	위 등세모근의 단축 나쁜 머리정위(poor head righting) 중간선 방위 결손(midline orientation deficit)
어깨	마비쪽 어깨가 낮음	마비쪽으로 가쪽 굽힘과 함께 약한 몸통 팔이 가쪽으로 매달린 상태로 팔이음뼈의 낮은 긴장 어깨뼈의 아래쪽 돌림과 내림 근육의 긴장의 증가
	비마비쪽 어깨가 높음	나쁜 앉은 자세 균형이나 몸통조절, 두려움으로 인해 강한 쪽으로 지지
어깨뼈	어깨뼈의 아래쪽 돌림	어깨뼈의 아래쪽 돌림 근육(마름근, 어깨올림근, 넓은등근)의 긴장 증가 어깨뼈 안정근의 긴장감소가 어깨뼈의 아래쪽 돌림이 되도록 함
	익상어깨뼈	앞톱니근의 약화 어깨뼈를 당겨 익상어깨뼈가 되도록 만드는 어깨밑근
몸통	마비쪽의 편측 주름	몸통의 가쪽 굽힘은 골반의 뒷당김, 올림과 함께 어깨뼈 뒷당김, 내림 상태로 긴장의 증가(마비쪽의 단축의 원인이 됨) 배근(abdominal)의 약화

(2) 관절가동범위

수동 및 능동 관절가동범위를 측정한다. 마비쪽 사지의 관절가동범위 평가 결과를 비마비쪽 팔의 측정값과 비교하거나 많은 저자들에 의해 발표된 정상 관절각도를 참조하여 치료의 기준선 관절가동범위를 결정한다.

(3) 근력 및 지구력(strength and endurance)

뇌졸중 환자의 경직이 심할 경우 저항은 경직을 증가시킬 수 있다는 논쟁 때문에 근력검사를 하지 않지만 경직이 감소하여 시너지 패턴의 움직임에서 벗어나면 근력검사를 할 수 있다. 손의 근력은 악력계(dynamometer)와 핀치미터(pinch meter)를 사용하여 측정할 수 있다.

(4) 근 긴장도

환자의 팔다리를 수동적으로 움직일 때 저항이 느껴질 경우 경직을 나타내며, 아무런 저항이 없고 사지가 무겁게 느껴질 경우 비정상적인 저긴장이나 이완을 나타낸다. 치료사는 검사하는 근육에 대한 촉각자극을 피하기 위해 팔다리의 측면을 잡는다. 자세가 근 긴장도에 영향을 주기 때문에 같은 자세에서 측정해야 한다. Modified Ashworth Scale은 임상에서 흔히 사용되는 근 긴장도 평가도구이다(표 2-6). 이것은 신체를 수동적으로 움직여 느껴지는 저항의 강도와 저항이 느껴지는 각도를 측정한다. 수동 움직임의 속도는 1초 동안 팔다리의 움직임을 유지한다. 한 번의 동작은 점수를 매기는데 충분하지 않을 수 있기 때문에, 3번 반복한다. 3번의 검사 동작을 수행한 후 치료사는 느낀 저항을 검사기준에 따라 등급을 매긴다.

[표 2-6] Modified Ashworth Scale

0	근 긴장의 증가 없음
1	근 긴장이 약간 증가 손상된 부위가 굽힘 또는 폄으로 움직여질 때 관절가동범위 끝부분에 경도의 저항 또는 붙듦으로 나타난다.
1+	근 긴장이 약간 증가 관절가동범위의 1/2 이하에서 경도의 저항 또는 붙듦으로 나타난다.
2	관절가동범위 대부분에서 보다 현저한 근 긴장의 증가가 나타나지만 손상된 부위가 쉽게 움직여진다.
3	수동적 움직임이 어려울 정도로 확연한 근 긴장의 증가가 있다.
4	굽힘 또는 폄에서 경축이 있다.

(5) 비정상 반사

뇌졸중에서 흔히 보이는 것은 긴장성목반사와 연합반응이다. ATNR은 머리를 한쪽으로 돌리는 것에 의해 유발되며 얼굴방향의 팔다리의 폄근 긴장이 증가하고 뒤통수 방향의 팔다리는 굽힘근 긴장이 증가한다. STNR은 머리의 굽힘이나 폄에 의해 유발되며 머리를 구부릴 때 팔의 굽힘과 다리의 폄이 나타나며 머리를 과도폄할 때 팔의 폄과 다리의 굽힘이 나타난다.

AR은 비마비쪽 팔다리의 움직임에 저항을 주는 것에 의해 유발되며 반응으로 마비쪽 팔다리에 경직이 증가하거나 불수의적인 운동이 나타난다. AR은 환자가 과도한 노력을 할 때에도 나타난다.

(6) 어깨부분탈구

어깨부분탈구는 환자의 팔을 안정된 몸통 옆에 자유로이 내려뜨리고 치료사가 어깨봉우리 아래 공간을 촉진 어깨봉우리와 위팔뼈머리 사이의 분리를 확인한다. 둘 간의 분리된 거리는 손가락 너비로, 즉 공간에 끼워지는 손가락의 수에 의해 측정된다. 또는 0에서 5의 척도가 사용될 수 있다. 여기에서 1은 1/2 손가락 너비와 같다(Hall 등, 1995). 검사자는 양측 어깨를 촉진하여 비교한다.

(7) 통증

통증은 주관적이기 때문에 통증의 평가는 자기보고 측정이 일반적이다. 움직임 동안 통증의 위치, 종류와 정도를 말하도록 요청한다. 또한 통증행동에 대한 관찰이 통증 평가를 위해 도움이 된다. 통증행동에는 경계의 움직임, 고정하기, 자세, 절뚝거림, 문지름, 얼굴의 찡그림, 불편함을 표현하는 모든 것을 포함한다.

(8) 팔의 움직임

팔의 수의적 움직임의 질과 양을 결정하기 위해 움직임의 패턴을 평가한다. 움직임 패턴은 시간이 지남에 따라 변화하기 때문에 회복 전반에 걸쳐 재평가가 필요하다. 뇌졸중 환자의 마비쪽 팔의 운동조절을 평가할 때 다음을 고려한다.

① 하품하는 동안 마비쪽 팔을 굽히지만(연합반응) 의도적으로는 수행하지 못한다.

② 중력에 대해 도움 없이 움직이지 못하지만 중력을 제거한 상태에서 수평면으로 팔을 구부려 손을 입으로 가져간다.

③ 오직 몸통 가쪽 굽힘과 과도한 팔이음뼈 올림과 함께 마비쪽 팔을 올린다.

④ 분리된 수의적 움직임을 할 수 없다. 예로 탁자 위의 물건에 팔을 뻗을 때 어깨굽힘, 팔꿈치 폄, 손목 폄의 정상 패턴보다 어깨 벌림, 팔꿈치 굽힘, 손목과 손가락들은 굽힘, 몸통 굽힘의 굽힘근시너지 패턴이 나타난다.

⑤ 상호교대동작을 수행하기 힘들지만 각 동작요소는 수행한다. 예로 컵을 쥐어 물을 마시고 탁자로 놓는 팔꿈치 폄-굽힘-폄을 수행할 수 없지만 각 움직임을 따로 수행한다.

작업수행평가들은 일상생활활동의 장애를 확인하지만 활동에서 마비쪽 팔의 사용 능력을 반영하지 않기 때문에 마비쪽 팔의 기능적 사용을 평가하지 못한다. 극소수의 평가들만이 팔의 기능을 포함하고 있다. 팔과 손의 사용을 위한 표준화된 평가도구들로 Fugl-Meyer

Assessment of Motor Function, Motor Assessment Scale(MAS), Jebson-Taylor hand function test, Manual Function Test(MFT), Box & Block test 등이 있다. 우세손과 비우세손 간의 정상 수행능력 차이는 상지의 기능의 측정을 어렵게 만든다. 예로 식사도구로 먹기, 빗질하기, 글씨쓰기는 주로 우세손에 의해 수행된다. 이들 과제에 마비쪽 비우세손의 수행능력을 평가하는 것은 적절하지 않다. 팔은 폭넓은 기능을 갖기 때문에, 치료사는 환자를 위해 가장 적합한 검사들을 선택한다.

(9) 감각기능

감각검사는 주의력, 인식, 다중 감각에 대한 반응을 필요로 한다. 따라서 감각검사는 실어증, 혼동과 다른 인지장애들이 있는 환자에게 하기 어렵다. 표현성 실어증 환자는 끄떡임, 몸짓, 제스처, 글씨나 그림 단서들을 지적하거나, 여러 사물 중에서 자극된 사물을 선택한다. 표준화된 검사가 가능하지 않을 때, 검사에 대한 환자의 반응을 관찰함으로써 정보를 얻는다. 날카로운 핀으로 찌를 때 움찔하는 것과 같은 보호감각의 존재는 구별지각을 알 수 없더라도 기록될 수 있다.

가벼운 뇌졸중이 있고 기초적인 감각인지가 정상인 환자들은 두-점구별검사나 Morberg Pick-up Test를 사용하여 보다 미세한 식별문제들을 검사한다. 이런 검사는 운동회복이 되었지만 손 기민성은 아직 손상된 상태일 때 적용한다.

4) 언어기능

언어 및 언어근육조직의 기능장애에 대한 평가는 주로 언어치료사에 의해 수행된다. 작업치료사는 환자의 의사소통 평가의 결과를 알고, 환자의 언어치료 목표를 지지하고, 가장 효과적인 의사소통 방법들에 대해 알기 위해 언어치료사와 의논해야 한다.

5) 시각기능

시각기능을 위해 시력, 시야, 눈운동과 같은 기초 시각기술, 시각집중과 탐색 등을 평가한다. 뇌졸중에 흔히 나타나는 시각장애는 시야결손(반맹증)과 편측무시이다. 시야결손을 평가하기 위해 대면검사가 흔히 사용되며, 편측무시를 평가하기 위해 그림그리기 검사(drawing and copying tasks), 선이등분하기 검사(line bisection test), Albert 검사(line crossing),

기호지우기검사들(cancellation tasks), 동시자극에 대한 감각소멸(sensory extinction to double simultaneous stimulation) 등이 사용된다. 또한 다양한 기능적 상황에서 시각탐색을 관찰하거나 행동적 편측무시를 평가할 수 있다. 행동적 편측무시 평가에는 캐서린 버지고 척도(Catherine Bergego Scale)와 행동적 부주의 평가(Behavioural Inattention Test; BIT) 등을 들 수 있다. 시야결손이나 편측무시가 있는 환자는 음식접시의 왼쪽에 있는 음식을 알아채지 못하고, 얼굴의 오른쪽만 면도질하고, 걷는 동안 왼쪽에 있는 가구나 벽에 부딪치는 것과 같은 행동들을 보인다.

반맹증과 편측무시는 자주 같이 나타나며, 구분하기가 힘들다. 두 가지 상태 모두 환자로 하여금 왼쪽 시각적 정보를 생략하게 하지만, 이들은 서로 다르다(표 2-7). 이들은 환자들이 탐색 과제 동안 어떻게 탐색패턴을 구성하는가를 관찰함으로써 구별할 수 있다.

[표 2-7] 반맹증 환자 대 편측무시의 시각탐색 차이

반맹증	편측무시
조직화되어 있고 효율적인 탐색패턴	조직화되지 않은 비효율적 무작위 탐색패턴
보이지 않는 시야에 대한 생략된 탐색패턴	비대칭적 탐색패턴; 오른쪽으로 제한되어 시작됨
보이지 않는 쪽으로 탐색을 하려고 시도함	적은 노력의 탐색패턴을 보이며 재탐색은 거의하지 않음
수행의 정확성을 체크하기 위해 다시 탐색함	수행의 정확성을 체크하기 위해 다시 탐색하지 않음
과제에 소비된 시간과 노력이 과제에 적절함	과제를 빨리 완수하며, 쏟은 노력의 정도가 과제의 어려움과 일치하지 않음

시각탐색의 변화가 주로 우 대뇌반구 손상에서 관찰되지만, 드물게 좌 대뇌반구 손상 후에도 관찰될 수 있다(표 2-8). 어느 쪽 대뇌반구가 손상되건 환자들은 탐색이 느려지고 불규칙적인 응시 패턴을 보인다.

[표 2-8] 좌 대뇌반구 손상 환자의 증상

- 세부사항을 탐색하는 것에서 대칭성의 감소를 보임
- 대칭적으로 탐색하지만 추가정보를 모으기 위해 특정 시각장면을 검사하지 않음
- 좌 대뇌반구에 의해 조정되는 선택적인 탐색전략이 붕괴됨
- 시각적 세부사항을 생략하며, 그들 주변의 물건들을 정확하게 확인하지 못함
- 편측무시를 초래하지 않음

6) 지각기능

지각 검사에는 실인증, 시공간지각장애, 신체도식장애, 실행증 등의 검사가 포함된다. 지각장애를 평가하기 위한 표준화된 도구로 Motor Free Visual Perception Test(MVPT), Loewenstein Occupational Therapy Cognitive Assessment(LOTCA), Test of Visual Perceptual Skills(TVPS) 등이 있다. 대부분의 검사도구들은 지각기능과 인지기능을 분리하지 않고 같이 검사된다.

지각장애는 기능 활동에 큰 영향을 미친다. 그러나 대부분의 기능적 활동의 평가들은 운동기술에 강조를 하며 지각이나 인지의 영향은 배제하고 있다. Arnadottir OT-ADL

[표 2-9] 과제수행에 대한 신경행동 기능장애의 영향

수행 영역	관찰된 행동	가능한 손상
식사하기	접시 왼쪽 부분에 있는 음식을 먹지 못한다. 컵을 집을 때 거리를 지나치게 또는 작게 평가하여 컵을 뒤집어 엎는다. 오렌지 주스 컵이 손안에 있는 것을 잊어서, 다른 음식에 마음을 쏟음에 따라 흘린다.	공간무시 공간관계장애 신체무시
옷입기	환자가 운동화를 신은 후 양말을 신으려고 한다. 환자가 셔츠의 소매진동의 위치를 알아내지 못하거나 앞뒤를 구별하지 못한다. 소매를 끼운 후에 계속 위로 당긴다. 오직 몸 오른쪽만 옷을 입는다. 환자가 자기 팔 대신 남의 팔에 옷을 입히려고 한다. 옷이 무엇인지 어떻게 입는지 모른다. 수행하는 것을 보지 않고 셔츠의 단추를 채우지 못한다. 옷입기 과제에 집중하지 못한다. 옷 입기를 돕기 위해 접촉할 때 공격적이다.	조직화/순서화 장애 공간관계장애 전운동보속증 신체무시 신체인식불능 관념실행증 촉각실인증 주의력 장애 촉각방어
몸단장하기	면도기나 칫솔을 쥐기를 수정하는데 어려움이 있다. 이를 닦기 위해 머리빗을 사용한다. 입 한 쪽만 반복적으로 칫솔질한다.	관념운동실행증 관념실행증 전운동보속증
거동	자신의 병실에 있는 화장실의 위치를 알지 못한다. 휠체어에서 이동을 할 때 브레이크를 잠그거나 휠체어 발판을 제거하지 않고 이동한다. 이동 후 오직 정상 측 엉덩이만 의자 좌석에 걸친다.	지형학적 지남력 장애 조직화/순서화 장애 신체무시

Neurobehavioral Evaluation(A-ONE), Assessment of Motor and Process Skills (AMPS)은 기능적 과제들에 대한 수행의 처리과정을 평가하고 그 영향을 평가할 수 있다. Arnadottir는 검사에서 실수하는 것이 허용된 기능 활동에서 환자를 관찰하고, 실수를 분석하고, 작업수행을 방해하는 손상들을 발견하고 따라서 적절한 치료계획을 개발할 수 있는 체계를 고안하였다. 그녀에 의하면 치료사는 평가 결과에 대해 신경행동에 대한 지식, 대뇌피질의 기능, 활동분석, 임상적 추론 등을 사용하여 실수와 관찰된 행동을 분석해야 한다(표 2-9).

실행증은 새로운 과제나 기술을 학습하거나 일상생활활동을 독립적으로 수행하는 능력을 감소시키고, 심할 경우 독립적인 일상생활활동의 수행이 불가능하게 만든다. 이것은 일상생활 과제들의 수행 동안 가장 잘 확인될 수 있다. 실행증의 임상적 증상은 [표 2-10]과 같다.

[표 2-10] 실행증의 임상적 증상

- 도구 사용을 못하며 물건을 향해 손을 적절하게 위치를 잡지 못한다.
- 움직임을 개시하는데 어려움을 보이거나 올바른 순서로 운동수행을 하지 못한다. 예로, 셔츠를 입을 때 단계별로 언어나 신체적 단서를 주지 않으면 입지 못한다.
- 주저함과 보속증을 보인다. 예로, 환자에게 칫솔질 후 면도기로 면도하도록 요청할 때 잠시 지체한 후 면도기를 입으로 가져가 이를 닦으려 한다.
- 익숙한 물건이나 익숙한 상황에서만 움직임이 수행된다. 예로, 먹을 것이 주어지지 않으면 손을 입으로 가져가라는 명령을 따르지 못한다.

7) 인지기능

인지장애는 지남력, 집중력, 기억, 계획, 판단, 문제해결, 개시의 적응능력 등에 중점을 두어 평가하며, 작업수행의 평가와 치료 동안 평가된다. 인지장애를 평가하기 위한 표준화된 도구로 Mini Mental State Examination (MMSE), Neuro-behavioral Cognitive Status Examination 등이 있다. 치료사는 뇌졸중 후 일반적인 인지장애와 의사소통 장애를 구분하는데 주의를 기울인다. 기능 활동을 통해 인지능력을 검사하기 위해 A-ONE, AMPS, 부엌과세 검사 등이 사용된다.

8) 심리적 적응

뇌졸중 환자의 장애에 대한 적응기전 단계 및 심리적인 기능에 대해 평가한다. 치료사는 의무기록을 통해 환자의 사회심리학적 문제를 알고, 환자나 보호자의 면담을 통해 생활방식과 역할 등을 알아내고 수행의 관찰을 통해 환자의 심리학적 문제를 알 수 있다. 평가 초기 과정 동안 또한 환자의 요구, 흥미, 포부, 그리고 기능장애나 병원 및 치료진에 대한 느낌 등에 대하여 대화를 한다. 또한 재활 결과에 영향을 미칠 수 있는 환자의 사회경제적인 배경, 교육, 가족의 지지, 경제적 자원 등에 대해서도 평가한다. 심리사회 기술에 대해 평가로 우울증 자가-평가척도(Zung Self-Rating Depression Scale), Beck 우울척도(Beck Depression Inventory, BDI), Beck 불안척도(Beck Anxiety Inventory, BAI) 등이 있다.

5 작업치료 중재

1) 급성기 치료

환자는 뇌졸중 직후 의식수준의 변화로 인해 또는 주의나 감시의 필요 때문에 침상에 있게 된다. 급성기에 근육은 이완이나 저긴장 상태를 나타내어 움직이지 못한다. 이와 같이 뇌졸중 후 침상고정과 이완은 근육의 단축이나 구축과 피부손상을 유발할 수 있다. 이 시기에 환자를 이동시키거나 자세취하기를 도울 때 마비쪽 어깨에 과도한 스트레스를 가할 수 있기 때문에, 약화된 상지를 보호하기 위해 주의를 기울여야 한다.

(1) 뇌졸중 환자에 권고되는 침상자세

구축과 피부손상을 방지하기 위해 올바른 침상자세를 유지한다.

① 마비쪽으로 눕기(그림 2-13A)

등은 침대의 가장자리와 평행하게 위치시킨다. 머리를 베개 위에 대칭적으로 놓으며 과도하게 굽힘되지 않게 한다. 어깨는 90° 이상의 굽힘(90° 이하는 굽힘근 시너지를 촉진시킴)과 내밈, 팔꿈치의 굽힘, 아래팔의 뒤침 상태로 손을 베개 밑에 둔다. 대안적 자세는 팔꿈치를 폄시키고 손목은 침대 위에 지지되거나 손목의 폄을 위해 침대에서 약간 떨어지게 한다. 이 자세는 어깨의 가쪽 돌림을 촉진한다. 비마비쪽 다리는 베개 위에 위치시킨다. 마비쪽 다리는 엉덩관절이 폄되고, 무릎은 약간 굽힘되게 한다. 환자가 뒤로 돌아가는 것(rolling)을 방지하기 위해 환자 뒤에 베개를 둘 수 있다.

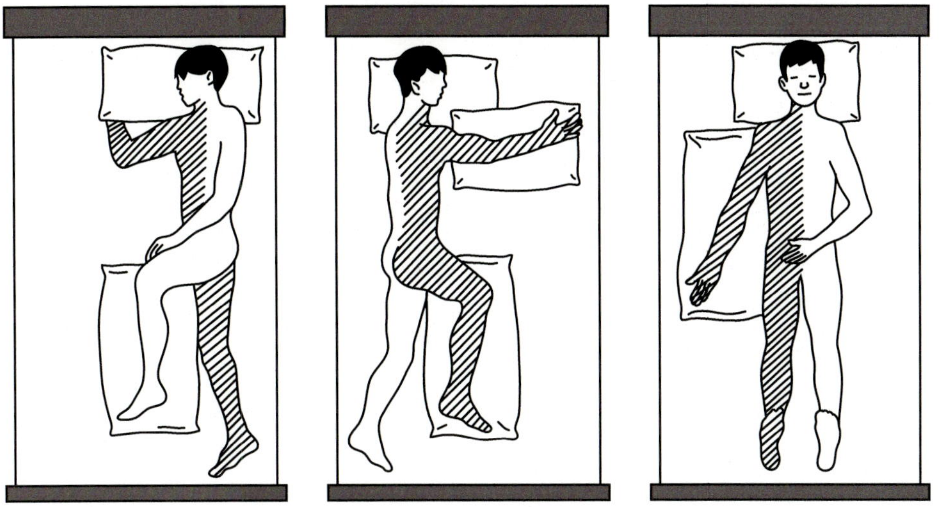

[그림 2-13] 올바른 침상자세

A. 마비쪽으로 누운 자세 B. 비마비쪽으로 누운 자세 C. 바로 누운 자세

② 비마비쪽으로 눕기(그림 2-13B)

등은 침대의 가장자리와 평행하게 위치시킨다. 머리는 베개 위에 대칭적으로 놓으며, 어깨는 90° 이상 굽힘 및 내밈되고, 팔과 손은 베개 위에 지지되게 한다. 손목이 베개에서 떨어져 굽힘되지 않도록 한다. 마비쪽 하지는 엉덩관절 굽힘, 무릎 굽힘 상태로 베개 위에 지지되게 한다. 발목과 발은 안쪽 번짐을 방지하기 위해 지지되어야 한다.

③ 바로 누운 자세(그림 2-13C)

머리는 대칭적으로 베개 위에 두고 몸통은 마비쪽에서 짧아지지 않게 대칭적으로 위치시킨다. 작은 베개나 타올을 마비쪽 어깨 밑에 놓아 비마비쪽 어깨와 높이가 같게 지지한다. 마비쪽 팔은 어깨의 내밈, 팔꿈치의 폄, 아래팔의 뒤침 상태로 베개 위에 지지된다. 골반의 뒷당김을 감소시키기 위해 엉덩이 아래에 작은 베개를 놓는다. 침대 끝에 발판(footboard)은 다리의 폄근시너지를 촉진시키기 때문에 사용하지 않도록 한다.

(2) 연조직 단축의 방지

연조직 단축을 방지하고 구축을 예방하기 위해 관절가동운동과 스플린트를 적용한다. 마비쪽 팔다리의 능동 움직임이 힘들 경우 하루에 한번 이상 수동관절가동범위를 수행한다. 마비쪽 팔의 수동관절가동운동 동안 팔의 올림 운동 전에 어깨뼈를 이완 및 가동화시키고 또한 어깨뼈의 위쪽 돌림을 도움으로서 올바른 어깨뼈-위팔뼈리듬을 확보한다. 위팔뼈는 위팔뼈 큰결절과 봉우리돌기 사이에 가시위근의 충돌을 방지하게 위팔 벌림 동안 가쪽돌림되어야 한다. 환자는 동작을 재학습하는 첫 단계로 수동움직임에 면밀히 주의한다. 마비쪽 팔다리를 움직일 수 있을 경우 조절된 능동 또는 능동보조 움직임을 시작한다.

연조직 단축을 방지하고 손과 손목을 지지하기 위해 스플린트를 적용한다. 치료사는 과도한 스플린트 착용으로부터 구축이 야기될 수 있기 때문에 주의해야 한다.

(3) 이완의 치료

이완은 이완된 쪽으로 체중을 지지하게 하는 침상자세와 기능적 신경근전기자극(fuctional neuromuscular electrical stimulation), 고주파 진동, 가볍게 두드리기, 빠른 신장 등과 같은 촉진기술로 치료한다. 손 스플린트의 사용, 수동관절가동운동, 올바른 자세취하기와 관절보호에 대한 환자와 가족 교육 또한 중요하다.

(4) 피부관리

작업치료사는 피부보전 또는 욕창방지를 위해 다음을 수행한다.

① 지나친 피부마찰을 피하기 위해 올바른 이동과 거동 기술을 사용한다.

② 규칙적으로 자세변화를 하고 적절한 침상자세와 앉기 자세를 취하도록 권고한다.

③ 휠체어 및 좌석의 선택과 적응에 도움을 준다.

④ 마비쪽의 신체와 피부의 손상을 피하도록 주의사항을 교육한다.

⑤ 환자의 피부압박이나 손상의 징후(타박상, 발적, 수포, 찰과상, 궤양형성), 특히 뼈 부위 주위의 징후들을 발견하고 의료진에게 알린다.

2) 회복기 이후의 치료

이 단계의 재활치료를 위해 환자는 의학적으로 안정되고 하나 이상의 기능장애가 있고, 한 시간 이상 앉을 수 있는 충분한 지구력을 갖고, 치료에 적극적으로 참여하고 학습할 수 있어야 한다. 뇌졸중 재활에서 작업치료사의 주된 목표는 일상생활 과제들의 독립성과 환자의 삶의 질을 향상시키는 것이다. 이런 목표를 성공적으로 성취하기 위해 작업치료는 교정 접근과 보상적 방법을 잘 조화시켜야 한다. 일부 치료사는 보상기술에 중점을 두는 초기 일상생활활동 훈련이 빠른 성공을 가져오며, 비용효과적이며, 환자에게 보다 큰 만족을 준다고 주장하는 반면 다른 치료사는 일상생활활동 훈련이 전적으로 한-손 기술에 중점을 둘 때, 양쪽 움직임을 재학습하지 못하고 대신에 편측 습관이 발달한다고 주장한다. 작업치료 중재는 보상접근과 교정치료접근 모두를 결합하고 환자를 의미 있는 활동들에 참여시킴으로서 무능과 장애를 감소시켜야 한다.

일반적으로 편마비 환자의 운동회복은 근위로부터 원위로, 집단패턴의 분화되지 않은 움직임으로부터 선택적이고 조화된 움직임으로 진행된다고 설명되고 있다.

(1) 자세조절

몸통조절과 균형유지를 포함하여 자동적으로 자세를 조절하는 능력은 과제들의 성공적 수행을 위한 선행조건이다. 치료사는 환자가 활동에 참여하기 위해 안전하고 효과적인 "준비" 자세와 몸자세의 변화에 적응하는 전략들을 가르친다. 이것은 신체의 완전가동범위 동작을 생성하고, 골반에 대한 어깨의 돌림과 같이 신체부위를 분리시키고, 중력에 대해 중간범위에서 움직임을 중단하고 유지하고, 움직임과 안정성을 위해 자동적으로 신체분절의 자세긴장을 조절하고, 몸의 양측을 대칭적으로 움직이는 발달된 자세적응을 재건함으로써 이루어진다. 앉은 자세에서 과제를 수행하는 능력 뿐 아니라 서기 자세에서 과제를 수행하는 능력을 증가시키는 치료도 수행한다(표 2-11과 12).

[표 2-11] 앉은 자세에서 과제 수행 능력을 증가시키는 치료

방 법	구체적 설명
좋은 몸통정렬자세를 확립한다.	• 발을 바닥에 붙이고 체중 지지 • 양쪽 궁둥뼈결절에 동등하게 체중지지 • 중립이나 약간 전방경사된 골반자세 • 척추 직립 • 머리가 어깨 위에, 어깨가 고관절 위에 위치
외부단서와 함께 몸통을 중간선에 유지하는 능력을 성취한다.	구두피드백이나 시각적 피드백(거울 사용)을 제공한다. 자세를 교정하기 위해 환경적 단서를 이용할 수 있다. 예로, 어깨를 벽에 접촉을 유지하도록 하고 바른 몸통이 자세를 취하게 한다.

적절한 몸통정렬을 위해 휠체어와 팔걸이의자에 앉아서 몸통의 관절운동을 수행한다.	몸통의 관절가동범위와 유연성에 초점을 둔 운동프로그램을 제공한다. 바람직한 움직임 패턴을 이끌어내는 활동을 선택하고, 필요하다면 몸통에 대한 가동화기술을 사용한다.
팔 뻗기 동작과 함께 동적 체중이동 활동을 통한 골반조절과 체중운동을 수행한다.	몸통과 팔다리를 통합하여 체중이동을 연습한다. 환자가 팔의 길이를 넘어 손을 뻗는 동안 자세를 조절할 수 있도록 물건을 배치한다. 과제의 위치에 따라 팔 뻗기 동안 골반과 몸통의 자세조절과 체중이동이 달라진다.
몸통 근력을 강화한다.	중력에 대항하여 몸통조절을 요구하는 과제를 수행한다. 예로, 등의 폄근 강화를 위해 바로누운자세에서 엉덩이 들기를 한다.
몸통조절이 회복되지 않아 손상 위험이 있을 경우 보상전략과 환경개조를 사용한다.	휠체어에 가쪽 지지대, 가슴띠(chest strap), 머리지지대를 사용하거나 몸통의 치우침을 감소시키기 위해 리쳐, 긴손잡이 도구 등의 보조도구를 사용한다.

[표 2-12] 선 자세에서 과제 수행 능력을 증가시키는 치료

방 법	구체적 설명
활동의 참여를 준비하기 위해 대칭적인 지지면과 적절한 신체정렬을 수립한다.	• 발을 대략 엉덩이 폭으로 벌림 • 양 발을 통한 균등한 체중지지 • 중립 자세의 고관절 • 양 무릎을 약간 구부림 • 대칭된 몸통 정렬
마비쪽 다리로 체중을 지지하고 이동하는 능력을 수립한다.	단계적으로 체중지지를 수행한다. 자세불안정 때문에 서지 못할 경우 처음에 높은 의자 위에 앉는다. 능력이 향상되면서 완전한 서기로 진행한다. 이어서 마비쪽 다리에 더 많은 체중지지를 한다. 원하는 체중이동을 이끌어내기 위해 작업표면 높이와 물건의 배치 등 환경을 조정한다.
과제에 필요한 체중이동능력을 발달시키기 위해 다양한 환경에서 동적 팔뻗기활동을 장려한다.	싱크대 아래나 머리 위 수납장에서 용품을 꺼내는 부엌활동을 수행한다. 이것은 다양한 자세조절과 균형전략을 필요로 한다.
과제난이도를 단계화하기 위해 외부지지를 제공하고 환경을 이용한다.	높은 조리대 앞에 일하거나 자세안정을 위해 한 손을 사용하거나 보행기를 사용한다. 그러나 지나치게 외부지지에 의존하는 것은 균형발달에 저해가 될 수 있기 때문에 피한다.
단계화된 과제들을 통해 서기 자세조절을 훈련한다.	과제들은 팔 뻗기 거리, 속도, 지지면에 관련하여 단계화한다. 다양한 체중이동, 균형전략, 양 하지를 통한 체중지지 능력을 요구하는 활동들을 수행한다. 치료사는 원하는 자세전략을 이끌어내기 위해 활동을 준비한다.

자세변경 움직임(예로 앉기에서 서기)과 전략적으로 주어진 활동의 혼합된 사용으로 환자는 과제를 통해 효과적인 자세적응을 연습할 수 있다. 자세조절 장애로 밀기행동(pusher behavior)이 있다. 밀기행동은 3가지 전형적 증상을 보인다. ① 심한 균형장애와 함께 자세가 마비쪽으로 기울이고, ② 비마비쪽 팔다리로 마비쪽으로 강하게 미는 경향을 보이고, ③ 기울어진 자세를 교정하려는 외부적 노력에 저항하는 행동을 보인다. 이것은 일부 뇌졸중환자들에서 관찰되며, 기능회복에 부정적인 영향을 미친다. 밀기행동은 신체의 왼쪽으로부터의 체감각 정보의 처리과정에서 좀 더 상위수준의 붕괴(무시증후군)로부터 온다고 생각된다. 밀기행동을 보이는 환자는 신체배열을 교정하려는 치료사 손의 접촉에 저항하기 때문에 환경을 조작하고 외부 단서(어깨를 벽을 향하게 함)를 제공해야 한다.

(2) 비정상 근 긴장도의 치료

전통적으로 비정상적인 근 긴장도가 있는 환자를 치료할 때 루드 접근, 브룬스트롬 접근, PNF접근, NDT접근 등의 신경생리학적 치료가 사용된다 (1장 참조). 여기에 수동 및 능동 운동, 매트운동, 균형훈련, 자세훈련 등의 운동치료와 기능적 훈련을 같이 시행한다. 치료 기술이나 치료 접근을 선택할 때 한 가지 방법을 고집하기 보다는 환자의 특성과 상태에 따라 개별화하여 상호 보완적으로 사용하는 것이 바람직하다.

(3) 어깨부분탈구(subluxation)

마비쪽 어깨와 관련된 문제의 치료는 예방과 증상의 관리와 근원적인 원인에 집중한다. 어깨의 부분탈구를 감소시키는 치료는 몸통 정렬과 어깨뼈가 위쪽돌림된 위치에서 안정을 획득하는데 초점을 둔다. 마비쪽 어깨의 부분탈구의 예방이나 치료로서 슬링의 사용은 논쟁이 되고 있다. 슬링은 어깨부분탈구가 있는 환자들에 획일적으로 지급되어서는 안 된다. 어깨지지를 위한 대안적인 자세취하기 방법과 도구들은 어깨와 어깨뼈의 테이핑(tapping), 휠체어에서 랩보드(lapboard)와 팔걸이 V모양 홈통(trough) 또는 큰 베개의 사용, 앉거나 서 있는 동안 탁자의 사용, 기립자세에서 손을 호주머니 안이나 벨트 아래 놓거나 어깨에 걸치는 백을 사용하는 것이다(그림 2-14). 기능적전기자극(FES)도 어깨부분탈구를 방지하거나 치료하기 위해 사용한다.

(4) 어깨통증

어깨통증은 다양한 원인으로 발생되기 때문에 원인을 찾아 예방과 치료를 해야 한다. 통

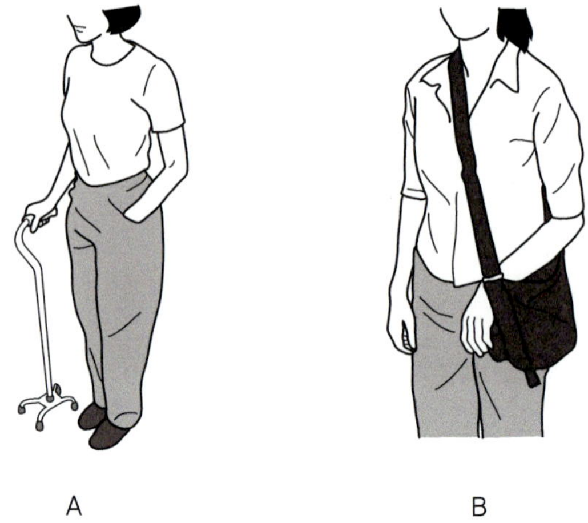

[그림 2-14] 마비쪽 팔을 지지하기 위한 대안적 방법

A. 손을 호주머니 안에 넣음 B. 어깨에 걸치는 백을 사용

증감소를 위해 일반적으로 약물치료, 스플린트 사용, 이완훈련, 경피자극치료(TENS) 등을 이용한다. 어깨부분탈구와 통증과의 관련성에 대해 논란이 있지만 팔의 지지는 부분탈구와 어깨통증을 예방하기 위해 사용될 수 있다. 마비쪽 어깨통증을 방지하기 위해 올바른 핸들링이 이루어져야 한다. 다음은 마비쪽 팔에 대한 올바른 핸들링의 예이다.

① 가급적 빨리 환자에게 이동, 침상거동과 자세의 변화를 수반하는 활동동안 팔의 자세를 책임질 수 있게 가르친다.
② 환자가 몸을 움직이는 것을 돕기 위해 마비쪽 팔보다는 보행 벨트를 사용한다.
③ 어깨뼈 위쪽돌림과 위팔뼈의 가쪽돌림 없이 90° 이상의 어깨 굽힘과 벌림을 피한다.
④ 머리 위 도르래(overhead pulley) 운동은 어깨뼈나 위팔뼈 돌림이 발생하기 않기 때문에 어깨통증을 유발시킴으로 피한다.

(5) 손의 부종

손의 부종을 위한 부종조절기술들은 손의 거상, 역방향 마사지, 압박장갑의 사용을 포함한다. 최소의 수의적 움직임이 있는 환자들은 오랜 기간 동안 손과 팔을 내려뜨리는 것을 피한다. 장기간 손 부종은 수동움직임의 제한, 통증, 연조직구축을 이끌 수 있다. 손의 심한 통증, 감각과민, 혈관운동장애와 결합된 부종은 어깨손증후군(shoulder–hand syndrome)이나 반사교감신경이상(RSD)의 증상이며, 더 이상의 기능 상실을 방지하기 위해 강력하게 다루어져야 한다.

(6) 불안정한 관절의 보호

저–긴장 환자는 손목 불안정이 있다. 환자가 일상생활동작과 거동 과제 동안 관절을 조절할 수 없을 경우 손목을 보호한다. 손목을 보호하기 위해 스플린트를 사용한다. 환자가 거동하거나 하의를 입을 때 손목 굽힘 자세로 체중을 지지하며 수행하기 때문에 손상(외상성 활막염)의 위험에 놓일 수 있다. 따라서 손목 스플린트가 고려된다.

(7) 구축의 예방과 치료

구축의 예방을 위해 연조직의 길이를 유지해야 하며, 이것은 잦은 자세변경, 올바른 ROM 운동, 낮과 밤의 자세취하기 프로그램을 수행하고 교육하는 등 24시간 관리되어야 한다. 따라서 자세취하기와 운동 프로그램은 집에서도 수행될 수 있다. 장기간 정적자세(예로 장시간 보조기 사용)가 취해져서는 안 된다. 오히려, 환자가 낮 동안 휴식자세를 조절하도록 가르치는 것이 연조직의 타이트니스를 방지하는데 도움이 된다.

휠체어 및 침상의 자세취하기 프로그램은 환자에 따라 개별적으로 이루어진다. 프로그램은 관절의 조직 길이를 유지하기 위해 정상적인 안정 자세 정렬을 촉진하고, 이미 단축되거나 구축된 근육에 신장을 제공하도록 자세 취한다.

연조직의 단축과 길이변화가 생길 경우 저부하 장기신장을 수행한다. 이와 같은 신장은 단축된 연조직을 장시간 최대하 신장상태로 두는 것으로 고부하 단기신장을 사용하는 수동관절가동범위운동과는 다르다. 저부하 장기신장은 자세취하기, 스플린트착용이나 석고붕대 고정을 통해 수행된다. 예로 과도한 어깨 안쪽돌림이 있고 안쪽돌림근육의 뻣뻣함이 있고 가쪽돌림근육 약화가 있는 환자에게 양손을 머리 뒤에 놓고 팔꿈치는 침대에 내려놓은 상태로 바로 누운 자세로 휴식하게 한다. 이것은 휴식 여가활동(TV 보기) 동안 구축 위험이 있는 근육집단을 효과적으로 늘린다.

스플린트는 손의 긴 굽힘근을 늘리기 위해 적용할 수 있다. 저긴장 환자의 스플린트는 관절의 올바른 정렬을 유지하고, 단축이나 과도한 신장으로부터 조직을 보호하고, 팔다리의 손상을 예방하고, 부종조절을 위해 사용한다. 특히, 스플린트는 손바닥활(palmar arch)을 지지하고, 손목을 중립자세로 유지시키며, 손가락의 지지는 필요하지 않을 수 있다. 경직이 있는 환자의 스플린트는 근육의 안정 길이를 유지하고, 저부하 장기신장을 제공하기 위해 사용한다.

(8) 팔의 기능적 사용

팔은 기능적 수행동안 여러 방법으로 사용된다(표 2-13).

[표 2-13] 팔의 기능적 사용 유형과 수행 방법

팔의 기능적 사용	수행 방법
팔의 기능적 사용 없음	• 어깨 보호를 가르친다. • 자가-관절가동운동(self ROM) • 자세취하기
자세지지/체중지지 (전완 또는 신전된 팔)	• 침상거동 도움 • 기립자세의 기능을 지지한다(예 일, 여가, 일상생활동작). • 반대쪽 손으로 뻗는 동안 지지한다. • 물건들을 고정한다.
작업표면을 따라 물건을 움직이기	• 테이블 닦기(wiping table) • 다림질하기(ironing) • 윤이 나게 닦기(polishing) • 사포질하기(sanding) • 세탁물 펴기(smoothing out laundry) • 바디로션 바르기/신체 부위들을 씻기 • 진공청소하기 • 휠체어브레이크를 잠그기
팔 뻗기와 조작	• 상지를 일상생활동작, 여가, 거동에 사용하는 다양한 가능성; 뻗는 거리/높이, 물건의 무게, 속도, 정확성에 의해 과제를 단계화한다.

① 기능적 사용을 못할 경우

환자 스스로 팔을 관리하는 방법을 교육한다. 저긴장 상태 환자에서 불안정한 관절을 보호하는 방법과 자가-ROM운동을 교육한다. 경직이 있는 환자에서는 과활동성 근육에 대해 장기간 늘임을 제공하거나 구축을 예방하는 자세취하기를 교육한다. 자가-ROM운동을 가르치는 방법은 비마비쪽 손으로 마비쪽 손목을 지지하고 양손을 바닥을 향해 아래쪽으로 손을 뻗는다. 이것은 힘든 활동 동안 수축하는 경향이 있는 근육들을 늘리기 때문에 보행이나 힘든 활동 후에 도움이 된다. 또는 비마비쪽 팔로 마비쪽 팔을 감싸서 가슴

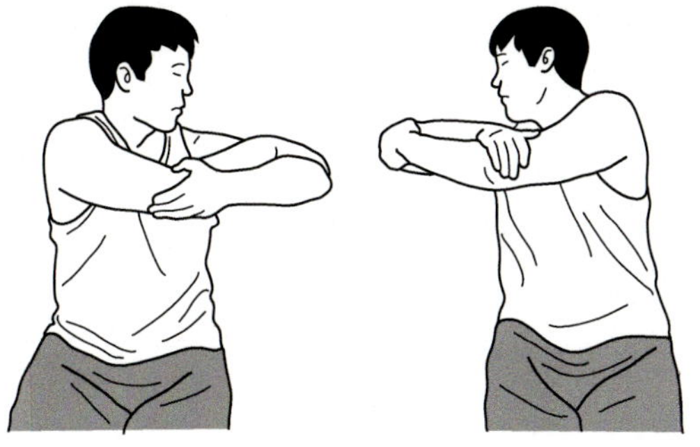

[그림 2-15] 몸 흔들기

팔을 가슴 높이까지 들어올리고 모음, 벌림, 몸통돌림을 수행

높이까지 올리고, 다음에 팔을 90° 이하에서 부드럽게 올림과 내림을 하고, 벌림과 모음을 한다(그림 2-15). 이 동작은 환자 스스로 통증의 역치를 알고 조절할 수 있게 한다. 양손을 깍지 끼고 머리 위로 올리는 것은 통증과 부딪힘증후군을 유발하고, 손목굴인대에 스트레스를 줄 수 있기 때문에 피한다. 자가-ROM운동은 어깨뼈의 가동성이 상실되거나 통증에 주의하지 않는 환자, 너무 빨리 움직이는 환자, 마비 측에 대한 자각이 없는 환자에게는 적절하지 않을 수 있다.

② 체중지지

팔을 편 상태에서 체중지지는 일상생활동작과 거동 동안 사용되는 패턴이다. 효과적인 체중지지 조절은 몸통과 어깨뼈의 충분한 안정성, 능동적인 팔꿈치 폄의 조절, 손바닥 활을 상실하지 않고 체중을 지지하는 손의 능력에 의존한다. 마비쪽 손으로 체중지지를 할 수 있으면, 그 손으로 체중을 지지하는 동안 비마비쪽 손으로 탁자 위를 닦거나 또는 일어나 앉을 때 옆으로 누운 자세에서 마비쪽 손으로 밀면서 앉는다.

③ 정적 쥐기 상태로 작업표면을 따라 물건을 움직이기

다림질, 서랍열기와 닫기, 윤이 나게 닦기, 탁자에서 종이 옮기기와 같은 활동들은 손을 탁자에 있는 물건과 접촉하거나 작업표면에 지지한 상태로 팔을 움직인다. 이런 과제들은 공간에서 팔 뻗기보다 작은 노력을 요구한다. 이런 움직임 패턴은 공간에서 손 뻗기를 위해 사용되는 다양한 근육집단의 근력을 강화한다.

④ 손 뻗기와 조작(reach & manipulation)

손의 사용은 손 뻗기와 조작으로 이루어지는데 손이 물건을 향해 가는 동안 손가락 자세 취하기(shaping)가 실제 쥐기에 앞서 선행된다. 마비쪽 팔은 협응되어 부드럽게 뻗지 못하고 연속적 움직임이 상실되고, 움직임 시간이 길어지고 약화가 나타난다. 환자는 일반적으로 팔의 상동움직임 패턴을 보인다. 이 패턴은 어깨뼈 올림과 고정, 위팔뼈 벌림, 팔꿈치 굽힘, 손목 굽힘으로 특징된다. 다음은 팔을 과제에 통합시키기 위해 사용하는 치료적 활동의 예이다.

㉠ 팔뻗기와 조작 동안 손의 조절을 촉진하기 위해 다양한 크기, 모양의 물건을 사용한다.

㉡ 환자의 수준에 적절한 활동을 선택한다.

㉢ 억제유도운동치료(constraint-induced movement)를 사용한다(표 2-14). 슬링이나 스플린트나 장갑을 이용하여 비마비쪽 팔을 속박하고 마비쪽 팔의 사용을 강화한다(그림 2-16과 17).

㉣ 일상생활활동 동안 체중지지, 팔뻗기 및 조작을 위해 팔을 사용하도록 훈련한다.

㉤ 환자에게 자유도(degree of freedom)의 수, 항중력 조절의 요구 수준, 과제에 수반된 저항에 관련하여 단계적으로 과제를 제공한다.

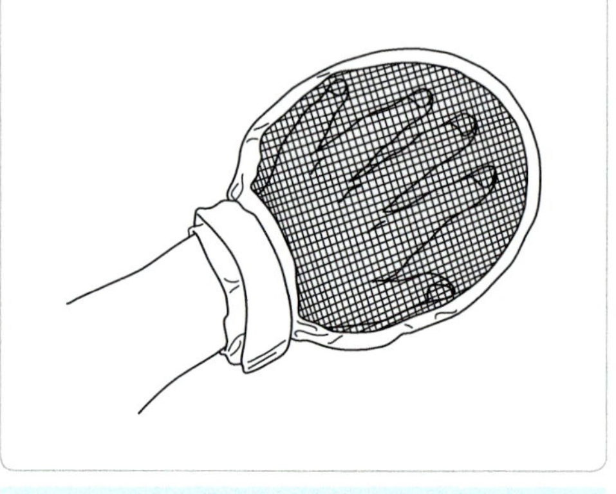

[그림 2-16] 억제유도운동치료 동안 비마비쪽 손을 억제하기 위한 억제장갑

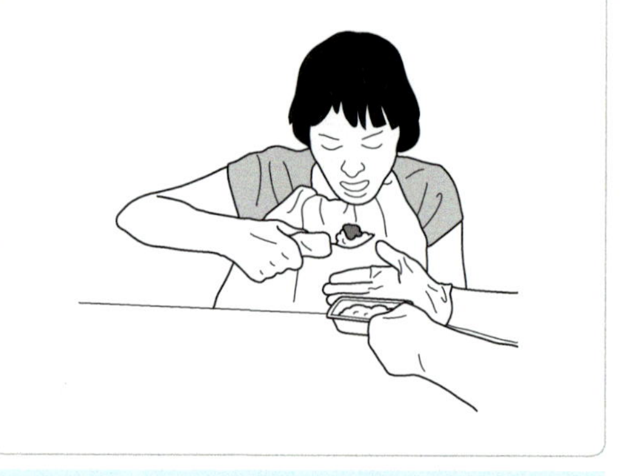

[그림 2-17] 비마비쪽 손을 슬링으로 억제하는 동안 마비쪽 상지로 음식을 먹고 있다.

[표 2-14] 억제유도운동치료(constraint-induced movement therapy)

개념	억제유도운동치료는 편마비 환자가 비마비쪽만을 사용하여 일상생활활동을 수행할 경우 마비쪽의 사용이 적어지게 되고 이렇게 마비쪽을 사용하지 않는 것을 학습하게 되면(learned disuse) 상지기능의 회복이 저해됨에 따라 강제로 마비쪽을 사용하게 함으로써 상지기능의 회복을 촉진시킨다는 개념이다.
대상자의 조건	억제유도운동치료를 할 수 있는 최소한의 조건으로 20° 이상의 손목 폄과 10° 이상의 손가락 폄을 포함한 최소의 수의적 움직임 요구를 충족해야 한다. 결과적으로 운동문제가 덜 심한 환자들에 국한된다. 억제유도운동치료 적용의 제한점으로 환자의 억제에 대한 순응 부족, 제한하는 도구에 의해 야기되는 독립의 제한과 안전성에 대한 관심, 집중적인 훈련시간을 제공하기 위한 시설자원의 결여, 치료비상환에 대한 이해관계 등이 있다.
치료요소	억제유도운동치료는 억제장갑이나 슬링으로 비마비쪽 팔을 억제하고 마비쪽 손을 집중적으로 사용하게 하기 위하여 손 모양 만들기(shaping) 운동을 시킨다. 손 모양 만들기 운동은 목표량을 조금씩 늘려가며 쉬운 동작에서부터 점차 어려운 동작으로 새로운 기술을 습득하거나 재습득하도록 훈련시키는 것이다. 억제유도운동치료의 원래 프로토콜은 비마비쪽을 일과시간 중의 90% 이상 구속하면서 하루 6시간 이상의 작업치료를 2주간 시행하는 것이나, 시간제약의 문제로 적용하기 어려워 하루 5시간 정도 비마비쪽을 구속하면서 3시간의 작업치료를 주당 3회씩 10주간 시행하는 등 여러 변형된 프로토콜을 적용한다. 최근 억제유도운동치료 외에 언어적 단서와 함께 양측 상지를 운동시키는 양측상지 운동치료법이 제시되고 있다.
결과평가	Motor Activity Log, Arm Motor Ability Test, Wolf Motor Function Test, Action Research Arm Test들이 사용된다.

⑤ 기타 팔의 기능 향상을 위한 치료

로봇-보조 운동훈련(robot-assisted motor retraining), 가상현실훈련(virtual reality training) 등이 시도되고 있으나 회복의 기전은 목적 있는 움직임의 반복 훈련에 의한 운동학습이다. 로봇을 이용한 치료는 컴퓨터의 타겟을 향하여 로봇 팔을 움직이는 훈련을 반복하는 것으로 로봇은 일부 팔다리의 운동을 돕고, 운동학적 또는 운동형상학적 촉각되먹임을 제공한다(Masiero 등, 2007). 거울치료(mirror therapy)는 거울에 반영된 비마비쪽 사지의 움직임이 마비쪽 사지의 움직임인 것처럼 시각 정보를 제공하여 마비쪽 사지의 기능을 증진시키는 방법으로(Stevens & Stoykov, 2003) 상대적으로 새로운 치료 중재 방법이다.

(9) 감각

감각장애에 대한 치료로 교정접근과 보상접근을 사용한다. 교정접근이나 감각재훈련은 순서화된 촉각자극과 환자의 반응, 정확한 피드백과 연습을 수반한다. 보상접근은 감각상실이 있는 부위의 보호를 위해 남아있는 감각들로 대체하는 것을 수반한다. 감각재훈련은 수의적 움직임이 없고, 시야 무시나 인지기능이 좋지 않은 환자를 위해서는 비현실적이다.

감각재교육프로그램은 감각상실의 특성과 범위를 조사하고, 학습을 촉진하기 위해 환자에 흥미 있는 감각과제들을 선택하고, 시각과 마비쪽 손의 사용을 촉진하는 것들을 포함한다. 감각의 반복자극을 위해 가급적 빨리 일상생활활동에 마비쪽 손을 사용하도록 장려한다.

(10) 언어기능

언어장애의 치료는 주로 언어치료사가 책임지며, 작업치료사는 실어증 환자의 의사소통과 의미있는 상호작용을 촉진한다. 언어를 촉진하는 기회로 통상적인 일상생활활동을 이용한다. 환자에게 활동을 설명할 때 그 활동을 수행해보게 함으로써 설명이 이해되었는지 확인할 수 있다. 작업치료사가 보호자와 환자와 함께 사용할 수 있는 방법은 다음과 같다.

① 이해는 한 사람이 말할 때 촉진된다. 외부적인 소음은 혼란을 초래한다.
② 질문의 표현은 환자가 반응하기 쉽게 신중한 표현으로 질문한다. 예로, "예-아니요"와 "~이거나 또는 ~이거나" 양자택일하는 질문을 사용한다.
③ 환자의 이해를 돕기 위해 말과 함께 제스처나 시각적 단서를 사용한다.
④ 환자와 말할 때 간단하고, 짧고, 구체적인 문장을 사용한다.
⑤ 의사소통을 서두르지 않으며 인내하고 느긋한 태도를 갖는다.
⑥ 환자가 반응할 시간을 준다.
⑦ 결코 반응을 강요하지 않는다.

(11) 시각기능

뇌졸중 환자의 시각장애는 교정접근이나 보상접근을 사용하며, 환자에게 맞는 접근방법을 결정한다. 교정접근은 시각 기능장애의 치료는 눈 유연체조, 고정, 훑어보기, 시각운동 기술, 양측 통합에 초점을 둔다. 보상접근이나 적응기술은 작업거리의 변화, 프리즘의 사용, 운전을 위한 적응, 읽기를 위한 적응, 조명의 변화, 크게 인쇄된 글씨의 사용 등을 포함한다.

시지각장애에 대한 치료가 효과적이려면 환자는 자신의 장애를 인식해야 한다. 자신의 장애에 대한 자각을 증가시키기 위해 치료사는 객관적 평가결과를 환자와 공유하고, 기능에서 시각장애의 효과에 대해 피드백을 주고, 환자가 수행의 오류를 인식하고 교정하도록 가르치는 것이 제안된다. 시지각 능력들을 증진시키기 위해 무시된 공간에 대해 자각하도록 하고, 과제-특이적 활동을 수행하고, 기능 활동을 성취하기 위해 지속적 전략을 사용한다. 보다 상세한 내용은 1장을 참조한다.

(12) 지각 및 인지기능

① 실행증

실행증의 치료는 손으로 움직임을 가이드 하고, 자동반응을 일깨우기 위한 상황과 사물을 단계적으로 반복하여 사용하고, 과제 요소들을 명백하게 설명하고, 후방연쇄(backward chaining)를 사용하고, 환자의 평소 상황이나 일과에 되도록 밀접한 활동들을 실습하는 것 등이 있다. 하고 있거나 해야 할 행동을 말하게 하는 것은 과제에 필요한 동작들을 순서화 하고 잘못을 확인하도록 돕고, 보속증을 감소시킬 수 있다. 예로 "나는 치약뚜껑을 열었습니다. 지금 칫솔에 치약을 묻힐 것입니다."라고 말하게 한다.

② 지각 및 인지장애

뇌졸중 후 지각과 인지문제의 치료는 교정접근이나 보상접근으로 다루어진다(표 1-20). 교정접근은 특정 요소기술의 증진에 중점을 두는데, 예로 음식준비 동안 특정 요소기술을 훈련시키기 위해 환경과 과제를 조작한다(표 2-17). 보상접근은 환경을 개조하고 과제를 수정하고 보상전략을 사용한다. 예로 옷 입기 동안 이것에 영향을 미치는 인지장애들에 대해 보상전략을 사용할 수 있다(표 2-18). 기억, 순서화나 조직화 장애를 위해 기억일지, 체크리스트, 도표와 같은 시각적 보조기구를 사용하고, 집중장애를 위해 환경을 단순화 하는 것과 과제를 등급화 할 수 있다.

[표 2-17] 음식준비동안 요소기술을 훈련시키기 위한 환경 및 과제 조작

공간 무시 (spatial neglect)	양측 시야에 재료를 놓는다. 좌-우측 버너의 사용을 필요로 하는 과제를 선택한다.
전경 배경 (figure-ground)	흩뜨려져 있는 서랍에 필요한 용구를 배치한다. 카운터의 색상에 배합하는(match되는) 용구를 사용한다.
공간 장애 (spatial dysfunction)	한 용기로부터 다른 용기로 재료를 따를 수 있는 품목들을 준비한다. (예로, 물 단지에 물을 채우거나 사발에 파스타를 쏟는다).
운동 실행증 (motor apraxis)	음식 품목의 조작을 필요로 하는 조리법을 선택한다. 사지의 원위부위 조정을 필요로 하는 조리법을 선택한다(예로, 국자, 휘젓는 기구의 사용).

[표 2-18] 옷 입기에 관련된 인지장애를 위한 보상전략의 예

공간 무시 (spatial neglect)	장롱과 서랍의 우측에 필요한 옷을 배치한다. dressor를 방의 우측으로 이동시킨다.
운동 실행증 (motor apraxis)	단추 없는 느슨한 옷을 이용한다. 벨크로 잠금장치(velcro closure)를 사용한다.
공간 장애 (spatial dysfunction)	올바른 방위를 알기 위해 앞에 상징이 있는 셔츠를 사용한다. 올바른 방위에 옷을 배치한다.

치료접근 선택을 결정할 때 훈련의 학습가능성, 과제에 대해 새로운 접근을 배우는 데 필요한 반복수와 시행하는 학습전이(transfer of learning)의 종류를 고려한다. 학습전이는 다음의 방법으로 촉진될 수 있다.

㉠ 치료환경을 다양하게 하는 것
㉡ 과제의 특성을 다양하게 하는 것
㉢ 환자가 어떻게 정보를 처리하는지 알게 돕는 것
㉣ 정보처리 전략을 가르치는 것
㉤ 새로운 학습을 이전의 학습된 기술과 연관시키는 것

학습전이의 정도는 고유의 과제와 다른 과제특성들의 수에 의하여 정의된다(표 2-19와 표 1-26). 과제특성들의 예로 공간적 지남력, 제시방법(예, 청각이나 시각), 움직임 요구와 환경적 배경 등이 있다.

[표 2-19] 학습전이(transfer of learning)의 정도

정 도	설 명
가까운 전이(near)	하나에서 두 가지 특성이 다른 두 가지 과제사이의 전이
중간 전이(intermediate)	3~6 가지 특성에 의한 다양한 과제에 대한 학습전이
먼 전이(far)	개념적으로 유사하지만 공통적인 특성은 하나 있거나 또는 특성이 없는 과제
매우 먼 전이(very far)	일상생활에 대해 치료에서 배운 것을 자발적으로 적용하는 것

(13) 삼킴기능

삼킴장애가 있으면 흡인성 폐렴의 위험이 높기 때문에, 정확한 검사결과를 기반으로 음식의 점도 조절, 인두근육의 훈련 등을 통하여 치료를 실시한다. 최근에는 삼킴장애 치료기구인 Vitalstim가 널리 사용되고 있는데 이것은 마비된 인후두의 근육을 전기적으로 자극하며 식사 전이나 동안에 사용될 수 있다.

(14) 심리적 적응

많은 뇌졸중 환자들은 자신의 장애가 완치될 수 있다고 생각하지만 시간이 지나면서 후유장애가 있을 수 있다고 깨닫게 된다. 치료사는 뇌졸중 후 기능회복의 예후가 어떤지 객관적으로 논의함으로써 이것에 대해 접근한다. 환자 및 가족의 교육은 정직하면서도 희망을 없애지 않는 방법으로 이루어져야 한다. 가족이 장애와 그것의 의미를 알고 이해한다면 환자들이 장애에 적응하는데 도움이 된다. 치료적 그룹 활동이 도움이 될 수 있다.

심리적 적응은 환자의 능력과 기술과 관련이 있다. 환자가 잔여 능력과 새로운 능력이 남아있으며 초기에는 불가능하다고 생각했던 많은 일상생활기술과 활동들을 성공적으로 수행하는 것을 발견함으로써 환자의 정신건강과 사고방식을 향상시킬 수 있다.

(15) 일상생활활동

뇌졸중 환자의 ADL 훈련은 간단한 과제로 시작하고 능력이 향상됨에 따라 점차 난이도를 증가시킨다. 자조생활 기술 성취의 단계가 있다. 한 연구에 의하면 뇌졸중 환자들이 가장 도움을 필요로 하는 활동은 목욕하기, 옷 입기, 계단오르내리기이다. 적응도구들은 과제를 수행하는 다른 방법들이 효과가 없을 때 사용된다. 도구는 안전성과 신뢰성이 증명되고, 환자와 보호자는 이것의 올바른 사용에 대해 훈련되어야 한다.

환자가 진전됨에 따라 BADL 외의 작업수행 과제들이 다루어진다. 가사, 집 관리, 지역사회 거동과 같은 IADL들은 BADL보다 높은 수준의 문제-해결 및 사회기술을 필요로 하며, 물리적, 사회적 환경과 많은 상호작용을 포함한다.

① 식사하기

한손으로 음식을 고정하고 자르는 동작을 수행하기 위해 보조도구가 필요하다. 로커나이프(rocker knife)를 이용하거나(그림 2-18), 못이 있는 커팅보드를 사용한다(그림 2-19). 로커나이프를 사용할 경우 엄지와 셋째, 넷째, 다섯째 손가락으로 손잡이를 잡고 둘째손가락은 편 상태로 칼 등을 잡아 흔들기 동작으로 음식을 자른다.

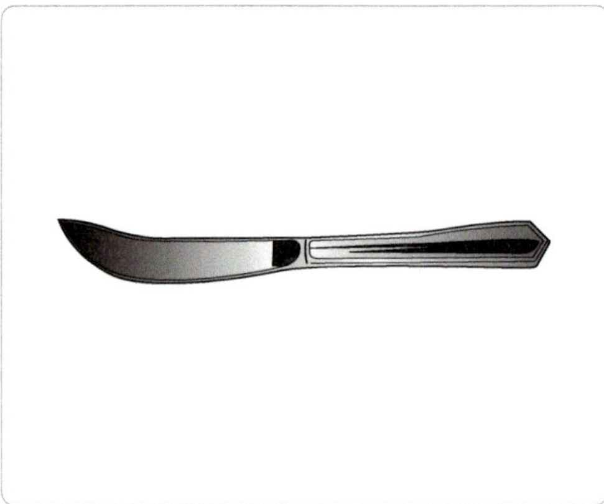

[그림 2-18] 로커나이프

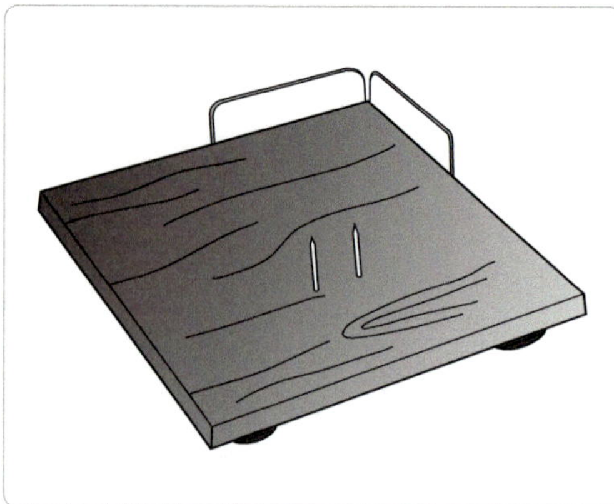

[그림 2-19] 못이 있는 커팅보드

② 몸단장하기

몸단장하기에서 비마비쪽 팔의 관리와 양 손 활동이 가장 힘들다. 비마비쪽 손톱은 고정형 손톱깎이와 작은 흡착형 브러시에 의해 깨끗이 하고(그림 2-20과 21), 면도는 안전을 위해 전동면도기를 이용한다. 머리 빗질은 벽부착형 헤어드라이어를 사용한다.

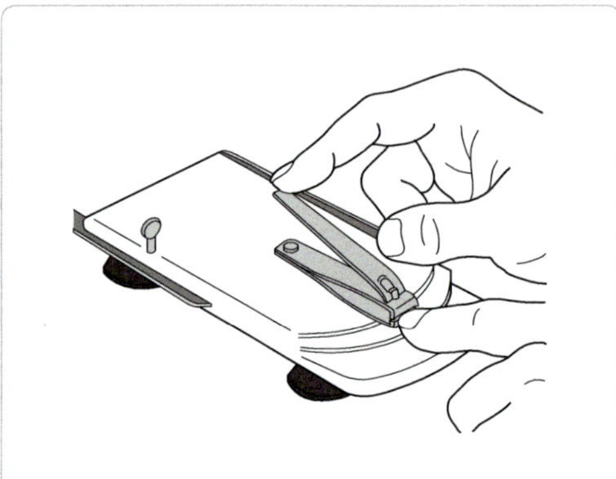

[그림 2-20] 고정형 손톱깎이를 이용하여 비마비측 손톱을 깍는다.

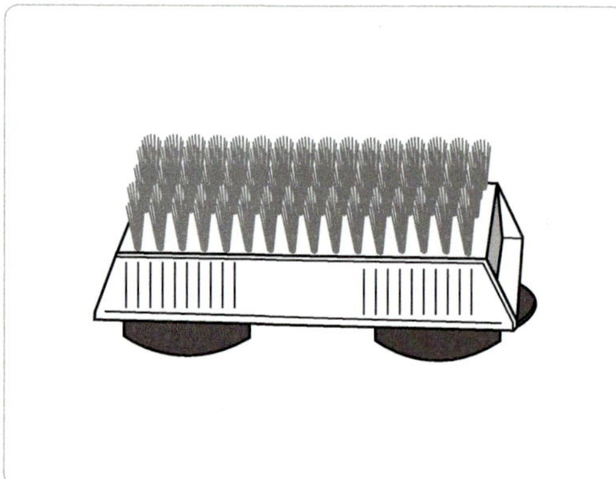

[그림 2-21] 흡착식 브러시

③ 화장실 처리

Bed-pan은 사용하기 어색하고 몸 전체에 심한 경직성 반응을 유발시킬 수 있기 때문에 가급적 피한다. 변기 좌석이 낮으면 환자가 일어서기 힘들기 때문에 좌석을 높이는 도구(raised toilet seat)를 변기 위에 부착시키면 일어나고 앉기가 쉬워진다. 안정을 위해 화장실 벽에 안전손잡이를 부착한다. 서기 균형이 나쁠 경우 비마비쪽 손으로 안전손잡이를 잡기 때문에 바지를 벗기 힘들다. 따라서 일어서기 전에 바지의 지퍼를 미리 풀어 놓고 마비쪽 손을 바지주머니에 집어넣은 상태로 안전손잡이를 일어서게 한다. 그러면 중력에 의해 바지가 벗겨지며 마비쪽 손을 주머니에 넣은 것으로 인해 바지가 무릎 밑으로 내려가는 것을 방지하게 된다. 소대변의 일을 마친 후 완전히 닦였는지 확인하도록 한다.

일부 환자들은 감각의 상실로 인해 대소변을 비우는 것을 잊어버리기 때문에 실금을 보인다. 따라서 대소변훈련프로그램을 통해 이것을 조절하는 것을 배울 수 있다.

④ 목욕하기

비마비쪽의 위팔과 등을 씻을 경우 비누가 달린 손잡이의 목욕스펀지를 사용한다. 비마비쪽의 아래팔은 마비쪽 손에 목욕장갑을 끼워 닦거나 비누에 싼 수건을 무릎 사이에 놓고 팔을 문질러 닦는다. 이외에 끈달린 비누나 액상비누나 바디 샴푸를 사용하는 것이 편리하다.

⑤ 옷 입고 벗기

편마비 환자는 옷을 입기 위해 10초 동안 도움 없이 서 있고, 아래쪽으로 손을 뻗을 때 균형을 유지할 수 있어야 하며, 인지, 자각능력도 필요하다. 하의 옷 입기는 운동능력과, 상의 옷 입기는 인지지각능력과 더욱 관련이 있다. 편마비 환자에게 어려운 옷 입기 동작은 바지 올려 입기, 구두끈 매기, 마비쪽 발 양말신기와 신발신기로 균형문제 때문이라고 생각된다. 균형이 문제일 경우 환자는 휠체어나 팔걸이의자에 앉아서 옷을 입고, 신발을 집기 위해 리처(reacher)를 사용한다. 잠금장치는 간단한 것을 선택한다. 브래지어는 앞에서 채우는 것을, 스커트는 단추보다 벨크로 끈을 사용하며, 신발은 일반 끈 보다 벨크로를 사용하는 것이 좋다. 남자 바지는 벨트보다 바지 멜빵을 사용하고, 단추보다 위 부위를 벨크로로 채우고 지퍼를 사용한다. 몸집이 크고 균형이 좋지 않은 여자 환자는 몸에 두르는 스커트가 실용적인데 앉았을 때도 쉽게 입고 벗을 수 있다. 모든 옷은 타이트하지 않게 정상보다는 약간 큰 옷을 선택한다. 옷 입기 기술을 위한 보상방법으로 한 손기술을 사용한다(그림 2-22). 옷 입고 벗기의 순서는 마비쪽 팔다리를 먼저 입고, 벗을 때는 나중에 벗는다. 단추를 잠그는 것은 아래부터 잠그기 시작한다.

NDT접근을 이용할 경우 상의 옷 입기 동안 팔의 경직을 억제하기 위해 몸을 앞으로 굽

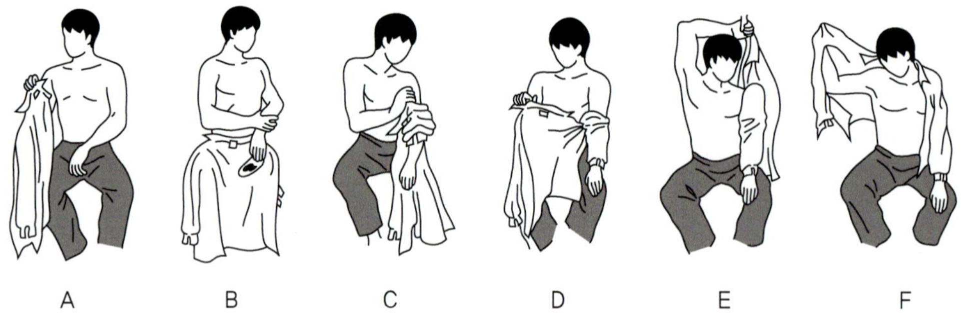

[그림 2-22] 왼쪽 편마비 환자의 셔츠입기

히고 마비쪽 팔을 앞으로 늘어뜨린 상태에서 옷을 입는다(그림 2-23). 이 자세에서 어깨의 내밈과 중력이 팔의 굽힘근시너지를 억제한다. 바지를 입는 동안 마비쪽 팔은 무릎 위에 놓지 않고 매달리게 놓거나 가능하다면 마비쪽 손을 사용하게 한다. 신발을 신기 위해 양손으로 마비쪽 다리를 들어 다른 다리 위에 교차시켜 올려놓은 상태로 신발을 신는다(그림 2-24). 그 후 비마비쪽 다리를 마비쪽 다리 위로 올려놓아 신발을 신는다. 따라서 대칭적 패턴의 운동을 배우게 된다.

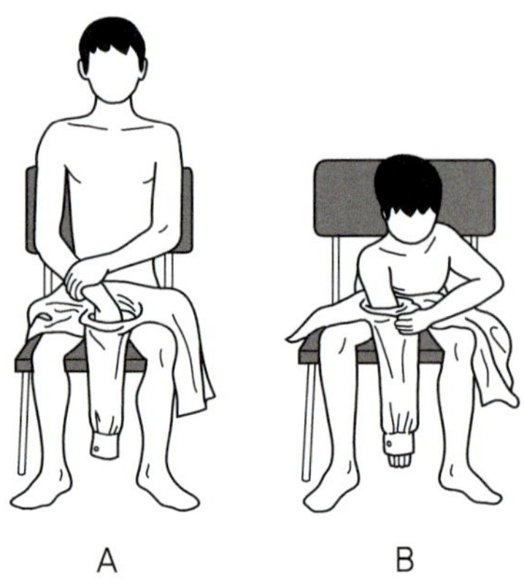

[그림 2-23] 옷입기 동안 팔의 경직을 억제하는 방법

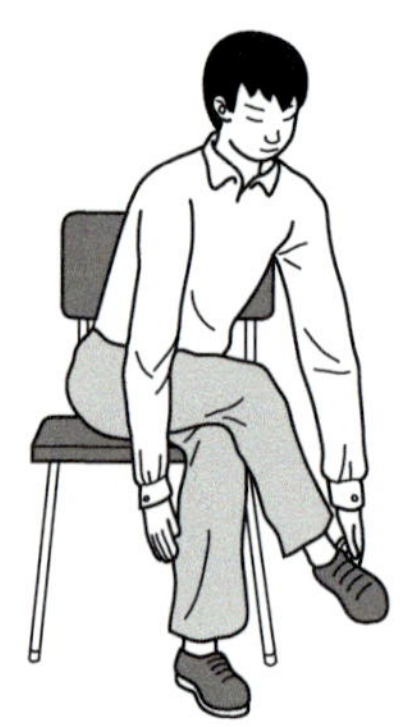

[그림 2-24] 신발을 신는 동안 적당한 자세

⑥ 쓰기

한 손으로 글씨를 쓸 때 문제는 종이를 고정하는 것이다. 이것은 클립보드, 테이프, 누름 도구들, 마비쪽 팔을 이용하여 고정한다. 우세손이 마비될 경우 비우세손으로 글씨쓰기를 연습한다.

⑦ 이동하기

편마비 환자를 위해 적절한 자세를 유지하고, 양 발에 균등한 체중지지를 하고, 정상에 가까운 움직임으로 이동을 수행하도록 한다. 환자가 충동성, 안전에 대한 판단부족과 같은 인지장애나 행동장애가 있을 경우 이동을 위해 구두 조언이나 신체적 가이드를 제공한다.

⑧ 성적 활동(sexuality)

환자에게 성적 문제를 표현하도록 장려하고, 성의 문제들이 공통적이며 뇌졸중 후 성활동이 금기가 아니라는 것을 설명한다. 또한 성에 대한 지식을 증진시키기 위해 자원을 제공하고, 배우자 간에 열린 대화를 조장하고, 자세나 타이밍의 변화와 같은 적응을 제안하고, 자격 있는 전문가에게 의뢰할 수 있다.

⑨ 운전

운전을 재개하는 능력은 환자가 지역사회에서 독립을 유지하고 고립을 피하기 위해 중요하다. 운전은 환자가 집으로 퇴원하고 자조생활과 단거리 거동에 만족할만한 수준의 독립을 성취할 때 다루어진다. 뇌졸중으로 인한 운동장애는 차량, 보조도구와 기술로 보상될 수 있지만 지각 및 인지장애는 운전 안전에 심각한 영향을 미친다. 환자가 운전을 재개하는 능력을 결정하는 표준화된 평가과정은 없지만 일반적으로 시각탐색, 시각집중, 높은 수준의 시각-인지 기술, 주의산만, 문제해결, 지시를 따르는 능력을 검사하는 예비운전검사, 운전시뮬레이터 검사, 코스와 도로 검사를 포함한다.

운전-관련 장애에 대한 훈련은 잠재된 손상을 교정하고, 차-내 운전재훈련, 운전시뮬레이터 훈련을 수반한다. 광범위한 시각탐색, 주변시각 자각, 시각집중과 시각운동 반응시간을 훈련하도록 고안된 Dynavision의 사용도 뇌졸중 환자에 도움이 된다. 장애인이 운전을 재개하는 능력에 대한 결정은 법에 의존한다.

(16) 일 활동

직장복귀를 원하는 환자를 위해 직업-전 또는 직업 평가, 직무준비훈련과 일의 수정이 필요하다. 직장복귀를 예측하는 요인은 자조생활의 독립, 보행능력, 젊은 나이, 높은 학력, 작업수준, 안정된 결혼 상태, 언어와 인지능력의 보전 등이다.

(17) 여가 및 오락 활동

뇌졸중 환자는 직장에 복귀하지 못하는 것 때문에 여가시간이 증가하지만 여가 및 오락 활동의 감소를 보인다. 환자에게 가치 있는 여가활동을 확인하고, 조장하며 여가나 오락활동을 치료에 통합시킨다. 환자의 여가와 오락을 촉진하는 방법은 집이나 지역사회의 물리적 장애를 극복하고, 가치 있는 활동에 대한 적응, 환자능력에 적합한 새로운 여가활동의 소개, 유용한 지역사회 자원에 관한 교육과 고취 등이 있다. 여가활동 참여에 영향을 주는 요인들은 가족과 사회의 후원, 수송이나 재정적 장애, 변화된 여가수행에 대한 태도, 유용한 자유시간의 양이다.

[부록]

미국국립보건원뇌졸중척도

(National Institutes of Health Stroke Scale)

21–42점	중증 신경학적 손상
16–20점	중등도~중증 신경학적 손상
5–15점	중등도 신경학적 손상
1–4점	경도 손상

미국국립보건원뇌졸중척도(National Institutes of Health Stroke Scale, NIHSS)

수준	검사항목	척도정의
1A	의식수준	0 의식이 명료, 예민하게 반응함
		1 의식이 명료하지 않으나, 적은 자극에 각성이 되며 응답 또는 반응을 함
		2 의식이 명료하지 않으며, 집중을 얻기 위하여 반복자극이 필요하거나 의식이 둔화되어 있어서 움직임을 얻기 위하여 (상동적 움직임이 아닌) 강한 자극이나 통증 자극이 필요함
		3 반사적인 운동 또는 자율효과에 의한 반응만을 보이거나 완전 무반응, 이완 또는 무반사 상태
1B	의식수준질문(2)	0 두가지 질문에 정확하게 대답함
		1 한가지 질문에만 정확하게 대답함
		2 두가지 질문 모두에 정확하게 대답하지 못함
1C	의식수준지시(2)	0 두가지 지시를 정확하게 수행함
		1 한가지 지시만 정확하게 수행함
		2 두가지 지시 모두 수행하지 못함
2	주시능력	0 정상
		1 부분적인 응시마비. 응시가 한쪽 또는 양쪽 안구에서 있지만, 강제적인 편향이나 완전 주시마비가 없는 경우에 해당한다.
		2 강제적인 편향 또는 완전 주시마비가 있으며 안구두부 움직임에 의해 극복되지 못하는 경우
3	시야	0 시야상실 없음
		1 부분적 반맹
		2 완전 반맹
		3 양쪽 반맹(대뇌맹을 포함한 시력상실)
4	안면마비	0 정상, 대칭적 운동
		1 경미한 마비(코, 입술 주름이 편평해짐, 웃을 때 비대칭)
		2 부분적 마비(얼굴 하부의 완전마비 또는 거의 완전마비)
		3 한쪽 또는 양쪽의 환전마비(얼굴 상부 및 하부 움직임이 전무함)

5	팔의 운동	0 하락이 없음. 팔을 90°(혹은 45°)에서 10초 동안 유지함
		1 하락 있음. 팔을 90°(혹은 45°)에서 유지는 하나, 10초가 되기 전에 떨어짐. 침상이나 다른 지지물을 건드리지는 않음
		2 중력에 대해 약간의 저항이 있음. 지시에 따라 팔을 90°(혹은 45°)까지 들어 올리지 못하거나 유지를 못함. 침상까지 떨어짐. 그러나 중력에 대한 약간의 노력이 있음
		3 중력에 대한 저항이 없음. 팔이 떨어짐
		4 약간의 근수축도 보이지 않음
6	다리의 운동	0 하락이 없음. 다리를 30°에서 5초 동안 유지함
		1 하락 있음. 다리가 검사 중 하락하나 침상에 닿지는 않음
		2 중력에 대한 약간의 저항이 있음. 다리가 5초 안에 하락하지만 중력에 대한 약간의 저항이 있음
		3 중력에 대한 저항이 없음. 다리가 바로 침상에 떨어짐
		4 약간의 근수축도 보이지 않음
7	사지 운동실조	0 없음
		1 사지 중 하나에서 존재
		2 사지 중 둘에서 존재
8	감각	0 정상: 감각 소실이 없음
		1 경도 내지 중등도의 감각 소실: 환자는 환측에서 핀찌르기에 대해 덜 뾰족하거나 둔하게 느낌. 환자가 핀찌르기에 대해 닿는 느낌은 있으나 표재성 통증은 없음
		2 중증 혹은 감각소실: 환자는 안면, 팔 및 다리에서 닿은 것을 인식하지 못함
9	언어능력	0 실어증 없음. 정상
		1 경도 내지 증등도의 실어증: 유창성이나 이해력에 어느 정도 명백한 소실이 있으나, 생각의 표현이나 표현의 형태에 심각한 제한은 없음. 언어표현 또는 이해력의 감소로 제공된 자료에 대한 대화가 어렵거나 불가능함. 주어진 자료로 검사를 할 때 검사자가 환자의 반응을 통해 그림이나 카드 이름을 알 수 있음
		2 중증의 실어증. 모든 의사소통이 단편적인 표현으로만 이루어짐. 듣는 사람의 추리, 질문, 추축이 매우 필요함. 교환될 수 있는 정보의 범위가 제한됨. 듣는 사람에게 의사소통이 부담스러움. 검사자는 환자의 반응을 통해 제공된 자료를 알아낼 수 없음
		3 벙어리. 완전실어증. 언어나 청각적 이해가 불가능함
10	구음장애	0 정상
		1 경도 내지 중등도. 일부 단어를 불분명하게 발음하거나 최소한 힘들게나마 알아들을 수 있음
		2 중증. 실어증이 없으나 발음이 매우 불분명하여 알아들을 수 없음. 또는 구음장애 상태
11	부주의 장애	0 이상 소견 없음
		1 시각, 촉각, 공간 또는 사람에 대한 부주의 상태나 소멸현상이 한 가지 이상의 감각에서 나타난다.
		2 중증의 편측 부주의 상태 또는 2개 이상의 감각기능에 대한 편측-부주의 상태. 자신의 손을 인식하지 못하거나 공간의 한쪽만을 지각하는 상태이다.

Berg Balance Scale

1. Sitting to standing
   설명: 일어서세요. 지지를 위해 손을 사용하지 마세요.
   (4) 손을 사용하지 않고 독립적으로 안정시키며 설 수 있다.
   (3) 손을 사용하여 독립적으로 설 수 있다.
   (2) 여러 번 시도 후에 손을 사용하여 설 수 있다.
   (1) 일어서거나 안정시키기 위해 최소 도움(minimal assist)이 필요하다.
   (0) 일어서기 위해 중등도(moderate) 또는 최대 도움(maximal assist)이 필요하다.

2. Standing unsupported
   설명: 잡지 말고, 2분 동안 서 계세요.
   (4) 안전하게 2분 동안 서 있을 수 있다.
   (3) 감독과 함께 2분 동안 서 있을 수 있다.
   (2) 지지 없이 30초 동안 서 있을 수 있다.
   (1) 지지 없이 30초 동안 서기 위해 여러 번의 시도가 필요하다.
   (0) 도움 없이 30초 동안 서 있을 수 없다.

   만약 대상자가 안전하게 2분 동안 서 있을 수 있으면, sitting unsupported에 대해 최대 등급을 매기고, standing to sitting의 자세변화로 진행한다.

3. Sitting unsupported feet on floor
   설명: 2분 동안 팔을 포개고 앉으세요.
   (4) 2분 동안 안전하고 안정되게 앉을 수 있다.
   (3) 감독 하에 2분 동안 앉을 수 있다.
   (2) 30초 동안 앉을 수 있다.
   (1) 10초 동안 앉을 수 있다.
   (0) 10초 동안 보조 없이 앉을 수 없다.

4. Standing to sitting
   설명: 앉으세요.
   (4) 손을 최소한 사용하여 안전하게 앉는다.
   (3) 손을 사용함에 의해 몸의 하강을 조절한다.
   (2) 몸의 하강을 조절하기 위해 의자에 대해 다리 뒤를 기댄다.
   (1) 독립적으로 앉지만 몸의 하강을 조절할 수 없다.
   (0) 앉기 위해 도움이 필요하다.

5. Transfers
   설명: 의자에서 침대로 이동하세요. 다시 이동하세요. 편도로 팔 받침대가 있는 의자를 향해 그리고 편도로 팔 받침대 없는 의자를 향해 이동하세요.
   (4) 손을 매우 최소한 사용하여 안전하게 이동할 수 있다.
   (3) 손의 일정한 사용으로 안전하게 이동할 수 있다.
   (2) 구두 단서 및/또는 감독과 함께 이동할 수 있다.

(1) 한 사람의 도움이 필요하다.
(0) 안전을 위해 두 사람의 도움이 필요하다.

6. Standing unsupported with eyes closed
설명: 눈을 감고, 10초 동안 움직이지 않고 서 있으세요.
(4) 안전하게 10초 동안 서 있을 수 있다.
(3) 감독과 함께 10초 동안 서 있을 수 있다.
(2) 3초 동안 서 있을 수 있다.
(1) 3초 동안 눈을 감고 있을 수 없다. 그러나 안정되게 유지한다.
(0) 넘어지지 않고 유지하기 위해 도움이 필요하다.

7. Standing unsupported with feet together
설명: 발들을 모아서 놓고, 잡지 말고 서세요.
(4) 독립적으로 발을 모을 수 있고, 안전하게 1분 동안 서 있을 수 있다.
(3) 독립적으로 발을 모을 수 있고, 감독과 함께 1분 동안 서 있을 수 있다.
(2) 독립적으로 발을 모을 수 있지만, 30초 동안 유지할 수 없다.
(1) 자세를 취하는데 도움이 필요하다. 그러나 발을 모으고 15초 동안 서 있을 수 있다.
(0) 자세를 취하는데 도움이 필요하고, 15초 동안 유지할 수 없다.

다음 항목들은 지지 없이 서 있는 동안 수행되어 진다.

8. Reaching forward with outstretched arm
설명: 팔을 90° 들어 올리세요. 손가락을 피고 할 수 있는 한 멀리 앞으로 손을 뻗으세요.(팔이 90°로 있을 때, 검사자는 손가락 끝에 줄자를 댄다. 앞으로 팔을 뻗는 동안 손가락은 줄자에 닿지 않아야 한다. 대상자가 가장 앞으로 기울인 자세로 있는 동안 손가락을 앞으로 뻗은 거리를 측정하여 기록한다.)
(4) 자신 있게 10 inch 이상을 앞으로 뻗을 수 있다.
(3) 안전하게 5 inch 이상을 앞으로 뻗을 수 있다.
(2) 안전하게 2 inch 이상을 앞으로 뻗을 수 있다.
(1) 앞으로 뻗을 수 있다. 그러나 감독이 필요하다.
(0) 넘어지지 않고 유지하기 위해 도움이 필요하다.

9. Pick up object from the floor
설명: 발 앞에 위치한 신발/슬리퍼를 집으세요.
(4) 안전하고 쉽게 신발을 집을 수 있다.
(3) 신발을 집을 수 있다. 그러나 감독이 필요하다.
(2) 집을 수 없다. 그러나 신발로부터 1~2inch까지 손을 뻗을 수 있고, 독립적으로 균형을 잡을 수 있다.
(1) 집을 수 없고, 시도하는 동안 감독이 필요하다.
(0) 시도할 수 없다. 넘어지지 않고 유지하기 위해 도움이 필요하다.

10. Turning to look behind/over left and right shoulders
설명: 얼굴을 돌려 왼쪽 어깨 넘어 뒤로 보세요. 오른쪽으로 반복하세요.
(4) 양쪽으로부터 뒤를 볼 수 있고, 체중을 잘 이동한다.
(3) 오직 한쪽으로만 뒤를 볼 수 있다. 다른 쪽으로는 덜 체중 이동한다.
(2) 오직 옆으로만 돌린다. 그러나 균형을 유지한다.

(1) 돌릴 때 감독이 필요하다.
(0) 넘어지지 않고 유지하기 위해 도움이 필요하다.

11. Turn 360 degrees
설명: 한 바퀴 완전히 도세요. 잠시 멈추세요. 다음에 다른 방향으로 한 바퀴 도세요.
(4) 각 방향으로 4초 내에 안전하게 360° 돌 수 있다.
(3) 4초 내에 오직 한 방향으로만 360° 돌 수 있다.
(2) 360° 돌 수 있지만 느리다.
(2) 가까운 거리의 감독이나 구두 단서가 필요하다.
(0) 도는 동안 도움이 필요하다.

지지 없이 서 있는 동안 역동적 체중이동
12. Stool touch
설명: 각 발을 stool 위에 교대로 놓으세요. 각 발이 4회씩 stool에 닿을 때 까지 계속하세요.
(4) 독립적으로 안전하게 서서, 20초 내에 8 스텝을 완수할 수 있다.
(3) 독립적으로 서서, 20초 지나서 8 스텝을 완수할 수 있다.
(2) 감독과 함께 보조기구 없이 4 스텝을 완수할 수 있다.
(1) 최소 도움(minimal assist)과 함께 2 스텝 이상을 완수할 수 있다.
(0) 넘어지지 않고 유지하기 위해 도움이 필요하고, 시도할 수 없다.

13. Standing unsupported, one foot in front
설명: (대상자에게 시범을 보인다) 한 발을 다른 발 앞에 놓으세요. 만약 발을 바로 앞에 놓을 수 없다고 생각되면, 앞쪽 발의 뒤꿈치가 다른 발의 발가락의 앞에 있도록 전방으로 충분히 멀리 발을 옮긴다.
(4) 독립적으로 한쪽 발의 발가락 끝에 다른 쪽 발의 뒤꿈치를 붙이고, 30초 동안 유지할 수 있다.
(3) 독립적으로 한 발을 다른 발 앞에 놓고, 30초 동안 유지할 수 있다.
(2) 독립적으로 작은 발걸음을 옮기고, 30초 동안 유지할 수 있다.
(1) 발걸음을 옮기는데 도움이 필요하다. 그러나 15초 동안 유지할 수 있다.
(0) 발걸음을 옮기거나 서 있는 동안 균형을 잃는다.

14. Standing on one leg
설명: 잡지 않고 할 수 있는 한 오랫동안 한 다리로 서 계세요.
(4) 독립적으로 다리를 들고, 10초 이상 유지할 수 있다.
(3) 독립적으로 다리를 들고, 5~10초 동안 유지할 수 있다.
(2) 독립적으로 다리를 들고, 3초 이상 유지할 수 있다.
(1) 다리를 들려고 시도한다.; 3초 동안 유지할 수 없다. 그러나 독립적으로 선 자세를 유지한다.
(0) 시도할 수 없거나 넘어지는 것을 방지하기 위해 도움이 필요하다.

TOTAL SCORE ______ / 56

Function in Sitting Test

1. 앞쪽 밀기 Anterior nudge
   - 경고 없이, 가벼운 압박으로 환자의 복장뼈를 한 번 민다.

2. 뒤쪽 밀기 Posterior nudge
   - 경고 없이, 가벼운 압박으로 환자의 어깨뼈 가시들 사이를 한 번 민다.

3. 가쪽 밀기 Lateral nudge
   - 경고 없이, 한 번 가벼운 압박으로 환자의 우세 쪽/강한 쪽을 한 번 민다.

4. 정적 앉기 Static sitting
   - "당신의 손을 무릎 위에 놓고 앉으세요."
   - 검사자는 30초 시간을 측정한다.

5. 앉아서 머리를 좌우로 흔듦 Sitting, move head side to side
   - 균형을 유지하기 위해 손을 필요로 하는 경우 외에는 손들을 사용하지 않고 앉기를 유지하세요. 내가 오른쪽을 보라고 하면 똑바로 앉은 채로 고개를 오른쪽으로 돌리세요. 내가 왼쪽을 보라고 말할 때까지 오른쪽을 보는 것을 유지하다가 다음에 똑바로 앉는 채 고개를 왼쪽으로 돌리세요. 내가 바로 보라고 말할 때까지 왼쪽을 보는 것을 유지하다가 다음에 중앙으로 고개를 돌리세요.
   - 환자는 머리를 완전하게 가능한 가동범위로 움직여야 한다.
   - 검사자는 전체 순서를 점수 매긴다.

6. 눈 감고 앉기 Sitting, eyes closed
   - "당신의 눈을 감고 손을 무릎 위에 놓은 채로 계속 앉아 있으세요."
   - 검사자는 30초 시간을 측정한다.

7. 발 들고 앉기 Sitting, lift feet
   - "당신의 손을 무릎 위에 놓고 앉으세요. (시범을 보이며) 이와 같이 손상되지 않은 발을 바닥으로부터 1인치 들어 올리세요. 지금 한 번 더 수행하세요."
   - 환자는 손상되지 않거나 강하거나 우세한 쪽을 두 번 반복하여 들어 올린다.

8. 뒤에 있는 물건을 선호하는 방향으로 돌려 집기 Turn and pick up object from behind in preferred direction
   - "내가 당신 뒤에 놓은 물건을 몸을 돌려 집으세요."
   - 환자는 선호하는 방향으로 몸을 돌리고 강하거나 우세하거나 손상되지 않은 손을 사용한다.
   - 검사자는 물건을 엉덩이 뒤로 정중앙에 한 손 너비(손가락 끝에서 손가락 바닥부위까지) 거리에 둔다.

9. 어깨 높이로 손상되지 않은 손을 앞으로 뻗기 Reach forward with uninvolved hand outstretched at shoulder height)

- "(시범을 보여주며) 이와 같이 균형을 유지하면서 강하거나 덜 손상되거나 덜 아픈 팔을 가능한 멀리 뻗으세요. 다른 손은 계속 무릎 위에 올려 놓으세요."
- 검사자는 처음에 관절가동범위를 평가하기 위해 수동적으로 움직임을 수행한다.
- 환자는 가장 높은 점수를 위해 가능한 범위를 완전하게 움직이거나 배가 넓적다리 앞쪽에 닿을 때까지 움직여야 한다.

10. 어깨 높이로 손을 옆으로 뻗기 Lateral reach with hand at shoulder height

- "(시범을 보여주며) 이와 같이 팔을 가능한 멀리 뻗으세요. 발이 바닥에 놓인 채로 반대쪽 엉덩이에 체중이 가해지지 않아야 합니다."
- 환자는 상부 몸통과 상지를 똑바로 유지한 채로 가능한 완전 범위로 완수해야 한다. 가장 높은 점수를 위해 반대쪽 몸통이 단축되어 반대쪽 궁둥뼈 결절이 떨어지고 다시 중립자세로 돌아와야 한다.
- 환자는 선호하는 쪽이나 강한 쪽 또는 덜 손상된 쪽으로 움직인다.

11. 바닥에서 물건을 들어올리기 Pick object up off floor

- "바닥에서 물건을 집어 올리세요."
- 검사자는 환자의 양발 사이에 1째 손허리손가락관절의 높이로 물건을 놓는다.
- 환자는 물건을 집어 올리기 위해 선호하는 손을 사용할 수 있다.

12. 2인치 뒤로 가기 Posterior scooting(2")

- "뒤로 2inch 움직이세요. 가급적 손을 사용하지 않도록 하세요."
- 환자는 완전하게 2inch를 움직여야 한다. 2인치를 확인하기 위해 줄자를 사용한다.

13. 2인치 앞으로 가기 Anterior scooting(2")

- "가능하다면 손을 사용하지 않고 침상모서리를 향해 2inch 움직이세요."
- 환자는 완전하게 2inch를 움직여야 한다. 2인치를 확인하기 위해 줄자를 사용한다.

14. 2인치 옆으로 가기 Lateral scooting(2")

- "손을 사용하지 않고 옆으로 2inch 움직이세요. 손을 사용하지 않도록 하세요."
- 환자는 완전하게 2inch를 움직여야 한다. 확인을 위해 줄자를 사용한다.

Function in Sitting Test 점수매기기 설명	
FIST는 각 검사항목을 위한 일관된 점수등급을 사용한다. FIST는 검사자가 항목들을 채점하기 쉽게 고안되었다. 따라서 검사항목들에 익숙해지면 검사를 시행할 때 점수척도를 조회할 필요가 감소될 수 있다.	
검사등급	**설명**
4 독립 Independent	과제를 독립적으로 성공적으로 완수한다.
	comments: 이것은 앉기균형의 문제없이 사람에게서 예상할 수 있는 반응, 속도, 안전성일 수 있다.
3 구두단서 또는 수행시간이 늘어남 Verbal cues or increase time	과제를 독립적으로 성공적으로 완수하지만 구두단서나 과도한 시간이 요구된다.
	comments: 활동의 수행은 정상이지만 환자는 활동을 완수하는데 정상적으로 예상되는 것보다 많은 단서나 필요 이상의 시간이 요구된다.
2 상지로지지 Upper extremity support)	지지나 도움을 위해 상지를 사용하는 것 없이 과제를 완수할 수 없다.
	comments: 환자는 과제를 성공적으로 완수하기 위해 또는 과제 동안 균형유지를 위해 자신의 손을 사용한다. 환자가 한 팔을 사용하던지 양 팔을 사용하던지 여부는 상관이 없다.
1 도움 필요 Needs assistance	신체적 도움 없이 과제를 완수할 수 없다. 요구되는 신체적 도움의 수준(최소, 중간, 최대 도움)을 기록한다.
	comments: 치료사가 신체적 도움을 제공하지 않는다면, 환자는 과제를 수행하지 못하거나 또는 균형을 잃거나 넘어질 수 있다. 과제의 안전한 수행을 위해 요구되는 신체적 도움의 양(최소: 25% 이하, 중간: 26–74%, 최대: 75% 이상)을 기록한다. 이것은 환자의 진전을 추적할 수 있다.
0 의존 Dependent	신체적 도움이 있어도 과제를 성공적으로 수행할 수 없으며, 과제를 성공적으로 수행하기 위해 완전한 신체적 도움을 필요로 하거나 의존적이다.
	comments: 치료사의 도움 없이는 환자는 과제를 안전하거나 성공적으로 수행할 수 없다.

Wolf Motor Function Test(WMFT)

Wolf 운동 기능 검사									
	검사항목	수행시간	점 수						
1	측면으로 탁자 위에 아래팔 놓기		0	1	2	3	4	5
2	측면에서 상자 위에 아래팔 올리기		0	1	2	3	4	5
3	팔꿈치를 측면으로 펴기		0	1	2	3	4	5
4	팔꿈치를 측면으로 펴서 모래주머니(weight) 밀기		0	1	2	3	4	5
5	정면에서 탁자 위에 손 올리기		0	1	2	3	4	5
6	정면에서 손을 상자 위로 올리기		0	1	2	3	4	5
7	모래주머니(weight) 차고 손 올리기		0	1	2	3	4	5
8	모래주머니(weight) 끌어당기기		0	1	2	3	4	5
9	캔 들어올리기		0	1	2	3	4	5
10	연필 들어올리기		0	1	2	3	4	5
11	클립 들어올리기		0	1	2	3	4	5
12	체커(장기말) 쌓기		0	1	2	3	4	5
13	카드 뒤집기		0	1	2	3	4	5
14	악력(grip strength)		0	1	2	3	4	5
15	자물쇠에 있는 열쇠 돌리기		0	1	2	3	4	5
16	수건 접기		0	1	2	3	4	5
17	바구니 들기		0	1	2	3	4	5

기능적 활동 척도

0 검사하고자 하는 상지로 과제를 시도하지 않는다.

1 검사하고자 하는 상지는 기능적으로 작용하지 않는다. 하지만 상지를 이용하려고 시도는 한다. 편측 과제에서 검사하지 않는 상지는 검사하고자 하는 상지의 이동에 사용한다.

2 과제를 수행한다. : 약간의 조정과 자세의 변화를 위해 검사하지 않는 상지의 도움이 필요하거나 과제 수행을 위해 2회 이상 시도하며 아주 천천히 수행한다. 양측으로 시행하는 과제의 경우 검사하고자 하는 상지는 돕는 기능만 한다.

3 과제를 수행한다. : 움직임은 다소 공동작용(synergy)에 의해서 영향을 받는다. 속도는 느리고 다소 힘이 들어 보일 수 있다.

4 과제를 수행한다. : 움직임을 정상에 가깝지만 속도가 느리고 정확성, 미세동작 조절 능력(fine coordination)이나 유연성(fluidity)이 부족할 수 있다.

5 과제를 정상적으로 수행한다.

한글판 WMFT 검사의 세부 내용		
	세부 과제	설 명
1	측면으로 탁자 위에 아래팔 놓기	환자는 어깨를 벌림시켜서 팔(팔꿈치에서 손목 부위)을 책상 위에 놓는다. 손바닥을 펼 필요는 없다. 양측 아래팔과 손이 책상에 닿으면 종료된다.
2	측면에서 상자위에 아래팔 올리기	환자는 어깨를 더 벌림시킴으로써 아래팔을 상자 위에 올리도록 한다. 결국 아래팔은 상자 위에 평평하게 놓여야 하고 손은 상자의 모서리 끝에서 늘어지게 된다. 손목을 상자의 앞쪽 모서리에서 2cm 멀리 놓여야 하고 팔꿈치는 상자의 앞쪽 모서리 위에 놓여야 한다.
3	팔꿈치를 측면으로 펴기	환자는 팔꿈치를 측면으로 폄시켜서 검사판상의 40cm 선을 가로지르도록 한다. 팔꿈치는 과제를 수행하는 동안 책상 위로 들어 올릴 수 있다. 이것은 키가 작은 환자가 40cm 선에 도달할 수 있는 유일한 방법일 수도 있다. 어깨는 몸통이 기우는 것을 방지하기 위하여 일정한 수준을 유지해야 한다. 약간의 가쪽돌림이 동반될 수 있지만 치료사는 이러한 운동이 과도하게 일어나는 것은 방지해야 한다.
4	팔꿈치를 측면으로 펴서 모래주머니 밀기	환자는 팔꿈치를 폄시키고 어깨는 가쪽돌림 시킴으로써 검사판상의 40cm 선을 가로질러 모래주머니를 밀도록 시도한다. 팔꿈치는 과제를 수행하는 동안 책상과 닿도록 한다. 어깨는 몸통이 기우는 것을 방지하기 위하여 일정 수준을 유지해야 한다.
5	정면에서 탁자 위에 손 올리기	환자는 책상 위에 손을 올려놓도록 시도한다. 손의 뒤꿈치는 책상의 앞쪽 모서리로부터 2cm 선을 넘도록 한다. 손바닥을 평평하게 펼 필요는 없다.
6	정면에서 손을 상자 위로 올리기	환자는 상자 위에 손을 올려놓도록 시도한다. 손의 뒤꿈치는 상자의 앞쪽 모서리를 지나 놓여야 한다. 손바닥을 평평하게 펼 필요는 없다.
7	모래주머니 차고 상자 위에 손 올리기	환자는 검사하고자 하는 손을 상자 위에 놓아 손 뒤꿈치가 상자의 앞쪽 모서리 위에 놓이도록 한다. 환자는 앞으로 몸을 기울이거나 모래주머니를 들어 올리는데 몸을 사용할 수 없다. 환자의 등은 의자와 항상 닿아 있어야 한다. 검사자는 환자의 등이 의자에서 떨어지는지 알기 위해 손가락을 의자의 가장 윗부분, 환자의 등 뒤에 손가락을 위치시킨다. 손목 근처에 모래주머니가 채워졌을 때 책상에 닿지 않도록 충분한 공간을 남겨두어야 한다.
8	모래주머니 끌어 당기기	환자는 8cm 선을 가로질러 1lb의 모래주머니를 끌어당기도록 한다. 과제도구는 대략 7.6cm(3인치)가 되도록 접힌 소매형 모래주머니이다.

9	캔 들어올리기	환자는 캔을 들어 올려 원통모양 잡기를 이용하여 입에 가져가려고 시도한다. 캔 위쪽 쥐기(overhand grasp)는 이 검사에서 허용되지 않는다.
10	연필 들어올리기	환자는 연필을 세손집기(3 jaw chuck grasp)로 들어 올리도록 시도한다. 연필은 책상 위에서 들어 올려 져야지 모서리를 벗어나서는 안된다.
11	클립 들어올리기	환자는 클립을 엄지와 집게손가락을 이용하여(pincer grasp) 들어 올리려고 시도한다. 클립은 책상 위에서 들어 올려야지 모서리를 벗어나서는 안된다.
12	체커(장기말) 쌓기	환자는 2개의 양쪽의 체커(장기말)를 중간의 체커(장기말) 위에 놓도록 한다. 양쪽의 체커(장기말) 중 어느 쪽을 먼저 들어도 무방하다.
13	카드 뒤집기	환자는 카드의 가까운 쪽을 가장자리에서 엄지와 집게손가락을 이용하여(pincer grasp) 뒤집도록 시도한다. 카드는 옆으로 뒤집어야 한다. 카드는 일직선이 되거나 뒤집은 후에 정렬할 필요는 없다. 먼저 검사하고자 하는 쪽의 카드를 뒤집고 이후 중간의 카드, 반대편의 카드 순서로 뒤집는다. 손가락에 물기나 침을 묻혀 카드를 쥐도록 해서는 안 된다.
14	악력	환자는 악력계를 최대한 힘껏 쥐도록 한다. 검사는 1분의 휴식시간을 갖고 3번 시행한다.
15	자물쇠에 있는 열쇠 돌리기	환자는 엄지와 집게손가락을 이용한 측면 파악(lateral pincer grasp)을 이용하여 자물쇠에 꽂힌 열쇠를 수직방향에서 검사하고자 하는 수평방향으로 회전시키도록 한다. 다음에 반대방향으로 돌리고 나서 최종적으로 수직의 출발위치로 돌린다. 자물쇠는 180° 돌릴 수 있어야 하며 중심에서 양측으로 90° 돌릴 수 있어야 한다.
16	수건 접기	환자는 양손을 이용하여 수건의 모서리를 잡아서 들어올린다. 먼저 세로 방향으로 접고, 다음에 가로 방향으로 접는다. 두 번째 접을 때에는 검사하고자 하는 팔만을 사용하여야 한다. 접기는 반드시 정확할 필요는 없지만 수건의 모서리는 대략 맞아야 한다. 1.5인치(3.8cm) 내
17	바구니 들기	환자는 손잡이를 쥐어 바구니를 들어 올리고 바퀴달린 침상탁자의 끝 가장자리에 바구니를 놓는다. 바구니의 끝 가장자리는 침상탁자의 가장자리와 닿아야 한다.

New Motor Assessment Scale(NMAS)

Scoring sheet of Motor Assessment Scale							
하위항목	0	1	2	3	4	5	6
Supine to Side-lying onto intact side							
Supine to Sitting Over side of Bed							
Balanced Sitting							
Sitting to Standing							
Walking							
Upper-Arm Function							
Hand Movements							
Advanced Hand Activities							

Motor Assessment Scale 점수매기기 기준

1. Supine to Side-lying onto intact side
   1) 스스로 당겨 옆으로 눕기(시작자세는 바로 누운 자세이고 다리를 편다. 환자는 정상 팔로 옆으로 누운 자세로 당기고, 정상 다리와 함께 마비쪽 다리를 움직인다.)
   2) 다리를 능동적으로 몸을 가로질러 움직인다. 다음에 아래에 있는 몸의 절반이 뒤이어 움직인다. 시작 자세는 위와 같다. 팔은 뒤에 남아 있다.
   3) 팔은 다른 팔로 들어 몸을 가로지른다. 다리는 능동적으로 움직인다. 몸은 총괄적으로 뒤이어 움직인다.(시작자세는 위와 같다.)
   4) 팔을 능동적으로 몸을 가로질러 움직인다. 몸의 나머지 부위는 총괄적으로 뒤이어 움직인다.(시작자세는 위와 같다.)
   5) 팔과 다리를 움직여서 옆으로 누운 자세로 돌리지만 평형을 잃고 뒤집힌다.(시작자세는 위와 같다. 어깨가 내밈되고 팔을 앞으로 굽힌다.)
   6) 3초 내에 옆으로 몸을 돌린다.(시작자세는 위와 같다. 손을 사용해서는 안 된다.)

2. Supine to Sitting Over side of Bed
   1) 옆으로 누운 자세에서 머리를 옆을 향해 든다. 그러나 일어나 앉을 수 없다.(환자는 side-lying으로 참여한다.)
   2) 옆으로 누운 자세에서 침대 옆으로 앉는다.(치료사는 움직임과 함께 환자를 돕는다. 환자는 처음부터 끝까지 머리자세를 조절한다.)
   3) 옆으로 누운 자세에서 침대 옆으로 앉는다.(치료사는 침대의 옆에 다리들을 보조함에 의해 대기상태의 도움을 제공한다.)
   4) 옆으로 누운 자세에서 침대 옆으로 앉는다.(대기상태의 도움 없이)
   5) 바로 누운 자세에서 침대 옆으로 앉는다.(대기상태의 도움 없이)
   6) 바로 누운 자세에서 침대 옆으로 10초 이내에 앉는다.(대기상태의 도움 없이)

3. Balanced Sitting
   1) 오직 지지를 받아야만 앉는다.(치료사는 환자를 앉게 도와야 한다.)
   2) 10초 동안 지지 없이 앉는다.(손으로 잡지 않고, 무릎과 발을 모으고, 발은 바닥에 지지되어야 한다.)

3) 체중이 잘 앞으로 균등하게 분배된 상태로, 지지 없이 앉는다.(엉덩관절 굽힘, 머리와 등뼈는 폄, 체중은 양측에 균등하게 분배된 상태로, 체중은 앞으로 주어져야 한다.)
4) 지지 없이 앉아서, 머리와 몸통을 돌려 뒤를 돌아본다.(발은 바닥에 모으고 지지한다. 다리가 벌림되거나, 발이 움직여지면 안 된다. 손은 넓적다리 위에 놓는다. 손이 plinth로 움직이는 것을 허용하지 않는다. 각 측면으로 돌린다.)
5) 지지 없이 앉아서, 앞으로 손을 뻗어 바닥을 집고, 다시 시작자세로 되돌아간다. 발은 바닥을 지지한다. 환자가 손으로 잡는 것을 허용하지 않는다. 다리와 발이 움직이는 것을 허용하지 않으며, 필요하다면 마비쪽 팔을 지지해 준다. 손은 발 앞으로 적어도 10cm 거리의 바닥을 집어야 한다. 각 팔로 뻗는다.
6) 지지 없이 stool 위에 앉아서, 옆 방향으로 손을 뻗어 바닥을 집고, 다시 시작자세로 되돌아간다.(발은 바닥을 지지한다. 환자가 손으로 잡는 것을 허용하지 않는다. 다리와 발이 움직이는 것을 허용하지 않으며, 필요하다면 마비쪽 팔을 지지해 준다. 환자는 앞이 아니라 옆으로 손을 뻗어야 한다. 양 측면으로 손을 뻗는다.)

4. Sitting to Standing

1) 치료사의 도움과 함께 일어선다.(어떤 방법이든)
2) 대기상태의 도움과 함께 일어선다.(체중이 균등하지 않고 불안하다. 지지를 위해 손을 사용한다.)
3) 일어선다.(균등하지 않은 체중분배나 손의 사용을 허용하지 않는다.)
4) 일어서서, 5초 동안 엉덩관절과 무릎을 폄시킨 채 선다.(균등하지 않은 체중분배를 허용하지 않는다.)
5) 대기상태의 도움 없이, 앉은 자세에서 서고, 다시 앉는다.(균등하지 않은 체중분배를 허용하지 않는다. 엉덩관절과 무릎은 완전하게 신전한다.)
6) 대기상태의 도움 없이, 10초 동안 3회, 앉은 자세에서 서고, 다시 앉는다.(균등하지 않은 체중분배를 허용하지 않는다.)

5. Walking

1) 마비쪽 다리로 서고, 다른 다리로 앞으로 걸음을 옮긴다.(체중을 주는 다리의 고관절은 신전되어야 한다. 치료사는 대기상태의 도움을 제공한다.)
2) 한 사람으로부터 대기상태의 도움(stand-by help)과 함께 걷는다.
3) 홀로 또는 보조기구를 사용하여 3m를 걷는다. 그러나 대기상태의 도움이 없다.
4) 15초 내에 보조기구 없이 5m를 걷는다.
5) 25초 내로 보조기구 없이 10m를 걷고 바닥에서 작은 모래주머니를 집어 올리고, 방향을 전환하고 제자리로 돌아온다.(둘 중 한손을 사용할 수도 있다.)
6) 보조도구를 이용하거나 이용하지 않고, 그러나 난간을 잡지 않고 35초 내에 3회 4개 계단을 올라가고 내려갈 수 있다.

6. Upper-Arm Function

1) 바로 누운 자세에서, 팔을 90° 어깨 굽힘한 상태에서, 팔이음뼈를 내밈한다.(치료사는 팔을 적절한 위치에 놓고, 팔꿈치의 폄을 지지한다.)
2) 바로 누운 자세에서, 2초 동안 팔을 90° 어깨 굽힘한 상태로 유지한다.(치료사는 팔을 적절한 위치에 놓고, 환자는 팔을 약간(45°) 가쪽 돌림한 자세를 유지해야 한다. 팔꿈치는 완전한 폄에서 적어도 20° 이내에서 유지되어야 한다.)

3) 바로 누운 자세에서, 팔을 90° 어깨 굽힘한 상태로 유지하고, 팔꿈치를 굽힘과 폄하여 손바닥을 이마에 갖다 댄다.(치료사는 아래팔의 뒤침을 도울 수 있다.)
4) 앉아서, 2초 동안 펴있는 팔을 몸에서 90° 전방 굽힘한 상태로 유지한다.(치료사는 팔을 적절한 위치에 놓고, 환자는 자세를 유지한다. 환자는 팔을 중립자세[엄지가 위를 향함]로 유지하여야 한다. 과도한 어깨의 올림을 허용하지 않는다.)
5) 앉은 자세에서 환자는 팔을 위로 들어 올리고, 10초 동안 유지한다. 다음에 팔을 내린다(환자는 가쪽 돌림된 자세를 유지해야 한다. 엎침을 허용하지 않는다.)
6) 서서, 손을 벽에 댄다. 몸을 벽을 향해 돌리는 동안 손의 자세를 유지한다.(손바닥이 벽에 대해 편평하게 있는 동안, 팔은 90° 벌림된다.)

7. Hand Movements
1) 앉아서 손목의 폄.(아래팔을 테이블 위에 편하게 두고 앉게 한다. 환자의 손바닥에 원통모양의 물건을 놓는다. 환자에게 손목을 폄시킴으로서 물건을 테이블에서 떨어져 들도록 요청한다. 팔꿈치가 굽힘되지 않게 한다.)
2) 앉아서 손목의 노쪽 치우침.(아래팔을 중립 자세로 놓는다. 즉, 자쪽을 테이블 위에 편하게 두고, 엄지가 아래팔과 일치하게 하고, 손목은 폄시킨다. 손가락들은 원통모양의 물건을 감싼다. 환자에게 손을 테이블에서 떨어져 들어 올리라고 요청한다. 팔꿈치가 굽힘되거나 엎침되지 않도록 한다.)
3) 앉아서 팔꿈치를 몸 옆에 놓고, 엎침과 뒤침.(팔꿈치는 지지받지 않고, 올바른 각도로 놓는다. 3/4 범위가 무난하다.)
4) 앉아서 팔을 앞으로 뻗어 양손으로 직경 14cm의 커다란 공을 잡아 올리고, 내려놓는다.(공은 테이블 위에 팔꿈치가 폄되는 거리에 위치시킨다. 손바닥들은 지속적으로 공에 대고 있어야 한다.)
5) 앉아서, 테이블 위에 있는 폴리스틸렌 컵을 집어 들고, 그 것을 몸의 다른 쪽으로 가로 질러 테이블 위에 놓는다.(컵의 모양이 변화되지 않도록 한다.)
6) 앉아서, 엄지와 각 다른 손가락과 계속적인 맞섬 동작을 10초 동안 14회 이상 수행한다.(각 손가락은 번갈아 엄지를 맞섬하며, 둘째손가락으로 시작한다. 엄지가 한 손가락에서 다른 손가락으로 또는 그 반대로 미끄러져서는 안 된다.

8. Advanced Hand Activities
1) 펜의 머리를 집어올리고 다시 내려놓을 수 있다.(환자는 팔을 앞으로 펴고 펜 머리를 집어올리고 그것을 몸 가까이 탁자 위에 놓는다.
2) 한 컵으로부터 한 개의 젤리콩을 집어서 다른 컵 안에 놓는다.(찻잔 안에 8개의 젤리콩이 들어 있다. 양 컵은 팔 길이 거리에 있어야 한다. 왼손으로 오른쪽에 있는 컵으로부터 젤리콩을 집어서 왼쪽에 있는 컵 안에 놓는다.
3) 수평선을 그려서 한 수직선에서 중단한다. 20초 이내에 10회 수행한다.(적어도 5개의 선이 수직선에 닿고 수직선에서 중단하여야 한다.
4) 연필을 잡고, 한 종이 위에 빠르게 연속적으로 점을 찍는다.(환자는 5초 동안 적어도 2개의 점을 찍어야 한다. 환자는 도움 없이 연필을 집어 자세를 취한다. 환자는 쓰기 위해 연필을 집어야 한다. 환자는 두드리는 것(stroke)이 아니고 점을 찍어야 한다.)
5) 한 스푼(디저트 스푼)의 물을 입으로 가져간다.(머리를 스푼을 향해 아래로 움직이지 않도록 한다. 물을 흘리지 않도록 한다.
6) 빗을 잡고, 머리 뒤에서 빗질을 한다.

참고문헌

구인순, 권재성, 김영근, 이기업. (2012). 인지재활 프로그램. 한국장애인고용공단 고용개발원

뇌졸중임상연구센터. (2015). 뇌졸중진료지침(개정판). 보건복지부지정뇌졸중임상연구센터

박지원, 고태성, 구봉오, 권미자, 김경윤 외. (2009). 신경계질환별 물리치료 2판. 서울: 현문사

박창일, 문재호 외. (2007). 재활의학. 한미의학

양영애 외. (2012). 윌라드 앤 스파크만의 작업치료학. 개정 11판. 영문출판사

양영애 외. (2016). 노인작업치료학. 계축문화사

우희순, 장기연, 박우권. (2011). 거울치료가 만성 뇌졸중 환자의 손기능 회복에 미치는 영향. 대한작업치료학회지, 19(1): 93-103

유수전, 황기철, 김희정, 권혁철. (2011). 거울매개치료가 뇌졸중 후 편마비 환자의 상지기능과 일상생활활동에 미치는 영향. 대한작업치료학회지, 19(2): 25-37

윤범철, 김순자. 김종만, 김택훈, 배성수 외. (2002). 신경계 질환별 물리치료. 서울: 현문사

이인희, 김선희 역. (2004). 뇌졸중 재활, 범문사

이정원 외. (2015). Trombly's 작업치료학. 7판. 한미의학

이한기, 김명훈, 김본원, 김진상, 김철용 외. (2009). 임상신경해부학. 현문사

이한석. (2017). 작업치료평가학. 계축문화사

이한석, 박경영, 채경주. (2010). 신경계 질환별 작업치료. 현문사

이한석, 배주환, 백지영, 오혜원, 이선명 외. (2009). 임상작업치료평가. 2판. 계축문화사

임성용. (2002). 뇌졸중. 가정의학회지, 23(1): 1-10

최혜숙 외. (2014). 작업치료학: 신체기능장애를 위한 실행기술. 7판. 엘스비어코리아.

한태륜, 방문석 외. (2009) 재활의학. 3판. 군자출판사 530-531

Arnadottir, A. (1990). The brain and behavior: Assessing cortical dysfunction through activities of daily living. St. Louis: Mosby.

Andersen, L. T. (1985). Shoulder pain in hemiplegia. American Journal of Occupational Therapy, 9, 11-19.

Andrews, A. W., & Bohannon, R. W. (2000). Distribution of muscle strength impairments following stroke. Clinical Rehabilitation, 14, 79-87.

Berg, K., Maki, B., Williams, J. I., Holliday, P. J, Wood-Dauphinee, S. (1992). Clinical and laboratory measures of postural balance in an elderly population. Archives of Physical Medicine and Rehabilitation, 73, 1073–1080.

Blanton, S. & Wolf, S. L. (1999). An application of upper–extremity constraint–induced movement therapy in a patient with subacute stroke. Physical Therapy, 79, 847–853.

Bobath, B. (1990). Adult hemiplegia: Evaluation and treatment (3rd ed.). London: Heinemann Medical.

Bohannon, R. W., & Andrews, A. W. (1990). Shoulder subluxation and pain in stroke patients. American Journal of Occupational Therapy, 44, 506–509.

Carod–Artal, F. J., Gonzales–Gutierrez, J.L., Herrero, J. A., Horan, T., deSeijas, E.V. (2002). Functional recovery and instrumental activities of daily living: Follow–up 1–year after treatment in a stroke unit. Brain Injury, 16, 207–216.

Carr, J. H., Shepherd, R.B., Nordholm, L., Lynne, D. (1985). Investigation of a new motor assessment scale for stroke patients. Physical Therapy, 65, 175–180.

Carr, J. H., Shepherd R. B. (1987). A motor relearning programme for stroke. (2nd ed.). Aspen System Corporation.

Davies, P. M. (1985). Steps to Follow. A Guide to the Treatment of Adult Hemiplegia. Heidelberg, Germany: Springer. 245–265.

Davis, P. M. (1994). Starting again: early rehabilitation after traumatic brain injury or other severe brain lesion. Springer–Verlag,:222–274.

Eggers, O. (1984). Occupational therapy in the treatment of adult hemiplegia. London: Heinemann Medical.

Farber, S. D. (1982). Neurorehabilitation: a multisensory approach. Philadelphia, W.B. Saunders Company.

Gillen, G. (2004b). Upper extremity function and management. In G. Gillen & A. Burkhardt (Eds.), Stroke rehabilitation: A function–based approach (2nd ed., pp. 172–218). St. Louis: Mosby.

Masiero, S., Celia, A., Rosati, G., & Armani, M. (2007). Robotic–assisted rehabilitation of the upper limb after acute stroke. Archives of Physical Medicine and Rehabilitation, 88(2), 142–149.

Pedersen, P. M., Wandel, A, Jorgensen, H.S, et al. (1996). Ipsilateral pushing in stroke: incidence, relation to neuropsychological symptoms, and impact on rehabilitation. The Copenhagen Stroke Study. Arch Phys Med Rehabil. 77:25–28.

Pendleton, H. M, Schultz–Krohn, W. (2013). Pedretti's occupational therapy: practice skills for physical dysfunction. 7th ed. Mosby

Perennou, D. A., Amblard, B., Laassel, E. M. et al. (2002). Understanding the pusher behavior of some stroke patients with spatial deficits: A pilot study. Archives of Physical Medicine and Rehabilitation, 83, 570–575.

Radomski, M. V., Trombly, C.A. (2008). Occupational Therapy for Physical Dysfunction. 6th ed. Lippincott Williams & Wilkins.

Radomski, M. V., Trombly, C. A. (2014) Occupational therapy for physical dysfunction. 7th ed. Lippincott Williams & Wilkins.

Stevens, J. A., & Stoykov, M. E. (2003). Using motor imagery in the rehabilitation of hemiparesis. Archives of Physical Medicine and Rehabilitation, 84(7): 1090–1092.

Taub, E., Uswatte, G., & Pidikiti, R. (1999). Constraint–induced movement therapy: A new family of techniques with broad application to physical rehabilitation–Clinical review. Journal of Rehabilitation Research and Development, 36, 237–251.

Toglia, J. P. (1991). Generalization of treatment: A multicontext approach to cognitive perceptual impairment in adults with brain injury. American Journal of Occupational Therapy, 45, 505–516.

Toglia J. P. (2005). A dynamic interactional model to cognitive rehabilitation. In Katz N. (Ed.), Cognition and occupation across the life span (pp. 29–72). Bethesda, MD: AOTA Press.

Trombly, C. A. (1995). Occupation: Purposefulness and meaningfulness as therapeutic mechanisms. American Journal of Occupational Therapy, 49, 960–972.

Trombly, C. A. (1989). Stroke. In C. A. Trombly. Occupational therapy for physical dysfunction (3rd ed., 454–471). Baltimore: Williams & Wilkins.

Trombly, C. A., & Ma, H. (2002). A synthesis of the effects of occupational therapy for persons with stroke, Part I: Restoration of roles, tasks, and activities. American Journal of Occupational Therapy, 56, 250–259.

Trombly, C. A. & Radomski, M. V. (2002). Occupational therapy for physical dysfunction. 5th ed. Lippincott Williams & Wilkins.

Walker, M. F., & Lincoln, N. B. (1990). Reacquisition of dressing skills after stroke. international Disability Studies, 12, 41–43.

Wolf, S. L., Catlin, P. A., Ellis, M., Archer, A. L., Morgan, B., Piacentino, A. (2001). Assessing Wolf Motor Function Test as on outcome measure for research in patients after stoke. 32. 1635–1639.

Yekutiel, M., & Guttman, E. (1993). A controlled trial of the retraining of the sensory function of the hand in stroke patients. Journal of Neurology, Neurosurgery, and Psychiatry, 56, 241–244.

http://www.stroke.or.kr/bbs/skin/default/download.php?code=pds&...

http://www.ninds.nih.gov/doctors/NIH_Stroke_Scale_Booklet.pdf

제3장

외상성 뇌손상

1. 개 요

2. 증 상

3. 의학적 관리

4. 인지상태에 따른 평가 및 치료

제3장

외상성 뇌손상

학습목표

1. 뇌손상의 원인과 병태생리를 설명한다.
2. 뇌손상의 종류와 증상을 설명한다.
3. 뇌손상환자의 의식수준단계에 적합한 평가를 선택한다.
4. 뇌손상 환자를 대상으로 의식수준에 따른 작업치료 평가를 설명한다.
5. 뇌손상 환자를 대상으로 의식수준에 따른 작업치료 중재를 설명하고 실습한다.
6. 의식수준단계와 나타나는 문제에 적합한 치료계획을 설명한다.

핵심용어

외상성 뇌손상, 글라스고의 혼수척도, 린초로스아미고서 인지기능척도, 탈억제적 행동, 혼수, 식물인간

1 개 요

1) 정 의

외상성 뇌손상(traumatic brain injury : TBI)은 선천적 또는 퇴행으로 인한 뇌손상이 아니라 외부의 물리적 힘에 의해 갑자기 발생하는 뇌손상을 말하며, 두부손상이라고도 부른

다. 이런 손상은 의식상태의 변화 또는 변화와 인지, 행동, 정서, 신체 기능의 장애를 유발할 수 있다. 외상성 뇌손상의 두개골은 두개골이 깨지거나 열린 상태인 개방성 뇌손상과 손상 되지 않은 상태인 폐쇄성 뇌손상으로 나뉜다. 개방성 뇌손상은 보통 총과 칼의 부상, 자동차 사고에 의해 두개골이 관통되어 뇌 물질이 노출되는 눈에 보이는 손상이다.

2) 원인 및 발병률

외상성 뇌손상의 주요 원인으로는 교통사고, 낙상, 폭행, 산업재해, 스포츠 손상 등이 있다.

외상성 뇌손상은 미국의 경우 매년 1,000명당 3명에서 발생하여 외상 후 사망률 및 이환율의 주된 원인으로 알려져 있으며, 이로 인해 매년 56,000명 정도의 사망자가 발생한다. 외상성 뇌손상 환자의 약 80%는 경도 외상성 뇌손상이고 약 20%는 중등도와 중증 환자들이다. 외상성 뇌손상을 당할 위험은 미국의 경우 2대 1로, 우리나라의 경우 3~4대 1로 남자에게 많이 발생하였다. 외상성 뇌손상은 15~24세의 연령과 75세 이상의 노인에서 많이 발생한다. 젊은 층은 자동차사고로 발생하는 경우가 많고 노인층은 낙상과 관련된 사고가 많이 발생한다.

3) 병태생리

외상성 뇌손상은 일차손상과 이차손상으로 구분할 수 있다. 일차손상은 뇌 손상의 원인이 되는 충격에 의한 직접적인 손상으로 뇌좌상, 미만성축삭손상 등을 가리키며, 이차손상은 일차손상에 의해 야기되는 간접적이고, 지속적인 손상으로 두개뇌압 항진, 뇌부종, 뇌혈류의 변화 등의 병태에 의한 손상을 말한다.

(1) 일차적 손상

일차적 손상은 국소 손상과 미만성(또는 확산성) 손상으로 구별된다. 국소 손상은 뇌의 좌상이나 열상으로 나타난다. 뇌 좌상(타박상)은 두개골 안쪽의 거친 면에 뇌가 부딪치면서 생긴 찰과상 때문에 뇌의 특정 부위에 멍이 드는 것을 말한다. 좌상이 생기면서 뇌 안에서 뇌 조직이 찢어지면서 출혈이 생기고(열상) 부을 수 있다. 뇌 좌상은 두개골 안쪽의 거친 면과 접촉하고 있는 뇌 부분, 즉, 뇌의 앞쪽(이마 안쪽)과 귀 높이의 뇌의 양 측면에서 아주 흔하게 발생한다.

미만성축삭손상은 머리에 가해진 직접적인 충격보다는 가속-감속과 회전력에 의해 초래되는 병변이다. 충격으로 머리가 흔들린 후에 두개골 안에서 뇌는 계속 움직이게 되는데, 뇌는 두개골 보다 감속이 느리기 때문이다. 실제로 뇌가 두개골 안에서 이리저리 움직이면서 신경세포가 잡아 당겨지고 늘어나면서 강한 힘에 의해 고무줄이 끊어지듯이 찢어질 수 있다. 목을 중심으로 해서 머리에 강한 회전력이 발생하기 때문에, 뇌 전체가 전반적으로 손상된다.

국소 및 미만성 뇌손상 모두 두개골 골절을 수반할 수 있다. 외상성 뇌손상에서는 선상(linear), 함몰(depression), 두개저부(basilar)의 3가지 형태의 두개골절이 발생할 수 있다(그림 3-1). 선상골절은 가장 흔한 유형으로 손상이 적고 충격부위로부터 선형양식으로 퍼진다. 함몰골절은 조그만 물체가 두개골을 거대한 힘으로 접촉할 때 발생하며, 충격 부위에 뼈의 함몰을 유발한다. 두개저부골절은 두개골의 기부에 접촉 부위로부터 확산되는 골절선으로 뇌척수액의 누출의 원인이 된다. 함몰골절과 두개저부골절은 감염의 위험이 크다.

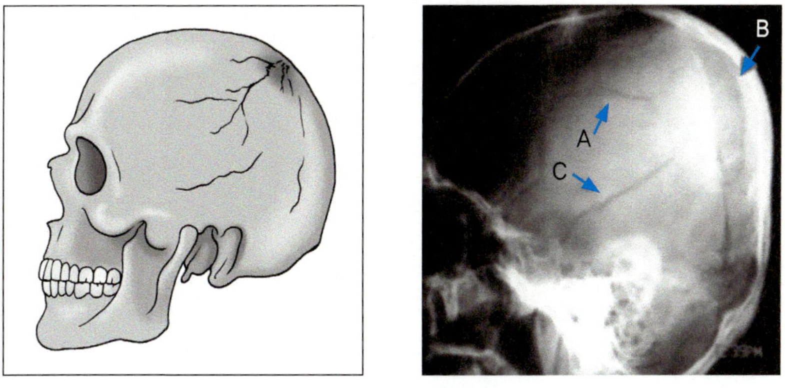

[그림 3-1] 두개골 골절의 형태

A. 선상골절 B. 함몰골절 C. 두개저부골절

(2) 이차적 손상

가장 흔한 손상은 두개내압(intracr anial pressure: ICP)의 항진이다. 두개골 내의 기관들은 단단한 두개골 안에 있기 때문에 두개내압은 뇌부종, 혈종, 또는 뇌척수액의 패색의 결과로 증가된다. ICP가 증가할수록 뇌관류압이 떨어져 뇌허혈을 초래하며 뇌이탈로 인한 뇌간 구조의 압박으로 인해 뇌 조직의 기능 장애가 오게 된다.

뇌부종은 산소결핍증에 대한 신체반응으로 조직 내에 수분이 증가하는 현상으로서, ICP 증가의 원인이 된다. 뇌는 단단하고 늘어나지 않는 두개골 안에 있기 때문에, 몸은 증가된

부피를 수용할 방법이 없게 된다.

혈종은 병변이 차지하는 공간에 출혈된 혈액이 고인 것으로 ICP 증가의 원인이 된다. 혈종은 위치에 따라 뇌내혈종(intracerebral hematoma), 경질막밑혈종(subdural hematoma), 경질막바깥혈종(epidural hematoma)으로 나뉜다. 혈종은 뇌조직의 비틀림, 뇌척수액의 차단, 대뇌 혈액순환 저하의 원인이 될 수 있다.

외상후 뇌척수액의 순환로가 폐쇄될 경우(외상후 수두증), 뇌실에 뇌척수액이 비정상적으로 존재하게 되어 뇌실의 과도한 확장을 일으키고 이로 인해 두개내압 증가의 원인이 된다.

그 외에 저혈압, 폐손상, 심폐정지 등으로 인해 이차적인 저산소성 뇌손상이 유발될수 있으며, 개방성 두개골 골절이 있는 경우에는 뇌의 감염이 유발될 수 있다. 뇌의 감염은 이로 인한 뇌 대사물질의 분비로 뇌 대사가 증진되고 결국 신경세표의 파괴가 가속될 수 있다.

외상 후 간질이 계속되면 뇌 대상의 요구가 증가하고, 자발 호흡이 방해되고 흡인의 위험이 높아 이차적 뇌손상을 유발할 수 있다.

4) 손상정도에 따른 분류

외상성 뇌손상은 경도, 중등도, 중증으로 나눌 수 있다(표 3-1). 중증은 의식은 회복하지만 명백한 장애를 갖는 경우로 '최소한 6시간 이상의 의식상실이 있었던 환자나 최초 글래스고우 혼수척도(Glasgow Coma Scale)가 8점 이하인 환자에 해당하며, 이 환자군은 전

[표 3-1] TBI의 경중도 정의

수준	설 명
중중 (severe)	• 최초 글래스고우 혼수척도가 8점 이하 • 6시간 이상의 의식상실
중등도 (moderate)	• 최초 글래스고우 혼수척도가 9에서 12점 • 1시간에서 24시간의 외상후 기억상실
경도 (mild)	외상으로 유발된 뇌기능의 생리학적 붕괴가 다음 중 하나 이상이 나타난다. • 얼마간의 의식상실 • 사고 바로 전-후의 사건에 대한 기억의 상실 • 사고 당시에 정신상태의 변화 • 일과성일 수도 또는 아닐 수도 있는 국소적 신경학적 결손 • 최초 글래스고우 혼수척도가 13에서 15점

체 외상성 뇌손상 환자의 10%를 차지한다. 중등도는 경도와 중증의 중간에 해당하며, 진단 기준은 최초 글래스고우 혼수척도가 9에서 12점의 환자나 외상후 기억상실(posttraumatic amnesia : PTA)이 1시간에서 24시간 사이의 환자에 해당한다. 경도 뇌손상은 뇌손상을 받을 때 짧은 시간의 의식상실이 있고, 계속적인 국소적 신경학적 결함은 없으나 미미한 신경심리학적, 행동적 결함이 있을 수 있으며 최초 글래스고우 혼수척도가 13점 이상의 환자에 해당하며, 가장 흔하다.

2 증 상

1) 주요 증상

(1) 운동 증상

외상성 뇌손상 환자는 손상의 위치, 경중도, 종류에 따라 다양한 증상들을 나타낸다.

① 비정상 근긴장

외상성 뇌손상의 비정상 근긴장의 증상으로 경축, 경직, 간대성 경련, 떨림(tremor), 근육긴장이상(dystonia), 무정위운동(athetosis), 무도병(chorea) 등이 있다. 여기서는 가장 대표적인 경축과 경직을 설명하고자 한다.

㉠ 경축(강직, rigidity)

혼수상태 환자에서 겉질제거경축(decorticate rigidity)이나 대뇌제거경축(decerebrate rigidity) 둘 중의 하나를 보인다. 겉질제거경축은 뇌반구의 손상(특히 속섬유막)으로 인해 발생한다. 이것의 증상은 상지에서 어깨관절은 안쪽돌림과 모음, 팔꿉관절, 손목관절, 손가락 관절 모두 굽힘된 자세를 보이고, 하지에서 엉덩관절은 폄과 안쪽돌림, 무릎관절은 굽힘, 발목관절은 발바닥쪽 굽힘과 안쪽번짐된 자세를 나타낸다. 겉질제거경축은 깨어있을 때 경축이 증가하는 경향이 있다(그림 3-2A).

대뇌제거경축은 뇌줄기와 피라미드바깥길(추체외로, extrapyramidal tract)의 손상으로부터 발생한다. 대뇌제거경축의 증상은 상지에서 어깨관절은 폄과 안쪽돌림, 팔꿉관절은 폄, 손목관절과 손가락관절은 굽힘된 자세를 보이고 하지에서 엉덩관절은 폄과 안쪽돌림, 무릎관절은 폄, 발목관절은 발바닥쪽 굽힘과 안쪽번짐된 자세를 나타낸다. 대뇌제거경축 또한 겉질제거경축과 마찬가지로 깨어있을 때 경축이 증가한다(그림 3-2B).

그 외에 파킨슨병과 유사한 톱니바퀴(lead-pipe)나 납-파이프(cogwheel) 경축이 중증 외상성 뇌손상에서 발생할 수 있다.

경축에 대한 치료방법으로 자세취하기, 관절가동운동, 신경근육차단, 초기 석고붕대 고정이 있으며 약물치료를 할 수 있다.

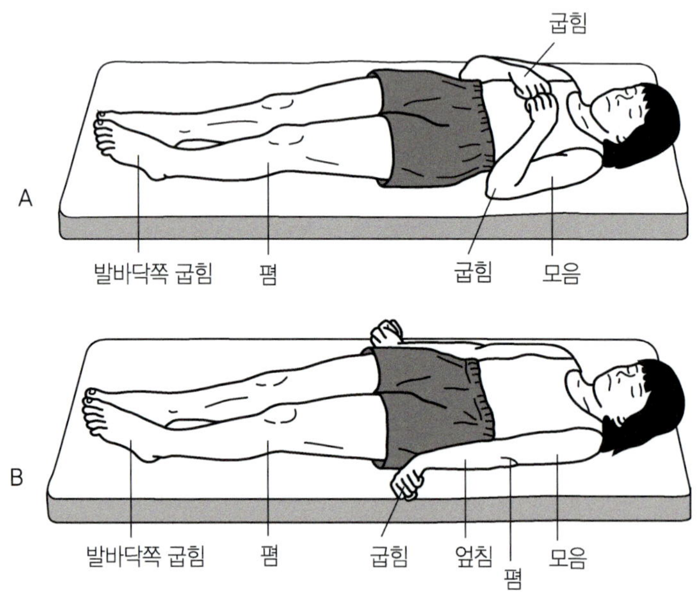

[그림 3-2] 혼수상태 환자의 경축

A. 겉질제거경축 B. 대뇌제거경축

㉡ **경직(spasticity)**

경직은 빠른 수동적 움직임에 대해서는 저항이 증가하고 느린 움직임에 대해서는 저항이 감소하는 속도-의존적 저항을 보인다. 과다반사나 클로누스를 보일 수 있다. 경직은 팔다리 뿐 아니라 몸통, 목, 얼굴 등 모든 근육집단에서 나타난다. 경직은 혼수상태보다는 높은 인지수준을 보이는 환자에서 발생하며 보통 이완이나 저긴장과 결합되어 나타난다. 경직은 적절히 치료하지 않을 경우 근육의 단축과 함께 근육구축을 야기할 수 있다. 근긴장은 자세, 의지적 움직임, 투약, 감염, 병, 통증, 환경적 요소(예, 주위 온도)와 감정 상태 등에 의해 변화된다. 치료방법으로 올바른 자세취하기, 억제성 스플린트 사용, 관절가동운동, 체중지지, 신장운동, 이완기술 등이 있으며 항경직약물과 신경근육차단 등이 수행된다. 신경근육차단술은 일시적으로 경직성 근육의 신경지배를 억제하기 위해 보툴리늄이나 페놀용액을 말초신경이나 운동점에 주사한다.

② 비정상 자세

비정상 자세는 경직과 원시반사로 인한 각 신체 근육의 긴장의 불균형 때문에 발생한다. 일부 근육은 과긴장을 보이지만 다른 것은 저긴장을 보일 수 있다. 중증 외상성 뇌손상 환자에서 보이는 전형적 비정상자세는 머리는 앞으로 굽힘되거나 과도한 폄 자세를 보이며, 어깨뼈는 내림, 아래쪽 돌림, 내밈되거나 뒤당김 되고, 골반은 편측 뒤당김이나 올림과 함께 골반후방경사를 보이고, 몸통은 척수후만이나 전만, 측만을 보이고, 심한 몸통 타이트니스로 인해 머리와 목으로부터 분리되지 않으며, 엉덩관절은 굽힘근과 모음근과 안쪽돌림근의 타이트니스를 보이고, 발목은 발바닥쪽굽힘과 안쪽번짐을 보인다. 손가락 굽힘근 경직이 심할 경우 손가락과 손톱이 손바닥에 끼워져 습기, 발적, 피부손상을 일으킬 수 있다. 몸통은 경직이나 약화에 의해 손상쪽의 가쪽 굽힘과 함께 반대쪽 근육의 늘임이 관찰된다.

③ 원시반사(primitive reflexes)

원시반사는 중등도에서 중증의 뇌손상에서 관찰된다. 운동발달은 척수, 뇌줄기, 중간뇌, 대뇌겉질 수준으로 발달하며 원시반사들은 정상발달에 필수적이지만 고위 중추의 작용이 나타나며 점차적으로 사라진다(표 3-2). 그러나 고위중추의 조절과 억제작용이 파괴되면서 원시반사가 나타난다. 척수와 뇌줄기 수준 원시반사의 재출현은 환자의 움직임을 방해할 수 있다. 예로 폄근밀기반사는 발바닥이 접촉하면서 나타나며 보행을 방해하고, ATNR은 구르기를 할 때 방해하고, STNR은 누운 자세에서 일어나 앉기 위해 머리를 들 때 엉덩관절 폄이 증가하여 움직임을 방해하고, 양성지지반응은 보행 시 다리들의 교대 굽힘을 방해한다. 반면에 몸의 균형을 관장하는 중간뇌와 대뇌겉질이 손상되면 바로잡기반응, 평형반응, 보호신전의 상실을 가져온다.

[표 3-2] 반사수준

척수 수준	굽힘근회피반사(flexor withdrawal reflex) 폄근밀기반사(extensor thrust reflex) 교차폄반사(cross extension reflex)
뇌줄기 수준	비대칭성긴장성목반사(asymmetrical tonic neck reflex) 대칭성긴장성목반사(symmetrical tonic neck reflex) 긴장성미로반사(tonic labyrinthine reflex) 양성지지반응(positive supporting reaction) 연합반응(associated reaction)
중간뇌 수준	목바로잡기반응(neck righting reaction) 몸통바로잡기반응(body righting reaction) 란다우반응(landau reaction) 미로바로잡기반응(labyrinthine righting reaction) 시각바로잡기반응(optical righting reaction)
대뇌겉질 수준	평형반응(equilibrium reaction) 보호반응(protective reaction)

④ 관절움직임 제한(limitiation of joint motion)

근긴장의 증가, 경직성 구축, 골절, 이소성골화증, 통증 등으로 인해 관절가동범위가 감소될 수 있다. 관절가동범위의 감소에 대한 치료는 원인에 좌우되기 때문에 치료를 시작하기 전에 관절가동범위를 감소시키는 원인을 결정하는 것이 중요하다.

⑤ 근육 및 지구력 감소

외상성 뇌손상과 관련된 합병증(예, 호흡장애, 골절, 감염 등) 및 장기간 침상안정으로 인한 신체 활동의 결여로 근력이 감소될 수 있다. 또한 사고시 뇌손상과 같이 손상되는 말초신경 손상에 의해서도 근력이 감소될 수 있다.

⑥ 운동실조

운동실조는 불수의적 움직임과 긴장 감소로 특징되는 비정상 움직임으로 소뇌의 손상으로 인해 발생한다. 운동실조 환자는 부드럽고 협력된 움직임을 위해 필요한 사지의 먼쪽 부위와 몸쪽 부위를 정밀하게 적응하는 능력이 상실된다. 운동실조는 몸통이나 상지, 하지, 몸 전체에서 발생한다. 몸통의 운동실조가 있는 환자는 자세안정능력이 감소되어 서거나 앉은 자세에서 팔을 자유롭게 움직이지 못하고, 자세유지를 위해 고정된 표면을 잡음으로서 보상하는 경향을 보인다. 팔의 운동실조가 있을 경우 물건을 조작할 때 떨림(tremor)을 보인다. 예로 컵을 입으로 가져갈 때 팔이 흔들려 물을 흘린다. 다리의 운동실조는 균형을 유지하는 동안 보행하는 능력의 손상을 일으키며 따라서 낙상되기 쉽다.

⑦ 몸 전체 움직임 통합의 결여

몸 전체의 통합된 움직임은 모든 일상생활활동의 수행을 위해 필수적이다. 이런 움직임을 수행하기 위해, 과제수행 동안 몸통–머리–목과 팔다리의 크고 작은 움직임을 통합하고 조절해야 한다. 운동손상이 심한 환자는 앉기와 서기 균형능력이 없어서 활동 동안에 팔을 자유롭게 사용하지 못한다. 운동손상이 심한 환자들도 몸 전체 움직임에 미묘한 결손을 보인다. 캐비닛에 있는 물건을 꺼내기 위해 몸을 아래로 구부리는 것과 손을 머리 위로 뻗는 것, 바닥에 떨어진 물건을 줍기 위해 몸을 웅크리는 것이 어렵다.

(2) 감각 변화

외상성 뇌손상 환자는 감각의 장애를 보인다. 가벼운 접촉, 통각(핀 찌르기), 온도감각, 고유수용감각, 운동감각,진동감각의 손상과 또한 입체인지, 두 점 구별, 서화감각도 손상된다. 뇌신경의 손상으로 미각, 후각, 얼굴감각의 장애는 뇌신경손상으로 나타날 수 있다.

(3) 삼킴장애 및 식사의 문제

외상성 뇌손상 환자는 뇌신경의 손상으로 삼킴장애를 보일 수 있다. 구강 근육의 과–긴장이나 저–긴장; 턱의 불안정; 설근반사(rooting), 물기반사(biting), 혀내밀기반사(tongue thrust reflex)와 같은 비정상적인 구강반사를 보이거나 기도를 보호하는 구개반사(gagging), 기침반사(coughing)가 손상될 수 있다. 인지기능 손상으로 환자는 순차적으로 씹고, 삼키고, 숨쉬는 것에 어려움을 가지며, 또한 식사를 위해 충분하게 긴 집중력을 유지하지 못할 수 있다. 충동성이 있을 경우 환자는 먹는 음식의 양과 속도를 조정하지 못하며, 흡인(apiration)을 일으킬 수 있다. 구강실행증(oral apraxia)이 있을 경우 지시에 의해 입과 입술 동작을 수행하지 못하거나 의도된 행동을 수행하지 못하게 된다. 관념실행증이 있을 경우 독립적 식사 활동을 위해 필요한 요구의 이해나 식사도구 사용에 어려움이 있다. 반맹증이나 편측무시가 있을 경우 환자는 식판의 한 쪽에 있는 음식을 보지 못한다.

(4) 언어 또는 의사소통 장애

언어장애 또는 실어증은 언어의 이해와 표현의 손상을 포함한다. 실어증은 수용성과 표현성 능력에 문제를 나타낸다. 수용성 실어증으로 베르니케 실어증(Wernicke's aphasia)과 단음색어조증(aprosody) 등이 있다. 베르니케 실어증은 좌측 관자엽의 손상으로부터 오며, 이 실어증 환자는 다른 사람이 말하는 것을 이해할 수 없지만 표현은 말 수가 많아 유창한 것처럼 보이지만 신조어가 섞이고 기능어가 부적절하여 이해하기 어려울 수 있다. 단음색어조증은 우측 뇌반구 손상으로부터 오며, 환자는 다른 사람의 말의 억양이나 감정적 어조를 이해하지 못한다. 예로, 베르니케 실어증 환자는 대화의 감정적 분위기를 해석할 수 있지만, 단어들의 문자 상의 의미를 이해하지 못한다. 그러나 단음색어조증 환자는 말해지는 단어들의 의미를 이해하지만, 대화의 감정적 분위기를 정확하게 알지 못한다. 후자의 환자는 음색의 질이나 억양을 통해 전달되는 함축적 의미와 미묘한 풍자(빈정거림)를 알 수 없기 때문에, 조크나 줄거리의 요점을 이해하지 못한다. 그 외에 수용성 실어증에는 읽지 못하는 실독증(alexia)과 제스처와 상징의 의미를 이해하지 못하는 상징실어증(asymbolia) 등이 있다.

표현성 실어증은 브로카실어증(Broca's aphasia), 명칭실어증(anomic aphasia), 문법상실증(agrammatism)을 포함한다. 브로카실어증은 청각적 이해력은 비교적 좋은 반면 표현의 어려움을 보인다. 명칭실어증은 사물이나 그림의 이름을 말하는데 어려움을 보인다.

완전실어증(global aphasia)은 모든 언어기술의 상실로 수용성과 표현성 실어증이 모두 나타난다. 외상성 뇌손상 환자는 보통 하나 이상의 실어증을 나타내며, 다른 사람과 의사소통하는데 어려움을 갖는다. 의사소통의 어려움은 좌절과 흥분의 원인이 될 수 있다.

(5) 시지각 및 지각기능 장애

뇌손상 후 지각기능의 장애는 매우 다양한 모습으로 나타나며 환자의 손상 정도와 회복단계에 따라 다르다. 뇌손상으로부터 오는 시 지각 기능의 장애로 적응장애(침침한 시력의 원인), 눈모음 장애, 사시, 안구진탕증, 반맹증, 시각탐색과 추적의 손실과 순간적 눈 움직임(홱 보기) 등이 나타난다.

뇌손상의 지각장애는 주로 우측 대뇌반구 손상에서 발생하지만 가끔 좌측 대뇌반구 손상에서도 일어난다. 지각장애로 실인증, 시공간지각장애, 신체도식장애, 실행증 등이 나타난다. 예로 흔히 나타나는 질병인식불능이 있을 경우 환자는 자신의 장애를 인식하지 못하게 된다. 또 다른 예로 관념실행증을 보이는 환자가 셔츠를 입을 경우 그 과제의 요구를 이해하지 못하고, 잘못된 운동계획을 사용하여 소매구멍에 다리를 집어넣으려 할 수 있다.

(6) 인지기능 장애

뇌손상으로 나타나는 대표적인 인지장애는 집중력의 감소, 기억 손상, 활동의 개시/종료의 결여, 안전의식의 감소, 판단력 부족, 충동성, 실행기능과 추상적 사고와 일반화의 장애, 그리고 의사소통의 장애를 포함한다.

① 집중력의 감소

집중력 감소가 있을 경우 환자는 오랜 기간 집중하는 능력과 주위 환경으로부터 산만함을 여과하는 능력 모두가 손실된다. 환자는 대화하던 도중에 주변의 다른 사람들 대화를 듣고 자신의 말에 그 대화의 문구가 섞이게 된다. 활동에 집중하는 능력의 부재는 일상생활동작을 완수하고 직장과 학교에서 기능하고 능력을 방해한다. 주의집중력의 장애는 일생을 통해 다양한 정도로 유지된다. 경도의 뇌손상을 경험한 환자조차 포착하기 힘든 미세한 중력의 장애를 보이며 손상 후 수년간 남을 수 있다.

② 기억 손상

기억 손상은 외상성 뇌손상 환자에게 자주 관찰되는 인지장애이며, 환자의 일생 동안 문제로 남을 수 있다. 기억 손상은 방금 들은 수개의 단어들을 기억하지 못하거나 어제 저녁에 누가 환자를 방문했는지 기억하지 못하거나 손상되기 수년 전에 일어났던 일을 기억하지 못하는 등의 증상을 보인다. 신경학적 회복에도 불구하고 대부분의 중등도-중증 뇌손상 환자들은 계속하여 단기기억 손상을 보인다. 그러나 자주 손상되기 수년전에 발생했던 사건들의 장기기억을 회복한다. 이것은 환자를 정서적으로 황폐화시킬 수 있다.

③ 활동 개시와 종료의 손상

활동 개시와 종료의 손상은 활동을 시작하고 끝내는 능력에 영향을 미친다. 활동 개시에 장애가 있는 환자는 구조화되고 도움을 제공하는 재활 환경에서는 개시를 잘하지만 퇴원 후 집에서 일상활동을 완수하는데 홀로 남겨져 있을 경우 퇴보한다. 유사하게, 환자들은 일단 시작한 활동을 종료하는데도 어려움을 보인다. 고집증(perseveration)이 발달하며, 따라서 환자는 활동을 위해 시작한 동작을 끝낼 수 없다. 때때로 고집증은 생각 과정에도 발생한다. 예로 환자는 세탁이 완수되어야 한다는 생각 때문에 다른 활동에 집중하지 못한다.

④ 안전의식의 감소와 판단력 부족

이마엽이 손상될 경우 환자는 동작 전에 결과를 고려하는 능력이나 자신에 관한 질병인식(통찰력, insight)의 장애와 충동성을 나타낸다. 이것은 안전의식의 감소와 판단력 부족의 원인이 된다. 예로, 환자는 휠체어의 브레이크를 잠그고 발판을 제거하지 않고 일어나거나 보호 장갑을 사용하지 않고 스토브나 오븐에서 그릇을 꺼낼 수 있다.

⑤ 정보처리 지연

대부분의 외상성 뇌손상 환자들은 외부 정보의 처리에 어느 정도 어려움을 가지며 반응시간이 지연된다. 치료사는 정보처리 지연의 존재를 인지하고, 이런 지연을 기능의 부재와 구별하는 것이 중요하다. 예로, 감각평가 동안 자극에 대한 반응에 지연을 나타낼 경우 환자의 지연된 정보처리 시간을 감각인식의 결여로 잘못 해석할 수 있다.

⑥ 실행기능과 추상적 사고의 장애

실행기능의 장애가 있을 경우 환자는 행동을 계획하고, 목표를 설정하고, 행동의 결과를 이해하고, 환경에 반응하여 행동을 수정하지 못한다. 추상적 사고의 장애나 구체적 사고를 보일 경우 환자는 글자 그대로의 의미로만 정보를 해석한다. 식사준비 활동을 할 때 실행기능 및 추상적 사고가 손상된 환자는 각 단계에 지시를 제공할 때만 활동을 정확하고 안전하게 완수할 수 있다. 만약 특정 온도에서 스토브의 불의 세기를 바꾸라고 말하지 않으면, 환자는 불을 줄이지 않고 계속 유지할 때의 결과를 알지 못하기 때문에 음식을 태운다.

⑦ 일반화 능력의 손상

새로운 학습의 일반화는 특정 활동에 대해 학습한 능력과 기술을 유사한 활동에 전이하는 능력으로 실행기능, 추상적 사고, 단기기억의 장애가 있을 때 손상될 수 있다. 예로, 환자가 자신의 거주시설에서 세탁기를 사용하여 세탁하는 방법을 다른 환경에서 익숙하지 않는 세탁기를 사용하지 못한다. 학습의 일반화시키는 능력의 손상은 환자가 지역사회에서 다시 독립적으로 기능하는데 방해할 수 있다.

(7) 심리사회적 및 행동장애

뇌손상은 흥분성, 공격성, 무감동 등과 같은 심리사회적 변화를 가져온다. 환자의 의식이 명료해지면서 상황에 대한 자각과 독립생활이나 역할의 상실은 좌절감이나 우울증 및 자아개념의 변화를 이끌며 또한 흥분성, 비협조성이나 감정기분 기복을 증가시킬 수 있다. 환자와 가족들은 시간의 경과에 따라 심리사회적 요인이 뇌손상의 신체적 및 인지적 후유증 보다 더 큰 문제라고 생각한다. 심리사회적 장애는 뇌손상 후 일 년 이상이 된 환자의 가장 큰 문제가 되며 이것은 손상 후 만족스런 질적 생활을 재건하는데 방해가 된다.

① 자아개념의 변화

자아개념은 사람이 가족, 동료, 지역사회에서 자신의 정체성, 성적 정체성, 신체상, 개인적 강점과 약점, 위치 등에 관해 갖고 있는 내적 이미지로 뇌손상 이후 크게 변한다. 뇌손상 환자의 특성의 하나는 단기기억은 손상되어도 장기기억은 갖고 있다는 것이다. 따라서 최근의 문제들은 기억하지 못하고 손상 전 기억은 갖고 있기 때문에 손상 후 자아개념을 재설정하는데 어려움을 갖는다.

② 독립적 생활의 상실

환자는 신체, 인지, 심리사회적 능력의 감소로 인해 요양시설이나 보호자와 함께 살게 되며, 지역사회에서 독립적 생활의 상실은 의존감을 높이고 자조생활을 저하시킨다. 역할 상실로 인해 환자는 사회에 재복귀할 수 없다고 느끼게 된다.

③ 사회적 역할의 상실

뇌손상 환자는 대부분의 사고 전 역할과 역할을 뒷받침하던 활동들을 못하게 된다. 급성기와 아급성기에 가족과 친구들이 자주 면회를 오지만 시간이 지나면서 점차 덜 오게 되면서 환자는 고립되고 버려졌다고 느끼게 된다. 많은 환자들은 고립감과 사회관계를 유지하는 능력의 부재가 가장 문제라고 말한다. 배우자 역할의 상실은 환자에게 깊은 상실감을 주어 다른 사람과의 교제하거나 아이의 양육을 하는 등 다시 삶을 재건할 수 없게 만들 수 있다. 직업 역할의 상실은 의존성과 자기조절의 결여에 영향을 미친다. 환자는 사회적 역할의 상실과 자아개념의 변화로 인해 우울증, 회피, 무관심을 보일 수 있다.

④ 감정적 변화

신경학적 손상으로 인해 우울증, 감정불안정의 증가, 정서변화가 일어날 수 있다. 좌측 대뇌반구 손상 환자는 우울증과 감정불안정의 증가를 보이는 경향이 있다. 우측 대뇌반구 손상 환자는 다행증(euphoria)이나 손상의 심각성에 대한 감정적 대응의 결여를 나타낸다.

⑤ 행동장애

뇌손상 후 나타나는 많은 행동적 문제는 인지지각 장애로부터 비롯될 수 있다. 뇌손상으로 나타나는 집중력의 감소, 기억 손상, 의사소통의 장애, 지각장애 등은 행동장애를 이끌 수 있으며 이로 인해 환자는 충동적 행동, 부적절하고 통합적이지 못한 행동, 무관심, 자발성의 결여 등의 증상을 나타낼 수 있다.

란초로스아미고스 척도(Lanchos Los Amigos Scale) 4단계와 5단계의 환자는 혼동하고, 흥분하며, 사회적으로 부적절한 매너로 행동문제를 보인다. 환자는 매우 호전적인 것부터 경도의 행동문제까지 다양한 행동장애를 나타낸다. 심한 혼동상태의 환자는 자주 참을성이 없고 쉽게 화내고 소리치며 언어나 신체적으로 공격적 행동을 보인다. 이런 흥분은 목적이 있거나 영구적이지 않으며 오히려 환경에서 사건을 올바르게 해석하는 능력의 부재에서 온다. 흥분이나 화냄은 지속되지 않으며 산발적으로 발생한다. 따라서 치료사는 환자가 덜 혼동하는 다른 활동으로 변경할 수 있다. 많은 환자들은 아급성 회복단계 동안 수주 또는 수개월 동안 흥분 및 혼동 기간을 경험한다. 신경학적 회복이 진행됨에 따라, 이 기간은 적절한 행동에 의해 대체되어지는 경향이 있다. 그러나 일부 환자들은 시간이 지나도 행동장애가 변하지 않을 수 있다.

또한 사회적으로 부적절하고 탈억제적인 행동을 보이는데 음탕한 말을 사용하고, 지역사회에서 모르는 사람에게 난잡한 유혹을 하고, 공공장소에서 옷을 벗는 행동을 보인다. 이런 탈억제적 행동은 학습된 사회적 규범에 따라 행동조절을 하는 이마엽 영역의 손상으로부터 일어난다.

2) 합병증

(1) 외상성 간질(posttraumattic epilepsy)

외상에 기인한 간질은 뇌손상의 정도와 손상의 위치에 따라 다양하게 나타난다. 외상성 간질은 관통성 손상인 경우에 유의한 증가를 보인다. 초기 간질은 보통 손상 후 1주 이내에 발생한다. 외상후 간질을 경험한 뇌손상 환자는 2년 내에 다시 간질을 보이는 경우가 80%를 차지하고 있다. 중증도에 따른 간질의 빈도는 경도일 경우 0.7%, 중증도일 경우 1.2%, 중증일 경우 10%의 빈도를 보이고 있다. 간질의 위험은 손상의 정도, 초기간질, 두개골의

함몰골절, 뇌내 혈종, 경질막밑 혈종, 1일 이상의 의식상실, 24시간 이상의 외상후기억상실 등과 관련이 있다. 이런 간질의 위험은 2년 내가 가장 크며 그 후에는 지속적으로 감소한다.

(2) 외상후 수두증(외상후 물뇌증, posttraumatic hydrocephalus)

외상성 수두증은 중증 뇌손상 환자의 0.75~10.7%의 발생빈도를 보인다. 외상후 수두증은 보통 손상 후 2주내에 시작된다. 뇌실의 과도한 확장으로 인해서 뇌의 실질을 압박하여 뇌의 기능장애를 보이며 두 개강 속의 과도한 압력의 상승으로 인해서 여러 가지 악영향을 끼친다. 수두증의 원인은 뇌척수액의 순환로의 패쇄에 의하는 경우가 대부분이다

치료방법으로 척수액 순환 경로의 폐쇄부위를 제거하고, 뇌척수액을 다른 곳으로 배출시킨다. 뇌실과 복강을 튜브로 연결하여서 뇌실속의 뇌척수액이 복강으로 배출되게 하는 뇌실복막 지름길(ventriculo peritoneal shunt)을 내는 수술을 한다.

(3) 이소성골화증(heterotopic ossification)

이소성골화증은 근육이나 연조직에 칼슘이 침착되어 관절 주위에서 석회화되어 병리적으로 골 형성되는 병이다. 뇌손상 환자에서 위험인자로 1개월 이상 장기간 혼수상태, 부동상태, 경직 등이 있으며 팔굽관절, 어깨관절, 엉덩관절, 무릎관절 같은 주요 관절주변에 잘 발생한다. 관절가동범위 제한, 변형, 통증 등의 증상을 일으킨다.

(4) 호흡기 문제

많은 외상성 뇌손상 환자는 환기와 가래 제거를 위해 기관절개를 하게 되는데 이로 인해 호흡기 문제가 발생할 수 있다. 따라서 습도가 있는 공기를 유지해 줌으로써 습한 분비물을 유지하고 기관지염을 예방할 수 있다.

(5) 배뇨 및 배변 장애

주로 비억제성 신경인성 장애에 의해 나타난다. 운동장애, 인지기능 장애나 의사소통의 문제들도 배뇨나 배변 장애와 관련이 있다. 흔히 있는 배뇨 문제로 유치카테터(indwelling catheter)에 의해 장기간 배뇨를 하는 경우 감염뿐 아니라 방광용적의 감소가 나타날 수 있다. 따라서 문제가 없는 즉시 카테터를 제거해야 한다. 배변장애는 오랜 병상 생활로 인한 장운동의 감소가 원인인 경우가 많다. 고섬유질 식이, 약물이나 관장을 이용해 도움을 줄 수 있다.

(6) 경직 및 구축

외상성 뇌손상은 근긴장도의 증가와 진성 경직을 유발한다. 뇌손상 환자에서 경직은 근긴장도의 증가와 이소성골화증과 관련이 있다. 치료방법으로 열, 냉, 신장, 억제성 자세 등의 치료는 경도나 중등도의 근긴장도의 조절에 도움이 되지만 심한 경우 지속적인 조절에 한계가 있다. 항경직제약물과 페놀이나 보툴리늄주사, intra bacrofen 등의 신경근육차단술을 이용해 치료할 수 있다.

경직은 치료하지 않고 방치할 경우 근육을 영구적으로 단축시켜 구축을 야기할 수 있다. 관절 구축은 관절운동과 부목, 근긴장도의 치료로 예방할 수 있다.

(7) 성기능 장애

뇌손상 환자에서 성문제는 과도하거나 반대로 위축된 성적인 행동을 보이는 것을 포함하여 성욕의 감소, 발기부전, 불임 등 다양하게 나타난다. 예로, 성적 활동은 과긴장이나 실행증과 같은 다수의 운동 및 신경 장애에 의해 억제되거나 변화된다. 또한 개인위생 측면에 대한 부주의는 배우자들 사이에 거리를 두게 하며 심지어 혐오감을 일으킨다. 이마엽 손상 환자는 부적절한 행동과 억제가 안 되는 성적 표현을 할 수 있다. 이런 행동을 공공장소에서 할 경우 주위 사람을 당황하게 할 수 있다. 이것은 재활과 사회복귀에 방해가 되므로 적절한 치료가 필요하다.

3 의학적 관리

1) 응급처치

응급구조시 기도확보, 혈압 안정화 후에, 환자를 안정된 자세로 고정시키고 외상센터로 이송한다. 이차적 뇌손상이 초기 수시간 동안에 발생하기 때문에, 외상센터에 가는 도중에 활력징후(vital sign)를 자주 체크하여 악화에 즉시 대처한다. 응급실에서 의료팀은 계속 기도확보, 호흡과 혈압을 유지한다.

2) 의학적 진단

신경학적 검사, 영상의학적 검사 및 신경생리학적 검사 등을 통해 진찰을 한다. 신경학적 검사로는 의식, 동공, 뇌간반사 및 안구 운동검사 등이 있다. 의식상태의 검사는 두부 외상에서 매우 중요하다. 의식의 단계는 청명(alert), 기면(drowsy), 혼미(stupor), 반혼수(semicoma), 혼수(coma)로 분류한 Dejong의 분류가 쉽게 쓰여 왔으나 이 분류는 구별점이 모호하고 개인차가 많은 단점이 있어서 현재 글래스고우 혼수척도(Glasgow Coma Scale)가 가장 널리 사용되고 있다. 영상의학적 검사에는 단순 촬영, 전산화단층 촬영(computed tomography: CT), 자기 공명 영상(magnetic resonance imaging: MRI), 뇌 단일광자방출전산화 단층촬영(single-photon emission computed tomography: SPECT), 양전자방출단층촬영(positron emission tomography: PET) 등이 있으며, 신경생리학적 검사에는 뇌파검사(electroencephalogram: EEG), 유발전위(evoked potential) 등이 있다.

(1) 임상 척도

의식변화와 손상의 정도를 측정하고 예후 결정을 위해 임상 척도들이 이용된다. 손상의 정도는 예후에 영향을 미친다. 그 외에 나이, 이전 건강상태, 사회적 요인들 또한 장기 예후에 영향을 준다.

① 글래스고우 혼수척도(Glasgow coma scale : GCS)

글래스고우 혼수척도는 외상성 뇌손상 이후 뇌손상의 경중도와 의식수준을 평가하기 위해 널리 사용된다(표 3-3). 이것은 뇌손상 후 2~3일 내에 눈뜨기, 운동반응, 언어반응의 3가지 신경학적 기능을 측정하여 총점을 구한다. 척도의 점수가 낮을수록 환자의 신경학적 상태가 나쁘며 점수가 높을수록 신경학적 회복이 좋다. 글래스고우 혼수척도가 8점 이하일 경우 혼수상태로 중증 뇌손상을, 9~12점은 중등도 손상 또는 중간수준의 의식상태, 13점 이상은 경도의 손상 또는 좋은 수준의 의식상태를 나타낸다. 글래스고우 혼수척도는 급성기의 뇌손상 상태의 효과적인 예측자이다.

② 글래스고우 결과척도(Glasgow outcome scale : GOS)

글래스고우 결과척도는 외상성 뇌손상 환자의 임상경과를 분류하기 위해 개발된 척도이다(표 3-4). 이것은 5가지 분류로 사망은 1점, 지속적 식물인간상태(persistent vegetative state)는 2점, 중증 장애는 3점, 중등도 장애는 4점, 완전한 회복단계는 5점이다.

[표 3-3] 글래스고우 혼수척도(Glasgow coma scale)

검사항목	환자의 반응	점수
눈뜨기 (eye opening)	스스로 눈을 뜬다.	4
	요청할 때 눈을 뜬다.	3
	통증에 대해 눈을 뜬다.	2
	눈뜨기 반응이 없다.	1
최선의 운동반응 (best motor response)	운동지시("팔을 들어 보세요")에 따른다.	6
	한정적이다.	5
	통증에 대해 움츠림 반응을 보인다.	4
	통증에 대해 비정상적으로 굽힘한다(decorticated posturing).	3
	통증에 대해 폄 자세로 뻣뻣해진다(decerebrate posturing).	2
	운동반응이 없다.	1
언어반응 (verbal response)	지남력이 있다. 자신이 어디에 있는지(장소), 누군지(사람), 개월과 년(시간)을 말한다.	5
	혼란스런 대화	4
	부적절한 단어를 사용한다(문장이라기보다 우연한 단어).	3
	이해할 수 없는 소리를 낸다(단어가 아닌 신음소리).	2
	언어반응이 없다.	1
합 계		

[표 3-4] 글래스고우 결과척도(Glasgow outcome scale)

점수	항목	정 의
1	사망	뇌손상의 직접적인 결과로 환자는 의식을 회복했으나 그 이후 이차적 합병증이나 다른 원인으로 사망한 것이다.
2	지속적 식물 인간 상태	환자가 오랜 기간 동안 말하지 못하거나 반응이 없는 상태. 스스로 눈을 뜨며 수면 각성주기(sleep wake cycle)를 보이지만 행동학적 측면에서 대뇌피질의 기능이 없다.
3	중증 장애	명령에 따라 행할 수 있지만 정신적 또는 신체적 장애로 인해 일상생활에 의존적이다. 신체적 장애가 거의 없는 환자도 심한 정신적 장애를 갖고 있는 경우 이 분류에 해당한다.
4	중등도 장애	대중교통수단을 이용할 수 있고 제한된 환경에서 작업할 수 있으며 일상생활에서는 독립적임. 발견되는 장애로 삼킴곤란, 편마비, 운동실조, 인지장애, 기억장애, 성격변화 등을 포함한다. 독립성은 환자가 집안 내 자조활동을 하는 정도의 단순한 능력 이상으로 유지된다.
5	완전한 회복	약간의 신경학적, 병리학적 장애가 있지만 정상적인 생활을 할 수 있다.

③ 의식상실의 기간

외상성 뇌손상 후 의식상실이 있던 환자가 명령을 따를 수 있을 정도로 의식수준이 회복될 때까지의 기간을 의식상실의 기간이라고 한다. 이 기간이 1시간 미만이면 경도의 뇌손상, 1~6시간이면 중등도의 뇌손상을 의미하며 6시간 이상이면 중증 뇌손상을 의미한다.

④ 외상후 기억상실(posttraumatic amnesia : PTA)

뇌손상 시점부터 이후의 사건에 대한 기억이 회복될 때까지의 기간을 외상후 기억상실 기간이라고 하며, 이 기간 동안 환자는 혼수상태에서 벗어났으나 지남력 및 기억력은 결여되어 있다. 외상 후 기억상실증은 뇌의 손상 정도뿐만 아니라 예후 측정에도 중요한 정보를 제공한다(표 3-5). 외상후 기억상실기간이 1시간 미만일 경우 예후가 좋으며, 24시간이면 중증 뇌손상을 의미하고, 7일 이상이면 예후가 나쁠 것으로 예측할 수 있다.

[표 3-5] 외상 후 기간과 손상의 중증도

외상 후 기억상실기간(PTA duration)	손상정도(Severity)
5분 이내	매우 경도(very mild)
5~60분	경도(mild)
1~24시간	중등도(moderate)
1~7일	중증(severe)
1~4주	매우 중증(very severe)
4주 이상	극도로 중증(extremely severe)

⑤ Galveston 지남력 및 기억상실증검사(Galveston orientation and amnesia test)

외상후 기억상실기간의 검사는 주관적일 수 있으므로 이 검사를 이용하면 비교적 객관적으로 측정할 수 있다(표 3-6). 이 검사는 100점에서 실패점수를 빼는 방법으로 계산되며 검사에서 75점 이상의 소견을 보이면 외상후 기억상실증에서 회복되었다고 볼 수 있다.

⑥ 란초로스아미고스 인지기능척도(Ranchos Los Amigos Scale)

란초로스아미고스 인지기능척도는 환자의 인지수준을 판별하기 위해 환자가 주위환경에 적절하게 반응하는지를 주로 평가하는 것으로 주로 행동관찰을 사용한다(표 3-7). 이것은 치료사가 환자의 인지수준에 관해 의사소통하고 적절한 재활전략을 개발하는데 도

[표 3-6] Galveston 지남력 및 기억상실증 검사

1. 이름이 무엇입니까? (2)____ 어디서 태어났습니까? (3)____ 어디서 살고 있습니까? (4)____
2. 지금 어디에 있습니까? (5)도시____ (5)병원____ (반드시 병원 이름까지 알지는 못해도 된다.)
3. 병원에 언제 입원했습니까? (5)____ 병원에 어떻게 왔습니까? (5)____
4. 사고 후 제일 먼저 기억할 수 있는 일은 무엇입니까? (5)____
5. 사고 후 제일 먼저 기억할 수 있는 일을 자세히(날짜, 시간, 같이 있던 사람 등) 이야기할 수 있습니까? (5)____
6. 지금 몇 시 입니까?____ (30분 차이마다 1점 감점, 최대 5점 감점)
7. 무슨 요일입니까?____ (하루 차이마다 1점 감점)
8. 몇 일입니까?____ (하루 차이마다 1점 감점, 최대 5점 감점)
9. 몇 월입니까?____ (한달 차이마다 5점 감점, 최대 15점 감점)
10. 몇 년입니까?____ (한해 차이마다 10점 감점, 최대 30점 감점)

총 실패점수 : __________점

총 GOTA 점수(100－총 실패점수) : __________점

움을 준다. 이 척도의 초기세단계 수준들은 혼수로부터 벗어나는 환자들의 환경과 자극에 대한 반응을 설명한다. 란초로스아미고스 인지기능척도는 자각과 인지기능의 수준을 평가하기 위해 손상 후 어떤 시기에서도 사용될 수 있으며 예측 척도로서 사용되지 않는다.

[표 3-7] 란초로스아미고스 인지기능척도

I	무반응. 환자는 깊은 수면을 하고 있는 것처럼 보이고 어떤 자극에도 반응이 없음
II	일반적 반응. 자극에 대해 명확하지 않고 일관되지 않고 의미없는 반응을 보임. 반응이 제한됨. 반응은 생리학적 변화로 몸을 움직이거나 소리를 냄. 통증에만 반응함
III	국소적 반응. 자극 유형과 관련된 반응을 보이지만 일관되지 않으며 지연됨. 소리 나는 방향으로 고개를 돌리거나 통증에 대해 몸을 움츠리거나 소리를 냄. 비위관튜브를 잡아당기며 불편함에 반응함. 간단한 명령에 눈을 감거나 주먹을 쥐거나 팔을 펴는 반응을 일관되지 않게 보임. 자극이 제거될 때 조용해짐
IV	혼동–흥분반응. 고조되고 심하게 혼동된 반응을 보이고 공격적일 수 있음. 내적 혼동과 관련되어 흥분을 보임. 집중기간이 짧고, 선택적 집중이 없으며 상황을 인식하지 못하며 부적절한 행동을 보임. 말은 사리에 맞지 않고 부적절함. 치료에 협조하지 못함. 자조생활에 최대 도움이 필요함
V	혼동, 부적절한 반응. 단순한 구두지시에는 반응하지만 복잡한 지시에는 혼동함. 특정 과제에 대해 집중하지 못함. 구조화된 환경에서 전에 학습된 과제를 수행하지만 새로운 정보를 학습하지 못함. 구조화될 때 짧은 시간 동안 사회적, 자동적 수준으로 대화하지만 말은 부적절함. 외부 감독 없이 사물의 사용이 부적절함. 도움과 함께 기본일상생활활동을 수행함

Ⅵ	혼동–적절한 반응. 목표–지향적 행동을 보이지만 단서가 필요함. 간단한 명령에 지속적으로 반응함. 상황에 적절하게 반응함. 불편함(예, NG tube)에 대한 필요성이 설명되면 적절하게 반응함. 정보처리가 지연됨. 시간과 공간에 대해 지남력을 갖지만 지속적이지 않음. 조직화된 환경에서 기본일상생활활동이 기능적임. 어려운 과제와 익숙하지 않는 환경에서는 집중이 떨어짐
Ⅶ	자동–적절한 반응. 판단과 문제해결이 결여된 로봇과 같은 반응을 보임. 혼동이 거의 없으며 지남력이 있음. 자신의 상태에 대한 질병인식(insight)이 결여되고, 미래에 대한 현실적인 계획이 결여됨. 새로운 학습을 전이할 수 있지만 속도가 느림. 기본일상생활활동에 독립적이며, 집/지역사회 기술에서는 감독이 필요함. 구조화와 함께 사회/여가 활동을 시작할 수 있음
Ⅷ	목적적이고 적절한 반응(대기상태 도움 필요). 익숙한 과제에 적절한 반응을 보이고 다른 사람의 욕구를 인식하고 계획을 수정하기 위해 대기상태의 도움이 필요함. 새로운 학습을 전이할 수 있음. 신체적 능력 내에 활동이 학습되면 그 후 감독이 필요 없음. 병전의 능력과 추론, 스트레스에 대한 인내력, 생소한 환경이나 응급상황의 판단력의 감소를 보임. 사회적, 감정적 지적 능력이 감소되어 있지만 사회에 기능적임
Ⅸ	목적 있고–적절(요청에 의한 대기상태 도움 필요). 익숙한 환경에 효과적으로 반응하지만 문제를 예측하고 수행을 조정하기 위해 단서가 필요함. 실패에 대한 내성이 낮음
Ⅹ	목적 있고–적절(수정된 독립). 다양한 과제들에 적절하게 반응하지만 보다 많은 시간과 휴식이 필요하다. 필요시 독립적으로 과제들을 조정하고 인지보상전략들을 사용함

⑦ 라파포트 장애등급 척도(Rappaport disability rating scale)

라파포트 장애등급 척도는 외상성 뇌손상으로부터 기능적 회복단계를 기술하기 위해 개발된 것으로, 0점에서 30점까지로 기술하며 30점은 사망을, 0점은 장애가 없는 경우를 나타내며, 글래스고우 혼수척도 등 몇 가지 측정방법을 포함한다(표 3-8). 이 측정법은 글래스고우 결과척도보다 기능적 회복을 더 자세히 측정할 수 있어서 기능적 회복의 경과를 추적 검사하는데 적당하다.

3) 의학적 치료

급성기 뇌손상 환자의 초기 관심사는 기도, 호흡, 혈압을 유지하는 것이다. 기도가 차단되었을 때에는 흡인술(suctioning), 관의 삽입(intubation)이나 기관절제술(tracheostomy)이 필요하다. 환자는 정맥내 수액(IV fluid), 혈장, 혈액수혈, 혈압상승제 등이 필요할 수 있다.

생명을 위협하는 손상에 대한 적절한 평가와 치료 이후, 환자는 중환자실(ICU)에 보내진다. 의학적 치료는 뇌관류를 적정화시키고, 뇌조직에 산소공급을 하고, 뇌부종을 최소화하고 다른 생리학적 변수들을 정상범주 내에 유지시킨다. 외상성 뇌손상의 이차 손상(예, 두

[표 3-8] 라파포트 장애등급척도

범주	항목	내 용	점수
각성, 인식, 반응	눈뜨기	0=자발적, 1=말의 의해, 2=통증에 의해, 3=없음	
	의사소통	0=올바름, 1=혼란스러움, 2=부적절함, 3=이해할 수 없음, 4=못함	
	운동반응	0=지시에 따름, 1=한정된 반응, 2=도피반응, 3=이상굴곡반응, 4=이상신전반응, 5=없음	
자조생활, 인지능력	먹기	0=완전함, 1=부분적, 2=최소한, 3=못함	
	화장실처리	0=완전함, 1=부분적, 2=최소한, 3=못함	
	몸치장하기	0=완전함, 1=부분적, 2=최소한, 3=못함	
타인에대한 의존	기능수준	0=완전 독립, 1=특정 환경에서만 독립, 2=경도의 의존, 3=중등도 의존, 4=완전한 의존	
정신사회적 적응	취업가능성	0=제한 없음, 1=특정 직업, 2=안전한 작업장, 3=취업 못함	
총 장애점수			

장애범주	
총 장애점수	장애 수준
0	없음
1	약하게
2~3	부분적
4~6	중등도
7~11	약간 중증
12~16	중증
17~21	매우 중증
22~24	식물인간 상태
25~29	극도의 식물인간 상태

개내압 증가, 뇌부종, 뇌수종, 혈종, 거미막밑 출혈, 간질)이 초기의 일차 손상보다 뇌구조와 기능에 더 많은 손상을 일으킬 수 있기 때문에 병원에 입원 처음 주부터 이차 손상이 적극적으로 치료되어야 한다. 급성 외상성 뇌손상 환자에게 지속된 중환자실 모니터링과 저체온 치료를 통한 뇌실문합술을 시행할 수 있다.

중환자실에 체류시간은 주로 환자의 뇌부종을 관리하는 능력에 의해 결정된다. 이것은 4~5일 내 가라앉는다. 재활의학과 의사는 환자가 ICU에 입원되는 날에 의뢰된다. 재활전문의는 중환자실에서 환자가 혼수상태일 때도 재활서비스를 의뢰하며 작업치료도 포함된다.

4 인지상태에 따른 평가 및 치료

외상성 뇌손상 환자는 손상의 정도에 따라 수많은 의식변화 상태들을 나타낸다(표 3-9). 중증의 뇌손상 환자들은 혼수상태로 시작한다. 환자들은 점차적으로 또는 갑작스럽게 혼수상태 후 의식이 회복될 수 있다. 중증의 외상성 뇌손상 환자들은 혼수상태로 시작하며 시간

[표 3-9] 중증의 의식변화 환자의 정의

의식변화	정 의
혼수 (coma)	뇌전도(electroencephalogram: EEG)에서 수면각성주기(sleep-wake cycle)의 결여와 함께 각성능력부재와 환경과의 상호작용을 위한 능력의 상실을 나타낸다. 이 진단을 위한 신경행동 기준은 1. 환자의 눈은 자발적으로도 외부적 자극에서도 뜨지 않는다. 2. 환자는 명령을 따르지 않는다. 3. 환자는 알아들을 수 있는 말로 이야기 하거나 소리치지 않는다. 4. 환자는 의도적인 움직임을 보이지 않는다.(환자는 통증으로부터 움츠림 자세취하기와 같은 반사적 움직임을 보일 수 있다.) 5. 환자는 손에 의해 강제로 눈이 띄어졌을 때 어떠한 방향으로든 45° 호(arc)를 통해 시각 추적을 하지 못한다. 6. 이 기준들은 마비성 환자의 사용에 기인하지 않는다.
식물상태 (vegetative state)	자발적 또는 자극-유도 각성에 대한 능력에도 불구하고 환경과 상호작용하는 능력의 완전한 상실을 나타낸다. 이런 상태는 항상 TBI 후 초기의 혼수 다음에 오며, 오직 반사적 반응으로 이루어진 행동 반응에 의해 특징된다. EEG에 의해 수면각성주기가 나타날 수 있다. 이 진단을 위한 신경행동 기준은 • 환자는 자발적으로 또는 자극 후에 눈을 뜬다. • 혼수의 2에서 6의 기준을 충족시킨다.
최소반응상태 (minimally responsive state)	더 이상 혼수나 식물상태가 아니지만 심하게 장애가 있는 환자들을 설명한다. 이런 상태의 환자는 관찰이나 검사를 통해 입증된 환경과 상호작용을 위한 능력을 갖는다. 의미 있는 반응들이 일치하지 않으며, 외부 자극에 좌우된다. 이런 범주의 환자들은 가끔 회복지연으로 언급된다. 이 진단을 위한 신경행동 기준은 • 환자는 특정 명령, 질문 또는 환경적 자극 후 의미 있는 행동 반응을 보인다.

이 지나면서 의식이 회복된다. 반면에 혼수상태가 2주~4주간 지속될 경우 식물상태로 접어든다. 식물상태의 환자들도 의식을 회복할 수 있지만 점차적으로 느리게 회복되며, 최소반응상태에서 오랜 기간을 보낸다. 식물상태와 최소반응상태 간의 구별은 진단과 예후의 관점에서 중요하다. 입원 시 최소반응상태로 진단받은 환자들은 식물상태의 환자들 보다 회복이 좋다. 시각추적의 눈 움직임은 식물상태를 벗어나는 전환의 첫 번째 징후 중 하나로서 재활을 위한 준비가 되었다는 지표일 수 있다.

환자의 의식상태나 수준에 따라 그가 평가와 치료에 참여할 수 있는 정도가 다를 것이다. 따라서 인지수준에 맞게 평가와 치료중재를 하는 것이 효과적이다. 환자에 적절한 평가와 작업치료중재를 선택하거나 개발할 때 란초로스아미고스 인지기능척도(Ranchos Los Amigos Scale) 수준이 도움이 된다.

1) 낮은 의식수준의 환자(Ranchos Los Amigos Scale Ⅰ~Ⅲ 단계)

(1) 작업치료 평가

낮은 의식수준의 뇌손상 환자는 혼수상태이거나 중증의 의식변화를 보이고, 심한 혼동 및

[표 3-10] 낮은 의식수준 뇌손상 환자의 작업치료 평가

각성 및 인지수준	말하는 사람을 눈으로 보는가? 운동에 대한 지시(예, 눈감아보세요)를 따르거나 스스로 움직이는가? 말을 하고 몸짓이나 눈 움직임을 통해 의사소통하는가? 호흡튜브를 당기는 것 같은 목적 있는 움직임을 보이는가?
관절가동범위	관절의 관절가동범위 상실이 있는가?
운동조절	피질제거경축이나 대뇌제거경축 자세를 보이는가? 근 긴장도의 변화(저긴장이나 경직)가 있는가? 심부건 반사가 있나, 감소되었는가, 없나? 원시반사를 보이는가?
감각	통증이나 온도, 관절의 움직임과 같은 외부적 자극에 반응하는가?
시각	사람, 물건 또는 활동에 집중하고 시각탐색을 하는가? 마주침을 유지하는가?
삼킴장애	자신의 분비물(침흘림)을 조절하나 또는 무의식적으로 삼키는가? 불충분한 구강조절을 보이는가?
심리사회 및 행동적 요인	가족과 교류에 대해 웃음이나 울음과 같은 반응이 관찰되는가? 감정이 둔한가 또는 풍부한가?

집중 장애를 보이기 때문에 평가는 간결하게 이행된다(표 3-10). 이런 환자의 작업치료 평가는 보통 각성 및 인지수준, 관절가동범위, 자발적 움직임, 비정상 근긴장, 원시반사, 자세변화, 감각, 시각, 삼킴장애, 심리사회 및 행동적 장애, 그리고 임상적 관찰을 포함한다. 평가를 위해 산만함을 줄인 조용한 환경이 필요하다.

(2) 작업치료 중재

낮은 의식수준의 뇌손상 환자(란초로스아미고스 척도 I ~ Ⅲ 단계)의 치료의 목적은 자각과 환자의 반응수준을 촉진하고 장기간 고정과 관련된 합병증을 예방하는 것이다. 이 단계에서 치료는 감각자극, 휠체어와 침상의 자세취하기, 관절가동운동, 부목이나 석고붕대고정, 긴장변화를 위한 치료, 삼킴곤란 관리, 행동 및 감정 관리, 가족 및 보호자 교육이 포함된다. 이들 중 감각자극은 효과성에 대해 논란이 되고 있어 사례 중심으로 고려해야 한다. 중증의 뇌손상 환자는 의학적으로 완전히 안정되기 전에 작업치료에 의뢰될 수 있는데, 이런 경우 치료사는 치료시 주의사항을 알고 올바르게 대처해야 한다(표 3-11).

[표 3-11] 중증 뇌손상 환자의 치료시 주의사항

- 두개내압의 지속적 증가는 치명적이기 때문에 급성뇌외상에서 두개내압의 조절에 주의한다.
  - 환자의 동공변화, 신경학적 반응의 감소, 비정상 뇌줄기반사, 이완, 행동변화, 구역, 심박동, 혈압, 호흡속도의 변화를 관찰한다.
  - 환자의 머리는 두개내압 조절을 위해 중립위로 30° 높인다.
  - 환자의 머리를 한 쪽으로 돌리는 것은 속목정맥을 차단하여 두개내압의 갑작스런 증가를 유발할 수 있기 때문에 목을 중립위치로 유지한다.
  - 가족의 존재, 부드러운 접촉, 조용하게 말하기와 얼굴 쓰다듬기는 두개내압을 감소시킨다.
  - 침대머리부위를 올린 상태로 옆으로 누운 자세가 좋다. 엎드린 자세는 피한다.
  - 지지된 상태로 90°로 앉는 것은 주위에 대한 자각을 증가시키고, 대칭적 자세와 호흡을 돕기 때문에 참을 수 있는 즉시 취한다.
- 치료 동안 외상후 간질이 일어나지 않도록 환자의 생리적 반응(심박동, 혈압, 안면색깔, 갑작스런 발한이나 안절부절)을 평가하면서 천천히 관절가동운동과 촉각자극을 하고 익숙해지면 점차 자극의 강도를 늘린다. 진동, 깜빡이는 빛과 같은 빠르고 반복적인 자극은 피한다.
- 혈종배출을 위해 개두술을 할 경우 두개골피판이 벗겨진 상태로 있고 뇌가 팽창될 수 있게 두피로만 덮여 있는데 이 부위에 대한 직접적인 압력은 피한다.
- 골절이나 외상이 있는 경우 이동시키거나 자극할 때 주의한다.
- 치료 동안 정맥주사줄, 기관절개, 비위관, 기관내삽관이나 인공호흡관, 골절을 위한 견인기구를 당기지 않도록 조심한다.

① 감각자극

감각자극의 목표는 조절된 감각자극으로 각성과 의식 수준을 증가시키고 환경과의 상호 작용을 촉진하는 것이다. 감각자극은 환자의 신체와 인지기능에 따라 적용되며, 항상 환자의 반응이나 변화에 대한 주의 깊은 관찰이 필요하다. 반응은 각 치료를 시작하고 끝날 때 그리고 각 감각이 자극될 때마다 측정된다. 치료사는 자극에 대한 특정 반응들이 증가하는지 관찰하고 기록한다(표 3-12).

[표 3-12] 감각자극에 대해 관찰해야 하는 특정 반응

- 자극에 대해 눈뜨기
- 소리가 나는 방향으로 머리의 움직임
- 사람이나 물건에 대한 시각 집중과 추적
- 호흡, 맥박, 혈압, 근육 긴장의 변화
- 의미있거나 없는 운동반응(사지의 수의적 사용, 자세 등의 변화)
- 발성(예로 신음, 탄식, 또는 한 단어)
- 구두명령을 따름

감각자극을 위해 촉각, 전정감각, 운동감각, 고유수용성 감각, 청각, 시각, 후각, 미각자극들이 사용된다. 감각자극은 원하는 운동반응에 따라 제공한다(표 3-13). 예로 입술 닫힘과 같은 운동반응을 위해 구강운동자극을 하며, 눈 뜨기와 시각 추적을 이끌어내기 위해 전등 빛을 사용한다. 다양한 냄새들을 통해 후각자극을 하는 것은 눈 뜨기나 고개 돌리기를 이끌어 낸다. 익숙한 음악은 호흡속도의 변화나 혈압 변화와 같은 자동적 반응을 촉진할 수 있다. 란초로스아미고스 척도 Ⅱ단계의 환자는 청각자극에 대해 운동안절부절 반응과 같이 자극에 맞지 않는 반응을 나타내지만 Ⅲ 단계로 좋아짐에 따라 보다 자극에 맞게 반응하게 된다. 환자에게 감정적으로 유의한 자극은 반응을 더욱 잘 이끌어낸다.

감각자극은 하루에 여러 번 한번에 15~30분 동안 제공하는 것이 좋다. 휴식과 간호 조치를 고려하여 간격을 두며 하루에 전체 90분을 넘지 않게 일정을 짠다. 이 단계의 환자는 인지처리과정이 지연되기 때문에, 감각자극을 제공할 경우 환자의 반응을 기다리며 필요할 경우 자극을 반복한다. 자극은 일관되고 의미 있는 방법으로 한 번에 하나의 감각양식을 제공한다. 환자에게 무엇을 하고 있는지와 요구되는 반응에 대해 구체적인 설명을 한다. TV를 끄고, 문을 닫거나 커튼을 치는 것에 의해 시각 및 청각적 자극을 최소화 한다.

[표 3-13] 다양한 감각자극

자극종류	설 명
촉각자극	접촉, 압박, 온도 자극에 초점을 둔다. 예로 다양한 촉감과 온도의 물건을 환자의 팔다리에 제공한다. 수동 관절범위운동은 촉각과 운동자극 모두를 제공한다. 목욕하기와 옷 입기는 다양한 감각입력을 제공한다. 닦여지거나 움직여지는 신체부위에 대해 말할 경우 더욱 좋다.
전정감각, 운동감각, 고유수용성 자극	자세변경, 구르기, 머리와 목의 움직임, 침대 등받이 높임, 침대 위에서 앞 · 뒤 또는 좌 · 우 움직임, 흔들기를 제공한다. 스탠딩프레임이나 경사침대를 통한 세우기는 혼수 및 최소의식상태 환자에게 환경에 대한 각성을 증진시킨다. 그러나 운동, 고유수용성, 전정자극은 기관절개술을 한 환자, 두개내압이 증가하거나 간질이 있는 환자에 금기이다. 자극 동안과 자극 후에 환자의 심박수, 두개내압, 혈압의 반응을 살핀다.
청각자극	좋아하는 음악, 익숙한 목소리, 벨이나 손바닥을 치는 소리, 대화, 구두명령, 설명, 피드백으로 청각을 자극한다. 명백하고 단호한 언어를 사용하며, 가끔 주변 환경에 관한 정보를 제공한다. 치료시간 동안 라디오, TV 및 기타 소음들은 제거한다.
시각자극	주의, 집중, 시각추적을 위해 밝은 색의 모빌이나 물건, 거울, 색 조명, 빛, 가족이나 친구의 사진을 제공한다. 밝은 색의 물건을 눈앞에서 움직인다. 침상, 치료실, 실내에서 실외로 환경을 변화시키는 것도 시각자극을 제공한다.
후각자극	양념, 아몬드, 바닐라, 레몬, 향수, 커피, 친숙한 다른 냄새 등의 다양한 냄새를 제공한다. 효과적인 농도의 냄새를 제공한다. 냄새가 스며든 면봉이나 병을 2~5초 동안 환자의 코에 닿지 않은 채 가까이 유지한다. 암모니아나 인공 바닐라와 같은 냄새는 제5뇌신경을 자극하기 때문에 피한다. 후각신경이 손상되었을 경우 후각자극은 반응을 이끌지 못한다. 기관절개나 비위관은 후각자극의 효과를 감소시킨다.
미각자극	면봉을 사용하여 환자의 입술과 혀에 짠맛, 단맛, 쓴맛(퀴닌), 신맛(식초나 레몬주스)을 제공한다. 미각자극은 구강운동 상태가 허용되는 경우에 사용한다.

② 자세취하기

적절한 자세취하기는 구축을 감소시키거나 방지하고 비정상 긴장을 감소시키기 위해 밤낮으로 지속한다.

㉠ 침상자세

환자가 비정상 자세나 긴장을 나타낼 경우 옆으로 누운 자세나 반쯤 엎드린 자세(semi-prone)가 바람직하다. 이런 자세는 긴장을 정상화시키는데 도움을 준다. 바로 누운 자세는 긴장성 미로반사와 폄근 긴장을 유발한다. 그리고 머리가 가쪽돌림된 상태의 바로 누운 자세는 ATNR을 이끌어 낸다. 뇌손상 환자는 보통 양측으로 손상되기 때문에 양측으로 옆으로 누운 자세로 교체하는 것이 좋다. 옆으로 누운 자세에서 머리는 작은 베개 위에 놓아 몸통과 함께 중립 자세를 유지하고; 바닥 쪽 팔은 어깨뼈 내밈 및 위팔뼈 가쪽돌림 자세를 취하고, 팔꿈치는 굽힌다. 위쪽에 놓인 팔은 어깨뼈 내밈과 약간의 어깨 굽힘 자세를 취하고 수평모음을 피하기 위해 베개 위에 놓고 팔꿈치는 편다. 양 손목은 펴고, 경직을 줄이기 위해 손 안에 원통(cone)을 놓고 갈퀴막공간을 유지한다(그림 3-3). 옆으로 눕기의 몸통자세는 등과 어깨 뒤에 베개나 모래주머니를 통해 유지할 수 있다. 엉덩관절과 무릎관절은 약간만 구부린다. 어깨와 골반 사이의 하부몸통을 신장시킨 자세가 바람직하다. 양 무릎 사이에 베개를 두어 엉덩관절의 안쪽돌림과 모음을 감소시킨다. 아래다리도 베개로 지지하여 넓적다리와 함께 정렬시킨다.

환자가 바로 누운 자세를 취해야 할 경우 머리 아래에 작은 베개를 놓고 정중선에 유지하도록 한다. 어깨뼈를 내밈 상태로 유지하기 위해 어깨뼈 아래에 작은 베개를 두고, 양 어깨관절은 약간 벌림과 가쪽돌림 시키고, 팔꿈치는 펴고, 손 안에 원통을 놓거나 손가락 펼치개(finger spreader)를 사용한다. 골반이 한쪽으로 뒤당김될 경우 작은 접은 타월을 골반 뒤에 두어 다리가 중립자세로 놓이게 한다. 무릎 밑에 수건을 말아 놓으면 약간의 무릎 굽힘이 촉진된다.

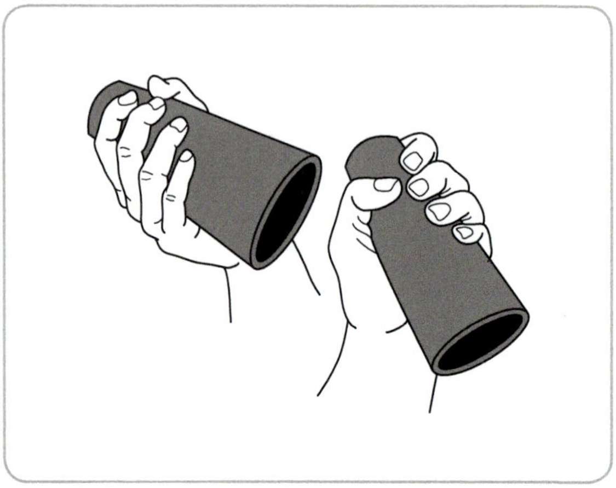

[그림 3-3] 경직감소를 위해 손에 쥐는 원통

ⓛ 휠체어

올바른 휠체어 앉기자세는 환자가 외부환경과 상호작용하고, 시각과 전정계 자극을 통해 각성을 촉진하고, 비정상 긴장과 원시반사를 억제하고, 정상 고유수용성감각 입력을 제공하고, 호흡과 삼킴을 강화시킨다. 올바른 앉기 자세를 위해 골반의 안정적 지지, 정중선상의 몸통자세 유지, 머리의 기립자세가 필요하다. 이런 자세는 팔을 자유롭게 한다. 재활이 진행됨에 따라, 휠체어 좌석과 자세는 환자의 필요에 맞게 대처하기 위해 계속 재평가하고 조절해야 한다.

ⓐ 골반

휠체어 자세취하기는 골반부터 시작한다. 골반은 중립자세나 약간 전방경사된 자세를 취하고, 대칭을 유지한다. 슬링 형태의 휠체어 좌석은 엉덩관절을 모음 및 안쪽돌림 되게 하고, 등받이가 뒤로 굽어져 후방골반경사와 불균등한 체중지지를 유발하기 때문에 피하며, 단단한 좌석과 등받이가 필요하다. 환자가 습관적으로 한쪽 몸통이 신장된 자세로 앉아서 불균등한 체중지지가 되면, 체중지지하는 엉덩이 아래에 삼각형쐐기쿠션(wedge cushion)을 끼운다(그림 3-4). 몸통과 목의 자세를 위해 의자의 등받이는 10~15°로 뒤로 기울게 하고 엉덩관절 90° 굽힘을 유지한다. 너무 뒤로 기울이는 것은 후방골반경사와 엉치뼈 앉기를 촉진하는 경향이 있다. 엉덩관절 굽힘을 촉진하고 다리의 폄근 긴장을 억제하기 위해 쐐기쿠션을 사용한다. 양쪽 엉덩이의 균등한 체중지지와 전방골반경사된 자세를 유지하도록 돕기 위해, 좌석벨트는 좌석 모퉁이에서 45° 각도로 나와서 하부 골반과 엉덩관절 부

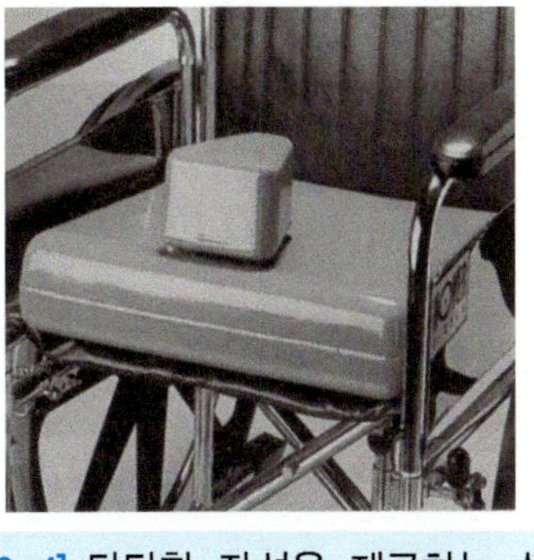

[그림 3-4] 단단한 좌석을 제공하는 삼각형 쐐기쿠션과 벌림쐐기(abductor wedge)

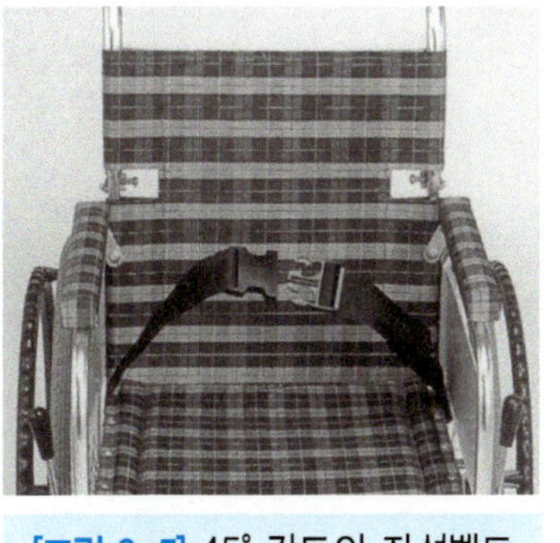

[그림 3-5] 45° 각도의 좌석벨트

위 위를 묶는다(그림 3-5).

ⓑ 몸통

몸통은 골반 다음에 자세를 취한다. 몸통은 대칭적이고 중간선에 있고 양 어깨가 골반 위에 놓이게 한다. 척추의 체형에 맞는 등지지대(back insert)는 허리뼈와 등뼈의 커브를 유지한다. 가쪽몸통지지대(lateral trunk insert)는 등의 내재근의 긴장 불균형에 의해 생기는 척추측만과 가쪽 몸통굽힘을 감소시키기 위해 사용된다. 가슴띠(chest strap)는 몸통의 전방 굽힘을 방지하고 척추후만을 감소시키고, 상부흉곽을 확장시키기 위해 사용된다(그림 3-6). 이것은 또한 가로막호흡과 팔의 사용을 위해서도 도움이 된다.

ⓒ 다리

다리가 벌어질 경우 넓적다리의 바깥 면에 단단한 패드를 끼우거나, 과도하게 모아질 경우 무릎 위의 다리 사이에 벌림쐐기(abductor wedge)를 삽입한다(그림 3-4). 앉은 자세에서 무릎과 발목관절을 90° 굽히고, 발뒤꿈치가 무릎보다 약간 뒤에 위치하고 발은 중립위치를 유지한다. 발판은 전체 발을 지지하기 위해 충분히 커야 한다. 양 발을 발판 위에 확실히 유지하는 것은 양 발에 체중지지를 촉진하고, 긴장을 정상화시키고, 고유감각입력을 제공한다.

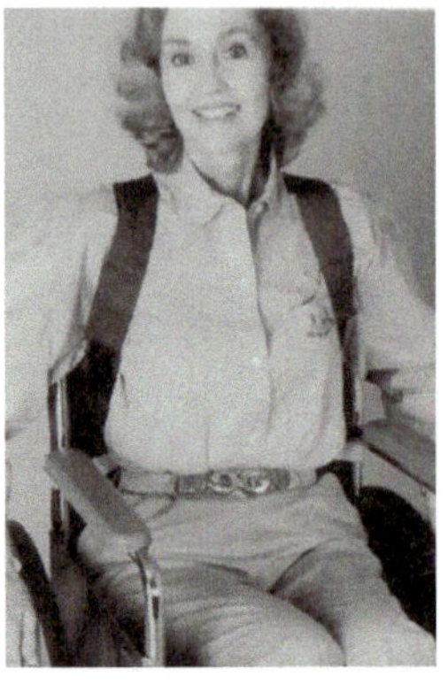
A

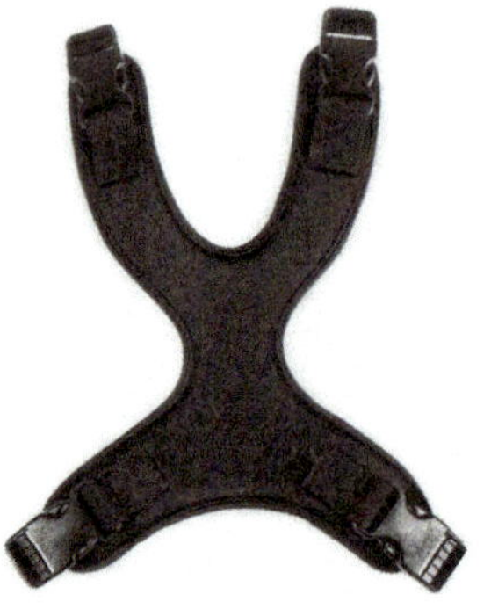
B

[그림 3-6] 가슴 안전벨트

ⓓ 팔

어깨뼈가 중립위치로 있고, 어깨는 약간 가쪽돌림과 벌림되고, 팔꿈치는 편안하게 굽힘되고, 아래팔은 엎침되고, 손목과 손가락은 기능적 자세로 위치시킨다. 경직을 감소시키고 상지의 기능적 자세를 촉진하기 위해 스플린트나 석고붕대 고정이 필요할 수 있다. 양 팔을 지지하고 사용을 촉진하기 위해 적절한 높이의 랩보드가 사용된다. 랩보드는 환자의 복부를 밀치지 않도록 하고, 엉덩관절을 약간 전방으로 굽힐 수 있게 충분히 떨어져 위치해야 한다. 랩보드는 팔 전체가 놓일 만큼 충분히 커야 한다. 랩보드 위에 손을 고정하는 것은 팔의 뒤당김을 촉진하기 때문에 피하며, 대신에 치밀 발포체(dense foam)로 된 V 모양의 도구를 팔꿈치 뒤에 댄다.

ⓔ 머리

낮은 의식수준을 보이는 환자는 머리조절능력이 거의 없다. 환경을 볼 수 있도록 중간선의 기립자세를 취득하는 것은 어렵다. 머리의 중립자세를 유지하고 머리조절을 촉진하기 위해 동적 머리조절 기구를 사용한다. 머리 체형에 맞게 제작된 머리받침대가 사용되거나 머리가 앞으로 떨어지는 것을 방지하기 위해 부드러운 패드로 된 앞머리 띠가 사용될 수 있다(그림 3-7). 휠체어를 약간 뒤로 기울이는 것은 환자의 머리가 앞으로 떨어지는 것을 방지하고 환경과의 시각적 상호작용을 촉

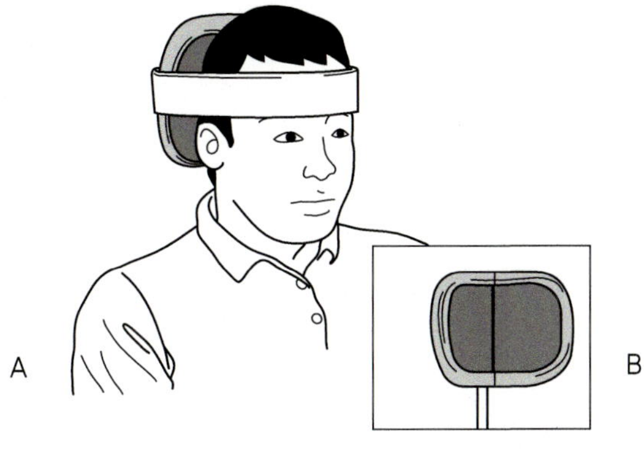

[그림 3-7] 머리조절 보조기구

앞머리띠와 머리받침대

진한다. 환자는 10°에서 15° 뒤로 기울이는 것이 도움이 된다.

③ 수동 관절운동

비정상 근육 긴장의 자세와 반대되는 억제 움직임을 수동적으로 수행한다. 움직임은 느리게 수행하며 근육이 이완될 때까지 신장을 유지한다. 갑작스런 신장과 부적절한 자극과 핸들링은 피한다. 어깨뼈를 자유롭게 하고 정상 어깨뼈 및 위팔뼈 움직임을 촉진하기 위해, 팔의 수동관절가동운동 전에 어깨뼈의 가동화 움직임을 수행한다. 통증범위를 넘지 않는 수동관절가동운동과 자세취하기는 이소성골화증으로부터 구축을 최소화하는데 도움이 된다.

④ 스플린트 및 석고붕대 고정

스플린트 및 석고붕대 고정의 목적은 비정상 긴장을 감소시키고, 관절가동범위를 증가시키고, 구축을 감소시키고, 기능적 움직임을 증진시키는 것이다. 스플린트는 근육과 연조직을 신장된 상태로 관절을 위치시킴으로써 늘림과 억제를 제공한다. 팔꿈치, 손목, 손에 대한 스플린트고정은 긴장을 감소시키고 기능적 자세를 유지한다. 그러나 스플린트고정은 중증의 경직이나 자세변형이 있는 환자에게 사용될 경우 피부를 압박하여 피부손상과 염증을 유발할 수 있기 때문에 주의 깊게 감시해야 한다. 스플린트는 필요에 따라 수정하며, 긴장이 증가할 경우에는 사용을 중단한다. 정적 스플린트(그림 3-8)는 환자가 기능적 활동을 수행하지 못할 경우 착용하며, 2시간 마다(2시간 착용 2시간 제거) 바꿔준다. 집기를 향상시키고 손목을 안정시키기 위해 손목 콕업스플린트(cock-up splint)를 사용하고, 세-손 집기(palmar pinch)를 촉진하기 위해 엄지 맞섬 스플린트를 사용할 수 있다.

연속적 석고붕대고정(serial casting)은 팔꿈치, 손목, 무릎, 발목이나 발에 심한 경직이나 구축이 있어 스플린트를 관리할 수 없거나 경직이 심해 스플린트를 부러뜨릴 때 적용한다(그림 3-9). 이것은 고른 피부압력과 중온을 제공하며 스플린트에 비해 더욱 고정을 시킨다. 환자가 새로운 관절가동범위를 취득함에 따라 스플린트를 새로운 것으로 바꾼다.

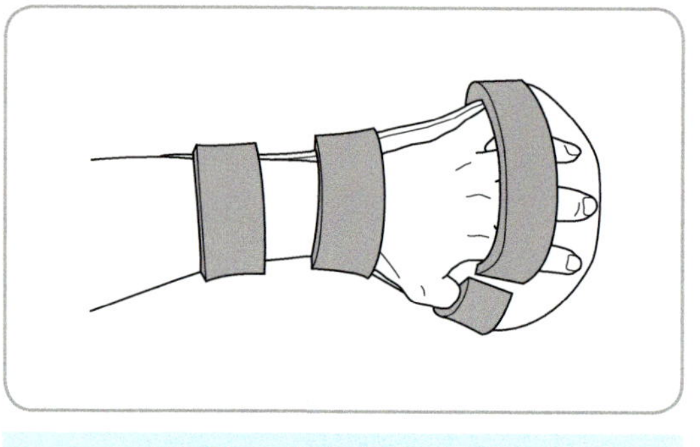

[그림 3-8] 항경직 스플린트

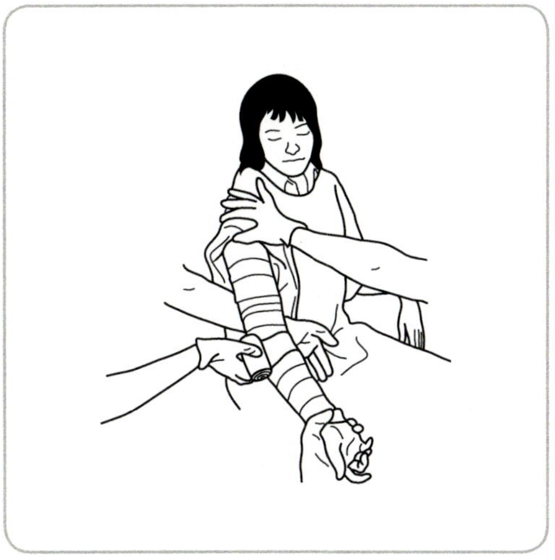
[그림 3-9] 연속적 석고붕대 제작

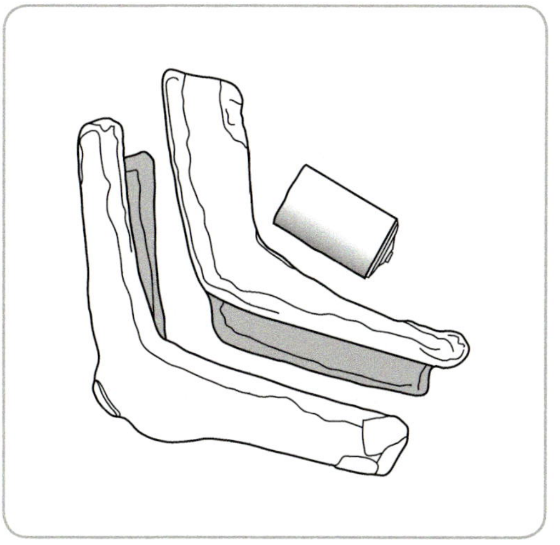
[그림 3-10] 두 개의 판으로 된 석고붕대

연속적 석고붕대는 기능적인 관절범위가 성취될 때까지 관절범위를 늘리기 위해 계속 바꾸며 보통 1~7일 동안 착용한다. 석고붕대고정은 한 번에 한 관절에 적용한다. 특히 환자가 혼동 상태이거나 쉽게 흥분하거나 단기기억의 문제가 있는 경우 한 관절 이상에 적용하지 않는다. 석고붕대고정은 신경근육차단술과 함께 적용할 수 있다. 석고붕대고정은 기능적 관절범위를 획득하거나 더 이상 관절범위가 늘어나지 않을 때 완결된다. 이 후로 마지막 단계에 석고붕대는 반으로 쪼개지며, 가장자리를 마무리하여 벨크로 스트랩(velcro strap)으로 부착한 bivalved cast로 교체한다(그림 3-10). 이것은 평소에 착용하고 있다가 치료 동안 쉽게 제거할 수 있다.

피부손상이 발생할 경우, 피부가 치유될 때까지 석고붕대의 사용을 중단한다. 또한 환자가 심한 흥분상태를 겪을 경우 연속적 석고붕대고정은 안전문제를 야기할 수 있다. 석고붕대는 조절되지 않은 고혈압, 중요한 열린 상처, 아물지 않은 골절, 순환장애, 급성염증, 자율신경반사부전증이 있을 경우 금기된다.

⑤ 삼킴장애

혼수상태의 환자는 코위관(nasogastric tube: NG tube)이나 위창냄술(G tube)을 통해 식사를 하게 된다. 일단 환자가 깨어나 지남력이 있게 되면, 언제 튜브에 의한 식사(tube feeding)를 중지할지 결정하기 위해 삼킴장애의 평가가 필요하다. 삼킴장애 프로그램은 보통 중간에서 진보된 수준의 재활단계에서 시작한다.

⑥ 심리사회적 기능 및 행동 관리

뇌손상 환자는 환경에 대한 자각과 의식이 좋아지면서 혼동, 정서불안정이나 무감정을 나타낸다. 낮은 의식수준의 환자에게 침착한 태도로 설명한다. 치료사는 각 치료시간마다 자신을 다시 소개하고, 치료사의 역할을 설명하고, 어떻게 치료할 것인지, 환자가 왜 병원에 있는지, 그리고 그에게 장소, 날짜, 시간, 계절(지남력)에 대해 설명한다. 환자가 감정적으로 불안정해 할 경우 자신의 감정을 표현할 수 있도록 시간을 준다. 이것은 환자가 치료사에 의해 들었다는 것을 느끼도록 돕는다. 낮은 의식수준의 환자에서 혼동을 감소시키고, 협조를 늘리기 위해서 조용한 환경(예로 침상이나 개인 치료실)이 필요하며, 가족은 한 명을 넘지 않아야 한다. 환경내의 자극(예로 다른 사람, 외부로부터의 소음, 개인적 사물)이 최소화되도록 유지한다.

⑦ 가족과 보호자 교육

치료사는 가족과 보호자에게 정보와 정신적 지지를 제공한다. 가족들은 환자가 손상에서 살아난 것에 안도하지만 앞으로 어떻게 될지 알지 못하며 가끔 그가 보이는 흥분과 관련된 기괴한 행동이나 장애를 이해하지 못하여 스트레스를 받기 때문에 슬픔과 분노를 보일 수 있다. 치료사는 가족들이 표현하는 슬픔과 분노를 존중하며 그들의 질문에 답해야 한다. 치료사는 외상성 뇌손상의 과정에 대해 설명하고 뇌손상으로 인한 장애와 회복과정에 대해 교육하고 가족들의 스트레스 해소를 위해 잦은 대화를 한다. 이것은 치료에 필요한 신뢰구축이나 관계형성을 수립할 수 있다.

가족들을 치료에 포함시키는 것은 그들의 혼동과 분노를 감소시키면서 환자의 상태에 관한 정보를 제공하는데 도움이 된다. 자주 환자는 혼수상태에서 벗어날 때 친지의 익숙한 얼굴에 반응한다. 가족들은 환자 반응을 이끌어 내고, 감각자극 프로그램에 도움을 주고, 올바른 침상 자세취하기와 수동 관절가동운동을 수행할 수 있다. 후에 환자의 의식이 좋아지고 움직일 수 있을 때, 가족은 휠체어 자세취하기, 식사훈련 프로그램과 일상생활활동 프로그램에 참여할 것이다.

2) 중간 의식수준의 환자(Ranchos Los Amigos Scale Ⅳ~Ⅵ 단계)

(1) 작업치료 평가

중간 의식수준 상태의 환자는 의식이 있지만 자주 혼동하고, 흥분하고, 부적절한 반응을 보인다. 환자는 단순한 2~3 단계의 구두명령에 따를 수 있지만 쉽게 산만해진다. 중간 의식수준의 환자는 작업치료 평가의 대부분을 완수할 수 있지만, 산만함과 흥분 때문에 평가과정 동안 여러 번의 휴식이 필요하다. 그에 대한 평가는 관절가동범위, 근력, 감각, 운동조절 등의 신체상태, 시지각, 지각, 인지, 삼킴장애, 심리사회 및 행동적 요인과 일상생활활동에 대한 평가를 포함한다.

① 신체상태

신체상태 평가는 관절의 관절가동범위, 근력, 긴장, 경직, 반사. 골절, 감각, 고유감각, 운동감각, 대운동/소운동 조절, 몸 전체 조절(신체 부위의 움직임과 체간조절과의 통합, 양측 통합)의 검사를 포함한다. 신체상태의 평가는 각도계, 악력계, 근육검사, 임상적 관찰이 포함되며, 표준화된 평가도구로 Jebson Hand Function Test, Purdue Pegboard, Minnesota Manual Dexterity Test 등이 있다.

② 시각

시각병력조사와 시각판별검사를 수행한다. 시각병력에는 안과병력, 안경, 콘택트렌즈 사용에 대한 질문, 흐릿한 시력, 어지럼증, 두통, 눈의 피로, 복시, 시야결손에 관한 내용이 포함된다. 시각판별검사는 시각집중, 시력, 눈 움직임(예로 추적과 단속운동), 눈 모음, 시각배열, 깊이지각(입체시), 시야기능을 포함한다. 또한 기능 활동 수행의 임상적 관찰을 통해 시각기능장애를 확인할 수 있다. 예로 시야결손 때문에 머리를 기울이고, 흐릿한 시각을 감소시키기 위해 한 눈을 감거나 가리고, 시야결손이나 편측무시 때문에 사물이나 벽에 충돌하는 것을 관찰할 수 있다. 작업수행에서 시각 손상의 영향을 우회할 수 있게 시각 손상을 가급적 빨리 확인해야 한다.

③ 언어기능

언어기능의 평가는 실어증, 문법착오증(agrammation), 명칭실어증(anomia) 등을 수행한다. 평가는 듣기, 쓰기, 읽기, 말하기, 따라하기, 문장이해력 등을 통해 검사하며 포괄적

언어기능 검사로 표준실어증검사, WAB실어증검사 등이 있으며 언어치료사가 수행한다.

④ 지각기능

지각평가는 환자의 인지, 감각, 운동, 언어 상태를 평가한 후에 수행한다. 그 이유는 이들 영역들의 장애가 환자의 지각평가 수행을 왜곡할 수 있기 때문이다. 지각평가는 시지각, 시공간지각, 촉각지각, 신체도식지각, 운동지각을 포함한다. 뇌손상 환자에게 사용하는 지각평가는 Hooper Visual Organization Test, Motor-Free Visual Perception Test- Revised, Rivermead Perceptual Assessment Battery, LOTCA 등이 있다.

⑤ 인지기능

뇌손상 환자의 인지기능은 기능적 과제(예로 일상생활동작)를 통해 평가한다. 그 이유는 지필과제는 인지 손상을 나타내는 실제 상황을 제공하지 못하기 때문이다. 예로, 음식준비 동안 ㉠ 2~3단계의 구두 및 지면 지시를 따르고, ㉡ 명령 단계의 순서를 정확하게 따르고, ㉢ 최소 산만함을 가지고 과제를 수행하고, ㉣ 좋은 안전 주의 및 판단력을 보이는지 등의 인지기능을 평가할 수 있다. 일상생활활동 동안 환자의 인지상태를 평가할 때, 틀린 반응과 올바른 반응의 수, 단서나 도움의 양, 완수한 과제의 백분율로 인지기능을 측정한다. 뇌손상 환자에서 사용될 수 있는 인지평가로 Allen Cognitive Level Test, Galveston Orientation and Amnesia Test, LOTCA, Rivermead Behavioral Memory Test 등이 있다.

⑥ 삼킴장애

삼킴장애 평가는 임상평가와 비디오투시검사를 포함한다. 임상검사는 환자가 충동적인지, 적절한 구강운동조절을 하는지를 알려준다. 임상평가는 또한 환자의 인지상태와 언어기능에 관한 정보를 제공한다. 비디오투시검사는 삼킴과 관련된 구강, 인두, 식도의 구조적 이상과 움직임을 평가하고 흡인의 유무를 알 수 있다. 부적절한 자세, 행동장애, 인지손상은 삼킴장애의 요인으로 간주된다.

⑦ 일상생활활동

중간 의식수준의 환자에게 모든 BADL을 평가한다. 외상성 뇌손상 환자에게 사용할 수 있는 평가는 A-ONE, AMPS, FIM, Klein-Bell ADL Scale 등이 있다.

⑧ 심리사회적 기능

작업치료사는 면담과 행동관찰을 통해 환자의 심리사회적 상태와 그 영향을 파악한다. 자아개념의 변화, 역할의 상실, 고립감, 불안, 우울증, 회피, 무관심 등을 평가한다.

(2) 작업치료 중재

① 란초로스아미고스 척도 Ⅳ단계 환자의 치료

이 단계의 치료는 ROM을 유지 및 증진시키고, 능동운동이 가능한대로 빨리 시작한다. 단순한 명령에 대한 반응을 증진시키고 구조화된 환경을 이용하여 흥분을 관리한다. 환자의 치료는 환자의 혼동과 흥분상태를 고려해야 한다. 이 단계의 뇌손상 환자는 자극에 국소적 반응을 보이기 시작하면서 흥분상태를 보인다. 흥분은 혼수상태에서 벗어나면서 발생되는 섬망의 한 범주로 생각되고 있다. 흥분은 공격성, 정좌불능증, 탈억제, 감정불안정 등이 결합되어 과도한 행동의 원인이 된다. 란초로스아미고스 Ⅳ단계 동안 환자는 정보처리능력의 부재와 내적 혼동에 의해 흥분을 나타낸다. 환자들은 팔다리를 이유 없이 휘두르고, 생명유지 관을 제거하거나 침대에서 일어나려 하고, 소리치거나 신음하거나 기괴한 음성을 내고, 조절되지 않은 웃음이나 부적절한 성적 행동과 같은 탈억제적 행동 등을 보인다.

㉠ 흥분의 관리

환자가 행동장애를 보일 경우 이에 대한 치료에 앞서 문제행동에 기여하는 요소를 평가 한다(표 3-14). 흥분에 대한 치료는 적절한 환경조성과 신체적 관리방법이 있다. 치료사는 환자의 안전을 위태롭게 하지 않고 에너지를 방출하고 움직이게 하는 적절한 신체적 관리방법을 사용하고, 환경을 조성함에 의해 환자의 흥분을 감소시킨다(표 3-15). 환자는 흥분, 적개심, 공격성에 대해 책임이 없다는 것을 상기한다. 환자는 치료사를 향해 반응하는 것이 아니고 내적 혼동에 의해 반응하는 것이다. 동시에 치료사는 환자와 자신을 보호한다.

[표 3-14] 행동장애에 기여하는 요인

개인적 배경	뇌손상의 위치와 범위, 통증, 신체장애, 지력, 병전의 성격, 대처양식
사회적 배경	부적응행동 동안 있는 사람들이나 강화물
신체적 배경	문제 있는 행동이 발생하는 환경의 특성

[표 3-15] 흥분(초조)관리: Rancho 수준 Ⅳ

환경을 조성하는 방법	• 사진이나 소지품 등 환자에게 친숙한 사물을 배치하여 혼동의 영향을 최소화 한다. • 혼동을 최소화하기 위해 조용한 환경을 유지한다. • 치료 시간 동안 사지 억제를 제거한다. • 지남력에 대한 정보를 제공하고 예측 가능한 일상 구조와 일과를 유지한다. • 치료사는 치료시간마다 자신을 소개하고 환자가 어디에 있고 무엇을 할 것인지 말한다. 혼수상태의 환자에 조차 인지장애가 없는 환자에게 하듯이 예의를 지킨다.
신체적 관리방법	• 안전과 최대 움직임을 돕는 도구를 사용한다. 튜브를 잡아 빼지 못하도록 벙어리장갑을 사용한다. 낙상 위험 없이 움직일 수 있게 바닥침대를 사용한다. • 환자가 할 수 있을 경우 세수, 공 잡기, 풍선치기, 간편한 옷 입기와 같은 대동작활동을 하도록 함. 신체활동, 보행이나 휠체어 밀기는 흥분을 감소시키는데 도움이 된다. • 환자가 흥분하기 시작하는 초기 징후에 활동을 변경하거나 다른 환경으로 옮긴다. 외설이나 기괴한 표현에 대해 반응하지 않는다. • 침착하고 자신감 있고 수용의 태도를 보인다. 혼동을 중화하기 위해 일관성 있고 예측 가능한 태도를 보인다.

② 란초로스아미고스 척도 Ⅴ~Ⅵ단계 환자의 치료

란초로스아미고스 Ⅴ~Ⅵ단계의 환자는 집중적인 입원환자 재활에 참여할 수 있다. Ⅴ단계의 환자는 아직 지남력이 없고 혼동된 상태이며, 상황에 부적절한 반응을 나타낸다. 이 단계의 환자는 독립적 일상 기술을 위해 최대 보조가 필요하고, 신경근 손상을 나타내고, 지남력을 위해 최대 단서가 필요하고, 중증의 기억장애를 보이고, 언어 및 정신 처리과정에 혼동을 보이고, 새로운 학습의 전이를 거의 하지 못한다. 란초로스아미고스 Ⅵ 단계로 진전됨에 따라, 환자는 일관되지 않는 지남력을 보이지만 스태프와 가족에 대해 적절한 반응을 하고, 친숙하고 재학습한 과제들에 대해 전이를 보이기 시작한다.

입원환자 재활 동안 작업치료는 운동, 시-지각, 인지기능을 최대화하고, 기초적 자기-관리 과제들의 수행능력을 회복하고, 환자의 지속적인 행동적 감정적 적응에 기여하고, 환자의 가족이 퇴원에 준비하도록 돕는 것 등을 목표로 삼는다.

㉠ 운동기능

란초로스아미고스 Ⅴ~Ⅵ단계의 환자는 경직, 경축, 연조직 단축, 원시반사, 자세조절 문제, 근력약화, 감각손상으로 활동을 하는데 방해를 받는데 이들에 대한 치료 원칙은 근위에서 원위로 진행하며 근육집단의 조절을 촉진하고, 대칭 자세를 증진시키며, 몸의 양측을 활동에 통합하고, 양측 체중지지를 촉진하고, 정상 감각을 경험하게 하는 것이다. 이를 위해 NDT, PNF, 루드 접근이 적용될 수 있으며, 환자에게 가장 어울리는 접근들을 사용한다. 신경근육 조절의 치료는 골반에서 시작하고 몸통, 팔 순서로 치료한다. 환자는 보통 후방골반경사 상태로 있는데, 기능적인 직립 골반자세로 자세를 바꾸기 위해 전방골반경사와 가동화운동을 수행한다. 몸통치료를 할 때 ⓐ 몸통 배열을 촉진하고, ⓑ 교차적인 몸통 근육활동을 자극하고, ⓒ 안정 자세를 벗어나 모든 방향으로 체중이동을 하도록 돕는다. 몸통조절이 향상되면, 팔의 치료를 시작한다. 특정 근육집단에 연조직 구축이나 경직이 있는 환자는 NDT의 가동화 기법이나 억제기술을 사용한다. 저긴장이나 근육약화가 있는 환자는 NDT, PNF, 루드 접근을 사용하여 근력을 강화하고, 감각인식을 증가시킨다. 운동학습과 협응을 돕기 위해 신경근전기자극으로 팔 근육집단(위팔세갈레근, 엎침근, 뒤침근, 손목과 손가락 폄근)을 자극한다. 운동능력을 증진시키기 위해 환자에게 대동작활동을 하게 한다. 공이나 풍선을 잡거나 치는 활동은 설명에 대한 집중, 주의, 기억 등의 인지능력을 별로 요구하지 않고 거의 자동적으로 수행하기 때문에 이 단계의 환자가 쉽게 수행할 수 있다(그림 3-11). 환자의 운동 및 인지능력이 향상되면서 운동능력을 점차적으로 다듬는데 초점을 둔다. 전통적 운동치료뿐만 아니라 가상현실에 의해 유도

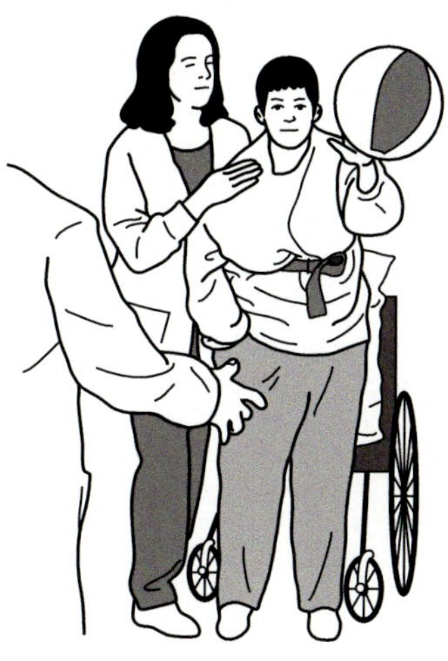

[그림 3-11] 운동능력을 증진시키기 위한 대동작신체활동

되는 활동 또한 근력과 균형을 향상시키기 위해 도움이 되는데, 이런 가상현실은 환자에게 흥미와 동기를 주며, 활동에 참여하는 동안 기술을 연습하게 한다.

ⓛ 시각기능

뇌손상으로 인해 시야결손이 보이고. 대조민감도의 상실과 관련되어 시력감소를 보이고, 안구운동도 손상된다. 눈의 편위로 복시와 시각탐색의 어려움을 유발한다. 전반적인 시각장애를 위한 치료는 교정렌즈, 프리즘, 안대나 눈가림, 환경개조, 시각운동을 포함한다. 시력의 치료는 환경개조, 안경이나 광학 보조도구의 사용, 큰 글씨나 대조되는 색의 사용을 포함한다. 복시의 치료는 렌즈, 프리즘, 눈가림을 수반한다. 렌즈는 복시뿐만 아니라 다양한 굴절, 원근조절 장애의 치료에도 사용된다. 프리즘은 눈을 통해 빛이 들어오는 것을 굴절시키고 중심와 속으로 상을 옮기고 한 개의 시각을 허용한다. 눈가림은 전체적 혹은 부분적으로 수행된다. 완전가림은 환자에게 안대나 테이프를 붙여서 사용하는데(그림 1-45), 단점으로 깊이지각이 감소되고 우세 눈이 가려질 때의 불편함이 있다. 따라서 대안적으로 매시간 마다 교대적인 가림을 한다. 부분가림은 비우세 눈의 안경의 코 쪽 부분에 불투명 테이프를 적용한다(그림 1-46). 눈가림과 함께 시각운동을 병행하는 것이 효과적이다. 환경개조는 읽기를 촉진하기 위해 페이지의 한쪽에 색깔 보드를 사용하고, 식판의 한쪽에 색 테이프를 붙이고, 굵은 숫자와 커다란 버튼이 있는 전화기를 사용하고, 주변환경을 밝게 하고, 계단난간에 밝은 색 테이프를 부착하는 것 등을 포함한다. 시각운동은 교정접근으로 잔존시각을 최대화하고, 손상된 시각기능을 향상시키고, 시각장애에 대해 인식하도록 하고, 보상전략을 학습하도록 돕는 활동으로 구성된다. 치료는 한 눈으로부터 양 눈으로 진행한다. 시각운동은 처음에 시각집중, 훑어보기와 같은 기본 기술을 다루고, 양 눈 융합과 입체시와 같은 복잡한 기술로 진행한다.

ⓒ 언어기능

실어증 또한 교정접근과 보상접근으로 치료될 수 있다. 표현성 실어증이 있을 경우 교정접근은 환자가 틀리게 말한 단어에 관해 피드백을 주고, 올바르게 표현했을 때는 계속하도록 요구하는 반복적인 대화훈련을 한다. 보상접근은 환자에게 몸짓, 글자, 단어, 상징, 그림 차트의 보조방법이나 보조도구를 사용하여 자신의 요구를 표현하게 한다.

㉣ 시지각 및 지각기능

인지-지각기능의 치료를 위해 먼저 환자가 자신의 문제를 인식할 수 있도록 노력해야 한다. 지각장애의 치료는 교정접근과 보상접근 모두를 포함한다. 예로 전경배경지각 장애가 있을 경우 교정접근은 부엌서랍에서 수저를 찾거나 하얀 시트 위해 하얀 셔츠를 찾게 한다. 보상접근은 식사도구를 분류하고 잘 알아볼 수 있도록 부엌서랍을 정리함으로써 환자를 돕는다. 무시증후군이 있을 경우 교정접근은 한쪽 눈 완전가림(그림 1-46A)과 양쪽 눈의 병변측 시야의 눈가림 기술을 사용한다(그림 1-48). 양쪽 눈의 한쪽의 눈가림은 반대쪽으로 눈 움직임을 증가시키고 무시를 감소시킨다. 이것은 관련된 대뇌반구의 활성을 증가시켜 반대쪽에 대한 활성이 증가된다. 모든 일상생활활동에 무시되는 쪽과 상호작용을 촉진하기 위해 무시 쪽에 물건들(TV나 문 등)이 놓이도록 배치한다. 보상접근은 환자가 부딪칠 수 있는 물건들은 보이는 쪽으로 옮기거나 식사를 할 때 음식을 보이는 쪽에 놓는다. 실행증이 있을 경우 교정접근은 치료사는 환자가 옷을 입는 동안 손을 포개 잡는(hand-over-hand) 기술을 이용하여 옷 입기를 돕는다. 보상접근은 포스터나 카드에 순서적으로 그려진 설명에 따라 옷 입기를 수행한다.

㉤ 인지기능

인지장애의 치료로 교정접근과 보상접근이 있다. 예로 교정접근은 주된 인지 영역들(지남력, 집중, 기억)을 자극하기 위해 지필과제와 컴퓨터프로그램을 제공한다. 지필과제로는 카드, 보드게임, 퍼즐 및 단어인식이나 글자나 숫자 지우기 연습 등이 사용된다. 컴퓨터프로그램은 환자의 집중력, 시각탐색, 시각-운동 협응, 인지처리시간을 향상시키고, 단순한 문제-해결 기술을 향상시키고 좌절인내력을 증진시킨다. 환자는 지남력그룹치료에 참여하여 시간, 장소, 환경에 대한 지남력을 훈련할 수 있다. 그러나 이런 접근들의 효과에 대해 논란이 되고 있다. 인지를 증진시키는 또 다른 방법으로 Toglia(2005)의 다면적 배경접근법이 사용되고 있다. 이것은 환자가 어떤 상황에서 인지기능을 잘 수행하는지 알기 위해 과제, 환경, 전략과 암시 등의 수행변수들을 조작하며 평가하고 그 결과를 환자의 최적 기능을 위한 실행전략으로 개발하여 치료한다. 인지장애의 치료는 기본 및 수단적 일상생활활동을 통해 수행해야 한다. 보통 뇌손상 환자는 한 과제로부터 다른 과제로 기술을 전이하거나 일반화하는 것에 어려움을 갖는다. 지필과제나 컴퓨터프로그램은 기능이나 일상과제와 관련이 없으며 이들의 수행에 필요한 인지기능을 일반화시키지 못한다.

보상접근은 환경수정과 보상방법 학습을 사용한다. 환경수정은 환자가 이동할 수 있게 이정표나 도로표지들을 배치하거나 지남력을 최대화하기 위해 방에 친밀한 그림, 사물, 달력과 시계 등을 배치하는 것을 포함한다. 보상방법 학습은 과제와 약속을 알 수 있게 알람이나 일지나 달력을 이용하게 한다.

ⓑ 식사 및 삼킴장애

독립적 식사하기 프로그램은 환자의 침실에서 먹는 것으로부터 병원 식당과 같은 사회적 환경으로 다양한 단계로 이루어진다. 환자가 근력과 협동동작의 감소나 지각장애를 보일 경우 rocker knife, plate guard, non-slip mug와 같은 적응 기구를 사용한다. 집중력 감소를 보일 경우에는 한 번에 하나의 적응 기구를 소개하는 것이 도움이 된다. 충동성이 높은 환자는 충분하게 씹고 삼키도록 포크를 내려놓는 전략이 효과적이다. 환자의 삼킴장애의 문제와 경중도에 따라 된 상태의 액체나 음식을 먹게 한다.

ⓢ 일상생활활동

입원 환자(Ⅴ~Ⅵ단계)의 재활은 목욕하기, 옷 입기, 위생처리, 식사하기, 이동 등의 BADL을 재취득하는 것에 중점을 둔다. 과제는 단순한 것에서 복잡한 것으로 진행한다. 환자의 BADL의 수행을 보조하기 위해 도움이나 단서가 필요하다. 환경은 산만하지 않게 유지한다. 치료사는 과제를 조직화하고 사용될 품목들을 모으고, 한 번에 한 가지 품목을 제공하고 한 단계씩 설명하고 필요할 때 단서나 신체적 도움을 준다. 예로 옷 입기에서 내의를 입을 때까지 셔츠를 주지 않으며, 지각적 혼동을 줄이기 위해 단추가 없는 단순색의 옷을 선택한다. 환자가 지구력과 좌절 인내력이 낮고, 운동기술의 제한이 있을 경우, 전체 과제 중 오직 한 두 단계만을 하도록 제한하여 입게 한다. 환자의 신경근 기능에 기초하여 어떤 자세와 방법으로 옷을 입을지 선택한다. 환자가 옷 입기를 성공적으로 수행함에 따라 점차 과제조직화, 단서와 도움을 줄인다. 이동훈련을 할 때 치료 팀들 사이에서 이동기술과 이동 순서를 유지해야 한다. 환자를 위한 이동은 오른쪽과 왼쪽 모든 방향으로 움직이도록 연습한다. 정상 쪽으로만 이동한 환자는 공중 화장실에서 반대 쪽(마비쪽)으로의 이동이 요구될 때 당황할 수 있다. 양쪽으로의 이동훈련은 양쪽 하지의 체중지지를 촉진하고 양쪽 몸통근육을 사용하게 하며 양쪽에 대한 감각 입력을 증진시킨다. 이 단계에서 샌드위치 준비하기, 돈을 사용하기, 전화사용과 같은 단순한 수단적 일상생활활동의 능력을 평가하고, 동적조사 접근을 사용하여 환자가 안전하고 적당하게 이 활동들을 수행할 수 있는 환경에서 훈련할 수 있다.

가족들이 치료에 참여하게 하여 이동, ADL, 침상 자세취하기, 스플린트 스케줄, 기구 사용, 독립적으로 식사하기 등의 교육을 하며 환자의 안전을 강조한다.

ⓞ 심리사회적 기능 및 행동관리

뇌손상 환자의 의식이 점차 회복됨에 따라 상황에 대해 자각하면서 흥분성, 공격성, 무관심, 비협조, 기분의 변동이 증가되는 등의 심리사회적 변화가 생길 수 있다. 환자는 지속적으로 다양한 과제들을 수행하지 못하면서 우울증에 걸리거나 좌절할 수 있다. 치료사는 환자가 좌절과 실패를 하는 상황을 만들지 않고 아직 무언가를 성취할 수 있다는 자신감을 강화할 수 있게 활동 수준이나 경험을 조직화한다.

후기 재활 단계에서 환자가 계속 부적절한 행동을 보여서 지역사회 복귀가 방해되면 행동수정프로그램에 참여해야 한다. 지역사회는 환자의 행동장애에 대해 관대한 태도를 보이지 않기 때문에 이에 대한 치료프로그램이 필요하다. 프로그램은 환자가 부적절한 행동의 결과를 경험하도록 한다. 입원환자 재활 동안 다음의 행동관리 방법이 권고된다.

- 자극을 최소한으로 줄이기 위해 환경을 조성한다. 소음이나 산만함이 환자의 흥분성과 공격성에 영향을 줄 경우 조용한 장소에서 치료를 한다.
- 적절한 행동을 보이면 보상한다.
- 부적절한 행동을 보이면 냉정하고 기계적인 태도로 보상을 중단한다.
- 부적응 행동에 기여하는 인지장애를 다룬다.
- 새로운 기술을 배워 부적응 행동을 성공적으로 줄이는 경험을 갖게 한다.

프로그램이 효과를 보이지 않고 안전의 위험을 보일 경우 약물치료가 병행될 수 있다.

ⓩ 환자 가족의 지지

치료사는 환자와 가족에게 회복과 재활의 과정을 설명한다. 보통 외상성 뇌손상의 가능한 결과, 퇴원 후 예상될 수 있는 가족체계에서 변화와 그 영향, 퇴원 후 관리와 감독의 책임과 도전, 급성·후 재활을 위해 이용할 수 있는 자원 등에 대한 정보를 제공한다. 가족은 작업치료시간에 참여함으로써 환자의 수행을 최대화하도록 돕는 기술과 환자의 강점과 약점에 대해 학습한다. 가족의 참여는 또한 환자가 손상 전 상태로 회복할 것이라는 기대를 줄이는데 도움을 준다.

3) 높은 의식수준의 환자(Ranchos Los Amigos Scale Ⅶ~Ⅹ단계)

란초로스아미고스 Ⅶ~Ⅹ단계의 높은 의식수준 환자는 아급성기 재활에 해당하며, 아직 일부 필수적인 신체, 행동, 인지 또는 기본 일상생활활동 기술들을 다루지만, 이 시기는 남은 생애 동안 회복을 이루는 단계로 독립성을 증진시키고 삶의 영역에서 넓혀서 가정과 지역사회에 재복귀가 주된 목표가 된다. 치료사의 역할은 외래치료, 낮 병동 치료, 재가 치료, 지역사회 복귀 프로그램 등 치료 장소와 종류에 따라 다르다. 이 단계는 보상접근이 강조된다.

(1) 작업치료 평가

앞서 기술된 도구들을 사용하여 평가한다. 일상생활활동을 평가할 때 문제해결의 장애로 인해 필요한 과제 조직화와 감독의 양을 평가한다. 환자의 자기인식능력이 증가됨에 따라 캐나다작업수행평가(Canadian Occupational Performance Measure: COPM)를 할 수 있는데, 이를 통해 환자의 치료목표를 확인하는 것이 중요하다. 질병인식과 자기인식에 문제가 있는 환자는 자신이 갖고 있는 문제를 알지 못하기 때문에 COPM으로 검사하는데 어려움이 있다.

이 단계에서 환자의 평가는 음식준비하기, 돈 관리, 전화의 사용, 지역사회 쇼핑, 청소 및 옷 관리, 약물취급 등의 수단적 일상생활활동, 운전을 포함한 광범위한 일상활동과 작업 용이성, 그리고 지역사회 복귀 능력에 대한 평가 등을 포함한다.

사고 후 일 년 이상이 경과하면서 환자는 심리사회적 문제가 신체나 인지장애보다 더 크게 느끼며, 이런 문제는 퇴원할 때 많이 나타나기 때문에 퇴원 전에 평가하여 다루는 것이 중요하다. 심리사회적 평가는 환자의 역할상실, 사회적 행동, 인간관계기술, 자기표현, 시간관리, 자기조절 등 뿐 아니라 사회지원시스템, 친구관계 형성/유지 능력, 고립감 감소 수단 등 환자 지지방법도 평가한다. 외상성 뇌손상 환자를 위해 사용할 수 있는 심리사회적 평가도구는 Assessment of Communication and Interaction Skills, Occupational Role History, Role Checklist 등이 있다.

(2) 작업치료 중재

① 운동기능

높은 의식 수준의 뇌손상 환자들은 대부분 양호한 운동조절능력을 갖는다. 이런 환자들은 독립적으로 보행하며 양쪽 상지를 이용해 기능적인 활동을 할 수 있지만 상세한 관찰을 통해 움직임의 협동작용이나 스피드와 관련된 미세한 몸통 및 사지운동조절의 결손을 발견할 수 있다. 몸통조절의 치료는 모든 활동을 위해 좋은 동적서기균형능력(낮거나 높은 곳으로 손 뻗기와 몸 구부리기)을 갖고, 몸통과 사지의 완전한 분리된 움직임을 하고, 활동 동안 하지로부터 다른 부위로 자연스럽게 체중이동을 할 수 있도록 증진시키는데 집중한다. 상지 치료프로그램은 어깨뼈의 안정을 증가시키고, 미세 동작 조절을 향상시킨다. 치료의 목표는 좋은 협동동작을 유지하면서 스피드를 향상시키는 것이다.

② 시지각 및 지각기능

이전 단계에서 기술된 훈련들을 계속한다. 일반적으로 이 단계의 재활의 목적은 환자가 지역사회에 재복귀하게 준비하는 것으로 보상접근이 강조된다. 치료사는 환자가 시지각 장애의 영향을 우회하기 위해 보상방법을 가르친다.

③ 인지기능

란초로스아미고스 Ⅶ~Ⅷ 단계의 환자는 단기기억, 추론, 개념화, 이해력, 추상적 사고, 순서화, 정보의 조직화, 문제의 단순화, 판단과 문제해결의 영역에 미묘한 인지장애를 나타낸다. 환자는 자신의 일상활동이나 과제에 참여하는 것이 좋다. 인지기능을 증진시키기 위해 사용되는 활동은 환자의 실제생활 욕구와 관련 있고, 도전이 되고, 나이에 적당해야 한다. 예로, 환자가 대중교통을 이용하기 위해 버스노선일정을 해석하는 것은 집중, 좌절 내구력, 분류, 순서화를 다루며 샤워기 설치에 필요한 부품을 철물점에서 구입하려고 계획하는 것은 조직화, 문제해결, 돈 관리를 다룬다.

작업치료사는 작업능력을 최대화하기 위해 물리적/사회적 배경을 수정하도록 돕는다. 집과 직무현장을 방문하여 수정의 기회를 갖고, 환자의 거주환경과 일상활동을 이용하여 자주 수행되는 과제에 대한 정보처리 요구를 최소화하는 습관과 일과를 갖도록 한다. 또한 컴퓨터 게임, 수공예, 시뮬레이션 업무를 활용하여 환자 스스로의 강점과 약점을 인식하도록 돕는다. 환자가 인지장애와 이것이 미치는 영향을 이해함에 따라, 일정노트, 알람

보조도구, 월간일정표나 달력, 문제해결도표와 같은 보상 인지전략들을 사용하도록 가르친다.

④ 일상생활활동 및 수단적 일상생활활동

기본 자조생활과 가사활동들에서 독립적이지 못한 환자들은 이 목표를 향해 계속 노력한다. ADL을 위해 사용했던 적응기구들은 환자의 상태가 좋아짐에 따라 필요 없게 되기 때문에 재평가가 필요하다. 예로, 치료초기에 샤워하기 위해 욕조벤치가 필요했지만 훈련을 통해 오직 안전손잡이 만을 사용하여 서서 샤워를 할 수 있을 것이다.

환자가 청소, 음식준비, 세탁하기와 같은 가사활동들을 수행할 때, 지역사회와 필수적인 생존기술을 다룬다. 많은 환자들은 작업치료를 통해 돈을 관리하고, 카드에 사인하고, 쇼핑을 가고, 은행과 우체국을 이용하고, 군중 속에서 움직이고, 건축적 장애를 처리하고, 대중교통, 전화, 신문, 전화번호부를 이용하는 것을 재학습한다. 치료사는 환자가 행동적 일과를 획득하도록 돕고, 환자가 보상전략을 사용하는 방법을 가르친다.

㉠ 가사 관리

가사관리는 환자의 기능 수준에 맞추어 단계적으로 적용한다. 예로 음식준비는 처음에 샌드위치 만들기를 하고 나중에 전자레인지를 사용한 뜨거운 음식만들기로 단계화한다. 아이돌보기도 치료에 포함된다. 작업치료에 의해 다루어질 수 있는 아기돌보기 활동들은 안전하게 아기 목욕시키기, 아기를 돌보면서 동시에 음식을 준비하기, 기저귀 채우기 및 옷 입히기, 아기 옮기기 등이 있다. 치료사는 환자가 유모차, 난간이 있는 침대, 아이 돌보기 기구 등 손쉽게 취급할 수 있게 개조시킨다.

㉡ 집 안전 및 개조

환자가 집으로 퇴원할 때, 안전을 위해 집을 개조하도록 권한다. 균형장애가 있는 경우 욕조 안, 화장실 및 싱크대 둘레, 복도, 외부와 내부 계단에 안전손잡이를 설치하고, 시각결손이 있는 경우 실내를 밝게 한다. 칼이나 쉽게 부서지는 유리잔과 스토브의 사용에 관해 주의를 주고, 물, 스토브, 다른 전기기구들을 끄도록 설명한다. 온수 시스템의 온도는 화상을 입지 않도록 120°F 이하로 세팅한다. 보행에 방해하는 물건들은 제거하고 목욕탕이나 부엌의 미끄러운 바닥 위에 미끄럼방지 매트를 설치한다. 휠체어 사용 환자를 위해 문의 폭과 욕실 공간을 개조한다. 치료사는 가족에게 환자가 간질 증상을 보일 때 취해야 하는 절차, 안전하게 이동시키는 방법, 응급상황에 대피시키는 방법과 환자가 해서는 안 되는 위험한 활동에 대해 교육한다.

ⓒ 지역사회 이동

퇴원 후 독립적인 지역사회 이동을 위해 불규칙한 보도와 도로경계석을 극복하고, 교통신호와 진행 중인 차량의 방향과 속도를 해석하는 능력을 훈련하는 것이 필요하다. 지역사회에서의 보행은 신호가 바뀌기 전에 도로를 건너기 위해 재빨리 반응하여 움직이고, 진행 중인 차량의 거리와 속도를 판단하기 위해 깊이와 공간관계를 인식하고, 낙상 위험이 있는 환경적 장애(웅덩이, 끊긴 보도)를 눈으로 보고 피하는 것을 필요로 한다. 지역사회에서 장거리 보행이 필요하지만 쉽게 피로해 하거나 독립적으로 보행하지 못하는 환자를 위해 전동스쿠터가 권고된다. 스쿠터의 사용은 좋은 앉기 균형능력과 환경에 대한 재빠른 인지적 결정과 상지/손의 조절을 통합하는 능력을 요구한다.

ⓓ 여가활동

작업치료는 환자의 최근 능력에 맞추어 이전의 여가활동을 재개하거나 새로운 여가 대체를 결정하는 것을 돕는다. 인지적 유연성의 결여와 개시의 결여가 놀이와 여가 기술의 독립을 방해할 수 있기 때문에 작업치료사는 환자활동 동안 최적의 균형을 확보하는 전략들을 조직화하고 계획하도록 가르친다.

ⓔ 운전

많은 환자들은 병원에서 퇴원하자마자 운전재개에 대해 관심을 갖는다. 퇴원 후 안전하게 운전하는 능력을 결정하기 위해 잔여 신체, 인지, 지각, 시각 장애와 자기조절, 충동조절, 좌절 인내력 등의 심리사회적 상태를 평가하고 또한 병력과 운전에 대한 과거력 또한 검토한다. 평가 및 훈련을 위해 컴퓨터시뮬레이션 운전이 도움이 된다. 환자에게 신체적 장애나 시야결손과 같은 문제가 있는 경우 그 문제를 보상하기 위해 차를 개조하여 훈련할 수 있다. 그러나 응급상황에 대한 느린 반응, 판단이나 문제해결 능력의 결여, 도로에서 공간 또는 방향 혼동, 깊이 지각의 장애나 지구력 감소 등과 같은 문제들에 대해서는 보상을 할 수 없다. 평가 후에 운전에 적합하다고 판정되면, 보조 운전강사와 함께 이중조정장치가 있는 차(dual control car)로 도로 주행검사를 수행한다. 운전평가를 수행하는 치료사는 운전법규 및 관련 부서에 대해 알아야 한다. 만약 환자가 임상적 및 도로주행 평가를 통과하면, 작업치료사나 뇌손상 환자와 일한 경험이 있는 운전강사에 의해 일정 기간 동안 주의사항에 대해 교육을 받아야 한다.

ⓗ 직업훈련과 작업 기술

환자가 자기-유지 역할 능력을 할 수 있으면 직장복귀나 자원봉사 일을 다룬다. 작업치료사는 시간엄수, 완벽성, 피드백에 대한 반응, 필기하고 활용하는 능력 등의 습관과 일 행동에 중점을 둔 직업-전 훈련 프로그램을 시행하며, 필요할 경우 보상적 전략을 이용하도록 한다.

⑤ 심리사회적 기능 및 행동관리

1년 이상 된 뇌손상 환자들은 인지, 행동 및 정서적 변화로 인해 교류가 적어지고, 고립감과 역할상실로 자신의 정체성을 상실한 것처럼 느끼게 된다. 작업치료 중재는 환자가 새로운 사회적 접촉을 시작하고, 지지그룹에 참여하고, 사회적 네트워크를 만들고 유지하는데 필요한 사회기술을 재수립하는 것에 중점을 둔다. 부정적이고 빈정거리고 비평을 했었던 환자를 사회적 상호교류에 참여도록 이끌기 위해 작업치료의 긍정적 담화훈련이 도움이 된다.

환자의 병전 성격, 대처양식, 손상에 의한 상실과 슬픔 등에 의해 감정 및 행동적 결손을 나타낼 수 있는데 이런 변화들은 사회 및 성적 탈억제, 스트레스나 좌절에 대한 낮은 인내력, 질인병식과 판단의 감소, 불안정한 정서, 흥분성, 충동과 우울증을 수반한다. 치료사는 환자가 수행을 방해하는 무능과 장애에 직면함에 따라 그를 지지하며 심리학적 중재가 필요할 경우 전문가에게 의뢰를 한다.

그룹치료가 도움이 되는데, 이것은 고립감을 감소시키고, 부적절한 행동에 대한 반응을 볼 수 있는 기회를 주고, 유사한 문제를 성공적으로 대처했던 다른 사람들과 말할 기회를 제공함으로써 그 문제를 해결하는 것을 촉진한다. 그룹치료에서 환자가 다른 사람을 돕거나 자신의 경험을 이야기 하는 것은 개인적 삶의 만족과 자긍심, 쓸모 있다는 느낌을 갖게 한다.

성기능 장애가 있는 경우 치료사는 우선 성적 욕구의 문제와 친밀함을 나타내는 행위에 대해 논의함으로써 환자와 배우자가 만족한 성적 역할을 재개하도록 돕는다. 부적절한 사회 및 성적 행동들은 재활팀에 의해 신중하고 일관된 방법으로 다루어져야 한다.

⑥ 환자 가족의 지지

병이 장기화되면서 회복 경과를 모르는 뇌손상 환자의 가족은 좌절하고 오랜 기간 비탄에 빠질 수 있다. 따라서 치료사는 교육을 통해 지속적으로 가족을 지지할 필요가 있다. 교육은 회복이 오래 지속되는 특성, 환자의 시각에서 본 회복의 경험, 행동과 성격 변화에 대한 관리와 적응, 성적 문제들, 지역사회 자원, 집 개조 등에 대한 내용이 포함된다.

4) 경도 뇌손상 환자

대부분의 경도 뇌손상 환자들은 1~3개월 내에 기능이 회복된다. 경도 뇌손상 후 너무 빨리 정상활동을 재개하는 것은 정보처리 능력에 과도한 부담을 주어 수행을 느리게 하고 실수를 이끈다. 이런 환자는 외래재활치료에서 잔여 신체적 증상들을 다루고, 정보와 지지를 제공하고, 작업 기억의 필요를 감소시키는 인지보상전략 사용을 가르치는 것을 통해 이익을 본다.

참고문헌

구인순, 권재성, 김영근, 이기업. (2012). 인지재활 프로그램. 한국장애인고용공단 고용개발원

김정은, 박중철, 강현승, 오창완. (2008). 중증 외상성 뇌손상 환자의 급성기 치료. Brain & NeuroRehabilitation, 1(2): 136-142

김태곤, 정상섭, 허륭, 최중언. (2008). 외상성 두부 손상. J Neurocrit Care, 1(1): S56-S62

박지원, 고태성, 구봉오, 권미자, 김경윤 등. (2009). 신경계질환별 물리치료 2판. 서울: 현문사

박창일, 문재호 등. (2007). 재활의학. 한미의학

양영애 외. (2012). 윌라드 앤 스파크만의 작업치료학. 개정 11판. 영문출판사

윤범철, 김순자. 김종만, 김택훈, 배성수 등. (2002). 신경계 질환별 물리치료. 서울: 현문사

이정원 외. (2015). Trombly's 작업치료학. 7판. 한미의학

이한기, 김명훈, 김본원, 김진상, 김철용 등. (2009). 임상신경해부학. 현문사

이한석. (2017). 작업치료평가학. 계축문화사

이한석, 박경영, 채경주. (2010). 신경계 질환별 작업치료. 현문사

이한석, 배주환, 백지영, 오혜원, 이선명 등. (2009). 임상작업치료평가. 2판. 계축문화사

최혜숙 외. (2014). 작업치료학: 신체기능장애를 위한 실행기술. 7판. 엘스비어코리아.

편성범, 노기봉. (2008). 외상성 뇌손상 환자의 인지재활. Brain & NeuroRehabilitation, 1: 164-171

한태륜, 방문석 등. (2009) 재활의학. 3판. 군자출판사 530-531

Abreu, B. C., Toglia, J. P. (1987). Cognitive rehabilitation: A model for occupational therapy. American Journal of Occupational Therapy, 41, 439-448.

American Congress of Rehabilitation Medicine. (1995b). Recommendations for use of uniform nomenclature pertinent to patients with severe alterations in consciousness. Archives of Physical Medicine and Rehabilitation, 76, 205-209.

Arnadottir, A. (1990). The brain and behavior: Assessing cortical dysfunction through activities of daily living. St. Louis: Mosby.

Bedell E., Prough D. S. (2002). Anesthetic management of traumatic brain injury. Anesthesiol Clin North America, 20: 417-39.

Bouska, M. J., & Gallaway, M. (1991). Primary visual deficits in adults with brain damage: Management in occupational therapy. Occupational Therapy Practice, 3, 1-11.

Carr, J. H., & Shepherd, R. B. (1980). Physiotherapy in disorders of the brain. London: Heinemann Medical.

Davis, A. E., & Gimenez, A. (2003). Cognitive-behavioral recovery in comatose patients following auditory sensory stimulation. Journal of Neuroscience Nursing, 35, 202- 214.

Deusen, J. V, Brunt D. (1997). Assessment on occupational therapy and physical therapy. W.B. Sounders Company.

Farber, S. (1982). Neurorehabilitation. Philadelphia: WB Saunders.

Gelling, L., S₩hiel A., Elliott L., Owen A., Wilson B., Menon D., & Pickard J. Sensory stimulation programme to improve recovery in comatose patients. Journal of Clinical Nursing, (2003) 12, 394-404.

Giacino, J. T., & Kalmar, K. (1997). The vegetative and minimally conscious states: A comparison of clinical features and functional outcome. Journal of Head Trauma Rehabilitation, 12, 36–51.

Giacino, J. T., Kezmarksy, M. A., DeLuca, J., & Cicerone, K. (1991). Monitoring rate of recovery to predict outcome in minimally responsive patients. Archives of Physical Medicine and Rehabilitation, 72, 897–901.

Hall, K. M. (1997). The Functional Assessment Measure. Journal of Rehabilitation Outcomes Measurement, 1, 63–65.

Hall, K., Cope, D. N., & Rappaport, M. (1985). Glasgow outcome scale and disability rating scale: Comparative usefulness in following recovery in traumatic head injury. Archives of Physical Medicine and Rehabilitation, 66, 35–37.

Hill, J. (1994). The effects of casting on upper extremity motor disorders after brain injury. American Journal of Occupational Therapy, 48, 219–224.

Holland, D., & Shigaki, C. L. (1998). Educating families and caretakers of traumatically brain injured patients in the new health care environment: A three phase model and bibliography. Brain Injury, 12, 993–1009.

Jones, R., Giddens, H., & Croft, D. (1983). Assessment and training of brain–damaged drivers. American Journal of Occupational Therapy, 37, 754–760.

Katz, N., Itzkovich, M., Averbuch, S., & Elazar, B. (1989). Loewenstein Occupational Therapy Cognitive Assessment (LOTCA) battery for brain–injured patients: Reliability and validity. American Journal of Occupational Therapy, 43, 184–192.

Palmer, M., Wyness, M. A. (1988). Positioning and handling: Important considerations in the care of the severely head–injured patient. Journal of Neuroscience Nursing, 20, 42–50.

Pendleton, H. M., Schultz–Krohn, W. (2006). Pedrett's Occupational therapy. 6th ed. MOSBY.

Pendleton, H. M, Schultz–Krohn, W. (2013). Pedretti's occupational therapy: practice skills for physical dysfunction. 7th ed. Mosby

Radomski M. V., Trombly, C. A. (2008). Occupational Therapy for Physical Dysfunction. 6th ed. Lippincott Williams & Wilkins.

Radomski, M. V., Trombly, C. A. (2014). Occupational therapy for physical dysfunction.

7th ed. Lippincott Williams & Wilkins.

Rappaport, M., Hall, K. M., Hopkins, K., Belleza, & Cope, N. A. (1982). Disability Rating Scale for severe head trauma: Coma to community. Archives of Physical Medicine and Rehabilitation, 63, 118–123.

Rinehart, MA. (1990). Strategies for improving motor performance. In Rehabilitation of the adult and child with traumatic brain injury (2nd ed., Philadelphia: F. A. Davis Company. pp. 331–350

Scheiman, M. (1997). Understanding and managing vision deficits: A guide for occupational therapists. Thorofare, NJ: Slack, Inc.

Strub, R. L., Black, F. W. (2000). The mental status examination in neurology. 4th ed. F. A. Davis Company.

Toglia, J. P. (1989). Approaches to cognitive assessment of the brain-injured adult. Occupational Therapy Practice, 1, 36–55.

Toglia J. P. (2005). A dynamic interactional model to cognitive rehabilitation. In Katz N. (Ed.), Cognition and occupation across the life span (pp. 29–72). Bethesda, MD: AOTA Press.

Trombly C. A. & Radomski. (2002). Occupational therapy for physical dysfunction. 5th ed. Lippincott Williams & Wilkins.

Williams, T. A. (1995). Low vision rehabilitation for a patient with a traumatic brain injury. American Journal of Occupational Therapy, 49, 923–926.

Zoltan, B. (1996). Vision, Perception and Cognition: A manual for the evaluation and treatment of the neurologically impaired adult. 3rd. ed. Slack.

http://health.mw.go.kr/HealthInfoArea/HealthInfo.

http://www.insunet.co.kr/linkskin/linkskin_b_med.asp?sn=1581

제4장

척수손상

1. 개 요
2. 증상 및 합병증
3. 의학적 관리
4. 작업치료 평가
5. 작업치료 중재

제4장

척수손상

학습목표

1. 척수의 해부학적 구조와 생리학적 기능을 설명한다.
2. 척수손상의 원인과 특성을 설명한다.
3. 척수손상의 증상과 합병증을 설명한다.
4. 척수손상 환자에 대한 평가과정을 설명한다.
5. 다양한 손상 레벨 환자의 기능적 기대치를 설명할 수 있다.
6. 척수손상 환자에 대한 작업치료중재를 설명한다.

핵심용어 척수손상, 완전마비, 불완전마비, 사지마비, 하지마비, 신경학적 수준, 힘줄고정 쥐기

1 개 요

1) 척수의 구조

(1) 형태

척추는 목뼈(cervical vertebrae: 7개), 등뼈(thoracic vertebrae: 12개), 허리뼈(lumbar vertebrae: 5개), 엉치뼈(sacral vertebrae: 5개), 꼬리뼈(coccyx: 1개)로 구성되어 있다. 각 척추뼈의 척추후궁이 모여 척주관(vertebral canal)이 되며, 이 안에는 척수 등 신경조직이 안전하게 들어 있다(그림 4-1). 척수는 중추신경계의 일부분으로 척주관 안에 위치하는 긴 원기둥 형태의 구조로 위에서부터 목척수(경수), 등척수(흉수), 허리척수(요수), 엉치척수(천수)로 구분된다. 척수는 척추뼈 양쪽에 각기 척추사이구멍(intervertebral foramen)을 통해 척주관 바깥으로 나가는 척수신경과 연결된다. 척수신경은 31쌍으로 목신경이 8쌍, 등신경이 12쌍, 허리신경이 5쌍, 엉치신경이 5쌍, 꼬리신경으로 구성된다.

척수는 경부와 요부에서 팽대되어 있으며 전자는 제5 목척수에서 제1 등척수(C5~T1)까지이고 후자는 제1 허리척수에서 제2 엉치척수까지((L5~S2)이다. 목척수 팽대부위는 상지

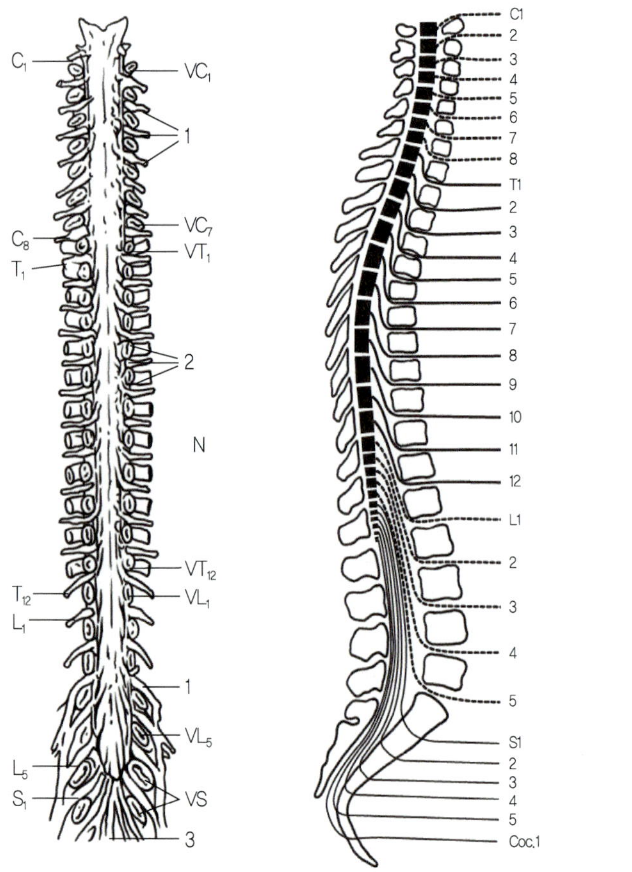

[그림 4-1] 척추와 관련된 척수와 척수신경

의 신경을 지배하며 허리척수 팽대부위는 하지의 신경을 지배한다.

척수는 제1~2 요추 사이의 추간판 부위에서 끝이 난다. 일반적으로 상부의 목척수(C2~5)의 척수분절은 해당 목뼈와 동일한 레벨에 위치하고 C6~T7 사이는 척수분절이 해당 척추뼈 보다 한 레벨 높게 위치한다. T7~10 사이는 척수분절이 해당 등뼈 보다 두 레벨 높게 위치한다. 5개의 허리척수분절은 제11~12 등뼈에, 5개의 엉치척수분절은 제1 허리뼈에 위치한다. 척수의 아래 끝은 척수 원뿔이라 한다. 제2 요추 이하 요추와 천추는 말총(마미, cauda equina)과 엉치척수종말끈(film terminal)을 포함하고 있다.

(2) 내부구조

척수는 중추신경계의 일부로 신경세포체와 이의 돌기인 신경섬유로 구성되어 있다. 신경세포체는 주로 척수의 내부에 위치한 'H'자 또는 나비 모양의 회색질에 위치하며, 그 주변의 백색질에는 신경섬유가 주로 위치하고 있다. 척수의 내부 중앙에는 중심관이 있다(그림 4-2).

회색질 중에서 앞쪽에 있는 부분은 앞기둥(anterior column)이라고 하며, 근육을 지배하는 운동신경세포가 있다. 이 세포에는 피라미드로(pyramidal tract)나 피라미드바깥길(추체외로, extrapyramidal tracts)을 통해 전해져온 명령이 들어오며, 이 세포의 축삭돌기는 근육까지 도달한다. 회색질 중에서 뒤쪽 부분은 뒤기둥(posterior column)이라고 하는데, 피부에서 온 감각신경의 축삭 돌기가 들어와 뇌쪽으로 올라가 연수의 핵에 도달한다.

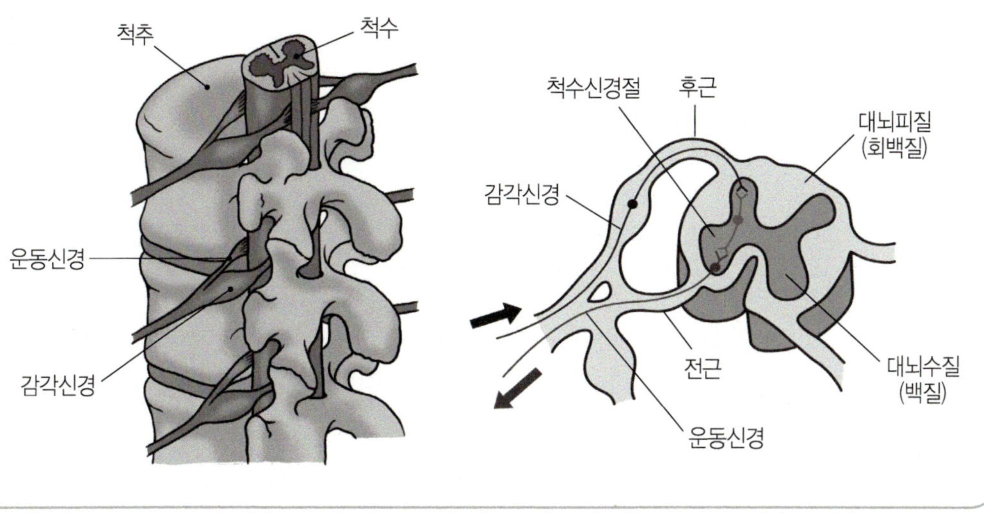

[그림 4-2] 척추의 내부구조

(3) 신경로

중추신경계에서 정보의 전달은 신경로를 통해서 이루어진다. 척수의 신경로에는 수용체에서 받은 정보를 고위중추로 보내는 오름길(상행로, ascending tract)과, 고위중추에서 효과기로 정보를 전달하는 내림길(하행로, descending tract)이 있다.

오름길의 일차신경원은 척수신경절에 위치하며, 이차신경원은 척수 또는 뇌줄기에 있고, 삼차신경원은 시상에 있다. 소뇌의 겉질이나 뇌줄기의 핵으로 전달되는 오름길은 삼차신경원이 없고, 이차신경원이 바로 소뇌의 겉질 또는 뇌줄기의 핵 등 최종 목적지에 종지된다. 오름길을 따라 전해지는 것은 말초에 있는 여러 수용체에서 받은 감각 정보가 고위중추-대뇌와 소뇌의 겉질, 또는 뇌줄기로 전달된다. 척수의 오름길에는 시상을 거쳐 대뇌겉질에 종지하는 신경로인 뒤기둥-안쪽섬유띠경로(posterior column-medial lemniscal pathway), 척수시상로(spinothalamic tract), 척수연수시상로(spinomedullothalamic tract), 목척수시상로(cervico-thalamic tract) 등과, 소뇌피질에 종지하는 앞 및 뒤 척수소뇌로(anterior and posterior spino-cerebellar tract), 그리고 뇌줄기에 종지하는 척수그물로(spinoreticular tract), 척수올리브로(spino-olivary tract), 척수덮개로(spino-tectal tract) 등이 있다.

(4) 신경로의 손상

신경로가 손상된 경우에는 손상부위 이하 모든 부위에서 증상이 나타난다. 오름길은 각 분절에서 들어오는 섬유가 모여 이루어지기 때문에 어떤 부분에서 신경로가 절단되면 그 이하 분절에서 들어오는 섬유 역시 모두 절단되므로 손상부위 이하에서 기능에 장애가 오게 된다. 내림길은 위에서 내려오면서 각 분절로 신경섬유를 보내므로 손상부위 이상에서는 기능에 이상이 없지만, 손상부위 아래쪽에는 그쪽으로 보낼 신경섬유 모두가 손상되므로 손상부위 이하에서는 모든 척수분절에서 증상이 나타나게 된다.

따라서 가쪽겉질척수로(lateral corticospinal tract)가 손상된 경우에는 동측 손상부위 아래에 상위운동신경원증후군이 나타난다. 뒤기둥이 손상된 경우에는 임상적으로는 동측 손상부위 이하에 분별적 촉각과 진동감각 및 의식적 고유감각의 소실이 나타나고, 후섬유단성 보행실조가 나타난다. 척수시상로가 손상된 경우에는 반대쪽 손상부위 이하에 통각과 온도감각의 소실이 일어난다. 손상 반대쪽에 증상이 나타나는 이유는 척수시상로는 이미 반대편으로 교차한 후에 이루어진 신경로이기 때문이다. 척수시상로가 교차하는 부위가 손상된 경우에는 양쪽 손상부위의 통각과 온도감각이 소실된다.

2) 척수손상

척수손상은 척주관내 신경의 손상에 의해 손상부위 이하의 운동능력의 마비와 감각기능의 손실 그리고 자율신경계의 기능상실을 초래하는 질환이다. 척수손상은 손상부위의 운동(내림길) 및 감각회로(오름길)를 차단한다. 신경뿌리가 분절로 되어 있기 때문에, 신경학적 손상수준은 운동 및 감각 수준에 따라 진단된다. 예로, C6 수준에서 완전손상이 있다면, 그 수준 밑의 운동 및 감각정보는 더 이상 뇌에 전달하거나 뇌에서 전달받지 못한다. 이것으로 손상수준 밑으로 감각부재와 운동마비가 오게 된다.

척수손상은 발생된 척수의 부위(목척수, 등척수, 허리척수) 및 신경학적 분절의 숫자로서 표현한다. 척수손상의 부위는 충분한 기능을 갖고 있는 마지막 척수의 신경학적 분절을 가리킨다. 예로 C6은 척수의 목척수부위로서 마지막으로 정상적인 신경학적 분절이 6번째 신경학적 분절인 것을 말한다. 이 경우에 C6 신경학적 부위 아래의 분절에 의해 신경 지배되는 모든 근육은 마비된다. 신경학적 수준은 감각수준과 운동수준에 따라 진단된다. 신경학적 손상부위는 척추손상의 부위와 완전히 일치하지는 않는다.

(1) 원인 및 발병률

척수손상의 원인들은 미국의 국가척수손상통계센터((National Spinal Cord Injury Statistical Center: NSCISC)(2008)의 조사에 의하면 자동차 사고가 42%, 낙상이 27.1%, 폭력이 15.3%, 스포츠 손상이 7.4%이었다. 기타 원인들에 의한 척수손상이 8.1%로 고려된다. 척수손상의 발생률은 성별, 나이, 인종, 고용상태, 결혼여부에 따라 다르다. 척수손상은 남자에서 대략 80%로 나타나 여자에 비해 4배 많으며, 나이는 16~30세에서 50%로 젊은 사람에서 많이 나타나는 것으로 보고되고 있다(NSCISC, 2005).

2 증상 및 합병증

1) 사지마비 및 하지마비

마비된 몸의 부분에 따라 사지마비(tetraplegia)와 하지마비(paraplegia)가 나타날 수 있다. 사지마비는 목뼈의 척수 분절에 운동 및 감각기능의 장애로 정의된다(ASIA, 2000). 사지마비는 팔, 몸통, 하지, 골반 기관들에 기능적 손상이 나타난다. 목척수 손상의 부위에 따라 부분적인 상지기능이 있을 수 있다. 하지마비는 흉추, 요추, 천추 분절의 척수의 운동 및 신경장애이다. 하지마비는 팔의 기능은 손상 받지 않고 몸통, 다리, 골반 기관들에 기능적 손상이 나타난다. 하지마비는 손상부위에 따라 몸통근육조직의 기능이 있을 수 있다.

2) 완전마비 대 불완전마비

완전 또는 불완전마비는 신경학적 손상의 정도와 손상의 위치에 의해 나뉠 수 있다.

(1) 신경학적 손상에 따른 분류

완전손상(complete injury)은 손상부위 아래 오름길과 내림길의 완전한 차단으로 인해 손상수준 밑으로 운동기능과 감각기능이 결여되는 것이다. 불완전손상(incomplete injury)은 손상수준 아래 운동기능이나 감각기능이 어느 정도 있다. ASIA 손상 척도(American Spinal Cord Injury Association Impairment Scale)가 신경학적 손상 정도를 분류하기 위해 사용되는데 등급 A는 완전마비, B, C, D 등급은 불완전마비를 의미한다(표 4-1).

[표 4-1] ASIA 손상 척도

종류	손상정도
A	완전손상. 감각이나 운동기능이 척수분절 S4-S5를 포함하여 신경학적 레벨 이하에서 없음
B	불완전손상. 감각기능이 척수분절 S4-S5를 포함하여 신경학적 레벨 이하에서 있지만 운동기능은 없음
C	불완전손상. 운동기능이 신경학적 레벨 이하에서 있으며, 신경학적 레벨 이하의 주근육의 절반 이상이 3등급(근력)보다 낮음
D	불완전손상. 운동기능이 신경학적 레벨 이하에서 있으며, 신경학적 레벨 이하의 주근육의 절반 이상이 3등급(근력) 이상임
E	정상. 운동기능과 감각기능이 정상

(2) 손상부위에 따른 분류

① 중심척수증후군(central cord syndrome)

중심척수증후군은 척수의 둘레보다는 중심부위의 손상이 더 심한 경우에 나타난다. 상지에 관련된 신경회로가 하지의 신경회로 보다 더 중심 쪽에 위치하기 때문에 하지보다 상지의 운동마비와 감각상실이 더욱 심하다. 예후는 비교적 좋으며 하지의 회복이 먼저 일어나고 상지의 기능이 뒤따른다.

② 브라운세카르증후군(Brown-Sequard syndrome)

브라운세카르증후군은 척수의 한쪽만 손상되었을 경우에 나타난다. 이것은 칼이나 총기 사고에 의해 일어난다. 척수의 한쪽만 손상될 경우에 나타난다. 손상부위 밑으로 손상된 쪽에는 운동마비와 고유수용성감각의 상실을 보이고, 손상된 쪽의 반대쪽에는 통각, 온도감각, 촉각의 상실을 보인다.

③ 앞척수증후군(anterior cord syndrome)

앞척수증후군은 척수의 앞쪽의 손상으로부터 나타난다. 이 증후군은 척수 앞쪽을 지나가는 신경회로의 손상으로 인해 운동신경마비 및 통각, 온도감각, 촉각의 상실이 나타난다. 그러나 척수 뒤쪽을 지나가는 신경회로들은 손상이 적어 고유수용성감각의 기능은 존재한다.

④ 척수원뿔증후군(conus medullaris syndrome)

척수원뿔증후군은 엉치척수와 척주관 내의 요추신경뿌리의 손상으로 발생한다. 무반사성 방광 및 배변, 하지의 이완성마비가 나타난다.

⑤ 마미증후군(말총증후군, cauda equina syndrome)

말총증후군은 척주관 내에 있는 요추와 천추의 신경뿌리가 모여 말꼬리 모양을 이루는 말총에 대한 하위운동신경원 손상으로 척수의 손상이기보다는 말초신경의 손상이다. 말초신경은 척수가 갖고 있지 않은 재생능력이 있기 때문에 회복에 대한 예후가 보다 좋다. 무-반사 방광, 배변과 하지의 이완성마비가 나타난다.

(3) 예후

척수손상 환자의 예후는 척수가 손상된 범위와 정도가 완전 손상인가 불완전 손상인가에 의존한다. 불완전 손상의 경우 손상 후 24~48시간 내에 손상부위 아래로 운동기능이 돌아오거나 감각이 나타나지 않으면 운동기능이 돌아오는 것을 기대할 수 없다. 골절부위 아래의 하나의 척수신경뿌리수준에서 부분적 또는 완전한 기능의 회복이 이루어지는데 손상 후 처음 6개월 내에 일어난다. 불완전 손상의 경우 운동기능의 점차적인 회복이 가능하지만 불확실하다. 불완전 손상의 회복은 완전손상보다 회복 패턴과 결과를 예상하기 힘들다. 기능의 증진이 즉시 시작되고 근육 기능의 회복이 계속적으로 나타난다면 손상 후 수개월 후에 간헐적으로 나타나는 것보다 회복의 진전이 좋다.

3) 합병증

(1) 폐 기능 감소

폐 기능 감소는 호흡근의 마비로 인해 올 수 있다. C4 이상 손상은 가로막의 부분 또는 완전마비를 이끈다. 이런 환자들은 기계호흡기의 도움을 필요로 한다. 하위 목척수와 등척수 손상은 갈비사이근, 배근, 넓은등근 등의 호흡근육의 마비를 이끌며, 환자는 호흡장애를 갖게 된다. 이로 인해 무기폐, 폐렴 등이 올 수 있다. 이런 합병증을 예방하기 위해 평소에 호흡운동을 하여 폐활량을 증가시키는 것이 중요하다. 병에 물을 담아 놓고 튜브를 부는 연습(bottle blowing)을 통해 내쉬는 훈련을 할 수 있다. 기침하기 훈련은 객담 배출 능력을 기르기 위해 필요한데, 우선 숨을 깊이 들여 마신 후, 잠시 숨을 멈추었다가, 가슴이 울리도록 크게 기침을 하게 한다. 만약 혼자 기침을 하기 힘든 환자가 숨을 깊이 들여 마신 후 보호자가 타이밍을 맞춰 명치 아래 부분을 눌러 주면서 기침을 시도하도록 한다. 그 외 촛불 끄기, 풍선 불기, 호흡운동기를 이용한 호흡 훈련이 도움이 된다.

(2) 자율신경 반사부전(autonomic dysreflexia)

자율신경 반사부전 또는 자율신경과반사증은 T6 이상의 척수손상에서 흔히 나타나는 현상으로 유해한 자극에 대해 위험하게 갑작스런 혈압의 상승이 나타난다. 신속히 치료되지 않으면 자율성반사부전은 뇌졸중이나 갑작스런 사망을 일으킬 수 있다. 20mm Hg 이상의 수축기혈압 상승은 치료되어야 한다는 신호이다. 원인으로 방광팽창, 요로 또는 방광감염, 신장결석, 분변막힘, 욕창, 발톱감입, 도뇨관 삽입이나 관장, 장의 팽창, 통증 자극 등이 자율신경계의 반응을 일으킨다. 증상으로 심한 두통, 서맥, 발한, 안면홍조, 코 막힘, 흐릿한 시각, 호흡곤란과 가슴 답답함 등이 나타날 수 있다. 작업 중에 증상이 나타나면 하던 작업을 중단하며, 누워있을 때 증상이 나타나면 머리를 올린 상태로 앉게 하고 혈압을 잰다. 다음 압박하는 옷, 복대와 탄력스타킹 등을 느슨하게 하거나 제거하고 원인을 찾아서 제거한다. 가장 많은 원인은 방광의 과다 팽창으로 문제가 확인되면 소변줄을 이용하여 배뇨를 시킨다. 이후 증상이 완화하는지 확인하고 다시 혈압을 잰다. 이런 처지 후에도 좋아지지 않으면 다른 원인을 찾아 해결한다. 자율신경 반사부전은 생명을 위협하는 응급상황으로 환자를 절대로 혼자 있지 않게 한다.

(3) 기립성 저혈압(orthostatic hypotension)

기립성 저혈압은 누운 자세에서 갑자기 일으켜 세우면 심박수가 증가하고, 혈압이 떨어지면서 어지러움을 호소하며, 심하면 의식을 잃게 되는 증상이다. 이런 현상은 특히 제6 등척수 이상에 손상 받은 환자에서 흔하며 자율신경조절장애에 의해 원인이 된다. 기립성 저혈압은 환자가 장기간 침상에 있는 것에 의해 악화된다. 증상은 가벼운 두통이나 어지러움, 얼굴의 창백함, 시각변화 등이 있으며 즉시 치료되지 않을 경우 의식을 읽을 수 있다.

기립성 저혈압의 예방 및 치료는 환자가 일어나 앉을 때 침대 머리부위의 경사 올림이나 경사 휠체어 및 경사 테이블을 사용하여 천천히 단계적으로 일어나도록 한다. 다리에 탄력 스타킹이나 탄력 붕대를 사용하고, 복대를 착용하도록 하면 도움이 된다. 환자가 휠체어에 앉아 있을 때 기립성 저혈압이 나타날 경우 증상이 완화될 때까지 등받이를 뒤로 눕히고 다리를 들어올린다(표 4-2). 이것은 시간이 흐름에 따라 앉는 지구력과 활동 수준이 증가하면서 소멸된다. 그러나 일부 환자에서 기립성 저혈압이 계속 나타나기도 한다. 식이요법으로 적절한 염분과 수분을 섭취하도록 증상이 지속되면 약물치료를 시행한다.

[표 4-2] 기립성 저혈압이 나타날 때 대처방법

1. 혈압을 체크한다.
2. 침상에 있을 경우 침대의 머리를 낮춘다.
3. 휠체어에 있을 경우 머리가 심장높이 이하로 놓이도록 휠체어를 눕힌다(그림 4-3).
4. 만약 증상이 지속되면, 환자를 침상에 눕힌다.
5. 계속하여 혈압을 모니터하고 의학적 도움을 청한다.

(4) 욕창 또는 피부손상

욕창은 피부조직의 압박으로 국소적 혈액순환 장애가 생겨 조직이 괴사되는 것이다. 척수손상 환자는 감각소실로 인해 오랜 기간 정적 자세로 있어도 압박감과 열, 통증을 느낄 수 없다. 이때 생기는 지속적 압박은 혈액공급을 저하시켜 욕창 또는 피부손상을 일으킨다. 압력 외에도 쓸림(shearing), 마찰, 습기 등이 원인으로 작용한다.

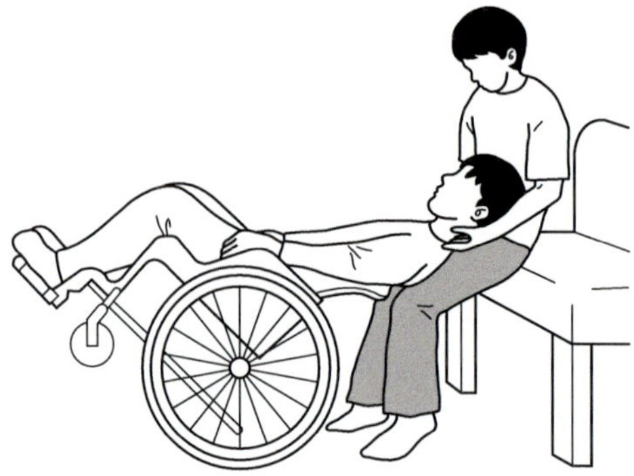

[그림 4-3] 기립성 저혈압이 나타날 때 휠체어를 뒤로 눕힘

욕창이 잘 일어나는 부위는 뼈가 돌출된 부위로서 엉치부위, 꼬리뼈부위, 궁둥뼈결절, 돌기부위, 발뒤꿈치, 어깨뼈 가시부위 등이며, 척추뼈의 가시돌기에서도 발생한다(그림 4-4). 엉치부위는 누워있는 자세에서, 돌기부위는 옆으로 누운 자세에서, 궁둥뼈결절은 앉은 자세에서 자주 발생한다(그림 4-5). 손 보조기, 척추보조기, 그 밖의 보조기의 사용도 피부손상의 원인이 되며, 특히 이들 부위의 보호감각이 손상되었을 때 피부손상의 원인이 된다. 증상은 발적, 피부색의 변화, 괴사 등이다.

욕창에 가장 중요한 것은 예방으로 마비된 부위가 지속적으로 압박 받지 않도록 체위 변경을 하고, 피부의 청결 유지 및 전신적 영양 상태가 유지되도록 한다. 압력 완화를 위해 보

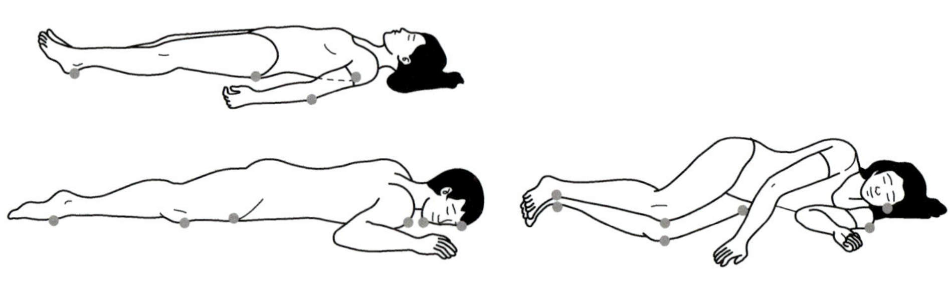

[그림 4-4] 욕창이 잘 일어나는 부위

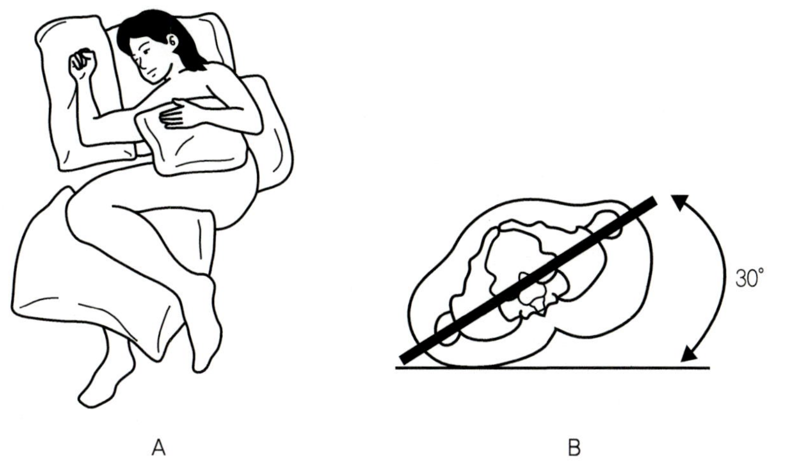

[그림 4-5] 옆으로 누운 자세

A. 아래쪽 어깨 보호를 위해 등 부위를 편평한 자세를 유지시킴
B. 골반을 매트에서 30도 돌림시킴

통 침상에서 2시간마다 자세를 바꾸고, 휠체어에서 1시간마다 1분 동안 압력을 제거해야 한다. 또한 수시로 피부를, 특히 감각이 없는 부위를 잘 관찰해야 한다. 침상에서 압박 감소를 위해 몸을 옆으로 누일 때 돌기부위에 욕창이 생길 위험이 있으므로 골반이 매트에서 30°로 돌림시키는 것이 중요하다(그림 4-5). 피부를 깨끗하게 하고 젖지 않도록 하고 초기에 환자를 옮길 때는 끌지 말고, 들어 옮기도록 하고, 긁히거나 상처 받지 않도록 주의한다. 일단 욕창이 생기면, 그 정도에 따라 드레싱 등의 보존적 치료만으로 회복될 수도 있으나 심한 경우에는 수술적 치료가 필요하다.

(5) 구축

관절의 구축은 환자가 움직이지 못하여 환자가 자세 변경이나 교정 없이 한 가지 자세로 계속 누워있거나 앉아 있을 경우 발생된다. 발목관절, 무릎관절, 엉덩관절, 손허리손가락관절 등에서 잘 일어난다. C5~6 손상일 경우 팔꿈치 굽힘과 아래팔의 뒤침 구축이 일어나기 쉽다. 구축을 예방하기 위해 초기부터 수동관절운동과 올바른 자세취하기와 자세변경이 필요하다.

(6) 골다공증

사용하지 않은 부위에 골다공증이 생긴다. 특히 하지의 경우 장골을 사용하지 못하므로 골다공증이 흔히 나타난다. 손상 후 1년이면 골다공증은 병적인 골절로 진행될 수 있다. 병적인 골절은 넙다리뼈의 위관절융기 부위와 목 부위에서 발생한다. 병적인 골절은 상지에서는 잘 발생하지 않는다. 매일 경사테이블이나 스탠딩프레임(standing frame)을 이용하여 기립을 연습함으로써 골다공증의 발생을 늦출 수 있다. 기립 프로그램은 퇴원 후에도 지속적으로 시행하면 효과가 있다.

(7) 경직

경직은 척수손상의 일반적인 합병증으로 손상부위 이하의 불수의근 수축으로 나타나며 고위 중추의 억제 기능 소실로 인해 발생한다. 경직은 갑작스런 접촉, 감염, 또는 다른 불편한 자극에 의해 촉발되어 만성 또는 긴장성 경련으로 발전한다. 경직의 관리는 환자의 기능적 독립을 위해 중요하다.

경직은 어느 정도 기능에 도움이 될 수도 있으나 심한 경우 통증을 유발하거나 기능을 방해하기 때문에 재활에 어려움을 준다. 경직은 구축을 이끌 수 있기 때문에 침상과 휠체어에서의 일과적인 자세취하기와 관절가동운동이 필요하다. 그 외 약물치료와 국소적 신경차단술을 이용해 치료할 수 있다.

(8) 이소성골화증

이소성골화증은 관절 주변에 비정상적으로 칼슘이 침착되어 골화가 진행되는 병으로 주로 엉덩관절과 무릎관절에 발생하며 가끔 팔꿈치와 어깨관절에서도 나타난다. 이소성골화증은 손상 후 첫 1~4개월에 발병하며, 증상으로 사지의 부종, 발열, 관절가동범위의 제한이 생긴다. 이소성골화증이 엉덩관절의 주위에 골화가 되어 굽힘을 제한하는 단계로 진행되면, 앉은 자세에서 기운골반(oblique pelvic)이 나타날 수 있다. 이 문제는 나중에 궁둥뼈결절과 엉치뼈에 피부손상을 동반하는 척추측만증, 척추후만증과 같은 몸통 변형의 원인이 된다. 치료는 관절 운동을 열심히 하고, 약물 치료를 시행하며, 정도와 시기에 따라 수술 치료를 고려한다.

(9) 심부정맥혈전증(deep vein thrombosis)

심부정맥혈전증은 핏덩이의 생성으로 다리가 붓고 아프며 열이 나는 증상이 나타난다. 이것은 색전을 형성하고 이동하여 폐순환을 폐색할 수 있기 때문에 생명에 위협이 될 수 있다. 치료사는 하지의 색깔, 크기, 온도에 비대칭을 관찰함에 의해 이런 상태를 예방하도록 도움을 준다. 심부정맥혈전이 확인될 경우 환자는 완전한 침상안정과 헤파린 주사치료를 시작하고, 항응고제의 복용을 수개월간 시행하게 된다.

(10) 온도조절장애

많은 척수손상 환자들은 신체온도를 조절할 수 없다. 이것은 저체온과 열사병을 이끌 수 있다. 감각의 감소 때문에 환자들은 심하게 햇빛에 화상입거나 동상에 걸릴 수 있다. 이런 상태가 있을 경우 작업치료 프로그램에 극심한 온도와 햇빛에 피부노출 방지와 중온에 대한 교육이 포함되어야 한다.

(11) 통증

많은 척수손상 환자들에서 통증은 장애와 우울증의 원인이 된다. 척수손상 이후 일어나는 통증은 일반적으로 기계적, 근골격계 통증, 신경뿌리 통증, 중추적 통증으로 분류된다.

① 기계적, 근골격계 통증

외상 시 입은 연조직과 골조직의 통증 또는 근육불균형과 약한 근육의 과도한 사용으로 인한 통증이 발생한다. 흔한 어깨통증으로 돌림근띠의 부딪힘증후군, 위팔두갈래근 힘줄염, 윤활낭염이 원인이 된다. 부딪힘증후군을 방지하기 위해 일상생활에서 어깨돌림근의 부딪힘을 유발하는 자세인 어깨 안쪽돌림, 벌림, 90° 이상 굽힘된 자세를 피한다.

② 신경뿌리 통증

손상부위 위아래 2수준의 피부분절 이내에서 생기는 신경뿌리의 손상으로 인한 통증으로 신경의 피부분절 분포에 따른다. 보통 찌르는 듯 쑤시고, 저리고 쑤시고 화끈거리는 통증으로 표현되며 주로 편측성 발작성으로 통각과민과 이상감각이 있다.

③ 중추적 통증(신경인성 통증으로도 불림)

손상부위 위아래 2수준의 피부분절 이내에서 생기며 신경뿌리의 손상이 아니라 분절성 척수손상에서 비롯되며, 띠로 조이는 느낌, 압박감, 화끈거리는 느낌이나 시림 등을 호소한다. 전형적으로 양측성이며 하나 이상의 피부분절을 따라 통증이 있고 지속성 통증을 호소한다.

이상감각통증의 치료방법은 아주 경미할 경우 통증의 특성, 경과 등과 시간이 지나면 감소한다는 것을 설명하면서 심리적으로 적응하도록 하고, 심한 경우에는 비스테로이드성 항염증제, 신경통증억제제 등의 약물치료를 시도할 수 있다. 또한 경피전기자극 치료가 도움이 되고 아주 심한 경우 수술적 치료를 시행한다. 이밖에도 환자로 하여금 의미 있는 활동을 하도록 촉진하는 것이 중요하며 필요한 경우 사회심리적 중재치료를 시행한다.

(12) 소변기능 장애

척수손상 후에는 방광이 차도 소변을 볼 수 없거나 과도한 반사에 의해 조금만 차도 실금의 형태로 자신의 의사와는 상관없이 배뇨하게 되는 경우가 대부분이다. 따라서 방광의 과대팽창, 잔뇨, 감염, 신장손상을 막기 위해 인공적으로 방광을 비워주거나 방광의 압력이 높고 용량이 적은 경우 약물을 복용하여 이로 인한 합병증을 막아주어야 한다. 급성기에는 소변배출을 위해 환자의 방광에 도뇨관(catheter)을 넣는 유치카테터(indwelling catheter)를 이용한다. 이것은 감염의 위험이 높아 교체가 필요하다.

재활기에 환자 스스로 일과적으로 자신의 방광을 비우도록 배뇨훈련을 시작한다. 이후 대부분의 환자들은 방광을 비우기 위해 간헐적 도뇨법을 이용한다. 배뇨훈련과 함께 수분섭취를 제한한다. 간헐적 도뇨법은 4~6시간마다 작은 도뇨관을 사용해서 방광을 비우는 것으로, 훈련은 휠체어에서 수행할 때 팬티를 아래로 내리고 손으로 도관을 요도 안에 삽입하는 것을 포함한다(그림 4-6). 이것은 남성보다는 여성에 더욱 문제가 된다. 여성은 남성보다

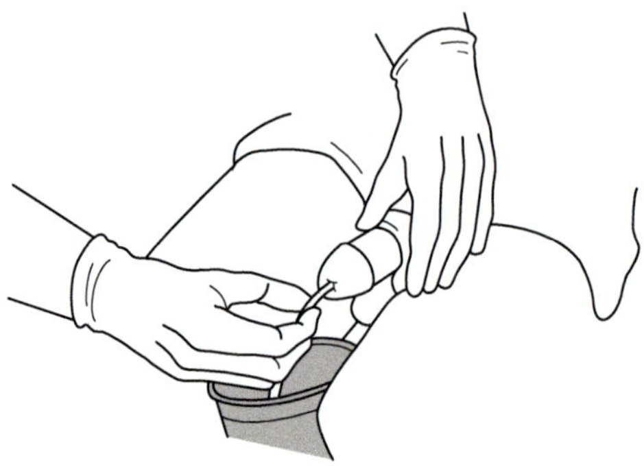

[그림 4-6] 도뇨법: 도뇨관을 방광 안에 삽입함

요도가 짧고 구멍이 음순의 주름들 사이에 있기 때문에 도관을 삽입하기 더욱 어렵다. 게다가 여성은 요도가 짧아서 누수되는 경향이 있기 때문에 자주 기저귀가 필요하다. 손을 사용하지 못하는 사지마비 환자는 방광 '두드리기' 자극법을 이용하여 소변을 볼 수 있다. 두드리기 자극법은 손가락 끝을 모아 빠르고 가볍게 치골 상부를 15회 두드리고 10초 쉬기를 30분간 반복한다. 또 다른 방법으로 방광이 찼을 때 자연스럽게 배뇨하도록 남성의 경우 콘돔도관이나 비닐소변줄(기즈모, Gizmo)과 다리에 붙이는 소변주머니을 사용하고, 여성은 기저귀를 사용하는 것을 필요로 한다. 작업치료사는 환자가 모임에서 완전히 찬 소변주머니를 비우고, 실금했을 때 옷을 바꿔 입고, 학교생활 동안 간헐적 도뇨관 사용하는 등 소대변 처리기술을 실생활에서 정착하도록 돕는다.

(13) 배변기능 장애

전체적으로 장 운동이 느려지고, 직장 항문에 있는 근육들의 불균형과 함께 대변 배출력이 약해진다. 직장 부위에서는 딱딱한 변이 있는 경우가 많고, 대장 부위에도 변이 차있는 경우가 흔하다. 배변장애로 지속적으로 직장이 팽창되어 있으면 배변하는 능력이 더욱 저하된다. 증상은 손상부위와 정도에 따라 다를 수 있지만 주로 변비, 실변, 치질, 변 매복, 복부팽만 등이 나타난다.

척수손상 환자에서 배변장애의 관리의 원칙으로는 섬유질이 많은 음식물의 선택, 충분한 수분 섭취 올바른 자극 반사 배변(손가락 자극법), 규칙적인 배변 습관(1~2일에 한번, 식후 30분)이 있다. 배변훈련은 하지마비일 경우 최적의 배변이 가능하도록 약을 복용하고, 반사적 배변을 일으키기 위해 변기로 이동하고, 옷을 벗고, 좌약을 삽입하고, 잠시 기다린 후 항문에 손가락을 넣어 자극(digital stimulation)하는 것을 포함한다. 확대거울과 램프를 바닥에 놓아 환자가 자신의 항문을 볼 수 있도록 하고 활동을 단계로 나누어 수행하게 한다. 낮은 레벨의 사지마비 환자는 독립적으로 배변관리를 하기 위해 하지마비 환자 보다 더욱 많은 연습이 필요하다. 그는 몸통조절 능력의 저하를 보상하기 위해 변기의자(commode)에서 배변프로그램을 수행한다. 또한 배변을 위한 항문반사를 자극할 때 손가락 마비를 보상하기 위해 dill stick으로 불리는 도구를 사용하며, 항문과 일부손의 감각손상을 보상하기 위해 거울을 이용한다. 환자는 격일마다 아침에 배변프로그램을 수행한다.

(14) 성기능 장애

척수손상은 성교와 생식 모두에 영향을 준다. 남자 환자의 경우 정신성(수의적) 발기(erection)와 사정(erection)을 하지 못한다. 그러나 사지마비환자나 상부 등척수손상 환자는 성기의 자극으로 반사에 의한 발기가 가능하다. 자극만으로 발기가 충분히 지속되지 않을 경우 약물복용이나 주사요법을 사용하여 성생활을 할 수 있다. 허리척수가 손상된 하반신마비 환자도 약물복용이나 음경주사요법으로 발기를 시켜 성생활을 할 수 있다. 발기 기능의 회복이 충분치 않을 경우 비아그라 등 다양한 약물을 시도하거나 음경내 약물 주사나 음경보형물 삽입술과 같은 수술로 문제를 해결할 수 있다.

여자 척수손상 환자는 음경삽입에 의한 성교가 가능하다. 질의 분비액이 적은 경우가 많으며, 반사부전, 요실금과 임신과 분만의 합병증이 있을 수 있다. 여자 환자는 남자들과는 달리 수정 능력에는 변함이 없으며 임신과 출산이 가능하다. 그러나 목척수나 상부 등척수 손상인 경우 자율신경 반사부전증이 나타날 수 있으므로 경막외 마취 후 분만을 하는 것이 필요하며, 약물의 사용과 응혈, 호흡기능 등에 관해서 주의가 필요하다.

남성과 여성 모든 척수손상 환자에서 거동, 의존적, 신체상의 문제, 의학적 합병증의 문제, 배우자 및 사회적 태도의 변화 등의 문제에 직면한다. 성적 욕구에 대한 전문가나 치료사는 환자와 함께 성적 문제를 다루어야 한다. 일반적으로 성적 만족, 성기능, 출산력, 욕구 등 4가지 영역들을 다룬다. 환자는 자신의 손상에도 불구하고 매력적이고 적극적 성생활을 가질 수 있다는 것을 배운다.

(15) 심리사회적 적응

척수손상 환자들은 변화된 기능의 상실, 현실적인 어려움으로 우울증, 슬픔, 비탄, 불안, 피해의식, 사회적 위축 등의 부적응 반응을 보일 수 있다. 우울증은 손상 후에도 계속 지속될 수 있다. 우울증은 사회적 작업적 연루의 결여와 관계가 있으며, 심한 우울증을 보이는 환자는 사회적 역할에 덜 참여한다. 흥미롭게 손상레벨은 우울증 증상과 관련이 없다. 상부 목척수 손상 환자들은 하반신마비 환자들 보다 더욱 심하게 우울해하지는 않는다.

작업치료사는 치료과정에서 환자의 감정반응과 그 감정의 영향들을 평가한다. 치료사는 평가와 치료할 때 다음의 사항을 고려한다.

① 환자가 어떻게 느끼고 행동해야 하는지에 관한 선입견을 갖지 않고 환자의 생활환경과 손상에 대한 반응 등에 중점을 둔다.

② 심리적 지지를 한다. 환자가 슬픔에 잠길 때 유용하며 바로 제공되는 것이 좋다.

③ 적절한 도전이 있는 활동을 선택한다. 환자는 스스로 식사를 하거나 무엇인가를 할 수 있는 것에 의해 희망을 얻는다.

④ 환자를 판단하지 말고 환자의 감정 상태를 받아들인다.

⑤ 동료를 통한 교육과 지지의 기회를 만든다. 가끔 비슷한 상태의 척수손상 동료들은 환자에게 덜 외롭고 더 낙관적으로 느끼게 하는데 효과적이다. 비슷한 손상 레벨의 환자들은 척수손상과 함께 오는 고통을 이해하며 치료과정에 도움을 준다.

3 의학적 관리

1) 의학적 진단

신경손상 여부는 신경학적 진찰이 가장 중요한 검사방법이며, CT나 자기공명촬영(MRI)과 같은 영상진단 방법과 함께, 근전도나 유발전위 검사와 같은 신경생리학적 검사를 통하여 정확한 병변 부위를 진단한다. 척수손상 환자를 평가하는 가장 정확한 방법은 '척수손상 환자의 신경학적 및 기능적 분류를 위한 국제 규격' 즉 미국척수손상협회(American Spinal Injury Association)에서 제정한 안내서를 따른다.

(1) 신경학적 분류를 위한 평가(standard neurologic classification)

신경학적 분류를 위한 신경학적 검사는 감각 및 운동 검사와 필요한 몇 가지 요소로 되어 있다. 필요한 요소들로는 신경학적 손상수준, 감각 및 운동 지표 점수, 손상의 완전 불완전 여부, 손상의 분류 등이 있다(그림 4-7). 자발적 항문수축 기능과 심부 항문감각을 검사하는 것도 필요하다. 신경학적 손상수준(neurological level of injury)은 운동 및 감각 기능이 모두 다 정상인 가장 아래 부위의 척수분절 수준을 의미한다.

① 감각검사

감각검사는 몸의 양측에 각각 28개의 피부분절(dermatome)에 대해 핀찌르기 감각과 가벼운 촉각을 검사한다. 3점 척도로 점수를 매기며 얼굴을 비교 기준으로 한다(표 4-3). 감각수준은 핀찌르기 감각과 가벼운 촉각 모두 정상상태의 피부분절 중 가장 아래 피부분절의 신경뿌리 수준을 말한다. 정확한 감각검사를 할 수 없을 경우 NT를 기록하며 감각검사지표는 기록하지 않는다.

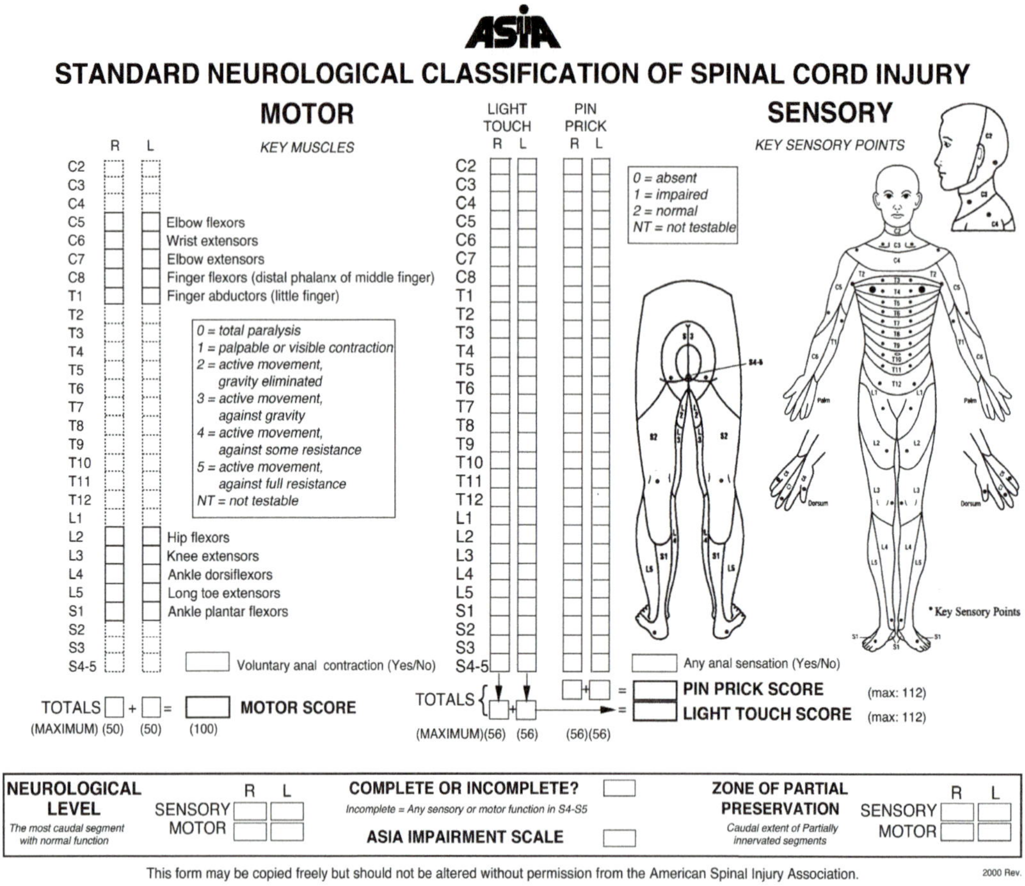

[그림 4-7] 척수손상의 신경학적수준에 의한 분류

[표 4-3] 감각검사의 점수기준

0점 : 구분하지 못하거나 감각이 없음
1점 : 구별은 할 수 있지만 얼굴에 비해 감각이 떨어짐. 이상감각을 호소함
2점 : 얼굴과 차이가 없음
NT : 정확한 감각검사를 할 수 없음

㉠ 핀찌르기 검사(pinprick test)

안전핀으로 검사한다. 환자는 안전핀의 예리한 부분과 둔한 부분을 구분할 수 있어야 한다. 환자가 확실히 부분과 둔한 부분을 구분할 수 있는지 애매하면 10번 검사하여 8번 이상을 구분할 수 있을 때 구분 가능하다고 판단한다.

㉡ 가벼운 촉각검사(light touch test)

면봉을 이용하여 검사한다. 면봉으로 피부를 검사할 때 검사되는 피부분절이 한번에 1cm 이상 닿지 않도록 한다. C6에서 C8의 피부분절을 검사할 경우 몸쪽 손가락뼈의 등쪽 부위를 검사한다. 가슴우리와 배를 검사할 경우 빗장뼈(clavicle)의 중앙선을 기준으로 검사한다. 심부항문감각 검사는 직장 수지검사가 필요하다. 손가락을 이용하여 직장 벽에 압박을 가하면서 검사한다. 심부항문검사는 '있음'과 '없음'으로 기록한다.

② 운동검사

운동수준은 몸의 양측에 각각 10개의 중요 근육군(key muscle)을 검사하는데 상지에 5개, 하지에 5개 근육군이 있다. 검사하는 순서는 위에서 아래로 하며, 팔꿈치 굽힘근(C5)이 처음에, 발목관절 발바닥쪽 굽힘근(S1)이 마지막 순서이다. 모든 중요 근육군은 바로 누운 자세에서 검사하며 결과는 0점에서 5점까지 6점 척도로 점수를 매긴다(표 4-4). 이 검사는 일반 근력검사와는 달리 손상 초기에 체위변경이 힘든 것을 고려하여 바로 누운 자세에서 검사한다. 검사의 오차를 줄이기 위해 '+'나 '−'의 표현은 사용하지 않는다. 운동수준은 가장 아래의 정상 운동 분절을 말하며 몸의 좌우측이 서로 다를 수 있다. 근력이 최소한 3/5 이상 되면서 바로 위 분절의 근력이 5/5인 조건을 만족하는 가장 아래의 중요 근육군의 신경뿌리 분절을 운동수준으로 결정한다.

[표 4-4] 운동검사의 점수기준

0 : 전체적인 마비
1 : 촉진할 수 있거나 눈으로 볼 수 있는 수축
2 : 능동적 운동, 중력이 제거된 상태에서의 완전한 ROM
3 : 능동적 운동, 중력에 대해 완전한 ROM
4 : 능동적 운동, 약간의 저항에 대해 완전한 ROM
5 : 정상적 운동, 많은 저항에 대해 완전한 ROM
NT: 평가할 수 없음

③ 신경학적 손상수준 및 손상의 분류

신경학적 손상수준은 운동 및 감각 기능이 모두 다 정상인 가장 아래 부위의 척수분절 수준을 의미한다. 예로 운동수준이 제6목척수이고 감각수준이 제7목척수일 경우 신경학적 손상수준은 제6목척수가 된다. 또한 감각과 운동수준이 양쪽이 서로 다를 수 있어서 네 가지 다른 손상수준이 있을 수 있다. 따라서 각각을 기록하는 것(예로 감각 C6/C7, 운동: C6/C7)이 권고된다.

손상의 완전 또는 불완전 여부는 가장 아래의 엉치척수분절(S4-S5)에서 감각이나 운동 기능과 자발적 항문수축 기능과 심부 항문감각의 유무에 따라 결정한다. 부분보전구역(zone of partial preservation : ZPP)은 신경학적 수준 이하의 피부분절에 부분신경지배를 가지는 완전손상환자에게 사용된다. 예로 C6/C7 완전마비 환자로서 C7-8/C8의 피부분절 부위에 대한 감각검사에서 1점을 받았다면 감각의 신경학적 수준은 C6/C7이 되고, ZPP는 C7-8/C8이 된다.

(2) 기타 검사

손상의 종류를 결정하는데 도움을 주기 위해 환자의 머리, 목, 척추를 고정시킨 상태에서 X-선 촬영을 하며, 보다 상세한 평가를 위해 CT와 MRI 등을 수행한다. 또한 척수손상 후 생길 수 있는 여러 장애와 합병증들을 다루기 위해 다양한 검사들이 필요하다.

2) 의학적 처치

척수손상의 치료는 이차적인 척수의 손상을 최대한도로 줄이고 신경학적 기능을 최대한 회복하는데 있다. 사고현장에서 척추골절 및 척수손상이 의심되면 척추고정용 부목 위에 환자를 반듯이 눕히고 목척추보조기를 착용하여 척추가 더 이상 움직이지 않도록 고정한 후에 환자를 이송해야 한다. 특히 불완전 마비가 있는 환자를 급히 병원으로 이송한다고 함부로 몸을 움직이다가 손상부위의 척수를 더욱 다치게 해서 악화시킬 수 있으므로 주의가 필요하다. 병원으로 이송된 후의 치료보다도 오히려 사고현장에서의 고정과 정확한 방법으로의 환자이송이 환자의 신경학적 회복에 더 중요할 수 있다.

척수손상의 급성기 치료목표는 손상된 부위를 고정하고, 척수의 신경학적 압박을 감소시키는 것이다. 초기의 치료로 손상된 신경구조를 안전하게 보존하고, 척수의 압박을 감소시키고, 정상적인 척추정렬을 회복시킴으로써 이차적인 손상을 방지한다. 그 외에 소변배출을 위해 환자의 방광에 도뇨관을 넣거나 배변처리를 하고 호흡관리나 구축방지 등 이차적 합병증의 방지를 위해 노력한다.

수술적인 치료를 통하여 척수를 압박하는 골편이나 탈구를 없애거나 방지하고, 척추를 고정하고 정상적으로 정렬할 수 있다. 신경세포의 진행되는 파괴를 막기 위하여 척수의 혈액순환을 최대한 유지하며 조직 내에 산소공급을 유지하는 내과적인 치료 방법을 병행하기도 한다. 하지만 아직까지도 손상된 척수를 회복시킬 수 있는 치료방법은 없는 실정이다.

4 작업치료 평가

1) 작업프로파일

치료사는 의무기록 검토를 통해 환자의 병력, 신경학적 손상수준과 손상분류, 의학적 상태(장기 손상, 폐쇄 뇌손상, 골절, 다른 외상들 여부), 척추에 대한 주의사항, 사회경제적 배경과 다른 분야의 전문가들에 의해 검사된 정보를 얻는다. 치료사는 의무기록에서 평가의 의학적 허용 범위에 대해 주의한다.

면담을 통해 환자의 장애에 대한 인식정도와 수용여부를 확인하고, 환자의 역할, 활동, 그 활동의 의미와 생활과 관련해서 환자의 목표와 요구를 확인한다. COPM은 척수손상 환자를 평가하는데 좋은 도구로서 환자의 우선순위와 목표를 파악하는데 도움이 된다.

2) 신체적 평가

(1) 관절가동범위

모든 관절의 수동 및 능동 관절가동범위를 평가한다. 관절가동범위 검사는 관절구축의 유무를 알고, 이를 통해 올바른 자세취하기와 스플린트의 적용의 필요성을 알 수 있다.

(2) 근력

근력검사는 이용할 수 있는 근력과 치료를 위한 기준선을 결정하고, 근육의 약화가 일상생활활동의 수행에 어떻게 제한을 주는지를 알고, 보상을 위해 보조도구 필요성을 결정하고, 환자 능력 안에서 활동 선택을 돕고, 치료 효과성을 평가하는 것을 목적으로 한다.

① 도수근력검사

초기 척수손상 환자는 체위변경이 힘들기 때문에 바로 누운 자세에서 검사한다. 앉아서 검사할 경우 앉기 균형이 상지의 근력검사에 영향을 미치기 때문에 몸통의 안정을 취하는 것이 중요하다. 검사는 피로로 인해 잘못된 결과가 나올 수 있기 때문에 3번 이상 반복하지 않는다. 근력검사는 [표 4-5]에 열거된 기준에 따라 등급화한다.

[표 4-5] 근력등급과 정의

등급	문자	정 의
0	Zero(0)	관찰되거나 촉진되는 근수축이 없다.
1	Trace(T)	관찰되거나 촉진되는 근수축이 있으나 움직임(motion)이 없다.
2-	Poor minus(P-)	중력이 감소된 자세에서 일부 ROM으로 움직인다.
2	Poor(P)	중력이 감소된 자세에서 완전한 ROM으로 움직인다.
2+	Poor plus(P+)	중력에 대항하여 전체 ROM의 50% 미만으로 또는 중력이 감소된 자세에서 전한 ROM으로 움직인다.
3-	Fair minus(F-)	중력에 대항하여 full ROM의 50% 이상 움직인다.
3	Fair(F)	중력에 대항하여 완전한 ROM으로 움직이고 경도의 저항에 대해 그 자세를 유지하지 못한다.
3+	Fair plus(F+)	중력에 대항하여 완전한 ROM으로 움직이고 경도의 저항에 대해 그 자세를 유지한다.
4	Good(G)	중력에 대항하여 완전한 ROM으로 움직이고 중간 정도의 저항에 대해 그 자세를 유지한다.
5	Normal(N)	중력에 대항하여 완전한 ROM으로 움직이고 최대 저항에 대해 그 자세를 유지한다.

② 최대 1회 반복(one repetition maximum: 1RM)

근력을 1RM으로 평가할 수 있다. 1RM은 중력에 대항하여 전체 운동범위를 들어 올릴 수 있는 최대 무게를 말한다. 이것은 근력이 4/5와 5/5 등급인 경우에 적절하다. 치료사는 환자가 간신히 들어 올릴 수 있는 무게를 예상하여 들어 올리게 한다. 2회 이상 들어 올릴 수 있다면 그 무게는 1RM 보다 가벼운 것이고 한 번도 들어 올릴 수 없으면 1RM 보다 무거운 것이다. 무게를 조정하여 한 번만 들어 올릴 수 있는 무게를 찾는다. 이때 피로를 방지하기 위해 각 시도 사이에 휴식이 필요하다. 수정된 1RM으로 근력이 3/5 등급 이하인 근육들도 평가할 수 있다. 중력을 제거한 자세에서 무게를 수평으로 옮겨 움직인다. 마찰을 방지하기 위해 미끄럼 판(sliding board)이나 슬링(sling)으로 팔다리를 지지한다. 이 평가는 운동을 할 때 적절한 저항을 결정하는데 도움을 준다.

③ 악력검사

손을 사용할 수 있을 경우 도수근력검사를 보조하기 위해 악력계(dynamometer나 pinch gauge)를 이용하여 쥐기와 집기의 근력을 평가한다. 집기와 쥐기 근력은 손목과 손 근육들이 기능적일 때 측정된다. C6~7 환자의 테노데시스 쥐기(tenodesis grip)는 퍼티(putty)를 쥐게 하고 움푹들어간 깊이를 재는 것을 통해 검사할 수 있다.

④ 휴대용 근육기록계(hand held myometer)

휴대용 근육기록계로 근력을 평가할 수 있다. 근육기록계는 등척성 근력을 측정할 수 있는 작은 휴대용 기구로서 기계적 장치와 전기적 장치가 있다. 침상환자에게 사용하기 편하다.

(3) 근 긴장도

근 긴장도는 기온, 하루 내 시간대, 제공되는 자극과 같은 외적 요인이나 자세, 노력, 감정적 스트레스와 같은 내적 요인들에 따라 변동이 있을 수 있기 때문에 측정하는데 어려움이 있다. 검사방법으로 흔히 Modified Ashworth Scale을 사용한다. 환자가 주위 영향을 최대한 받지 않도록 편안한 환경에서 측정하며, 편하고 올바른 자세에서 측정하며 치료사가 1초 안에 측정할 사지를 수동적으로 움직일 때 발생하는 근긴장도를 측정한다. 자세한 내용은 2장의 [표 2-6]을 참조한다.

(4) 감각

척수손상에서 흔히 핀찌르기검사, 가벼운 접촉검사, 고유수용성감각검사, 심부압박검사를 수행한다. 환자의 상태가 좋아짐에 따라 다른 감각검사의 적용이 필요하다.

(5) 피부손상 평가

시진과 촉진(palpationa)을 통해 수행하며, 특히 감각이 없는 부위와 압박을 받는 부위를 세밀하게 관찰한다. 지속적 압박에 대한 피부 증상은 발적, 피부색의 변화, 국소적 온감과 부종, 괴사이다. 보조기를 하는 경우 30분 착용 후 붉어지는 부위가 있는지 살피고 피부에 문제가 없는 지 확인해야 한다.

(6) 균형, 자세, 몸통 조절 평가

균형, 자세, 몸통의 안정성과 운동성은 기능적 활동의 수행 능력과 관련이 있다. 환자의 균형은 휠체어뿐만 아니라 침대, 바닥 등에서 평가하며 앉은 자세에 대한 지지의 필요성을 평가한다. 앉기 균형 정의에 의한 검사나 앉은 자세에서의 손뻗기 검사(sitting forward and lateral reach test)가 사용될 수 있다.

① 앉기 균형 정의(Sitting Balance Definition)

[표 4-6] 앉기 균형 정의(Sitting Balance Definition)

검사자세 : short sitting이나 long sitting 자세를 취함	
Normal (5)	환자는 3분 동안 정적으로 검사자세를 유지한다. 균형이 깨질 때 또는 동적 움직임 동안 팔들을 사용하지 않고 몸통의 평형반응을 이용하여 자세를 수정한다.
Good (4)	환자는 2분 동안 정적으로 검사자세를 유지한다. 균형이 깨질 때 또는 동적 움직임 동안 팔들의 보호반응을 사용하여 자세를 수정한다.
Fair (3)	환자는 1분 동안 정적으로 검사자세를 유지한다. 균형이 깨질 때 자세를 수정할 수 없어서 넘어진다. 환자는 한 팔로 균형을 유지하는 것에 의해서만 다른 팔을 동적으로 물건에 손을 뻗을 수 있다. 또는 동적 움직임 동안 앞이나 뒤쪽으로만 팔을 뻗을 수 있다.
Poor (2)	환자는 검사자세를 유지하지 못한다. 환자는 손들을 사용하여 무릎을 짚고 앉기 균형을 유지한다. 외부적 지지나 도움 없이 앉은 상태에서 움직이지 못한다.
Zero (0)	이완 상태 앉기 자세를 취하거나 유지하기 위해 최대도움이 필요하다.

② 앉은 자세에서의 손뻗기 검사(sitting forward and lateral reach test)

앉은 자세에서의 손뻗기 검사는 환자가 앉은 자세에서 손을 앞과 옆으로 뻗을 수 있는 최대 거리를 측정함으로써 안정성의 범위를 정량적으로 측정하는 검사이다. 환자가 의자나 휠체어에 엉덩관절, 무릎관절, 발목관절들은 90° 굽힘 자세를 유지하고 발바닥이 바닥에 닿은 상태로 앉은 상태에서 팔을 90° 굽힘하거나 90° 벌림하고 최대한 앞이나 옆으로 손을 뻗게 하여 이동한 거리를 측정한다. 환자들의 검사하는 손은 벽에 접촉하지 않도록 하며, 검사하지 않는 손은 오직 균형을 잡기 위해서만 사용하고 체중 지지를 하거나 잡는 것을 허용하지 않는다. 치료사는 검사 동안 환자의 안전을 위해 주의해야 한다.

(7) 통증

어깨통증은 오랜 기간 침상안정으로 인한 어깨뼈고정, 마비로 인한 근육불균형 상태에서 특정 근육의 과도한 사용과 척수손상에 수반된 신경뿌리 압박 등 여러 요인들에 의해 원인이 된다. 통증은 운동수행을 제한하기 때문에 주의 깊게 평가해야 한다.

[표 4-7] 통증을 평가할 때 필요한 환자의 정보

호소 증상	통증의 병력	증상의 질
관련된 병력	통증의 강도	다른 증상들(예, 저림, 관절가동범위제한,
이전에 받았던 치료와 현재 받고 있는 치료	통증의 빈도	관절불안정, 감각이상, 통각과민)
발생기전	통증의 분포	증상의 위치
참여에 끼치는 영향	통증의 지속시간	증상의 특징
악화 요인과 완화 요인	통증의 질	
사회적 요인(일, 가족의 지지, 여가)		

(8) 손과 손목 기능의 평가

치료사는 환자가 식사 또는 게임에서 작은 물건들을 집는 것 등의 활동을 수행하는 동안 손사용을 관찰한다. 손목 및 손 기능 평가는 환자가 물건의 조작 능력을 결정하며, 스플린트, 유니버셜커프나 후에 힘줄고정 스플린트(tenodesis splint)의 필요성에 대한 정보를 제공한다. 또한 환자의 협응능력을 검사한다. 표준화된 협응검사로 9-Hole peg test, Box and Block test 등이 있다.

3) 인지적 평가

척수손상과 함께 뇌손상이 같이 일어날 수 있기 때문에 초기면담에서부터 뇌손상의 여부에 대해 주의를 기울인다. 치료사는 환자에게 인지기능의 변화를 느끼는지 또는 기억에 문제가 있는지에 대해 질문한다. 환자는 병식(통찰력, insight)이 결여될 수도 있다. 가족은 환자의 병 전 인지상태를 잘 알기 때문에 중요한 정보원이 된다.

4) 작업영역 평가

작업영역 평가의 선택은 손상수준과 회복의 단계에 따른다. 치료사는 표준화된 평가와 관찰 모두에 의존하여 기본 및 수단적 일상생활활동, 여가, 학교, 직업적 흥미와 태도를 평가한다.

(1) 일상생활활동과 수단적 일상생활활동

ADL과 IADL의 평가는 작업치료 평가의 중요한 부분이다. 이것을 통해 환자의 기능적 능력의 현재 상태와 잠재적인 수준을 결정한다. 만약 환자가 손상 후 침상-안정 주의상태에서 벗어나면, 평가와 이와 동시에 중재가 가능한 빨리 수행되어야 한다. 일상생활활동 평가에는 기능적 독립지수(functional Independence measure, FIM), 수정된 바셀지수(Modified Barthel Index, MBI), 척수독립성지수(Spinal Cord Injury Measure : SCIM)(부록 참조 p. 279), 사지마비기능지수(quadriplegia index of function, QIP) 등이 있다.

(2) 집과 지역사회

치료사는 집 방문을 통해 집의 접근성과 안전을 평가하고 환자와 가족이 문제를 해결하는 능력을 평가한다. 집 방문을 통한 주택 및 지역사회 환경 평가는 척수손상 환자를 위해 중요한 평가도구로서 환자의 작업수행의 문제를 확인하는 것뿐만 아니라 환자에게 주택개조를 권고하는 역할도 함께 한다. 따라서 가급적 초기에 수행할수록 효과적이다. 치료사는 초기에 치료계획을 하거나 필요한 도구를 선택할 때 이 자료를 고려해야 한다. 초기의 집 방문은 환자의 퇴원환경에 대한 이미지를 얻음에 따라 많은 치료시간을 절약할 수 있다. 퇴원 후 집에서 할 수 있는 활동을 훈련하는 것은 환자의 참여를 이끌 수 있다.

5) 심리사회적 평가

기능적 평가 외에 환자의 장애에 대한 적응기전 단계 및 심리적인 기능에 대해 평가한다. 사회심리학적인 평가를 통해 알아낸 정보는 실질적인 목표를 설정하고 미래의 계획을 세우는데 도움이 된다. 환자나 보호자의 면담을 통해 생활방식과 역할 등을 확인하고 관찰을 통해 환자의 동기, 스트레스를 대처하는 방법, 문제해결 능력 등을 알 수 있다.

평가 초기과정 동안 계속하여 요구, 흥미, 포부, 그리고 기능장애나 병원 및 치료진에 대한 느낌 등에 대하여 환자와 대화를 한다. 이것은 라포(rapport)를 형성하고 서로의 신뢰감을 구축하는 중요한 시기로 나중에 재활기에 참여와 진전(progress)의 촉진요인이 될 수 있다. 환자의 의욕, 사회경제적인 배경, 교육, 가족의 지지, 기능장애의 수용, 문제해결능력, 경제적 자원이 재활 결과의 중요한 요인이 될 수 있다. 치료계획을 하기 전에 이런 요소에 대해 주의 깊게 평가해야 한다.

6) 치료목표 수립

환자와 치료팀과 함께 치료목표를 수립한다. 환자의 심리사회적, 문화적 요인, 인지결함, 환경적 제한, 개인의 재정적 사항들을 고려하여 개인의 고유한 욕구를 충족시킬 수 있는 포괄적 치료프로그램을 수립한다. 환자의 목표가 도달할 수 있는 실제 수준을 반영할 때 더욱 많은 참여가 예상된다. 목표를 세울 때 Consortium for Spinal Cord Medicine에서 개발한 예상기능결과표(부록참조)를 참고한다. 척수손상 환자를 위한 작업치료 목표는 다음과 같다.

(1) 능동 및 수동 관절가동운동, 부목제작, 자세취하기 수행과 이것에 대한 환자 교육
(2) 목적 있는 활동이나 작업에 참여를 통해 근력, 감각, 인지기능, 감정조절을 증진시키고 지구력과 다른 수행기술과 수행패턴들을 증진시킴
(3) 일상생활활동, 수단적 일상생활활동, 교육, 일, 놀이, 여가와 사회참여에서 독립성의 최대화
(4) 장애에 대한 심리사회적 적응에 도움
(5) 필수의료장비와 적응기구의 사용
(6) 상담, 안전, 접근성 권고를 통해 안전하고 독립적인 집과 환경의 접근을 확보
(7) 간병인의 안전에 대한 보조를 위해 의사소통 기술을 개발
(8) 노령화 과정과 향후 기능 등 생활양식습관과 건강 유지에 대한 교육

5 작업치료 중재

1) 급성기

급성기 동안 환자는 생명기능을 안정시키기 위해 중환자실에 입원한다. 환자는 척추의 압박을 줄이고 안정시키기 위해 수술적인 치료를 받거나 고정을 위해 침상에서 견인 상태로 누워있게 된다. 척추를 고정시킬 수 있는 또다른 수단으로 목척추 손상을 위해 할로베스트(halo vest)를, 등척추 손상을 위해 등척추 보조기나 바디자켓(body jacket)을 적용한다(그림 4-8). 이 기간 동안 척추나 목의 굽힘, 폄, 돌림 운동이 금지되며 의학적인 주의가 요구된다. 급성기 동안 치료는 지지와 예방에 중점을 둔다.

욕창 및 감각상실에 의해 생기는 다른 손상들과 그것들을 방지하는 방법에 대해 환자나 보호자에게 교육한다. 상실된 감각을 위해 시각적으로 보상하는 방법과 화상, 찰과상 등 감각이 없는 사지에서 발생될 위험 및 야기될 수 있는 상황에 대해 교육한다. 그리고 2시간마다 체위변경을 하도록 강조한다.

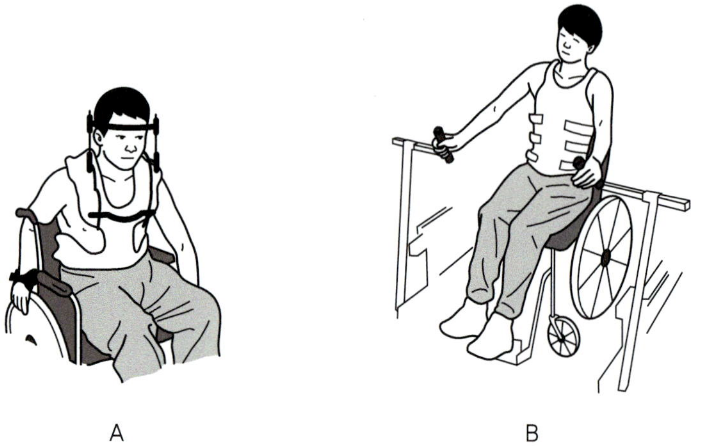

[그림 4-8] 조기 이동을 위한 고정수단

A. Halo vest B. 바디 자켓(body jacket)

관절가동범위제한을 예방하기 위해 치료사는 적절한 자세취하기, 손 부목제작과 관절가동운동을 수행한다. 대부분의 사지마비 환자들은 침상에서 팔을 모음, 안쪽돌림 상태로 몸통에 붙이고, 팔꿈치가 굽힘되는데, 이런 자세는 어깨의 통증과 관절가동범위 제한을 가져올 수 있다. 이런 문제를 해결하기 위해 상지는 간헐적으로 어깨뼈 내림과 함께 80°의 어깨벌림, 가쪽돌림, 팔꿉관절의 완전 폄 자세를 취해야 한다. 아래팔은 C5~C6 손상 환자의 경우 뒤침 구축의 위험이 있기 때문에, 엎침된 자세를 취해야 한다. 일과로 올바른 자세취하기와 자세변경이 이루어져야 한다. 이것은 구축되기 쉬운 관절들을 신장된 상태로 있게 한다. 팔은 벌림이나 또는 펜싱 자세로 놓는다(그림 4-9). 팔을 적절한 자세로 유지시키고 욕창을 방지하기 위해 회전식 전동침대를 사용할 수 있다(그림 4-10). 회전식 전동침대는 척추뼈의 안정화를 위해 뼈의 견인과 고정을 할 수 있게 하고, 호흡기계 분비물을 배출하도록 돕고 대소변조절과 위생관리를 위해 도움이 된다.

이 시기에 치료사는 환자에게 적절한 스플린트를 제작하여 착용시킨다. 환자의 손은 기능적인 자세로 배치되어야 한다. 손목이 폄되고, 갈퀴막공간이 유지되고, 엄지가 맞섬되고, 손가락들의 MP관절 및 IP관절들이 자연스럽게 굽힘된 상태가 되어야 한다. 맞섬 스플린트를 제작할 때 환자의 손목 폄근의 근력이 F+(3+) 등급 이상일 경우 손목은 지지하지 않고 엄지의 맞섬 자세와 갈퀴막공간 만을 유지하는 짧은 맞섬 스플린트(short opponens splint)를 제작하고(그림 4-11A), 근력이 F+(3+) 등급 미만일 경우에는 엄지 맞섬과 갈퀴막공간

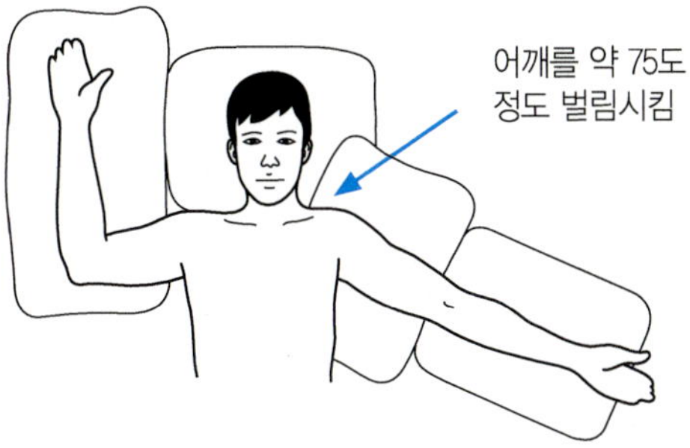

[그림 4-9] 침상 자세

팔의 어깨벌림과 가쪽돌림된 자세. 가쪽벌림을 유지하기 위 해 발포수지로 된 쐐기(foam wedge)의 사용이 도움이 된다.

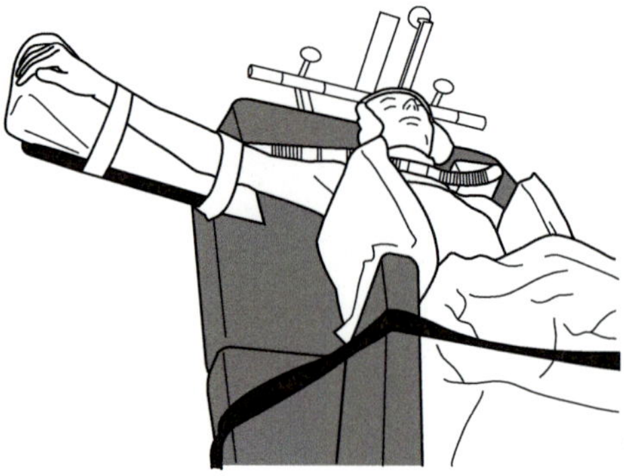

[그림 4-10] 회전식 전동침대(rotaing kinetic bed)

의 유지뿐 아니라 손목과 손을 지지하는 긴 맞섬 스플린트(long opponens splint)를 제작한다(그림 4-11B). 스플린트는 환자의 손에 최대의 감각되먹임을 줄 수 있도록 손바닥보다 손등 부위에 대어지도록 디자인하는 것이 좋다.

구축되기 쉬운 관절들에 대해 관절가동운동을 한다. 어깨 운동은 어깨면(scapular plane) 상에서 수행하고 어깨 벌림이나 굽힘 동안 어깨위팔리듬과 어깨의 가쪽 돌림이 수반되어야 한다(그림 4-12). 어깨면의 벌림은 이마면(frontal plane)의 벌림과 비교하여 부딪힘증후군을 방지할 수 있다(그림 4-13). 위팔세갈래근의 근력이 약하거나 마비되었을 때 팔꿈치는

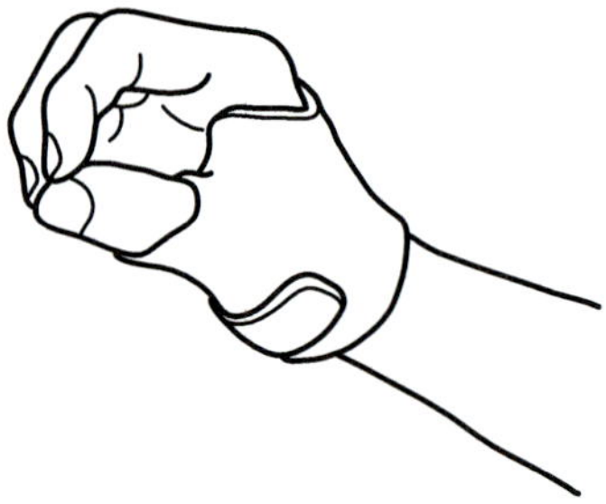

A. 짧은 맞섬 스플린트

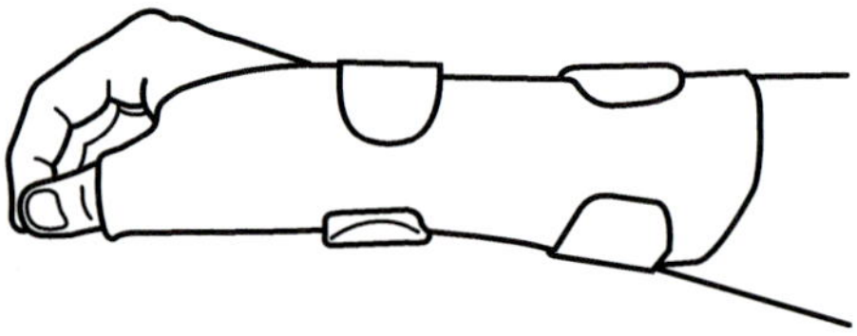

B. 긴 맞섬 스플린트

[그림 4-11] 맞섬 스플린트(opponens splint)

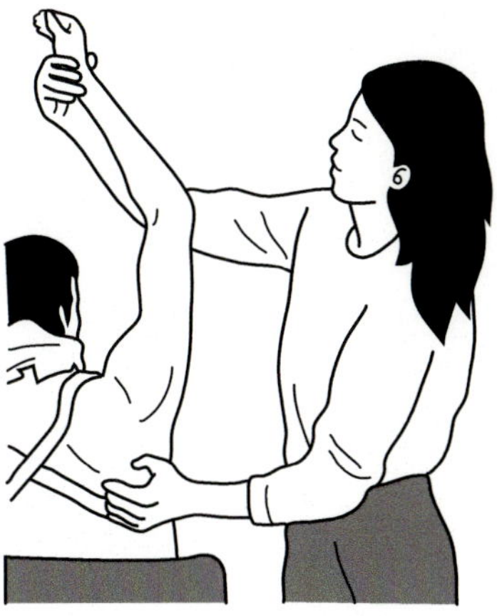

[그림 4-12] 팔의 수동운동 동안 어깨뼈위팔리듬과 어깨 가쪽 돌림을 수반함

굽힘 구축이 일어날 수 있으므로 완전한 팔꿈치 폄이 이루어 져야 한다.

손목과 손의 수동관절가동운동을 할 때 손가락들과 엄지의 폄은 손목을 굽힘시키면서 수행하고, 손가락들과 엄지 굽힘은 손목을 폄시키면서 수행한다(그림 4-14). 이것은 손목 폄과 함께 쥐기를 위한 손가락 굽힘근의 단축을 촉진하고 손목 굽힘과 함께 놓기 증진을 위해

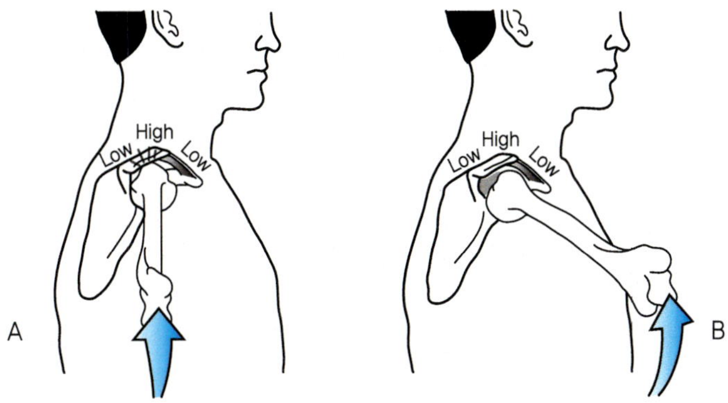

[그림 4-13] 어깨의 이마면 벌림과 어깨면 벌림의 비교

A. 이마면의 벌림은 위팔뼈의 큰 돌기와 어깨뼈의 봉우리돌기의 부딪힘을 유발함
B. 어깨면 벌림은 부딪힘이 일어나지 않음

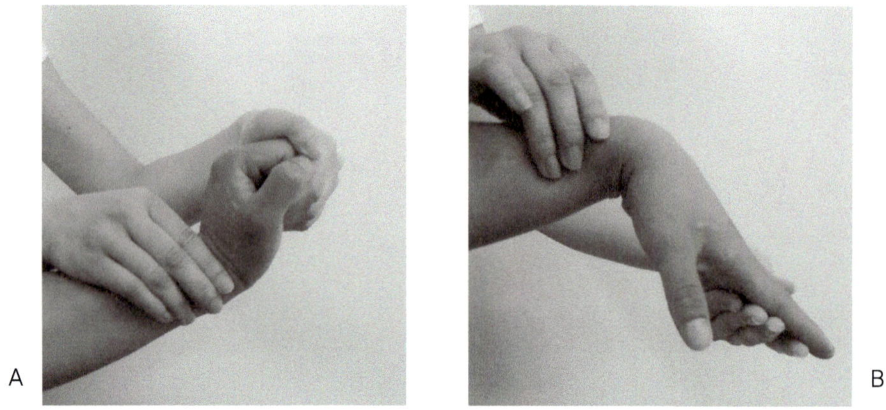

[그림 4-14] 힘줄고정 동작

A. 손목을 펴면서 손가락을 굽힌다. B. 손목을 굽히면서 손가락을 편다.

손가락 폄근의 단축을 촉진하면서 손의 힘줄고정기능(tenodesis hand function)을 향상시킨다. 손가락굽힘근과 엄지굽힘근의 능동적인 움직임을 회복할 가능성이 있는 불완전 척수손상환자는 힘줄고정기능을 시도하지 않는다. 신경학적 회복이 기대되는 환자는 모든 근육과 관절에서 정상적인 신장성과 완전가동범위를 유지하는 것이 중요하다.

모든 관절들의 수동 및 능동 관절가동 운동이 환자의 근력, 능력, 지구력 수준 내에서 수행되어야 한다. 필요할 경우 손목과 팔꿈치에 대한 근육재교육기술들이 사용되며 손목에 대한 점진적 저항운동이 수행되어야 한다. 일반적으로 완전손상 환자에서 부분보전구역(ZPP)에 있는 근육이 강화된다. 이것은 유의한 기능적 변화를 일으킬 수 있다. 불완전마비 환자는 약화된 근육을 강화한다. 맞춤형 쓰기보조기(writing splint)나 유니버셜 커프(universal cuff)와 같은 보조도구들을 사용하여 식사하기, 위생활동, 키보드와 쓰기 활동들과 같은 자조생활 활동에 참여하도록 장려한다. 환자가 침상안정 상태이더라도 가능하다면 제한된 자세 및 약화된 상태에서 수행될 수 있는 일상생활동작들을 시작하게 한다.

2) 재활기

재활기는 척추뼈가 수술 및 보조기에 의해 안정되거나, 앉기 시작할 때 시작된다. 재활기

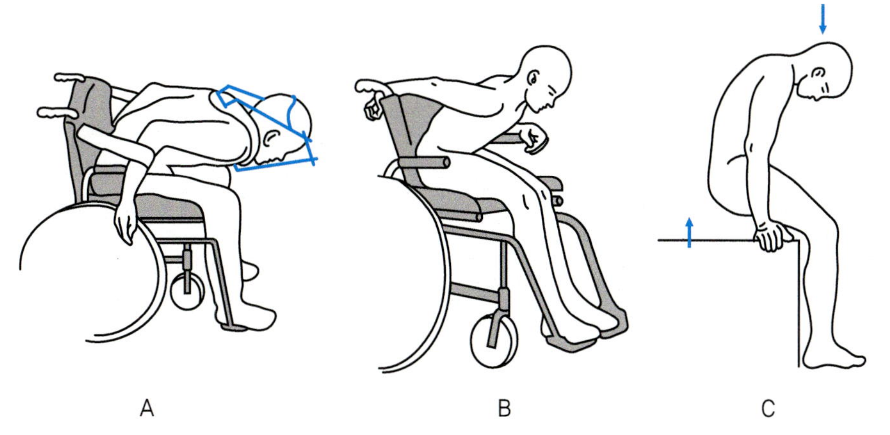

[그림 4-15] 몸을 앞으로 굽힘으로 엉덩이 부위의 압박을 줄임

A. 고리를 이용 B. 손잡이에 팔의 걸침을 이용 C. 폄된 팔을 축으로 제1지레 원리를 이용

이전 훈련을 지속하며 지지, 교육과 기능적 활동들에 중점을 둔다. 이 시기에 욕창 방지를 위한 방법을 훈련하는데 특히 앉을 때 가해지는 엉덩결절, 엉치부위, 넙다리 큰돌기의 압박을 감소시키는 방법을 가르친다. 사지마비 환자의 양쪽 어깨세모근과 위팔두갈래근의 근력이 F+(3+) 등급 이상일 경우 휠체어 등받이에 부착된 고리에 팔을 끼우거나 휠체어 손잡이에 한 쪽 팔꿈치를 걸치고 몸을 앞으로 굽힘으로써 엉덩이 부위의 압박을 감소시킬 수 있다(그림 4-15 A와 B). 위팔세갈래근의 근력이 F+(3+) 등급 이상인 C7 이하 척수손상 환자는 휠체어의 바퀴나 팔 받침대를 잡고 팔을 펴고 몸을 굽힘으로써 쉽게 체중을 제거할 수 있다(그림 4-15C). 체중이동은 피부내성이 결정될 때까지 30~60분마다 수행한다.

구축을 방지하기 위해 수동 및 능동 관절가동운동을 계속한다. 팔꿈치의 구축을 교정하기 위해 스플린트나 석고붕대고정을 할 수 있다. 완전한 팔꿈치 폄은 정적 앉기 동안 균형을 유지하기 위해 버팀목을 만들고, 이동 시 보조를 위해 필수적이다. 위팔세갈래근의 근력이 없는 C6 사지마비 환자는 앞어깨세모근과 큰 가슴근의 빗장갈래를 사용하여 위팔뼈를 모음시키면 아래팔이 당겨져 팔꿈치를 폄된 상태로 만들 수 있다(그림 4-16). 이런 대상작용은 앞어깨세모근과 큰 가슴근의 근력이 fair 등급 이상이어야 가능하다. 일단 환자가 근육 대상작용을 사용하여 팔꿈치를 펴는 것을 배우면 다양한 자세로 과정을 반복한다.

손가락굽힘근은 마비되었지만 노쪽손목폄근의 힘이 있는 C6 손상 환자는 힘줄고정작용을

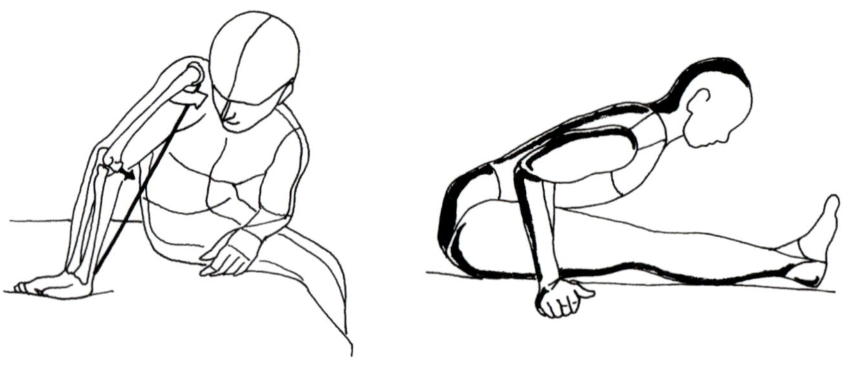

[그림 4-16] 앞어깨세모근과 큰 가슴근의 빗장갈래를 이용한 팔꿈치 폄

A. 손을 고정하고 어깨를 모음하는 것을 통해 팔꿈치를 폄 B. 다양한 자세에서 대상작용 연습

이용하여 쥐기를 할 수 있다. 이런 환자의 힘줄고정 쥐기(tenodesis grasp)를 촉진하기 위해 긴엄지굽힘근의 뻣뻣함을 약간 발달시켜야 한다. 이를 위해 손목을 완전히 펌 시킨 상태에서 손가락 굽힘을 하고 손목을 굽힘시키는 운동을 하며, 손목과 손가락들을 동시에 펴서 손가락 굽힘근이 완전히 신장되지 않도록 해야 한다.

기능이 남아있는 근육의 근력을 강화시키기 위해 능동보조, 능동운동이나 점진적 저항운동을 한다. 이동이나 체중이동을 위해 위팔세갈래근, 큰가슴근, 넓은 등근의 근력강화가 필요하다. 손목폄근들 또한 힘줄고정 쥐기의 기능을 증진시키기 위해 강화시켜야 한다. 이것은 더욱 강한 집기를 할 수 있게 한다. 치료 동안 지구력을 증가시키기 위해 활동의 시간이나 양을 단계적으로 증가시킨다. 근력과 지구력이 향상함에 따라 환자는 하루 종일 활동과 작업에 참여할 수 있게 될 것이다.

작업치료사는 환자가 좌절감, 노여움, 불안, 공포, 근심을 표출하게 함으로써 심리적 지지를 제공한다. 작업치료는 척수손상 환자의 심리사회적 문제를 다룰 때 사회적 교류, 성욕, 관계-형성 전략, 작업과 건강 간의 관계에 관한 교육, 대처기술 훈련, 스트레스 관리의 훈련을 포함한다. 이들은 그룹치료를 통해 이루어질 수 있다. 그룹치료를 통해 비슷한 환자들 간에 고민과 어려움을 해결하는 과정과 재활에 성공한 환자들의 과정을 배움으로써 장애를 적응하고 재활 의욕을 갖는데 도움을 줄 수 있다.

(1) 일상생활활동 훈련

재활기 동안 식사하기, 구강 및 얼굴 닦기, 상부몸통 닦기, 손가락 자극 및 간헐적 도뇨법을 이용한 대변 및 소변관리, 상의 옷 입기, 미끄럼판을 이용한 이동과 또한 글씨쓰기와 전화기, PC의 사용과 같은 의사교환 기술의 일상생활활동을 훈련한다. 활동을 돕는 많은 보조기구와 장비들이 있다. 예로, 수저나 포크, 칫솔, 연필을 잡는데 도움을 주는 유니버셜커프는 독립성을 증가시키는 간단한 다용도의 기구이다. 손목의 폄을 못하는 환자들을 위해 유니버셜커프를 부착시킨 콕업스플린트를 사용한다. 독립적 식사를 촉진하기 위해 음식물보호대(plate guard), 컵홀더, 빨대 클립이 있는 긴 빨대, 미끄럼 방지 테이블매트를 사용할 수 있다. 목욕을 쉽게 하도록 목욕장갑, 비누홀더, 끈으로 맨 비누를 사용한다. 미끄럼판은 안전한 이동을 위해 가치 있는 선택이다. 그러나 보조기를 선택하여 착용하고 벗는 것의 어려움에 대해 고려해야 한다. 치료를 통해 최적 근력과 협응력이 발생하며 따라서 환자는 초기에 필요했던 장비들의 사용이 필요 없게 될 수 있다. 환자는 가급적 보조기구나 장비 없이 또는 적게 사용하거나 적응된 기술을 사용하여 작업을 수행할 수 있어야 한다.

(2) 휠체어 측정

이 시기에 휠체어, 쿠션, 지지대, 자세보조도구에 대해 평가하고 선택하는 것도 작업치료사의 역할의 일부이다. 척수손상 환자들은 휠체어에서 거의 모든 시간을 보내기 때문에 각 개인에 맞는 휠체어를 측정해야 한다(표 4-8). 휠체어와 자세적응도구들은 환자에게 최대 기능과 적절한 자세취하기를 제공할 수 있어야 한다. 부적절한 휠체어와 적응도구는 기능을 손상시키고 더 나아가서 피부 손상이나 몸통 기형과 같은 의학적 문제를 일으킬 수 있기 때문에 환자의 기능적, 자세조절능력, 환경적, 심리사회적 및 재정적 요소를 고려해야 한다. 또한 휠체어를 선택할 때 환자의 예상기능결과(expected functional outcome)를 고려해야 한다. 약화된 상태를 보이는 급성기 환자에 맞추어 주문된 휠체어와 자세적응도구들은 나중에 찾을 때는 환자의 기능적 능력이 증가되어 쓸모가 없게 될 수 있다. 적절한 휠체어와 자세적응도구를 최종적으로 결정하기 전에 환자가 실제로 사용해 보는 것이 도움이 된다.

환자는 휠체어에서 기립자세를 유지하도록 한다. 이것은 호흡기능 및 앉기 지구력을 최대화하고, 기능을 최적화시키기 위해 중요하다. 휠체어에 앉을 때 변형 및 욕창 방지를 위해 고려한다. 적절한 쿠션은 앉은 자세의 압박을 분배하고 골반을 고정시키는데 도움을 주고 적절한 몸통의 신체배열과 편안함을 위해 필요하다.

[표 4-8] 휠체어 측정

종류	측정방법
좌석 폭(seat width)	양 넓적다리와 엉덩이 중 가장 넓은 부위를 가로질러 측정 + 5cm
좌석 깊이(seat depth)	엉덩이 뒤부위에서 굽힌 무릎 뒤 다리오금까지 거리 − 5cm
좌석높이(seat height)	신발 신은 상태에서 다리오금에서 발뒤꿈치의 밑바닥까지 거리 + 5cm
등받이 높이(back height)	일반 휠체어 좌석 면에서 어깨뼈의 하각까지 거리 − 2~5cm 충분한 몸통지지 좌석면에서 어깨뼈 중간 또는 겨드랑이까지 거리 좌석면에서 어깨뼈 꼭대기까지 거리
팔걸이 높이(armrest height)	좌석면에서 구부린 팔꿈치까지의 거리 + 2.5cm

(3) 손상수준에 따른 기능훈련

① 상위 사지마비 환자: C1–C4

C1–C3 손상 환자들은 목의 움직임이 가능하지만 팔다리와 몸통의 동작을 수행하지 못하며 가로막의 기능감소로 기계호흡을 필요로 한다. C4 손상 환자는 어깨뼈 올림과 들숨

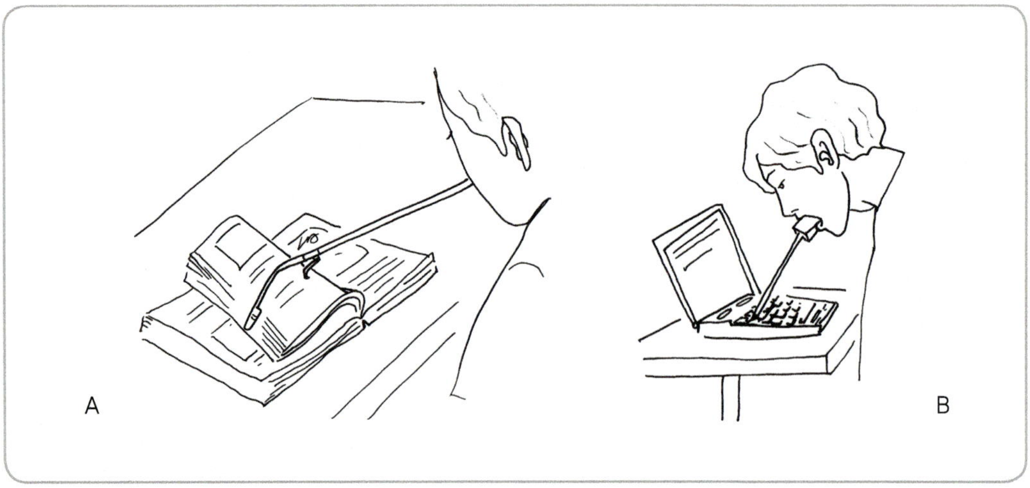

[그림 4-17] 마우스스틱의 사용

A. 페이지 넘기기 B. 컴퓨터 키보드 치기

이 가능하며 기계호흡이 없이 호흡을 할 수 있다. C1–C4 사지마비 환자는 호흡감염과 욕창과 같은 합병증을 예방하기 위해 도움이 필요하며 모든 일상생활활동에 도움을 받는다. 치료사는 환자가 스스로 관리할 수 있도록 가르치고, 거동과 일상생활동작을 위한 적절한 기구를 선택하도록 돕는다. 마우스스틱이나 헤드포인터(head pointer)의 사용을 통해 페이지 넘기기, 그림그리기, 타이핑하기, 색칠하기, 보드게임하기의 활동들을 훈련한다(그림 4–17).

② C5 사지마비 환자

C5 사지마비 환자는 어깨세모근과 위팔두갈래근이 약화되기 때문에 팔 기능을 위해 지지가 필요하다. 팔을 지지하고 동작 동안 마찰을 감소시키기 위해 휠체어에 부착된 mobile arm support(MAS)나 오버헤드슬링(overhead sling)을 사용한다(그림 4–18). MAS는 환자가 휠체어를 운전하고 식사하고 위생처리하고 몸단장하고 또 책상 위 활동을 수행할 때 보조한다. 세모근과 위팔두갈래근의 근력이 3+/5 등급 이상인 환자는 MAS 없이 활동들에 참여할 수 있다. C5 사지마비 환자는 어깨 근력이 좋을 경우 어깨 굽힘과 폄 근육을 강화하기 위해 편평한 실내에서 핸드림을 개조한 휠체어를 미는 훈련을 할 수 있다. 이를 위해 손바닥과 아래팔로 휠체어의 핸드림 프로젝션(handrim projection)에 가

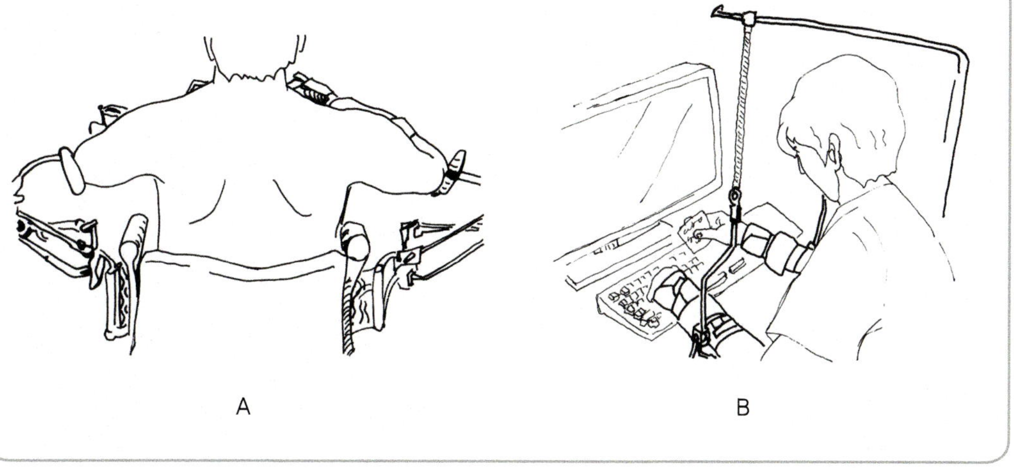

[그림 4–18] C5 사지마비 환자의 팔 기능을 지지하는 도구

A. mobile arm support(MAS) B. 오버헤드 슬링

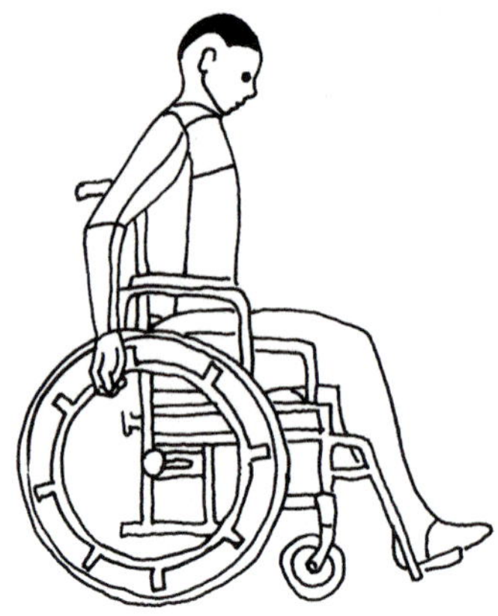

[그림 4-19] 핸드림 프로젝션을 사용하여 휠체어 밀기

져가는 연습을 한다(그림 4-19).

C5 사지마비 환자는 손목과 손의 마비 때문에 물건을 쥐기 위해 손목 스플린트나 긴 맞섬 스플린트와 함께 유니버셜커프의 사용이 필요하다(그림 4-20). 다른 방법으로 U 또는 C 모양의 집게(clamp) 등을 전화수화기나 면도기와 같은 물건에 부착하여 물건을 쥘 수 있다(그림 4-21). 손목과 손을 하나의 단위로 조절하는 Ratchet wrist-hand orthosis가 사용될 수 있다. 물건을 쥐는 또 다른 방법으로 양 손으로 물건을 잡아 들 수 있다. 사지마비 환자는 탁상 활동을 수행할 수 있지만 옷 입기와 목욕하기는 대부분 의존적이다.

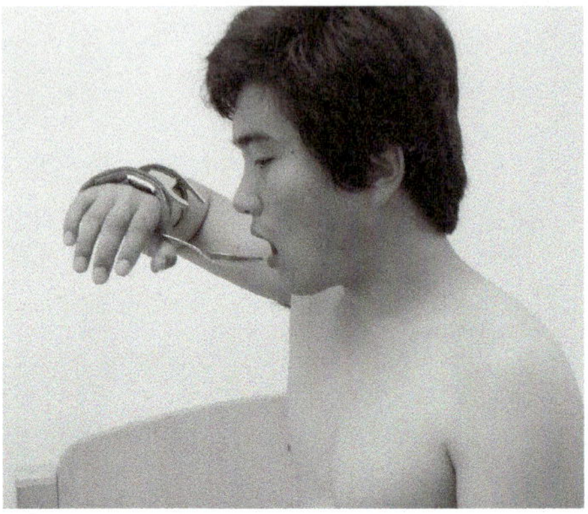

[그림 4-20] 손목보조기와 유니버설 커프를 사용하는 C5 사지마비 환자

③ C6 사지마비 환자

C6 사지마비 환자는 C5 환자보다 높은 독립 수준을 달성한다. 돌림근띠근육(rotator cuff msucle), 어깨세모근, 위팔두갈래근, 큰 가슴근의 빗장뼈갈래 등이 기능을 하기 때문에 팔의 사용이 증가된다. 환자는 침상에서 구르기를 할 수 있다. C6 사지마비 환자는 큰가슴근의 빗장 갈래와 앞어깨세모근을 이용해 팔꿈치

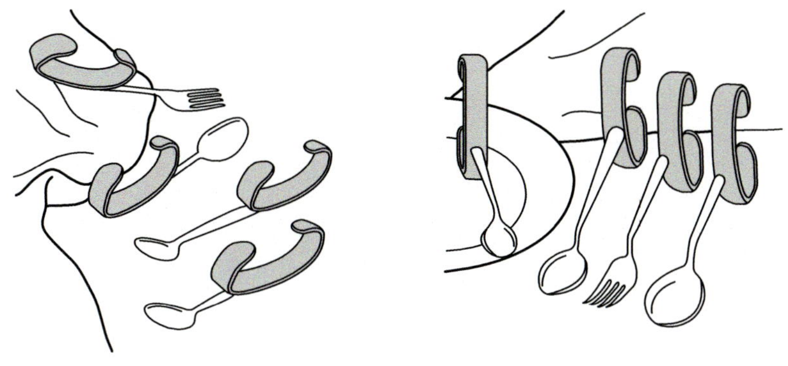

[그림 4-21] U 또는 C 모양의 집게

를 펴서 몸을 지지하거나 이동을 할 수 있다. 침대난간, 줄사다리(rope ladder) 및 overhead trapeze bar와 같은 침상이동보조기구를 사용할 경우 침상에서 구르기 뿐아니라 일어나 앉을 수 있다.

손가락굽힘근과 엄지굽힘근이 마비되어 있지만 손목폄근이 기능하기 때문에 힘줄고정 쥐기를 이용하여 물건을 집고 유지하고 조작할 수 있다. 환자는 힘줄고정 쥐기를 사용하여 엄지와 2째 손가락 사이에 물건을 잡거나 손바닥으로 물건을 잡을 수 있다(그림 4-22). 힘줄고정 쥐기를 사용하여 물건을 잡을 때 손가락끝집기(pincer grip)나 측면집기(lateral pinch) 형태로 잡게 된다. 엄지모음근의 신장성이 좋으면 손가락끝집기가 되고, 좋지 않으면 측면집기가 된다. 손가락끝집기는 미세한 조절을 가능하게 하는 반면 측면집기에 비해 힘이 약하다. 치료사는 손목 폄근의 근력운동과 이를 통한 힘줄고정 쥐기를 훈련한다. C6 사지마비 환자는 손목폄근 근력의 작은 변화가 손 기능에 큰 영향을 미친다.

㉠ 힘줄고정 쥐기(tenodesis grip)를 만드는 방법

엄지굽힘근과 손가락굽힘근의 신장성이 과도하게 높으면 손목을 펴도 손가락의 굽힘이 별로 일어나지 않게 되어 쥐기의 힘이 감소한다. 따라서 힘줄고정 쥐기의 힘을 증진시키기 위해 손가락과 엄지굽힘근을 단축시키거나 신장성을 감소시키는 것이 필요하다. 엄지굽힘근과 손가락굽힘근의 신장성을 감소시키기 위해 스플린트와 테이핑을 사용

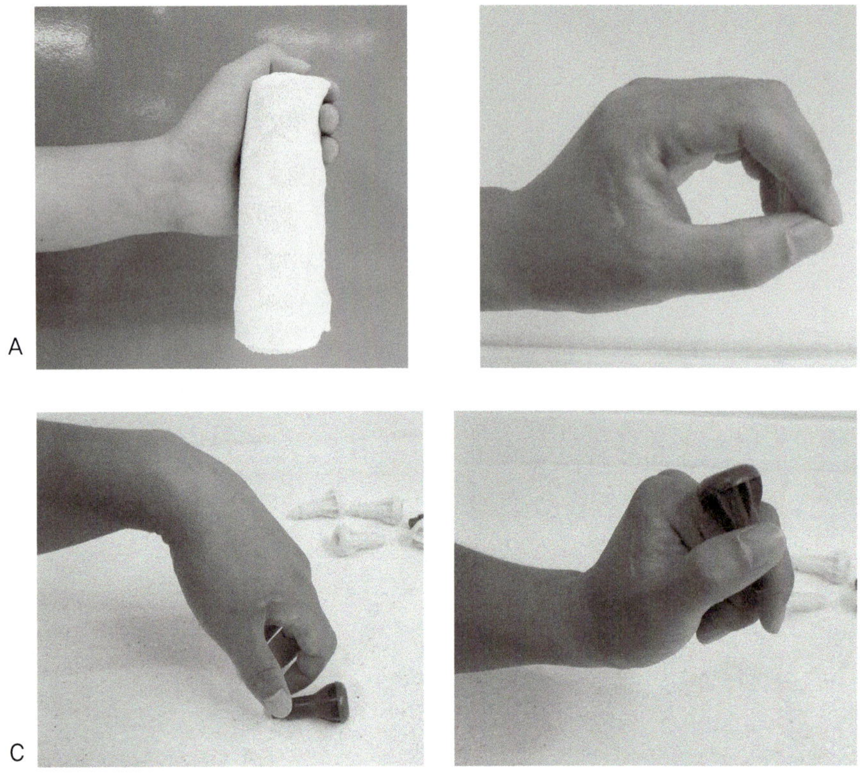

[그림 4-22] Tenodesis 쥐기

A. 손바닥잡기 B. 손가락끝집기 C. 측면집기

하여 손을 고정시킨다(그림 4-23). 하나는 손목 중립위치, MP관절 완전 굽힘, IP관절 폄 상태에서 엄지를 2째 손가락 옆에 붙이는 자세로 고정시킨다(그림 4-23A). 이런 스플린트는 MP관절의 폄 구축과 IP관절의 굽힘 구축을 예방한다. 또 다른 방법은 MP관절과 PIP관절을 굽힘 상태에서 엄지를 2째 손가락 옆에 붙인다(그림 4-23B). 손가락을 굽힘 상태로 고정하는 것은 손가락굽힘근을 단축된 상태로 두기 때문에 PIP 관절의 굽힘 구축이 발생될 수 있다. 따라서 하루에 한번 이상 PIP 관절을 수동적으로 펴는 운동이 필요하다. 이 운동은 손가락굽힘근의 과도한 신장을 피하기 위해 손목과 MP관절의 굽힘 상태에서 수행한다.

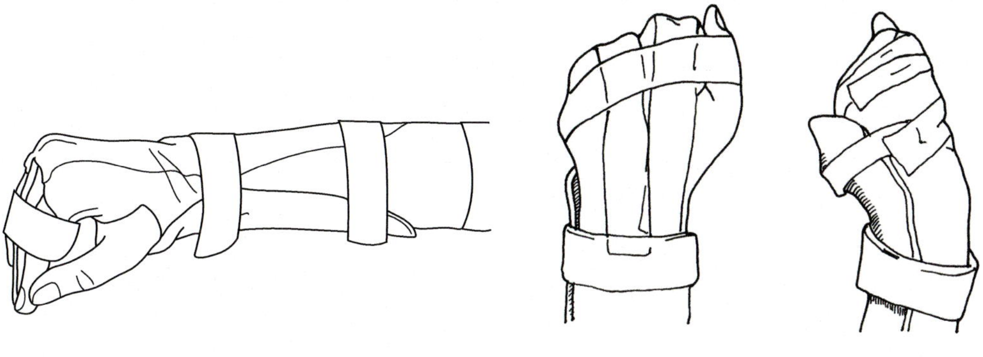

[그림 4-23] 엄지굽힘근과 손가락굽힘근의 신장성을 감소시키기 위한 스플린트와 테이핑 사용

A. MP관절 굽힘과 IP관절 폄된 자세에서 엄지를 2째 손가락 옆에 붙힘.
B. MP와 PIP관절 굽힘 상태에서 엄지를 2째 손가락 옆에 붙힘

㉡ 힘줄고정 쥐기를 위한 운동

힘줄고정 쥐기의 기능을 증진시키기 위해 손목폄근들의 근력강화 훈련이 필요하다. 손목폄근의 근력이 약할 경우 전기자극, 근전도 피드백을 사용하거나 감각자극을 사용하는 것이 도움이 될 수 있다. 손목폄근의 근력이 3(fair) 등급 이상일 경우 저항훈련을 수행한다. 힘줄고정 쥐기의 훈련은 크고 가벼운 물건을 잡고 들어 올리는 것으로 시작하여 작고 무거운 물건으로 진행하며 마지막으로 일상과제에서 적용할 수 있도록 진행한다. 쥐기 연습을 할 때 짧은 맞섬 스플린트를 사용하는 것이 도움이 된다. 더욱 강한 집기를 위해 손목 폄의 힘을 노쪽 손가락들로 전달하는 손목-손 보조기(wrist-driven wrist-hand orthosis)와 힘줄고정 스플린트(tenodesis splint)를 사용할 수 있다.

④ C7~C8 사지마비 환자

C7 사지마비 환자는 어깨뼈, 어깨, 팔꿈치 근육의 근력이 좋으며 위팔세갈래근이 기능을 하기 때문에 머리 높이에 있는 물건에 손을 뻗을 수 있고, 팔을 이용하여 같은 높이에서 독립적으로 이동하고 평지에서 수동 휠체어를 밀 수 있다. 따라서 머리 위로 손을 뻗는 동작과 체중지지 활동을 통해 어깨와 팔꿈치 폄근을 증진시킨다. 또한 손목 폄근의 근력

은 fair 등급 이상이고 아래팔 엎침근과 일부 손목굽힘근과 손가락폄근에도 약간의 근력을 갖고 있어 힘줄고정 쥐기가 더욱 수월해진다. 따라서 힘줄고정 쥐기를 극대화하기 위한 훈련이 필요하다. 힘줄고정 작용을 이용해 다양한 물건이나 도구를 쥐는 훈련을 한다(그림 4-22). 손목의 폄근에 대해서는 다양한 방법으로 저항을 제공한다.

C8 사지마비 환자는 엄지와 손가락 굽힘근들이 약간의 근력을 갖기 때문에 힘줄고정 쥐기를 사용하지 않는다. 그러나 내재근이 마비되어 있기 때문에 MP관절은 폄되고, PIP 및 DIP 관절은 굽힘되는 내재근 마이너스(intrinsic minus) 자세를 보인다. 이것은 MP extension stop을 사용하여 변형을 예방할 수 있다. 섬세한 손동작은 하지 못한다. C8 사지마비 환자는 다양한 과제나 탁상활동을 통해 손동작 훈련을 하는데 이때 내재근과 외재근 사이의 불균형을 고려하며 이를 위해 손가락의 폄근기전(extension mechanism)을 알아야 한다.

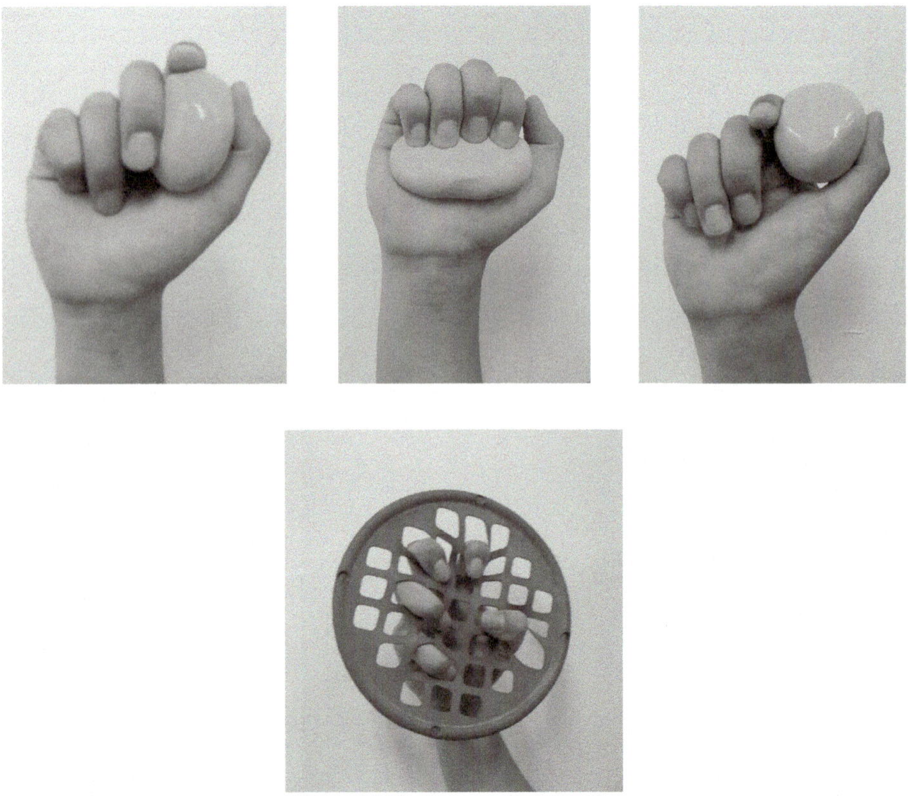

[그림 4-24] 기구를 사용한 손 운동

C8 척수손상 환자는 손가락과 엄지손가락 굽힘근의 근력강화와 구축예방, 그리고 손동작 훈련에 중점을 둔다. 근력이 2(poor) 등급의 근육에서 place and hold 기술을 사용한다. 관절을 바람직한 자세로 놓고, 관절접근(approximation) 기술을 제공하고, 환자에게 그 자세를 유지하도록 요청한다. 다음에 능동동작으로 시도하게 한다. 보다 강한 근육에서, rubber band gripper 및 퍼티를 소개한다(그림 4-24). 기능 활동 동안 손에 커프와 같은 쥐기보조도구 대신에 두꺼운 손잡이를 사용하여 물건을 쥐고 활동을 수행한다. 내재근의 근력이 향상됨에 따라 미세 협응 및 조작 활동들을 시작한다. 손의 동작을 할 때 내재근과 외재근 사이의 균형을 생각한다. 내재근이 신경지배되지 않거나 너무 약하여 외재굴근과 신근의 힘을 상쇄하지 못할 때, 이들은 MP extension stop으로 보호한다.

⑤ 하지마비 환자

하지마비 환자는 BADL과 가벼운 가사활동은 독립적이다. 바닥에서 휠체어로 독립적으로 이동이 가능하며 실내외에서 혼자 휠체어를 밀 수 있다. 하반신 마비 환자는 BADL과 IADL 뿐 아니라 지역사회 외출이나 활동에도 참여해야 한다.

T1~9 하지마비 환자는 상지는 완전 정상이지만 상부 몸통 조절에 제한이 있기 때문에 한 손으로 배변관리, 하의 입기와 벗기, 목욕하기를 수행하는 동안 다른 한 손은 낙상 방지를 위해 한 손으로 몸통의 안정을 지지해야 한다.

T10 이하 하지마비 환자는 좋은 몸통조절을 가지며 레벨에 따라 다리의 조절이 가능하다. 낙상의 두려움 없이 좌 · 우로 움직이고 몸을 밑으로 구부릴 수 있다.

⑥ 보행이 가능한 불완전마비 환자

많은 불완전 척수손상 환자들은 걸을 수 있다. 이런 환자를 치료할 때 작업치료사는 물리치료사와 논의가 필요하며 보행을 위해 어떤 상지 보조기구(예로 forearm trough walker)가 필요한지 알고 환자의 주로 사용하는 이동이 휠체어인지 보행인지 확인해야 한다.

보행을 할 수 있는 불완전 사지마비(중심척수증후군) 환자는 보통 상지가 약하기 때문에 기능을 위해 휠체어의 랩보드, MAS와 같은 도구들이 필요하다. 팔의 몸쪽 근육이 약할 경우 손을 입이나 얼굴에 가져가지 못해서 손사용이 어려워지거나 불가능하게 된다.

3) 퇴원 후 치료

퇴원 후 집과 지역사회에서의 역할 회복에 중점을 둔다. 최근 입원재활 기간이 짧아지면서 재활프로그램의 결과를 성취하지 못하고 퇴원을 하여 외래환자 클리닉에서 치료를 계속할 수 있다. 외래환자 프로그램은 환자에게 일상생활활동, 보조기나 보조도구 사용, 운전하기, 집 관리, 여가 활동들, 일 기술 평가 및 훈련과 이에 대한 보호자 교육을 수행한다. 이런 훈련은 환자의 사회화 기술을 증진시키고 문제해결 능력과 잠재적인 일 습관들을 증진시킨다. 그러나 거동이나 수송의 문제가 외래치료를 방해할 수 있다. 이것은 보건소나 장애인센터의 가정방문재활프로그램을 통해 집에서 작업치료서비스를 제공하거나 환자가 외래치료를 위해 지역사회의 장애인 수송서비스지원센터의 도움을 얻을 수 있다.

대부분 환자들은 퇴원 후에도 지속적으로 근력을 획득한다. 이런 근력의 증가는 환자가 더욱 독립적으로 되도록 한다. 환자들이 근력과 지구력을 획득하고 균형이 향상됨에 따라 재평가하여 목표를 재설정해야 한다. 예로 입원 동안 배변프로그램을 수행하지 못했지만 후에 위팔세갈래근과 넓은등근의 근력검사에서 5(normal) 등급의 근력을 보인 환자는 배변훈련을 시작할 수 있다.

손목동력에 의한 손목-손 보조기와 같은 보조기는 제작과 수정 과정에 많은 시간을 필요로 하기 때문에 환자가 퇴원 직전에 주어진다. 따라서 보조기 훈련은 가끔 입원 말기 동안에 시작하여 올바른 적응과 사용을 위해 외래환자 치료 동안 지속된다.

외래환자 작업치료는 환자가 보다 많은 지역사회 통합을 할 수 있도록 운전하기, 직업 평가 및 훈련 등을 다룬다.

(1) 운전

① 척수장애인의 운전평가 항목

척수장애인을 위한 운전평가 시 고려해야 할 항목으로 현재 복용 중인 약물, 시력검사, 이학적 검사 등이다. 이학적 검사로는 상지의 기능, 하지의 기능, 목뼈부위 운동범위, 앉기 균형, 경직, 보조장치, 자동차 이동기술, 휠체어 싣기 기술 등이 포함된다.

② 우리나라 척수장애인의 운전

상지의 근력이 충분한 척수손상 환자는 다리를 사용하지 못하기 때문에 손으로 조절하

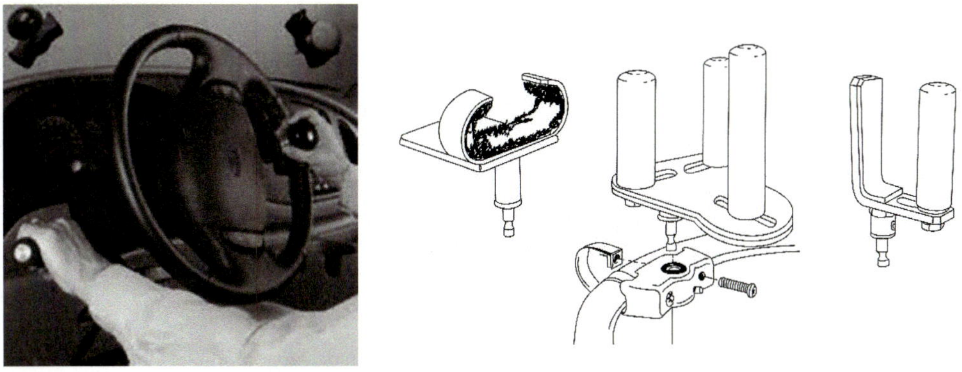

[그림 4-25] 손으로 핸들을 잡지 못하는 척수손상 환자를 위한 운전 보조도구

A. 공모양의 보조도구(C7-8 손상) B. 손을 끼울 수 있는 보조도구(C6 손상)

는 제어장치(hand control)를 통해 운전을 한다(그림 4-25A). 상지의 힘이 약한 목척수 손상 환자를 위해서는 운전보조장치가 필요할 수 있다(그림 4-25). 척수손상 환자가 운전을 하기 위해서는 차량개조, 운전재활훈련, 제도적인 정비가 필요하다.

(2) 여가 및 직업

척수손상 환자들은 사회적 및 물리적 장애로 인해 사회활동의 참여를 방해 받는다. 또한 척수손상 환자들의 실업률은 일반인보다 유의하게 높으며 시간도 많게 된다. 환자에게 적절하고 의미 있는 여가활동을 찾는 것이 중요하다. 작업치료사는 척수손상 환자 자신이 일상 삶을 분석하여 단순화하여 문제에 대해 해결방법을 찾고, 지역사회 활동이나 여가활동에 참여하도록 돕는다.

(3) 척수손상 환자의 노화

척수손상 환자는 정상적인 노화와 관련된 약화와 피로증가 등의 문제와 혼합될 때, 그의 기능적 상태는 더욱 감퇴된다. 거동을 위한 팔의 빈번한 사용(휠체어 밀기, 이동), 약한 근육의 과도한 사용, 근육 불균형은 만성 어깨통증의 원인이 되며 때로는 팔꿈치와 손목의 통증을 일으킬 수 있다. 다른 신체적 변화로 욕창에 대한 감수성 증가로 인한 피부변화, 골밀도의 감소, 골절에 대한 감수성, 심폐적성 손상, 신장 합병증과 그 외에 우울증, 기능적 독립의 감소, 거동 감소 등이 있을 수 있다.

치료사는 에너지보존, 관절보호, 활동분석을 통해 훈련하고 활동을 재구성하도록 교육한다. 예로 자신의 아기와 놀기를 원하는 주부는 아기를 앉는 것보다 아기가 무릎 위로 올라가게 훈련시킨다.

[부록] 예상 기능 결과(expected functional outcomes)

Level C1–3

기능적으로 관련있는 신경지배 근육: sternocleidomastoid; cervical paraspinal, neck accessories
가능한 움직임: 목의 굽힘, 폄, 돌림
악화의 형태: 몸통, 상지, 하지의 완전 마비; 호흡기에 의존

	예상 기능 결과	보조도구	FIM/도움 자료		
			Exp	Med	IR
호흡기	• 호흡기계에 의존 • 가래를 뱉지 못함	• 2개의 호흡기계(침상용, 이동용) • 흡입기구나 다른 흡입관리 도구			
대변관리	완전 보조	패드를 댄 등받이조절가능샤워/이동식변기의자(roll–in shower가 가능할 경우)	1	1	1
소변관리	완전 보조		1	1	1
침상거동	완전 보조	침대난간과 완전 전동 병원침대	1	1	1
침대/휠체어 이동	완전 보조	• 미끄럼판 • 슬링이 있는 전동 또는 기계 리프트			
압력완화/자세	완전 보조; 도구와 함께 독립적일 수 있다.	• 전동 등받이조절가능 휠체어 • 휠체어 압력완화쿠션 • 도구와 함께 독립이 적용되는 경우 자세지지 및 머리조절 보조도구 • 손 스플린트 • 특수침대나 압력완화 매트리스	1	1	1
식사하기	완전 보조		1	1	1
옷입고 벗기	완전 보조		1	1	1
몸치장활동	완전 보조		1	1	1
목욕하기	완전 보조	• 손으로 들고 하는 샤워기 • 샴푸트레이 • 패드를 댄 등받이조절가능샤워/이동변기의자(roll–in shower가 가능할 경우)			
휠체어 밀기	수동: 완전 보조 전동: 보조도구와 함께 독립	• 머리, 턱, 호흡 조절장치가 있는 전동이나 수동 등받이조절가능 휠체어 • vent tray	6	1	1–4
서기/보행	서기: 완전 보조 보행: 적용되지 않음				
의사소통	workstation setup과 보조도구 가용성에 따라 완전보조에서 독립	• 마우스스틱, 첨단 컴퓨터 접근기기, 환경제어 장치 • 필요할 경우 어디서든 적응보조도구			
운송수단	완전 보조	수행원 운전에 의한 밴(예 리프트, 고정 장치) 또는 접근 가능한 대중운송수단			
가사활동	완전 보조				
필요한 보조 시간	• 가사활동을 포함해 24시간 간병인의 도움 • 모든 관리측면에서 지시 가능		24*	24*	12–24*

* Hours per day

Level C4					
기능적으로 관련된 신경지배 근육: upper trapezius, diaphragm, cervical paraspinal muscles 가능한 움직임: 목의 굽힘, 폄, 돌림: 어깨뼈의 올림; 들숨(inspiration) 악화의 형태: 몸통, 상지, 하지의 마비; 기침 능력의 부재 갈비사이근(늑간근)의 마비에 따라 지구력 및 호흡 예비량 저하					
	예상 기능 결과	보조도구	FIM/도움 자료		
			Exp	Med	IR
호흡기	호흡기계 없이 호흡이 가능할 수 있음	호흡기계를 사용하는 경우 도구 필요를 위해 C1–3 참조			
대변관리	완전 보조	등받이조절가능샤워/이동식변기의자 (roll–in shower가 가능할 경우)	1	1	1
소변관리	완전 보조		1	1	1
침상거동	완전 보조	침대 난간과 완전 자동 병원침대			
침대/휠체어 이동	완전 보조	• 미끄럼판 • sling이 있는 전동 또는 기계 리프트	1	1	1
압력완화/자세	완전 보조; 도구와 함께 독립적일 수 있다	• 전동 등받이조절가능 휠체어 • 휠체어 압력완화쿠션 • 도구와 함께 독립적일 경우 자세지지/머리 조절 보조도구 • 특수침대나 압력완화 매트리스			
식사하기	완전 보조		1	1	1
옷 입기	완전 보조		1	1	1
몸치장활동	완전 보조		1	1	1
목욕하기	완전 보조	• 손으로 들고 하는 샤워기 • 샴푸트레이 • 패드를 댄 등받이조절가능샤워–이동식 변기의자 (roll–in shower가 가능하다면)	1	1	1
휠체어 밀기	자동: 독립 수동: 완전 보조	• 머리, 턱, 호흡조절장치가 있는 수동 또는 전동 등받이조절가능 휠체어 • vent tray	6	1	1–6
서기/보행	서기: 완전 보조 보행: 적용되지 않음	• 경사테이블 • 유압식 스탠딩테이블			
의사소통	장소준비와 보조도구에 따라 완전보조에서 독립	마우스스틱, 첨단 컴퓨터 접근기기, 환경제어 장치			
운송수단	완전 보조	수행원 운전에 의한 밴(예 리프트, 고정 장치) 또는 접근 가능한 대중운송수단			
가사활동	완전 보조				
필요한 보조 시간	• 가사활동을 포함해 24시간 간병인의 도움 • 모든 관리측면에서 지시 가능		24*	24*	16–24*

* Hours per day

<table>
<tr><td colspan="6">Level C5</td></tr>
<tr><td colspan="6">기능적으로 관련된 신경지배 근육: deltoid, biceps, brachialis, brachioradialis, rhomboids, serratus anterior(부분적 신경지배)
가능한 움직임: 어깨 굽힘, 벌림, 폄. 팔꿈치 굽힘. 뒤침. 어깨뼈 벌림과 모음
악화의 형태: 팔꿈치 폄, 엎침, 모든 손목과 손의 움직임 부재; 몸통과 하지의 완전마비</td></tr>
<tr><td rowspan="2"></td><td rowspan="2">예상 기능 결과</td><td rowspan="2">보조도구</td><td colspan="3">FIM/도움 자료</td></tr>
<tr><td>Exp</td><td>Med</td><td>IR</td></tr>
<tr><td>호흡기</td><td>갈비사이근의 마비로 인해 지구력과 폐활량 저하. 객담을 배출하기 위해 보조가 필요</td><td></td><td></td><td></td><td></td></tr>
<tr><td>대변관리</td><td>완전 보조</td><td>패드를 댄 샤워/변기의자 또는 이동식 좌변기와 병합된 패드를 댄 욕조벤치</td><td>1</td><td>1</td><td>1</td></tr>
<tr><td>소변관리</td><td>완전 보조</td><td>보조도구(전동으로 소변주머니를 비우는 장치)</td><td>1</td><td>1</td><td>1</td></tr>
<tr><td>침상거동</td><td>부분적 보조</td><td>• 환자조절과 완전 자동 병원 침대
• 침대 난간</td><td></td><td></td><td></td></tr>
<tr><td>침대/휠체어 이동</td><td>완전 보조</td><td>• 미끄럼판
• 전동 또는 기계 리프트</td><td>1</td><td>1</td><td>1</td></tr>
<tr><td>압력완화/자세</td><td>보조도구와 함께 독립</td><td>• 전동 등받이조절 휠체어
• 휠체어압력완화쿠션
• 손 스플린트
• 특수침대나 압력완화매트리스
• 자세지지 보조도구</td><td></td><td></td><td></td></tr>
<tr><td>식사하기</td><td>준비를 위해 완전 보조; 다음에 보조도구와 함께 먹기 독립</td><td>• 긴 맞섬 스플린트(long opponens splint)
• 필요할 경우 적절한 보조도구</td><td>5</td><td>5</td><td>2.5–5.5</td></tr>
<tr><td>옷 입기</td><td>상의: 일부 보조
하의: 완전 보조</td><td>• 긴 맞섬 스플린트
• 필요시 적절한 보조도구</td><td>1</td><td>1</td><td>1–4</td></tr>
<tr><td>몸치장활동</td><td>부분에서 완전 보조</td><td>• 긴 맞섬 스플린트
• 필요시 적절한 보조도구</td><td>1–3</td><td>1</td><td>1–5</td></tr>
<tr><td>목욕</td><td>완전 보조</td><td>• 패드를 댄 욕조이동벤치 또는 샤워 이동식변기의자
• 손으로 들고 하는 샤워기</td><td>1</td><td>1</td><td>1–3</td></tr>
<tr><td>휠체어 밀기</td><td>전동: 독립
수동: 카펫이 없고 편평한 실내에서 독립에서 일부보조: 실외에서 일부보조에서 전체 보조</td><td>• 전동: 팔구동제어장치가 있는 전동 등받이조절가능 휠체어
• 수동: 핸드림 개조/가벼운 프레임 휠체어</td><td>6</td><td>6</td><td>5–6</td></tr>
<tr><td>서기/보행</td><td>서기: 전체 보조
보행: 권하지 않음</td><td>유압식 스탠딩 프레임</td><td></td><td></td><td></td></tr>
<tr><td>의사소통</td><td>보조도구 준비 후 독립에서 일부 보조</td><td>• 긴 맞섬 스플린트
• 책장넘기기, 쓰기, 버튼누르기 보조도구</td><td></td><td></td><td></td></tr>
<tr><td>운송수단</td><td>첨단화된 특수 장비와 함께 독립; 접근 가능한 대중운송수단에 부분적 보조; 수행원 운전 차량을 위해 완전 보조</td><td>리프트장치가 있는 개조된 밴</td><td></td><td></td><td></td></tr>
<tr><td>가사활동</td><td>완전 보조</td><td></td><td></td><td></td><td></td></tr>
<tr><td>필요한 보조 시간</td><td>· 개인위생: 하루 10시간
· 가사일: 6시간
· 모든 관리측면에서 지시 가능</td><td></td><td>16*</td><td>23*</td><td>10–24*</td></tr>
</table>

<table>
<tr><td colspan="6">Level C6</td></tr>
<tr><td colspan="6">기능적으로 관련된 신경지배 근육: clavicularpectoralis; supinator; extensorcarpiradialislongus & brevis; serratus anterior; latissimus dorsi
가능한 움직임: 어깨뼈 내밈, 어깨의 일부 수평모음, 아래팔 뒤침, 손목의 노쪽 폄
악화의 형태: 손목 굽힘, 팔꿈치 폄, 손 움직임의 부재; 몸통과 하지의 완전마비</td></tr>
<tr><td rowspan="2"></td><td rowspan="2">예상 기능 결과</td><td rowspan="2">보조도구</td><td colspan="3">FIM/도움 자료</td></tr>
<tr><td>Exp</td><td>Med</td><td>IR</td></tr>
<tr><td>호흡기</td><td>갈비사이근의 마비로 인해 지구력과 폐활량 감소. 객담을 배출하기 위해 보조가 필요</td><td></td><td></td><td></td><td></td></tr>
<tr><td>대변관리</td><td>일부에서 완전 보조</td><td>• 이동식좌변기와 병합된 패드를 댄 욕조벤치나 패드를 댄 샤워변기의자
• 필요시 다른 적응도구</td><td>1–2</td><td>1</td><td>1</td></tr>
<tr><td>소변관리</td><td>보조 장치와 함께 일부에서 완전 보조; leg bag를 비우는 것은 독립적일 수 있다</td><td>필요시 적응도구</td><td>1–2</td><td>1</td><td>1</td></tr>
<tr><td>침상 거동</td><td>일부 보조</td><td>• 완전자동 병원침대
• 침대 난간
• 킹사이즈 표준 침대에서는 독립</td><td></td><td></td><td></td></tr>
<tr><td>침대/휠체어 이동</td><td>같은 높이: 일부 보조에서 독립
다른 높이: 일부에서 완전 보조</td><td>• 미끄럼판
• 기계적 리프트</td><td>3</td><td>1</td><td>1–3</td></tr>
<tr><td>압력완화/자세</td><td>도구 또는 적응기술과 함께 독립</td><td>• 전동 등받이조절가능 휠체어
• 휠체어용 압력완화쿠션
• 자세지지도구
• 압력제거매트리스나 덮개 적용</td><td></td><td></td><td></td></tr>
<tr><td>식사하기</td><td>자르기를 제외하고(이것은 완전보조) 도구와 함께 또는 없이 독립</td><td>필요시 적응도구(예, 유니버셜커프, 테노데시스 스플린트, 수정된 식기)</td><td>5–6</td><td>5</td><td>4–6</td></tr>
<tr><td>옷 입기</td><td>상의: 독립
하의: 일부보조에서 완전 보조</td><td>필요시 적응도구(예, 버튼후크, 고리달린 지퍼, 벨크로 고정신발)</td><td>1–3</td><td>2</td><td>1–5</td></tr>
<tr><td>몸치장활동</td><td>도구와 함께 일부보조에서 독립</td><td>필요시 적응도구(유니버셜커프, 적응 손잡이)</td><td>3–6</td><td>4</td><td>2–6</td></tr>
<tr><td>목욕하기</td><td>상부몸통: 독립
하부몸통: 일부에서 완전 보조</td><td>• 패드를 댄 욕조벤치나 샤워/이동변기 의자
• 손으로 들고 하는 샤워기</td><td>1–3</td><td>1</td><td>1–3</td></tr>
<tr><td>휠체어 밀기</td><td>자동: 모든 표면에서 표준 팔 구동휠체어로 독립
수동: 실내에서 독립; 실외에서 일부에서 완전 보조</td><td>• 수동: 개조된 핸드림/가벼운 프레임
• 자동: 전동 등받이조절가능휠체어나 표준 전동휠체어</td><td>6</td><td>6</td><td>4–6</td></tr>
<tr><td>서기/보행</td><td>서기: 완전 보조
보행: 적용되지 않음</td><td>유압식 스탠딩프레임</td><td></td><td></td><td></td></tr>
<tr><td>의사소통</td><td>독립</td><td>필요시 적응도구(예 테노데시스 스플린트; 키보드 누르기, 페이지넘기기, 물건조작을 위한 보조기</td><td></td><td></td><td></td></tr>
<tr><td>운송수단</td><td>휠체어에서 운전하는 것은 독립</td><td>• 리프트가 있는 개조된 밴
• 휠체어 고정도구(tie-down)</td><td></td><td></td><td></td></tr>
<tr><td>가사활동</td><td>가벼운 식사준비는 일부보조; 다른 모든 가사활동은 완전 보조</td><td>필요시 적응도구</td><td></td><td></td><td></td></tr>
<tr><td>필요한 보조 시간</td><td>• 개인관리: 하루 6시간
• 가정관리: 하루 4시간</td><td></td><td>10*</td><td>17*</td><td>8–24*</td></tr>
</table>

<table>
<tr><td colspan="6">Level C7–8</td></tr>
<tr><td colspan="6">기능적으로 관련된 신경지배 근육: Latissimus dorsi; sternal pectoralis; triceps; pronator quadratus; extensor carpi ulnaris; flexor carpi radialis; flexor digitorum profundus and superficialis; extensor communis; pronator/flexor/extensor/abductor pollicis; lumbricals[부분신경지배]
가능한 움직임: 팔꿈치 폄, 손목의 자쪽 폄, 손목 굽힘, 손가락 굽힘 및 폄, 엄지 굽힘, 폄, 벌림
악화의 형태: 몸통과 하지의 마비; 손의 내재근 부분마비에 따른 쥐기-놓기와 기민성 제한</td></tr>
<tr><td rowspan="2"></td><td rowspan="2">예상 기능 결과</td><td rowspan="2">보조도구</td><td colspan="3">FIM/도움 자료</td></tr>
<tr><td>Exp</td><td>Med</td><td>IR</td></tr>
<tr><td>호흡기</td><td>갈비사이근의 마비로 인해 지구력과 폐활량 감소. 객담을 배출하기 위해 보조가 필요</td><td></td><td></td><td></td><td></td></tr>
<tr><td>대변관리</td><td>일부에서 완전 보조</td><td>• 이동식좌변기와 병합된 패드를 댄 욕조벤치나 샤워변기의자
• 필요할 경우 적응도구</td><td>1–4</td><td>1</td><td>1–4</td></tr>
<tr><td>소변관리</td><td>독립에서 일부 보조</td><td>필요할 경우 적응도구</td><td>2–6</td><td>3</td><td>1–6</td></tr>
<tr><td>침상 거동</td><td>독립에서 일부 보조</td><td>완전자동 병원침대 또는 킹사이즈 표준침대</td><td></td><td></td><td></td></tr>
<tr><td>침대/휠체어 이동</td><td>같은 높이: 독립
다른 높이: 독립에서 일부 보조</td><td>미끄럼판이 있거나 없이 수행</td><td>3–7</td><td>4</td><td>2–6</td></tr>
<tr><td>압력완화/자세</td><td>독립</td><td>• 휠체어용 압력완화쿠션
• 필요할 경우 자세지지도구
• 압력제거매트리스나 덮개가 적용될 수 있다.</td><td></td><td></td><td></td></tr>
<tr><td>식사하기</td><td>독립</td><td>필요할 경우 적응도구</td><td>6–7</td><td>6</td><td>5–7</td></tr>
<tr><td>옷 입기</td><td>상의: 독립
하의: 독립에서 일부보조</td><td>필요할 경우 적응도구</td><td>4–7</td><td>6</td><td>4–7</td></tr>
<tr><td>몸치장활동</td><td>독립</td><td>필요할 경우 적응도구</td><td>6–7</td><td>6</td><td>4–7</td></tr>
<tr><td>목욕하기</td><td>상부몸통: 독립
다리: 일부 보조에서 독립</td><td>• 패드를 댄 욕조이동벤치나 샤워변기 의자
• 손으로 들고 하는 샤워기
• 필요할 경우 적응도구</td><td>3–6</td><td>4</td><td>2–6</td></tr>
<tr><td>휠체어 밀기</td><td>수동: 모든 실내와 실외 편평한 지형에서 독립; 고르지 않는 지형에서 일부 보조</td><td>• 수동: 핸드림이 수정된 휠체어 또는 가벼운 고정식 또는 접이식 프레임</td><td>6</td><td>6</td><td>6</td></tr>
<tr><td>서기/보행</td><td>서기: 독립에서 일부 보조
보행: 적용되지 않음</td><td>유압식 또는 표준 스탠딩 프레임</td><td></td><td></td><td></td></tr>
<tr><td>의사소통</td><td>독립</td><td>필요할 경우 적응도구</td><td></td><td></td><td></td></tr>
<tr><td>운송수단</td><td>이동, 휠체어 싣고 내리기가 독립일 경우 차에서 독립; captin seat을 수정한 밴은 독립운전</td><td>• 개조된 밴
• 미끄럼판</td><td></td><td></td><td></td></tr>
<tr><td>가사활동</td><td>가벼운 식사준비와 가사활동은 독립; 복잡한 식사준비와 힘든 집청소는 일부에서 완전 보조</td><td>필요할 경우 적응도구</td><td></td><td></td><td></td></tr>
<tr><td>필요한 보조 시간</td><td>• 개인관리: 하루 6시간
• 가정관리: 하루 2시간</td><td></td><td>8*</td><td>12*</td><td>2–24*</td></tr>
</table>

Level T1–9					
기능적으로 관련된 신경지배 근육: 엄지를 포함한 손의 내재근; internal and external intercostals; erector spinae; lumbricals; flexor/extensor/abductor pollicis 가능한 움직임: 상지는 완전 정상. 상부 몸통안정성 제한, intercostals의 신경지배에 따른 지구력 증가 악화의 형태: 아래 몸통의 마비, 하지의 완전마비					
	예상 기능 결과	보조도구	FIM/도움 자료		
			Exp	Med	IR
호흡기	폐활량과 지구력 저하(절충)				
대변관리	독립		6–7	6	4–6
소변관리	독립	패드로 높이를 높인 변기의자(elevated padded toilet seat) 또는 패드를 댄 욕조 이동벤치(padded tub bench with com-mode cutout)	6	6	5–6
침상 거동	독립				
침대/휠체어 이동	독립	표준침대	6–7	6	6–7
압력완화/자세	독립	• 휠체어 욕창방지 방석 • 필요할 경우 자세지지도구 • 압력방지매트리스			
식사하기	독립		7	7	7
옷 입기	독립		7	7	7
몸치장활동	독립		7	7	7
목욕하기	독립	• 패드를 댄 욕조이동벤치나 샤워변기 의자 • 손으로 들고 하는 샤워기	6–7	6	5–7
휠체어 밀기	독립	가볍고 내구성 있는 수동식 휠체어	6	6	6
서기/보행	서기: 독립 보행: 전형적으로 기능적이지 않음	• 스탠딩 프레임			
의사소통	독립				
운송수단	휠체어를 싣고 내리기를 포함하여 자동차 내에서 독립	수동조절			
가사활동	복잡한 식사준비와 가벼운 집 청소는 독립적 힘든 가사활동은 완전 도움에서 약간의 도움				
필요한 보조시간	가사활동; 하루 3시간		2*	3*	0–15*

Level T10–L1					
기능적으로 관련된 신경지배 근육: 완전 정상의 intercostals; external obliques; rectus abdominis 가능한 움직임: 몸통 안정성은 좋음 악화의 형태: 하지 마비					
	예상 기능 결과	보조도구	FIM/도움 자료		
			Exp	Med	IR
호흡기	정상 호흡기능				
대변관리	독립		6–7	6	6
소변관리	독립	패드를 댄 표준 변기의자 또는 패드를 댄 좌석을 높인 변기 Padded standard 또는 raised padded toilet seat	6	6	6
침상 거동	독립				
침대/휠체어 이동	독립	표준 침대	7	7	6–7
압력완화/자세	독립	• 휠체어 욕창방지 방석 • 필요할 경우 자세지지도구 • 압력방지매트리스			
식사하기	독립		7	7	7
옷 입기	독립		7	7	7
몸치장활동	독립		7	7	7
목욕하기	독립	• 패드를 댄 욕조이동벤치 • 손으로 들고 하는 샤워기	6–7	7	6–7
휠체어 밀기	실내 · 외에서 모두 독립	가볍고 내구성 있는 수동식 휠체어	6	6	6
서기/보행	서기: 독립 보행: 기능적, 약간의 도움에서 독립	• 스탠딩 프레임 • Forearm crutches or walker • Knee–ankle–foot orthosis(KAFO)			
의사소통	독립				
운송수단	휠체어를 싣고 내리기를 포함하여 자동차 내에서 독립	수동조절			
가사활동	복잡한 식사준비와 가벼운 집청소는 독립적 힘든 가사활동은 약간의 도움 필요				
필요한 보조시간	가사활동; 하루 2시간		2*	2*	0–8*

Level L2–S5					
기능적으로 관련된 신경지배 근육: 완전 정상의 복근과 다른 몸통 근육들: 손상 수준에 따라 일부 hip flexors, extensors, abductors, adductors; knee flexors, extensors; ankle dorsiflexors, plantar flexors. 가능한 움직임: 몸통 안정성은 좋음, 하지는 부분에서 완전 조절 악화의 형태: 다리, 엉덩이, 무릎, 발목, 발의 부분마비					
	예상 기능 결과	보조도구	FIM/도움 자료		
			Exp	Med	IR
호흡기	정상 기능				
대변관리	독립		6–7	6	6–7
소변관리	독립	패드를 댄 변기의자	6	6	6–7
침상 거동	독립				
침대/휠체어 이동	독립	표준 침대	7	7	7
압력완화/자세	독립	• 휠체어용 욕창방지 방석 • 필요할 경우 자세지지도구			
식사하기	독립		7	7	7
옷 입기	독립		7	7	7
몸치장활동	독립		7	7	7
목욕하기	독립	• 패드를 댄 욕조벤치 • 손으로 들고 하는 샤워기	7	7	6–7
휠체어 밀기	실내 · 외에서 모두 독립	가볍고 내구성 있는 수동식 휠체어	6	6	6
서기/보행	서기: 독립 보행: 기능적, 독립에서 약간의 도움	• 스탠딩프레임 • Knee–ankle–foot orthosis 또는 ankle–foot orthosis • 필요할 경우 Forearm crutches 또는 지팡이			
의사소통	독립				
운송수단	휠체어를 싣고 내리기를 포함하여 자동차 내에서 독립	수동조절			
가사활동	복잡한 식사준비와 가벼운 가사활동은 독립적 힘든 가사활동은 약간의 도움 필요				
필요한 보조시간	가사활동; 하루 0~1시간		0–1*	0*	0–2*

Spinal Cord Independence Measure Version III

SCIM – Spinal Cord Independence Measure Version III

진단명:	이름:	검사일

	1	2	3	4	5	6
자조 기술						

1. 식사(숟가락질, 젓가락질, 뚜껑 열기, 물 따르기, 음식물 입으로 가져가기, 물 컵 잡기)

0. 비경구적 섭취, 위절제술 또는 완전히 의존적인 경구 섭취
1. 먹고/먹거나 마시는데 부분적인 도움이 필요, 또는 보조도구를 사용하여 섭취
2. 독립적으로 섭취; 보조도구가 필요하거나 숟가락질, 젓가락질하고/하거나 물을 따르고/따르거나 뚜껑을 여는 데만 도움 필요
3. 독립적으로 먹고 마실 수 있음; 도움이나 보조도구가 필요하지 않음(보조도구, 도움 없이 독립적으로 먹고 마실 수 있음)

2. 목욕(비누칠하기, 몸과 머리 말리기, 수도꼭지 조작)

A. 상체 | | | | | | |

0. 완전히 의존적
1. 약간의 도움으로 씻을 수 있음
2. 보조도구를 사용하거나 특별히 준비된 환경(예 손잡이, 의자)에서 독립적으로 씻을 수 있음
3. 보조도구, 특별히 준비된 환경 없이 완전히 독립적으로 수행

B. 하체 | | | | | | |

0. 완전히 의존적
1. 약간의 도움으로 씻을 수 있음
2. 보조도구를 사용하거나 특별히 준비된 환경에서 독립적으로 씻을 수 있음
3. 보조도구, 특별히 준비된 환경 없이 완전히 독립적으로 수행

3. 옷 입기(옷, 신발, 영구적 보조기: 상의와 하의 입기, 착용하기, 옷 벗기)

A. 상체 | | | | | | |

0. 완전히 의존적
1. 단추, 지퍼나 끈이 없는 옷을 부분적인 도움을 받으며 입을 수 있음
2. 단추, 지퍼나 끈이 없는 옷을 독립적으로 입을 수 있음; 보조도구나 특별히 준비된 환경에서
3. 단추, 지퍼나 끈이 없는 옷을 독립적으로 입을 수 있음; 특별히 준비된 환경 없이, 단추나 지퍼, 끈에만 도움이나 특별히 준비된 환경이 필요
4. 어떠한 옷이든 독립적으로 입을 수 있음

B. 하체 | | | | | | |

0. 완전히 의존적
1. 단추, 지퍼나 끈이 없는 옷을 부분적인 도움을 받으며 입을 수 있음
2. 단추, 지퍼나 끈이 있는 옷을 독립적으로 입을 수 있음; 보조도구나 특별히 준비된 환경에서
3. 보조도구나 특별히 준비된 환경 없이도 단추, 지퍼나 끈이 있는 옷을 독립적으로 입을 수 있음; 단추, 지퍼, 끈에만 도움이나 특별히 준비된 환경이 필요
4. 어떠한 옷이든 독립적으로 입을 수 있음; 보조도구나 특별히 준비된 환경 없이

4. 세면 및 몸단장하기(손과 얼굴 씻기, 이 닦기, 빗질, 면도, 화장)
 0. 완전히 의존적
 1. 부분적인 도움이 필요
 2. 보조도구를 사용하여 세면을 독립적으로 할 수 있음
 3. 보조도구 사용 없이 세면을 독립적으로 할 수 있음

하위 총점(0–20)

호흡근과 괄약근 조절

5. 호흡
 0. 기관 삽관과 영구적이거나 간헐적인 보조 호흡기가 필요
 2. 기관 삽관하여 독립적으로 호흡 가능; 산소가 필요하고, 기침이나 기관 삽관 관리에 많은 보조 필요
 4. 기관 삽관하여 독립적으로 호흡 가능; 기침을 하거나 기관 삽관 관리에 약간의 보조 필요
 6. 기관 삽관 없이 독립적으로 호흡 가능; 산소가 필요하고, 기침 시 많은 보조 필요하고, 마스크(㉠ 작은 소리로 말하는 것)나 간헐적 보조 환기가 필요
 8. 기관 삽관 없이 독립적으로 호흡 가능; 약간의 보조가 필요하거나 기침 시 자극이 필요
 10. 보조나 보조도구 없이 독립적으로 호흡가능(완전 독립적으로 수행)

6. 괄약근 조절 – 방광
 0. 유치 도뇨
 3. 잔뇨 100cc 이상; 보조에 의한 간헐적 도뇨 또는 도뇨하지 않음
 6. 잔뇨 100cc 이하이거나 간헐적 자가 도뇨; 소변 배출기구 사용에 도움이 필요
 9. 간헐적 자가 도뇨; 외적 소변 배출기구 사용; 소변 배출기구 사용에 도움이 필요 없음
 11. 간헐적 자가 도뇨; 도뇨 사이에 절제 가능; 외적 소변 배출기구 사용 안함
 13. 잔뇨 100cc 이하; 외적 소변 배출만 필요, 소변 배출하는데 도움 필요 없음
 15. 잔뇨 100cc 이하; 절제가능; 외적 소변 배출기구 사용 안함

7. 괄약근 조절 – 장
 0. 불규칙적이거나 변실금 혹은 변비(<1회/3일)
 5. 규칙적이거나, 보조처치(좌약, 관장)필요; 드물게 변실금(한 달에 2번 이하)
 8. 보조처치 없이 규칙적인 배변; 드물게 변실금(한 달에 2번 이하)
 10. 보조처치 없이 규칙적인 배변

8. 화장실 이용(회음부 위생관리, 옷 입고 벗기, 화장지나 기저귀 이용)
 0. 완전 보조 필요
 1. 부분적인 보조 필요; 혼자서 닦지 못함
 2. 부분적인 보조 필요; 환자 독립적으로 닦을 수 있음
 4. 보조도구를 사용하거나 특별히 준비된 상태(예, 손잡이)에서는 독립적으로 화장실 이용
 5. 보조도구나 특별히 준비된 상태 없이도(장애인용 화장실) 독립적으로 화장실 이용

하위 총점(0–40)

이동(방과 화장실)

9. 침상동작과 욕창방지를 위한 동작

0. 모든 동작에 보조 필요; 침상에서 상체만 돌아눕기, 하체만 돌아눕기, 일어나 앉기, 휠체어에서 상체 들어 올리기, 보조도구가 있거나 없거나, 전동 보조도구는 사용하지 않음
2. 보조 없이 동작 중에 한 가지 동작을 수행할 수 있음
4. 보조 없이 동작 중에 두 가지나 세 가지 동작을 수행할 수 있음
6. 모든 침상 동작을 수행할 수 있고 압력 경감을 독립적으로 수행

10. 이동 동작: 침대–휠체어(휠체어잠그기, 발판과 팔걸이 조작 및 제거, 옮겨앉기, 발올리기)

0. 완전히 의존
1. 약간의 보조나 감독, 보조 장비(예 미끄럼판) 필요
2. 완전 독립적으로 수행(혹은 휠체어를 필요로하지 않음)

11. 이동 동작: 휠체어–변기–욕조(만약 변기휠체어를 사용한다면; 변기의자와 휠체어에서의 이동, 만약 일반적 휠체어를 사용한다면; 휠체어 잠그기, 발판과 팔걸이 조작, 이동, 발 올리기)

0. 완전 의존적
1. 약간의 보조나 감독, 보조 장비(예 손잡이)필요
2. 완전 독립적으로 수행(혹은 휠체어를 필요로 하지 않음)

이동(실내와 실외, 평탄한 면)

12. 실내이동

0. 완전히 의존적
1. 전동 의자차 사용하거나 약간의 보조로 수동 의자차 사용
2. 수동 의자차 사용하거나 독립적으로 이동함
3. 걷는데 감시 필요(보조도구의 유무에 상관없이)
4. 목발이나 워커로 보행(swing)
5. 목발이나 두 개의 지팡이로 보행(reciprocal walking)
6. 한 개의 지팡이로 보행
7. 하지 보조기만 착용하여 보행
8. 보조기 없이 완전 독립적으로 수행

13. 중등도 거리 이동(10~100m)

0. 완전히 의존적
1. 전동 의자차 사용하거나 약간의 보조로 수동 의자차 사용
2. 수동 의자차 사용하거나 독립적으로 이동함
3. 걷는데 감시 필요(보조도구의 유무에 상관없이)
4. 목발이나 워커로 보행(swing)
5. 목발이나 두개의 지팡이로 보행(reciprocal walking)
6. 한 개의 지팡이로 보행
7. 하지 보조기만 착용하여 보행
8. 보조기 없이 완전 독립적으로 수행

14. 실외 이동(100m 이상)
   0. 완전히 의존적
   1. 전동 의자차 사용하거나 약간의 보조로 수동 의자차 사용
   2. 수동 의자차 사용하거나 독립적으로 이동함
   3. 걷는데 감시 필요(보조도구의 유무에 상관없이)
   4. 목발이나 워커로 보행(swing)
   5. 목발이나 두 개의 지팡이로 보행(reciprocal walking)
   6. 한 개의 지팡이로 보행
   7. 하지 보조기만 착용하여 보행
   8. 보조기 없이 완전 독립적으로 수행

15. 계단 오르내리기
   0. 계단을 오르거나 내려갈 수 없음
   1. 타인의 도움이나 감독으로 적어도 3계단 오르거나 내려갈 수 있음
   2. 보조도구(handrail, 목발, 지팡이)를 이용하여 적어도 3계단 오르내릴 수 있음
   3. 타인의 도움이나 감독 없이 적어도 3계단 오르내릴 수 있음

16. 이동 동작: **휠체어 – 자동차**(자동차로 접근, 휠체어 잠그기, 발판과 팔걸이 제거, 자동차 안 또는 밖으로 옮겨앉기, 휠체어를 자동차 안 또는 밖으로 옮기기)
   0. 완전히 의존적
   1. 약간의 보조나 감독, 보조 장비 필요
   2. 독립적으로 이동 ; 보조 장비 필요 없음(혹은 휠체어를 필요로하지 않음)

17. 이동 동작 : 바닥 – 휠체어
   0. 도움 필요
   1. 보조 장비의 유무에 관계없이 독립적으로 이동(혹은 휠체어를 필요로하지 않음)

하위 총점(0–40)

전체 SCIM 총점(0–100)

참고문헌

김형준 역. (2010). 척수손상의 재활치료와 관리. 엘스비어코리아

박지환, 고태성, 구봉오, 권미자, 김경윤 등. (2008). 신경계질환별 물리치료. 서울: 현문사

박창일 등. (2007). 재활의학. 한미의학

양영애 외. (2012). 윌라드 앤 스파크만의 작업치료학. 개정 11판. 영문출판사

윤범철, 김순자. 김종만, 김택훈, 배성수 등. (2002). 신경계 질환별 물리치료. 서울: 현문사

이정원 외. (2015). Trombly's 작업치료학. 7판. 한미의학

이한기, 김명훈, 김본원, 김진상, 김철용 등. (2009). 임상신경해부학. 현문사

이한석. 고유정. (2011). 작업치료사를 위한 운동치료학. 계축문화사

이한석, 박경영, 채경주. (2010). 신경계 질환별 작업치료. 현문사

이한석, 배주환, 백지영, 오혜원, 이선명 등. (2009). 임상작업치료평가. 2판. 계축문화사

정진우, 박찬의, 안소윤, 최재청. (1988). 일상생활동작과 기능훈련. 대학서림

최혜숙 외. (2014). 작업치료학: 신체기능장애를 위한 실행기술. 7판. 엘스비어코리아.

한태륜, 방문석 등. (2009). 재활의학. 3판. 군자출판사 530-531

American Spinal Injury Association [ASIA]. (2000). International standards for neurological classification of spinal injury patients. Chicago: American Spinal Injury Association.

Bezner J., Rogers H. (1991). Physical therapy protocols: Guidelines for rehabilitation. Therapy Skill Builders, Inc.

Brain Injury Association. (2000). The costs and causes of traumatic brain injury. http://www.fha.state.md.us/cphs/sa/html/tbi_cost.html.

Brandstater, M. E., Bontke, C. F., Cobble, N. D., & Horn, L. J. (1991). Rehabilitation in brain disorders: 4. Specific disorders. Archives of Physical Medicine and Rehabilitation, 72, 332-340.

Bromeley I., (1985). Tetraplegia and paraplegia: A guide for physiotherapists. New York. Churchill Livingstone.

Carr, J. & Shephered R. B. (1987). A motor relearning programme for stroke. 2nd ed. Aspen Publisher, Inc.

Ducharme, S. H., & Gill, K. M. (1997). Sexuality after spinal cord injury. Baltimore: Paul H. Brookes.

Field-Fote E. C. (2009). Spinal cord injury rehabilitation. F. A. Davis Company.

Ford JR, Duckworth B. (1987). Physical management for the quadriplegic patient, 2nd ed., F.A. Davis Company.

Hammell, K. W. (1995). Spinal cord injury rehabilitation. London: Chapman & Hall.

Hill JP. (1986). Spinal cord injury: A guide to functional outcomes in occupational therapy. Aspen Publishers, Inc.

Kirshblum, S., Millis, S., McKinley, W., & Tulsky, D. (2004). Late neurologic recovery after traumatic spinal cord injury. Archives of Physical Medicine and Rehabilitation, 85, 1811-1817.

Leech, R. W., & Shuman, R. M. (1982). Neuropathology: A summary for students. New York: Harper & Row.

Nash, M. S. (2005). Exercise as a Health-Promoting Activity Following Spinal Cord Injury Journal of Neurologic Physical Therapy: Volume 29. Issue 2, p 87-103

National Spinal Cord Injury Statistical Center. (2005). Annual report for the model spinal cord injury care systems. Birmingham: University of Alabama.

National Spinal Cord Injury Statistical Center. (2008). Facts and Figure at a Glance. http://www.spinalcord. uab. edu.

Neumann DA., (2002). Kinesiology of the musculoskeletal system: Foundatioon for physical rehabilitation. Mosby.

Pendleton H. M., Schultz-Krohn W. (2006). Pedrett's Occupational therapy. 6th ed. Mosby.

Pendleton, H. M, Schultz-Krohn, W. (2013). Pedretti's occupational therapy: practice skills for physical dysfunction. 7th ed. Mosby

Radomski M. V., Trombly, C. A. (2008). Occupational Therapy for Physical Dysfunction. 6th ed. Lippincott Williams & Wilkins.

Radomski, M. V., Trombly, C. A. (2014) Occupational therapy for physical dysfunction. 7th ed. Lippincott Williams & Wilkins.

Sisto S. A., Druin E., Sliwinski M. M. (2009). Spinal cord injuries management and rehabilitation. Mosby.

Sommers MF. (1996). Spinal cord injury: Functional rehabilitation. Norwalk. Appleton & Lange.

Trombly CA. & Radomski. (2002). Occupational therapy for physical dysfunction. 5th ed. Lippincott Williams & Wilkins.

http://health.mw.go.kr/HealthInfoArea/HealthInfo.

http://www.physiotherapyexercises.com/

제5장

중추신경계 퇴행성 질환

1. 근위축성 측삭경화증
2. 알츠하이머병
3. 파킨슨병
4. 헌팅톤병
5. 다발성경화증

제 5 장

중추신경계 퇴행성 질환

학습목표

1. 근위축성 측삭경화증의 원인과 증상을 설명한다.
2. 근위축성 측삭경화증에 대한 작업치료사의 역할을 설명한다.
3. 알츠하이머병의 원인과 증상을 설명한다.
4. 알츠하이머병의 단계와 이에 따른 작업치료사의 역할을 설명한다.
5. 파킨슨병의 원인과 증상을 설명한다.
6. 파킨슨병에 대한 작업치료사의 역할을 설명한다.
7. 헌팅톤병의 원인과 증상을 설명한다.
8. 헌팅톤병에 대한 작업치료사의 역할을 설명한다.
9. 다발성경화증의 원인과 증상을 설명한다.
10. 다발성경화증에 대한 작업치료사의 역할을 설명한다.

핵심용어

근위축성 측삭경화증, 근약화, 알츠하이머병, 인지기능장애, 이상행동, 파킨슨병, 도파민, 안정떨림, 강직, 운동느림증, 헌팅톤병, 무도병, 다발성경화증, 피로

퇴행성 신경학적 장애는 중추신경계 내의 구조 또는 신경 화학적 변화 때문에 발생한다. 이 장에서 논의할 장애들에서 근위축성 측삭경화증, 알츠하이머병, 헌팅톤병, 파킨슨병, 다발성경화증으로 질환이 점차적으로 진행되며, 따라서 환자의 수행영역과 요소들 또한 점차 손상된다.

1 근위축성 측삭경화증(amyotrophic lateral sclerosis)

1) 개 요

근위축성 측삭경화증(amyotrophic lateral sclerosis：ALS)은 운동신경원에 발생하는 질환으로 1869년 프랑스의 의사 장마르틴 샤콧(Jean-Martin Charcot)에 의해 처음으로 보고되었다. 이 후 미국의 야구선수인 루게릭(Lou Gehrig)이 이 질환을 앓게 되면서 '루게릭병(Lou Gehrig's disease)이라고도 불리고 있다.

이 질환은 운동신경원의 퇴행이 진행되어 뇌, 뇌간, 척수 부위의 신경세포가 파괴되어 나타난다. 운동신경세포의 손상으로 근육이 운동신경의 자극을 받지 못하므로 근육이 약화되고 움직임을 조절하는 능력이 상실되며 근위축이 발생된다. 또한 호흡근육의 마비로 인해 호흡부전이 발생하여 사망에 이를 수도 있다. 그러나 감각신경, 자율신경, 안구조절 근육, 대소변조절 근육에는 거의 침범되지 않아 이들 기능에는 장애가 나타나지 않는다. 드물게 인지손상이 동반될 수 있다.

(1) 발병원인

ALS의 발병원인은 아직 명확하게 밝혀지지 않은 상태이지만 환자들의 대략 10%는 가족내 유전성을 보이고, 나머지 대부분은 특별한 원인 없이 산발적으로 발병하고 있다. 세계적으로 발병 원인을 밝히기 위한 연구가 진행되고 있으며 그 가설로 유전적 요인, 환경적 요인, 자가 면역적 요인, 신경영양인자 결핍, 글루타민 과잉, 중금속 독성, 바이러스 감염 등이 거론되고 있다.

(2) 발병률

ALS의 발병률은 인구 10만 명당 1~2명 정도로 발생하며, 발병연령은 평균 58세이지만 성인의 어느 나이에서도 발병될 수 있다. 50대 후반부터 발병이 증가하고 남성이 여성에 비해 1.4~2.5배 정도 더 발병률이 높다. 발병 후 평균생존기간은 2~4년이지만, 대략 10% 정도는 10년 이상 생존하기도 한다. 대부분 호흡장애로 인하여 사망한다.

(3) 근위축성 측삭경화증의 분류

ALS는 [표 5-1]과 같이 분류할 수 있다. 진행숨뇌마비(progressive bulbar palsy), 진행척수근위축(progressive spinal muscular atrophy), 원발측삭경화증(primary lateral sclerosis)으로 구분할 수 있다.

[표 5-1] 근육위축성 측삭경화증(ALS)의 분류

분 류	손상부분	증 상
진행숨뇌마비	뇌줄기의 운동신경세포와 겉질숨뇌로 손상	조음장애 삼킴장애 얼굴과 혀의 근약화
진행척수근위축 (아래운동신경세포형)	척수의 아래운동신경세포 손상(가끔 뇌줄기 손상)	사지와 몸통의 근육약화(가끔 구근의 마비가 발생), 아래운동신경세포 징후가 우세
원발측삭경화증 (위운동신경세포형)	겉질운동신경세포의 손상; 겉질척수로와 겉질숨뇌로 모두 손상	점진적 경직성 마비 경직, 과반사가 나타남

2) 증 상

(1) 초기증상

ALS의 증상은 어느 부위의 운동신경세포가 파괴되느냐에 따라 다양하다. 초기증상은 경미한 근육약화와 서투른 손의 사용이 나타나고, 섬세한 손동작을 요구하는 작업의 수행이 힘들어 진다. 또 다른 증상으로 혀와 입술, 구강 기능이 저하될 수도 있다. 초기증상은 척수에 위치하는 운동신경세포가 손상되는 사지형과 뇌줄기에 위치하는 운동신경세포가 손상되는 숨뇌형으로 구분할 수 있다.

① 사지형(limb type)

손과 발의 마비에 의한 운동장애가 나타난다. 젓가락으로 음식을 잡거나 무거운 물건을 들기 어렵고 손발을 자유로이 쓸 수 없으며 쉽게 피로해진다. 이런 증상과 동시에 손과 손가락, 다리의 근육은 가늘어진다. 손의 위축은 엄지두덩과 새끼두덩의 쇠약과 함께 손에서 시작된다. 손가락 굽힘근보다 손가락 폄근이 먼저 손상된다. 또한 하지에서는 발목처짐(foot drop)으로 인하여 한쪽 다리를 끄는 행동이 나타나며, 하지근력의 약화로 달릴 수가 없고 쉽게 피로해지며, 근육통을 호소한다.

② 숨뇌형(bulbar type)

혀와 입, 목 근육의 마비가 나타난다. 말을 하기 어려워지고, 발음이 명확하지 않아 의사소통 장애(조음장애)가 생긴다. 혀와 목의 근육이 약해지므로 음식물과 타액을 삼키기 어려워지며(삼킴장애), 얼굴 근육의 힘이 약해지면 침이 흐르기도 한다.

(2) 증상의 진행

ALS가 진행되면서 호흡근육에도 침범되어 점차 호흡이 어려워지게 된다. 따라서 호흡부전이 발생하면서 인공호흡기가 필요하게 된다. 초기에는 국소적으로 나타나던 증상이 점차 전신으로 진행되어 움직임이 감소하여 휠체어에 의존해서 생활하며 독립적인 일상생활이 어려워진다. 음식을 삼키는 능력도 진행되면서 자주 사래에 걸리며, 심한 경우 음식물이 기도에 유입되어 폐렴에 걸릴 수 있다.

ALS의 진행은 6단계로 분류될 수 있다(그림 5-1, 표 5-2). 1단계는 근약화가 나타나며 미세운동이 감소하지만 보행이 가능하고 독립적인 일상생활이 가능하다. 2단계는 손과 발 근육의 근약화가 진행된 단계로 계단오르기나 단추 채우기 등의 일상생활에서 보조도구의

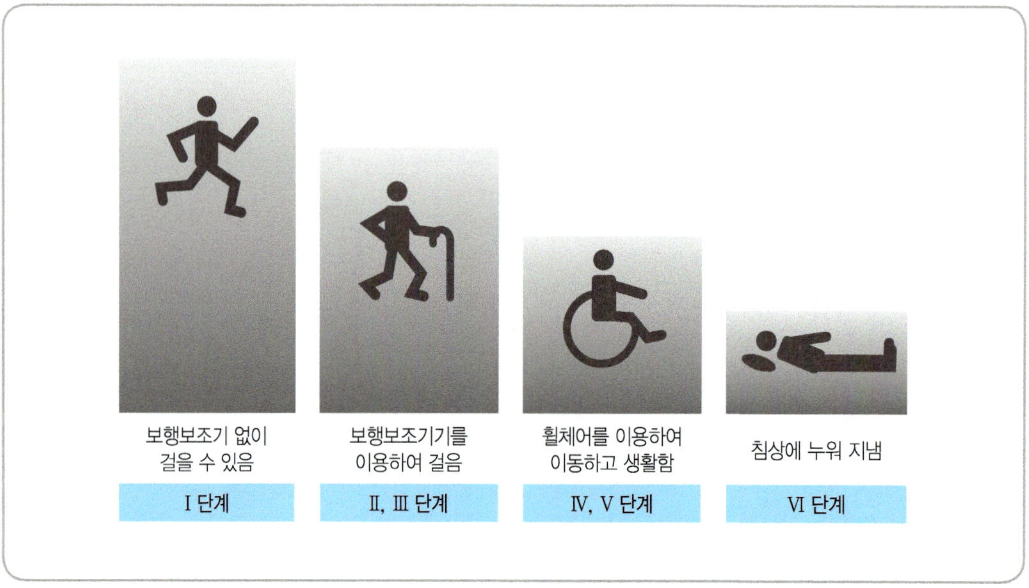

[그림 5-1] 근위축성 측삭경화증(ALS)의 진행단계

[표 5-2] ALS의 진행단계별 증상과 작업치료 중재

단계	증상	운동기능을 유지시키기 위한 활동	도구 및 환경개조
1	• 특정 근육의 경도 약화(손과 발 또는 구강) • 걷기 가능 • 독립적 ADL 수행	• 정상 활동 • 능동 ROM 운동 및 피로하지 않는 정도의 부드러운 저항운동 시행	• 필요 없음
2	• 특정 근육의 중등도 약화 • 걷기 가능 • 독립적인 ADL 수행의 경미한 감소	• 일 할 경우 과제를 적응함 • 능동 및 능동보조 ROM 운동 • F+ 이상인 근육에 신중한 근력강화(피로에 주의)	• 보조기 사용고려(AFO, short opponens splint) • 보조도구(buttonhook, 리처, 손잡이가 두꺼운 수저, 샤워의자, 안전손잡이)
3	• 특정 근육의 중증약화 • 걷기(장거리에 피로) • 독립적 ADL 수행의 중등도 감소	• 에너지 보전과 작업단순화 등을 통해 활동에 참여(직업을 잃었을 경우 대체 활동을 권장) • 능동보조운동이나 수동관절운동 시행	• 보조도구(universal cuff) • 무선전화기나 스피커폰과 같은 의사소통도구 • 집구조 변경(경사로설치)
4	• 다리에 중증 약화 • 어깨통증, 손부종과 함께 hanging-arm증후군 발생 • 휠체어에 의존 • 휠체어에서 ADL을 수행하며, 쉽게 피로를 느낌	• 수동관절운동이나 능동보조운동 시행 • 경직 조절을 위해 마사지나 열 치료 • 통증관리 및 부종방지	• 아래팔 지지대나 lap tray • cock-up splint, resting splint 사용 • 욕조이동의자와 샤워호스 • overhead sling, ball bearing feeders, 타이핑 보조도구 적용 • 환경조절 시스템 • 전동휠체어 고려
5	• 다리의 현저한 약화 • 팔의 중중 약화 • 휠체어 의존 • ADL 의존 • 움직임 감소로 인한 2차적인 피부의 약화	• 수동관절운동 시행 • 욕창방지 및 피부관리 시행 및 교육 • 가족에게 자조활동 보조 방법, 이동 및 자세유지의 원리와 기술을 교육	• 병원 전동침대와 압력방지 보조도구이용 • 필요시 휠체어에 인공호흡기 장착 • 필요시 기계적 리프트를 이용한 침대이동 권장
6	• 침대에 누워 있는 상태 • ADL 완전 의존	• 수동관절운동 시행 • 욕창방지 및 피부관리 실시 • 통증관리 • 삼킴장애 예방 및 치료	• 언어 보조장비 권고 • 객담배출 기계를 권고

적용을 고려하는 단계이다. 3단계는 손과 발 근육의 중증 근약화가 진행된 단계로 보행과 일상생활에 보조도구의 적용을 고려하는 단계로 장거리 보행시 쉽게 피로를 호소한다. 4단계는 다리근육에 중증의 근약화가 나타나 휠체어에 의존해서 생활하며 대부분의 일상생활에 도움이 필요한 상태이다. 5단계는 모든 팔다리 근육의 중증 근약화가 진행되고 모든 일상생활은 의존적으로 된다. 6단계는 침대에 누워있는 와상단계이며, 일상생활에 최대한의 도움이 필요한 단계이다.

3) 의학적 관리

(1) 의학적 진단

ALS의 진단을 결정하는데 유용한 특별한 검사는 없다. 일반적으로 자세한 병력청취, 상세한 이학적 검사 및 신경학적 검사와 함께 신경전도검사와 근전도검사 등의 신경생리학적 검사를 시행하고, 다른 질환의 가능성을 배제하기 위해 뇌자기공명영상(MRI) 등을 시행한다. 또한 다른 말초신경병증 및 근육병들을 감별하기 위해 뇌척수액검사와 근육조직검사를 실시할 수 있다.

(2) 의학적 치료

ALS는 아직 뚜렷한 치료방법이 없는 질환이다. 현재까지 약재 중 유일하게 사용을 인정받은 약제로 리루졸(Riluzole)이 있다. 이것은 운동신경세포를 파괴하는 원인의 하나로 여겨지는 글루타민산 과잉을 억제시키는 약이다. 그러나 리루졸도 생존기간을 수 개월 정도밖에 연장시키지 못하고 삶의 질이나 근력의 호전에 효과가 없는 것으로 알려져 있다. 하지만, 병의 경과 중에 발생되는 증상을 완화시키고 합병증을 예방하며 삶의 질을 높이는 보존적 치료방법들을 사용하는 것이 중요하다. 정기적인 호흡기능을 평가하고 호흡곤란이 나타나면 지속적인 인공호흡기의 사용을 고려하고, 삼킴장애로 인해 음식물 섭취가 힘들어지면 기관절개술과 피부경유내시경위창냄술(percutaneous endoscopic gastrostomy : PEG) 시행을 고려할 수 있다.

4) 작업치료 평가

작업치료사는 환자가 어떤 ALS유형인지 확인한다. 다음에 작업치료 평가는 ALS의 진행단계(표 5-2), 개인의 필요 및 우선순위에 근거하여 평가한다. ALS의 진행속도가 빠르기 때문에 치료사는 환자의 상태를 주기적으로 재평가하여 환자의 작업수행능력의 변화를 파악하고 이에 대한 중재를 계획하고 적용해야 한다.

ALS 환자를 평가하는데 Amyotrophic Lateral Sclerosis Functional Rating Scale-Revised(ALSFRS-R)과 같은 검사도구들이 제안된다. 이 검사는 ALS 환자의 기능상태를 전반적으로 평가하는 도구로써 일상생활에 필요한 신체적 기능의 평가 및 질병의 상태와 장애정도가 잘 반영되어 유용성이 있는 임상적 검사도구이다(부록 p341 참조).

(1) 일상생활 수행평가

ALS가 진행되면서 변화되는 기능적 능력을 평가하기 위해 ADL 및 IADL 검사들이 모든 평가에 포함되어야 한다. 따라서 기능 상실에 의해 손상된 자기관리, 일, 여가기술을 평가한다. 작업치료사는 ALS의 진행단계에 따라 독립적인 일상생활활동을 위해 보조기나 보조도구, 집구조 변경(2~3단계); 환경조절시스템(ECU)이 필요한지(4단계); 또한 압력감소를 위해 휠체어 쿠션이 필요한지(5단계)를 평가한다.

(2) 신체적 기능 상태

기능제한에 영향을 미칠 수 있는 신체적 기능을 검사한다. 표준화된 ROM 검사와 맨손근력검사, 피로(지구력) 검사를 수행한다. 피로는 multidimensional fatigue inventory에 의해 평가할 수 있다. 기능제한에 영향을 미치는 상지기능은 Purdue pegboard 검사나 다른 상지기능 검사를 통해 검사한다.

(3) 호흡 및 삼킴 기능평가

뇌줄기가 침범된 경우 얼굴근육과 혀근육의 약화로 인하여 환자는 과다한 침 흘리기와 발음이 불명확해지고 삼킴장애를 호소하게 된다. 따라서 각 단계에 걸쳐 삼킴장애 평가가 필요하다. 또한 말기에는 호흡근육의 약화가 진행됨에 따라 호흡기능평가와 인공호흡기의 필요여부를 평가한다.

5) 작업치료 중재

ALS는 진행성-퇴행성질환이므로 작업치료 중재는 질병의 진행과정에서 필요한 기능을 보상하고 이차적 합병증을 예방하며 장애에 적응하는 것에 초점을 맞춘다. ALS 환자는 신체적 상태의 빠른 진행으로 인해 기능적 상태가 변하고, 신체적 수행구성능력요소에 대한 치료는 제한되어 있기 때문에 작업치료 중재계획은 작업의 참여에 중점을 둔다. 환자의 신체상태가 점차 악화되면서, 의료기구를 제공하고, 집을 변경하고 보조도구를 제공하는 것과 같이 환경적 지지의 필요성이 커진다. 환자 단계에 대한 이해, 생명유지장치의 선택, 병의 수용 여부 등에 따라, 작업치료 중재는 환자의 독립을 지지하기 위해 환자의 환경을 구축하는데 중점을 둔다. 이런 경우 자기관리, 일, 여가 활동 등을 적응할 필요를 파악하기 위해 주기적으로 재평가를 실시해야 한다. 많은 연구들에서 전동휠체어나 대중교통 수단을 이용하여 이동을 증진시키는 것이 사회적 고립을 예방하여 우울증과 스트레스를 감소시키고 긍정적인 행동을 하게함으로써 삶의 질을 향상시키고 수명을 연장하는 효과가 있다고 보고되었다. 또 다른 환자들은 임시 생명유지장치를 사용할 수 없는 데 이런 경우 사랑하는 사람에게 줄 메모리 노트를 만드는 것을 돕는 지지 역할을 한다.

(1) 작업치료 목표

ALS 환자의 작업치료 목표는 그가 가급적 오래 동안 능동적이고 독립적으로 유지할 수 있게 하는데 중점을 둔다. 다음은 ALS 환자를 위한 작업치료 목표의 예들이다.

① 초기단계에 대한 작업치료 목표

㉠ 가정운동 프로그램으로 근력과 관절가동범위를 최대로 유지한다.

㉡ 의료장비와 보조도구의 사용을 통해 ADL과 IADL의 기능을 유지한다.

㉢ 스플린트와 보조기의 사용을 통해 목과 사지의 피로와 통증을 감소한다.

㉣ 관절보호, 통증관리, 에너지 보존과 일의 단순화방법을 교육한다.

② 말기단계에서의 작업치료 목표

말기단계는 운동기능이 감소함에 따라 거동과 자조생활의 어려움이 증가되어, 중재목표는 환자를 안전하고 효과적으로 돕는데 중점을 둔다.

㉠ 피부상태를 청결히 하고 안전하게 이동하도록 교육하며, 유지한다.

㉡ 의사소통에 필요한 보조장비를 적용한다.

㉢ 삼킴장애에 대한 평가와 치료를 실시한다.

㉣ 사회적 참여를 지지한다.

㉤ 병원침대 등의 보조 의료장비를 적용한다.

㉥ 첨단장비 및 환경적 조절 시스템을 소개 및 적용하고 가옥구조를 변경한다.

(2) ALS의 단계별 작업치료 중재

ALS의 진행단계에 따라 기능적 장애가 점차 확대된다. [표 5-2]는 진행단계별 증상과 작업치료 중재법에 대하여 설명하고 있다.

(3) ALS의 임상특성에 따른 작업치료 중재

① 근력강화 운동 및 관절예방 운동

ALS의 각 단계에 적절하게 근력강화 운동, 능동 및 수동 ROM운동, 지구력운동, 신장운동과 호흡운동프로그램 등을 실시한다. 이러한 운동은 합병증을 예방하는데 효과적이라고 보고되고 있다. 병의 초기에는 일상생활동작 수행에 큰 지장이 없더라도 규칙적으로 걷기, 수영, 자전거타기 등의 유산소 운동을 스스로 시행하는 것이 필요하다. 성공적인 운동프로그램을 위해 피로와 과도한 노력, 이차적 합병증, 근섬유단일수축(fibrillar twitching)에 대한 주의가 필요하다. 환자는 초기에는 혼자서 스트레칭 운동을 수행할 수 있지만 질병이 진행되면서 점차 힘들어지거나 피로가 유발된다. 따라서 보호자나 간병인에게도 운동방법을 교육한다.

② 의사소통

언어장애 등의 의사소통의 문제가 발생하면 가능하면 종이나 특수 제작된 패널에 글을 쓰는 방법으로 의사를 소통하게 한다. 최근에는 음성을 통해 대화를 가능하게 하는 특수 제작된 장치가 응용되기도 한다. 의사소통은 되도록 간단하고 쉬운 대화를 유도하고 환자가 대답할 시간을 충분히 준다.

③ 보조도구 및 환경조절시스템의 적용

ALS 환자에 대한 보조도구는 기능수준에 따라 다르다. 근력약화가 심하지 않은 초기에도 환자는 쉽게 피로해지고 균형감각이 떨어져 있기 때문에 지팡이와 같은 보조기구를 사용하는 것이 좋다. 단하지 보조기(AFO)는 발목 근력 약화로 발이 처지는 발목처짐을 막아주고 보행에 도움을 주며 발목관절의 구축을 예방하기 위해 사용한다. 손 및 손목 근력이 약한 경우 손목관절 보조기에 숟가락, 빗 등을 끼우는 보조도구(유니버셜 커프)를 사용한다. ALS의 질병이 진행되면서 보행이 어려워지기 때문에 가능한 한 빨리 휠체어를 구입한다. 수동휠체어는 가볍고 회전반경이 작아야 하며, 등받이가 높고, 머리, 몸통, 사지를 지지할 수 있는 지지대 등이 필요하다. 전동휠체어는 조작이 용이하고 기동성이 있고 등받이가 조절가능한 것으로 머리와 몸통, 사지를 지지해주고 접근성이 용이해야 한다. 또한 휠체어를 선택할 때 차량으로 적재하는 것과 집이나 공공장소에 접근을 위해 필요한 경사로와 엘리베이터도 고려한다. ALS가 진행됨에 따라 환경적 조절시스템을 적용하는 것도 필요하다.

④ 삼킴장애

숨뇌형일 경우 각 단계에서 삼킴장애가 있을 수 있다. 삼킴장애에 대한 중재는 식사시간 동안 대화와 다른 활동을 제한하여 산만함을 줄이는 것, 음식농도를 변경시키는 것(예로 진한 액체), 삼킴기법을 가르치는 것, 식사를 위한 시간을 확보하는 것 등을 포함한다.

2 알츠하이머병(Alzheimer's disease)

1) 개 요

치매는 한 가지 원인으로 설명되는 단일 질환이 아니라 다양한 원인에 의해 발생할 수 있는 증후군이다. 이런 치매 상태를 유발할 수 있는 질환들 중에 가장 대표적인 것이 알츠하이머병(Alzheimer's disease: AD)이다. 알츠하이머병은 전체 치매의 2/3를 차지하는 가장 흔한 형태의 질환으로 1906년 독일인 정신과의사 알로이스 알츠하이머(Alois Alzheimer)의 이름을 따라 지어지게 되었다.

AD는 다른 치매와는 달리 서서히 시작되어 5년에서 10년 정도에 걸쳐 점진적으로 진행되는 경과를 보인다. 증상 측면에서 보면 기억력의 저하가 가장 초기에 나타나고 언어능력이나 판단력, 시공간능력의 저하는 중기 이후에 두드러지며, 이로 인해 일상생활에 어려움이 생기는 단계로 서서히 진행한다.

(1) 발병원인

AD의 원인은 아직 정확하게 밝혀져 있지만, 아밀로이드반(amyloid plaque)과 신경섬유매듭(neurofibrillary tangle)이라는 특징적인 병리조직이 각각 신경세포 바깥과 안에 축적되어 발병한다고 알려져 있다. 이들이 신경세포를 손상시켜 신경연접부위(시냅스)의 신경전달물질의 농도를 저하시켜 임상적으로 치매상태를 초래한다.

AD의 위험요인으로 알려져 있는 것은 유전자, 나이, 치매의 가족력과 그 외에 저학력, 우울증의 병력 등이 있다.

(2) 발병률

AD는 나이가 들수록 비율이 증가한다. AD의 발병률은 65세 이후 5년마다 두 배로 증가한다. 45세에서 AD의 유병률은 0.01%에 불과하나, 65~70세는 2%, 70~80세는 5%, 85세에는 20%로 상승한다. AD는 여성이 남성보다 발병률이 높은데 이것은 여성이 남성보다 수명이 길고, 의학적 치료에 참여하는 빈도가 높기 때문이라고 본다.

우리나라의 2012년 전국치매역학조사 결과, 2012년의 65세 이상의 노인의 치매 유병률은 9.18% 이었고, 여자가 남자보다 2배 이상 높았다. 이중에 알츠하이머 치매는 전체 치매 환자 중 71.3%를 차지하였다.

2) 증 상

AD의 대표적인 증상은 기억력의 감퇴이다. 초기에는 주로 최근 기억이 손상되다가 시간이 지나면서 먼 과거 기억의 저하가 나타난다. AD가 점차 진행함에 따라 의사소통의 장애가 나타난다. 초기 단계에서는 의사소통 장애가 경미해서 알아채기 어려울 수도 있지만 점차 단어를 찾는 데 시간이 오래 걸리고 불명확한 단어를 사용하게 된다. 기억력 이외의 다른 인지영역 중 시공간 인식 능력의 장애는 초기 단계의 AD에서는 무시할 만한 정도이지만 중기로 접어들면서 뚜렷해지고 시간이 지나면 더욱 심각해진다. 그밖에 추상적 사고, 주의력, 인지기능 속도의 저하 등의 인지증상이 나타난다. 질환의 경과 중에 흔히 성격변화, 불안, 초조, 우울, 불면, 망상 등의 정신행동증상들이 동반된다.

(1) 초기

최근기억이 감소되고 시간이 지나면서 먼 과거 기억의 저하가 나타나며, 익숙하던 물건이나 사람이 잘 떠오르지 않으며, 복잡한 길에서 방향을 찾지 못한다. 단조롭고 익숙한 환경에서 늘 하던 일상생활활동은 큰 어려움 없이 하기 때문에 괜찮아 보이지만, 문제해결 능력이 손상되기 시작함에 따라 사소한 일들을 제대로 마무리하지 못하는 경우가 점점 늘어난다. 이 단계에서는 최근 생활사건과 시사문제를 잘 기억하지 못하고, 임상검사에서 분명한 인지장애를 보이며, 가까운 가족과 동료들이 환자의 문제를 알아차리기 시작한다. 가정생활이나 여가활동에서는 장애가 미미하지만, 복잡한 활동에는 한계를 느끼게 된다. 혼자 외출하는 것과 금전 관리 및 복잡한 가전제품 사용과 같은 수단적 일상생활활동의 수행에 지장이 생긴다.

(2) 중기

최근 기억은 물론이고 오래된 기억도 손상된다. 기억장애로 인해 최근에 알게 된 사실이나 친숙하지 않은 것은 금방 잊어버린다. 대체적으로 사회적 판단에 장애를 겪으며, 장소와 시간에 대한 인식장애가 나타나므로 다른 사람의 도움 없이는 생활이 어려워진다. 대상자는 종종 배우자의 이름을 잊기도 하고 주변 상황과 시간 등에 대해 알지 못한다. 지속적으로 기억을 상기시켜 주는 사람이나 물건이 없으면 일상생활을 유지하기 어려우며, 점차 단순한 작업도 어려워진다.

(3) 말기

인지적 능력이 심하게 떨어지고 일상생활의 능력이 심하게 저하되어 지속적인 감독이 필요해진다. 언어 구사 능력이 상실되어 말은 없고 단순히 알아들을 수 없는 소리만 내게 되며, 새로운 사건을 전혀 기억할 수 없고 과거의 기억도 거의 상실된다. 시간, 장소, 사람에 대한 지남력도 없어지며 주위에 발생하는 일에 대해 반응이나 관심을 보이지 않는다.

자신을 매일 돌봐주는 아주 가까운 사람만 알아보며, 대소변을 가리지 못하는 경우도 있고, 판단이나 문제해결도 불가능해 지고, 안전에 대한 개념이 없어져서 혼자 있을 수 없다.

(4) 인지지각기능의 장애

① 기억력 장애(memory disorder)

기억력 손상은 AD의 초기부터 나타난다. 초기에는 최근 기억이 감소되지만 병이 진행되면서 오래전에 습득한 장기기억도 손상된다. 기억력의 감퇴는 추리력과 판단력에도 영향을 미치며 사회적 인식이나 도덕감 등이 상실된다. 이러한 이유로 환자는 물건을 훔치거나 비도덕적 행위를 하게 된다. 다음은 AD 환자의 기억력 장애로 인하여 초래되는 증상이다.

㉠ 지갑이나 열쇠 등 중요한 소지품을 잘 잃어버린다.

㉡ 전화번호나 사람 이름을 잘 잊어버린다.

㉢ 가스 불에 음식 올려놓은 것을 잊어버려 자주 음식을 태운다.

㉣ 방금 한 말을 반복하거나 같은 질문을 반복한다.

㉤ 병이 진행하면 자신의 이름도 잊어버리고, 자신의 얼굴이나 가족의 얼굴을 알아보지 못한다.

㉥ 일상생활이 영향을 받으며 자신에게 있었던 일 자체를 기억하지 못한다.

② 지남력 장애(disorientation)

지남력은 기억력과 주의력에 의존하기 때문에 환자는 점차 시간, 장소, 사람에 대한 지남력을 상실한다. 이러한 지남력의 상실로 인하여 외출했다가 도중에 길을 잃어버려 방황하게 된다. 또한 날짜와 요일, 시간 등을 제대로 파악하지 못하고 현재 자신이 어디에 있는지를 잘 모르고, 심지어는 화장실과 자기 방을 찾지 못하기도 한다.

③ 주의력과 계산능력 장애(attention disorder)

일에 집중하는 시간이 짧아지기 때문에 쉽게 흥미를 잃으며, 두 가지 일을 동시에 하는 능력이 저하되어 어떤 일을 하고 있는 상태에서 말을 하면 알아듣지 못할 수 있다. 계산능력이 떨어져서 돈관리가 어려워지고 쇼핑이나 시장에서 물건을 살 때 거스름돈을 받아오는데 실수를 하게 된다.

④ 시공간기능장애(visual-space dysfunction)

초기에 복잡한 길에서 방향을 찾지 못해 길을 헤매고, 필요한 물건들을 적절히 배치하지 못한다. 중기 이후에 잘 알고 다니던 길에서도 길을 잃거나, 오랫동안 살아온 집을 찾지 못해서 헤매는 경우가 발생할 수 있다.

⑤ 실행기능 저하 및 실행증

초기에 복잡한 일을 효율적으로 수행하기 힘들어진다. 돌발적인 상황에 맞게 대처하지 못한다. 치매가 진행되면 익숙하게 하던 활동을 수행하는 방법을 잊게 되어 일상생활에 어려움을 겪는다. 상황에 맞는 옷을 고르기 힘들고 옷을 뒤집어 입는 등 실수가 많아진다. 음식을 만드는 것이 어려워지고 반찬을 꺼내어 먹는 것도 힘들어진다.

(4) 언어장애

AD 환자는 적당한 단어를 찾지 못하는 되며, 따라서 추상적인 표현이 많아지며 구체적인 표현이 부족해진다. 논리적인 능력이 떨어지면서 대화의 맥락이 없어지기 때문에 대화가 다른 길로 빠지는 경우가 많아진다. 따라서 말문이 막히고 말 수가 줄어든다. 치매가 진행되면 문장능력이 상실되어 거의 대화가 이루어지지 못한다. 또한 상대방이 길고 복잡한 문장을 사용하면 이해하지 못하며, 말기에는 간단한 대화도 이해하지 못하게 된다.

(5) 정신행동 증상

① 성격 및 감정의 변화

이전에 사교적이었던 사람이 외출하기를 싫어하고 집안에만 있으려 하는 성향이 나타나고, 평소에 엄격하던 사람이 이상할 정도로 너그러워지는 성격으로 변화된다. 또한 일에 대한 의욕이 저하되어 귀찮아하고, 어린아이같이 생각이 단순해진다. 또는 이기적으로 변할 수 있으며, 세수나 목욕 등의 개인위생도 게을리 하게 된다.

② 망상(delusion)

망상이란 현실과 이치에 맞지 않은 잘못된 믿음과 생각을 말한다. 또는 사실과 근거가 없는 상황을 현실이라 믿는 것으로 논리적으로 설명해도 받아들이지 않는다. 예컨대 화면에 나오는 사람을 실제인물로 착각하여 화면을 보고 대화를 하는 행동을 하곤 한다. AD 환자의 30~40%가 질병 진행과정 초기나 중기에 망상을 경험한다.

③ 이상행동(behavior disorder)과 감정장애(affective disorder)

일반적으로 흔한 이상행동은 공격적인 행동과 배회, 의심, 그리고 반복적인 행동 등이 있다. AD의 20~60%에서 공격적인 행동을 하며, 때로는 자기 몸을 물어뜯거나 벽에 머리를 부딪치는 등의 자해행동도 보인다. 또한 불안이나 조증, 우울증, 심한 감정의 굴곡과 불안정과 같은 감정장애 증상을 보인다. 일반적으로 조용하고 무감동하며 우울증상 등을 동반한다.

3) 의학적 관리

(1) 의학적 진단

병력청취와 신경학적 검진 결과 알츠하이머병의 진단기준에 맞는 경우 알츠하이머병으로 진단할 수 있다. 신경학적 검진은 정신상태 검사(MMSE 포함)와 신경학적 진찰을 시행한다. 치매가 알츠하이머병이 아닌 다른 원인으로 생긴 것이 아닌지 확인하기 위해 혈액검사, 생화학적 검사, 갑상선 기능검사, MRI, 뇌파검사를 시행하며, 필요에 따라 소변검사, 단순방사선 검사, 뇌척수액 검사와 CT, PET 등의 뇌 영상검사를 시행한다.

알츠하이머병의 진단기준으로 가장 널리 사용되는 것으로 DSM-Ⅳ기준이다. DSM-Ⅳ에 따르면 다른 원인이 없으며, 증상이 서서히 발병하여 지속적으로 악화되어야 치매로 진단한다(표 5-3).

[표 5-3] DSM-Ⅳ의 기준

(1) 다음의 두 가지로 나타나는 다양한 인지장애의 양상
 ① 기억력 장애(새로운 정보를 배울 학습능력 장애 및 인지장애의 양상)
 ② 다음의 인지장애 중 하나(또는 그 이상)
  - 실어증(aphasia, 언어장애)
  - 실행증(apraxia, 운동수행능력장애)
  - 실인증(agnosia, 사물인식능력장애)
  - 집행기능장애(disturbance of executive functioning, 계획, 구성, 실행 등)
(2) 인지기능장애가 사회적, 직업적 기능에 장애를 초래하며 기능수준에 현저한 감퇴를 나타냄
(3) 점진적 발병 및 지속적 인지 감퇴의 특성을 보임
(4) 인지기능장애가 다음의 원인으로 인한 것이 아님
 ① 중추신경계 장애들(뇌혈관질환, 파킨슨병, 헌팅톤병, 뇌종양 등)
 ② 전신성 질환(갑상선 기능저하증, 비타민 B_{12}, folic acid, niacin 결핍 등)
 ③ 물질에 의한 장애
(5) 섬망상태는 제외

- 알츠하이머병 진단 평가도구
  - **치매선별검사** : 한국형 간이 정신상태 검사(K-MMSE), 7분 선별 검사(7 MS)
  - **종합적 인지기능 검사** : 인지영역 예비판(ADAS-Cog-K)
  - **일상생활활동의 기능성 평가** : 기초(S-ADL), 복합(S-IADL)
  - **행동증상평가** : 신경정신행동검사(NPI : 단축형 NPI-Q)
  - **치매단계평가** : 치매임상평가척도(CDR), 전반적 퇴화척도(GDS)

(2) 의학적 치료

증상의 완화와 병의 급속한 진행을 억제하기 위해 지속적인 약물치료와 병행하여 환경수정, 지지적 정신치료, 행동치료, 인지훈련 등 다양한 재활치료를 수행한다.

AD에 대한 약물치료로는 아세틸콜린의 분해효소 억제제를 사용하여 콜린성 신경전달 기능을 강화한다. 이것은 AD 초기와 중기에 인지기능을 호전시키는 효과가 있지만 말기에는 효과가 떨어진다. 말기에는 염산메만틴(Memantine, Ebixa)을 사용한다. 다른 약물치료로 아세틸-L-카르니틴(Acetyle-L-Carnitine), 항산화비타민 등을 사용할 수 있으며 현재도 다양한 약물이 연구 진행 중에 있다. 또한 치매로 인해 나타나는 정신증상을 치료하기 위한 항우울제, 항정신병약물 등을 사용하기도 한다.

4) 작업치료 평가

AD에 대한 작업치료 평가는 BADL, IADL 및 생산적 활동으로 직업, 흥미, 기술, 가치관 등과 여가활동 등을 평가한다. 평가요소로는 감각운동(대근육 운동, 소근육 운동, 협응력, 자세조절, 균형, 운동성, 운동계획 또는 실행, 감각 입력 및 처리, 지각), 인지통합(기억력, 지남력, 실행기술, 개념화, 집중력)과 정신사회 심리 및 상호작용 기술, 의사소통 기술을 평가한다. 이러한 기능평가와 인지평가를 통해 AD 환자의 기능이 가능한 것과 불가능한 것을 구분하여 환자가 할 수 있는 기능이 무엇인가를 알아내는 것이 중요하다. 평가의 유형은 시설, 병의 진행과정, 보호자의 관심에 따라 달라진다. 평가는 포괄적으로 실시되어야 한다.

정보수집은 환자, 보호자와의 면담을 통해서 수집하고, 평가이전에 질병에 대해 충분히 숙지하고 있어야 한다.

(1) 작업영역 평가

작업수행에 대한 포괄적인 평가를 위해 신변처리영역에서 식사, 삼키기, 옷 입기, 화장실 사용, 머리 · 손톱손질 · 목욕, 면도 또는 화장, 이동성 등을 살피고, 가정관리영역에서는 전화사용, 음식준비, 빨래, 청소, 정원 가꾸기, 돈 관리 등의 능력을 평가한다.

- 평가도구
  - Assessment of Motor & Process Skill Test(AMPS)

- Kitchen Task Assessment(KTA)
- Disability Assessment for Dementia(DAD)
- Katz의 일상생활활동 척도(KADL)
- 수단적 일상생활활동 수행능력 검사

(2) 인지 · 지각 기능 평가

환자의 기능은 인지 · 지각기능에 따라 달라진다. 인지 · 지각기능의 평가에는 통찰력(insight), 지남력, 기억력, 계산능력, 추상적인 사고, 학습능력, 공간지각, 실행증과 실인증 등을 평가한다.

- 평가도구
  - Allen Cognitive Level Test(ACL)
  - Cognitive Performance Test(CPT)
  - Lowenstein Occupational Therapy Cognitive Assessment(LOTCA)
  - Mini-mental State Examination(MMSE-K)
  - Kitchen Task Assessment(KTA)
  - Rivermead Behavioral Memory Test(RBMT)
  - Free-Motor Visual Perception Test(MVPT)

(3) 감각운동영역

관절가동범위, 협응, 균형, 근긴장도, 보행, 자세, 움직임의 속도, 균형, 운동계획, 실행능력, 주기적 운동성, 통증, 감각입력, 감각처리과정, 지각기술 등을 평가한다.

(4) 심리사회적 평가

환자의 정서적 변화상태, 안전지각능력, 의사소통 기술과 대인관계 능력 등을 평가한다.

5) 작업치료 중재

AD의 초기에 환자들은 혼자 살거나 가족과 함께 사는 경우가 대부분이다. 뇌의 위축과 병리적 변화 때문에 작업수행능력이 점차적으로 저하되고 AD의 주된 특성이 나타난다. 이러한 변화는 직업의 수행능력을 저하시켜 경제적 능력을 상실하게 된다. AD 환자는 질병이 진행될수록 구조화된 환경과 감독이 필요하게 된다. 기능저하는 AD 환자들의 삶에 영향을 줄뿐만 아니라 가족 등의 주변사람들에게도 큰 영향을 주게 된다. 효과적인 작업치료 중재는 환자의 기능을 유지하고 작업수행과제 및 환경에 적응하도록 하며, 환경적 제한에 적응하게 도와주며, 기능저하에 대한 보상전략에 초점을 두어야 한다.

(1) 작업치료 목표

① 잔존기능을 유지 및 강화한다.
② 가능한 신체적 · 정신적인 활동을 유지한다.
③ 보호자의 스트레스를 줄여준다.
④ 구조화된 환경에서 편리하게 생활할 수 있도록 환경을 개조한다.
⑤ 집중력과 기억력 등의 인지기능을 유지한다.
⑥ 신체적 · 정신적 건강을 강화시키는 활동에 참여를 증진시킴으로써 사회참여를 독려한다.
⑦ 가족 및 간병인에게 질병관리에 대한 교육을 실시한다.

(2) 진행단계에 따른 작업치료 중재

[표 5-4] 진행단계에 따른 작업치료 중재

단계	임상증상	작업수행을 이용한 중재	수행패턴과 클라이언트요소를 이용한 중재
1단계 (매우 경한 인지력 감퇴)	• 자신을 조절하는 능력이 저하되고, 즉시 행동하는 능력이 떨어짐; 마찰이 생길때 좀 더 흥분하고 적대시 한다. • 최근기억과 시작을 하는데 약간의 문제를 보임; 대화가 추상적임; 인식력의 문제가 경하게 나타나고, 힘든 일을 효율적으로 수행하지 못함 • 친밀한 사람을 제외하고 사회적 · 신체적으로 이상을 느끼지 못하며, 직업수행 능력이 감퇴된다.	• 환자의 관심과 느끼는 것 대해 귀기울이고, 함께 생각한다. • 환자의 보호자에게 질병에 대한 정보와 다른 지지를 제공해 주고 교육을 실시하며, 환자와 보호자를 위한 단체와 활동을 소개시켜준다. • 역할을 주고, 활동의 빈도나 배치를 해준다. 흥미 있는 활동을 계획하고 관리하여 줌으로써 참여를 증진시키거나 지속시킨다. • 환자와 보호자는 작업 역할을 바꾸고 다른 수단을 탐색한다. • 운전의 기술과 추후평가 계획과 제한점 등에 대하여 논의한다.	• 신체운동과 좋은 습관을 들이도록 한다. • 환자와 보호자는 하루의 기본 설계를 하도록 도와준다. • 기억을 돕기 위해 노트북이나 수첩 등의 도구를 이용하며 직업에 종사할 수 있도록 한다. • 혼란스러워하는 활동에 대하여 알맞은 환경이나 적응을 해준다. • 새로운 것을 학습할 때는 청각, 시각, 움직임의 자극을 이용하여 긍정적인 보상을 준다. • 환자가 작업에 참여하도록 보호자를 교육하고 훈련시킨다.

2단계 (경함에서 중간 정도의 인지력 감퇴)	• 부정, 불안, 화내거나 적대감을 보임; 이의를 제기할 때 회피함 • 먼 과거기억과 주의력이 감소됨; 문제해결을 어려워함; 새로운 것을 배우는데 어려워함; 시공간 장애가 나타남 • IADL과 일부 ADL을 수행하지 못함(금전관리, 쇼핑하기, 약복용, 지역사회 이동); 직장생활을 지속하지 못함	• 보호자에게 가정에서 치매를 다루는데 중요한 환경에 대하여 강조한다. • IADL과 ADL을 수행하는데, 언어적 단서를 주도록 교육하고 작업을 단순화한다. • 감독의 필요가 늘어날 경우 지지자원(예로, 주간 단기보호, 법적인 계획, 우호적인 방문자원봉사자, 장애인을 위한 대중교통수단)을 고려하도록 한다.	• 해야 할 일을 기억하는 것을 돕기 위해 큰 달력에 표시한다. • 새로운 것을 배우는 일은 피하고, 주변의 일을 단순화시킨다. • 기억력 상실로 인한 불안행동을 보호자가 이해하도록 돕는다. • 단체 및 사회 활동에서 만족감을 갖게 한다. • 집의 앨범이나 사진을 이용하여 과거를 상기시키고 과거에 참여했던 일 등을 회상하게 한다. • 스트레칭, 걷기, 균형 활동을 시킨다.
3단계 (중간부터 중증 초기의 인지력 손상)	• 감수성이 줄어들고, 무관심이 증가됨; 수면장애, 반복행동, 적대행동, 편집증, 망상, 초조와 어떤 일에 당황했을 경우 난폭한 행동이 나올 수 있음 • 친숙한 사물에 대한 기억 상실이 나타남; 몇 몇 과거의 기억은 남아있음; 최근기억은 하지 못함; 장소와 시간개념이 상실되고 때로는 가족을 못 알아 볼 수도 있음; 점차 주의력의 손실됨; 의사소통장애, 실행증이 명백하게 나타남 • 느린 반응, 시각과 기능적 공간 지남력 손상된다. • 대부분 IADL을 수행하지 못함; ADL은 화장실위생, 옷입기에서 도움이 필요함. 소변과 대변을 관리하지 못함; 배회 행동을 보임	• 의미 있는 활동에 참여하도록 하고 대체역할에서 재활동하게 한다; 가정관리 활동에서 일을 설계하고 정해준다; 환자는 농장일과 관련된 일을 함으로써 보호자를 도와줄 수 있다. • 보호자는 환자의 문제해결을 도울 수 있고 일을 시작하도록 언어적인 지시와 신체적 보조를 준다. 시간에 대한 단서를 제공하고 환경을 단순하게 수정한다. • 집과 집 밖의 환경에서 구성원으로서 또는 가족의 일원으로서의 역할을 지지한다. • 환자의 기능수준에 적합한 적응장치를 만들어 줌으로써 가정환경과 다른 환경에서 안전하게 한다(예로 알람장치, 뜨거운 장치와 날카로운 것의 이용을 제한하고, 옷장을 열쇠로 잠그는 것, 날카로운 송곳의 사용을 제한하며, 각 항목의 위치를 시각적인 신호로 줄 수 있고, 시각적으로 잘 보이게 해준다).	• 공격 행동을 보일 때 그 문제를 이해하도록 보호자를 교육한다. 그리고 스스로의 행동을 적응하거나 환경을 바꾸어준다. • 이미 배운 작업에 참여를 촉진시킴으로써 지속적인 매일의 기본생활을 유지하는 것이 필수적이고, 스스로를 자각할 수 있다. • 환자가 할 수 있는 작업들, 그러나 환경에서 안전에 문제가 없는 것을 수행하도록 가족을 훈련시키고 교육한다. 작업은 너무 길지 않고 단순화시키게 하고 기본설치를 해주고 2단계나 더 적은 단계로 나누어준다. • 안전하게 이동할 수 있도록 하고, 인지기능의 결핍을 보상하기 위하여 환경을 더욱 보강해준다. • 가족의 이름을 자주 반복해주고 재인식 시켜주며 사진을 이용해 다른 사람의 이름도 재인시킨다. • 규칙적인 운동과 스트레칭, 걷기 등을 할 때는 옆에서 보조해 주거나 항상 대기한다. • 새로운 환경에서는 언어적 신호를 주고 환자가 방황할 때는 도와주고 좀 더 밝게 해준다.

4단계 (심한 인지력 감퇴와 중등도에서 심한 신체적 능력 감퇴)	• 기억상실이 심해지고 친숙한 사람의 이름만 기억함 • 걷기와 균형장애가 나타남 • 몇 단어를 반복하거나 끙끙거리는 소리를 제외하고 의사소통이 어려워짐; 소변과 대변을 가리지 못함; 먹을 수 없음	• 위생과 먹기에 대하여 단순한 의사소통; 1단계 명령이나 단계적인 언어지시, 신체적 보조 등을 교육한다. • 가족들과의 관계를 지속시킬 수 있도록 한다 • 삼킴능력을 증진시키기 위하여 삼킴장애 치료기술을 이용한다. • 가족에게 환자를 이동시키는 능력을 교육한다.	• 레크리에이션이나 여가활동을 통하여 보호자들을 격려하고 지지한다. • 환자를 보조하여 걷도록 한다. • 침대나 휠체어서 적절한 자세를 유지하고 피부관리를 해준다. • 현실성을 유지하게 소리나 촉각, 시각과 후각 등의 감각자극을 준다. • 능동, 보조, 수동관절운동을 시작한다.

(3) 임상특성에 따른 작업치료 중재

① 작업활동의 프로그램의 적용

작업활동은 환자에게 동기부여를 할 수 있고, 신체적 · 정신적 기능을 고려하여 작업수행의 성취감을 유도할 수 있는 목적적인 작업활동을 제공한다. 또한 기능유지를 위해 구조적 사회활동, 운동, 게임, 수예공작, 감각자극, BADL과 IADL과 관련된 활동 등이 이용된다. 작업의 단계는 시작, 계획, 독립적 수행의 순서로 이루어지며, 작업 수행시에는 환자의 습관적 기술이 장점으로 작용될 수 있도록 한다. 환자의 참여를 유도하기 위해 치료사의 언어는 간단명료하게 지시한다. 이러한 작업을 통해서 환자 자신이 주변환경과 자신에 대한 통찰력과 지남력을 획득할 수 있도록 유도한다. 작업수행을 수행함에 있어서 최대의 활동성과 안정성을 위하여 환자에게 친숙하고 안전하게 활동할 수 있는 환경개조가 필요하다. 방이나 사물에 대한 표시, 사진, 그림은 환자가 생활하는데 도움을 줄 수 있으며, 대조적인 색깔이나 질감은 배경으로부터 사물을 구별하는데 효과적이다.

② 정서변화와 이상행동에 대한 작업치료 중재

AD 환자는 행동 변화가 점차적으로 발생하기 때문에 이에 대한 치료 전략이 필요하다. 일반적으로 고집, 충동적 행동, 우울 등의 이상행동을 보이는데 이런 행동들은 인지의 과정, 정보에 대한 잘못된 해석, 작업수행의 불가능에 의한 좌절 등에서 발생한다. 이러한 행동은 환자 스스로의 조절이 불가능하므로 치료사는 환자를 주시하며, 환자가 안심할 수 있도록 유도하고, 돌발적으로 일어난 부적절한 상황에 대해서는 충분한 설명을 통하여 이해시켜야 한다. 치료사는 정보를 알려줄 때에는 단계적으로 천천히, 분명하게 제공하고, 이때 불안정한 감정의 행동이나 소란이 일어나지 않도록 한다. 치료사는 현실적이어야 하며, 환자의 현재 기능 수준에 기초한 활동을 제공한다. AD 환자와 가족의 좌절을 방지하기 위해 질환의 과정이나 예후에 대해 교육을 한다. 점진적인 변화에 대한 정보를 제공하고 특히 안전과 의존성향에 의한 문제점을 가족과 상담하여 환자와 가족들이 높은 삶의 질을 유지하도록 한다. 도움이 될 수 있는 다양한 시설, 사회적 법규 등의 지역사회에 대한 사회적 지원 및 지지의 정보 제공을 통해 경제적 · 환경적 도움을 줄 수 있다.

③ 일상생활활동에 대한 작업치료 중재

인지기능의 장애로 인하여 일상생활의 장애가 초래되기 때문에 식사, 세수하기, 옷입기, 몸단장하기, 보행하기, 화장실 사용법, 배변훈련, 가사 등 일상생활에 필요한 여러 영역의 독립적 수행여부를 세밀히 검사하고 이에 대한 일상생활훈련을 실시함으로써 환자의 독립성을 증가시킨다. 이 때 주의할 점으로는 가족이나 보호자가 일상생활을 도와주는 것보다는 환자 스스로가 할 수 있도록 격려하며 지도하는 것이 바람직하다.

④ 환경개조

환경은 친숙하고 일관성이 있으며, 불안증세를 없애고 물건을 쉽게 찾을 수 있도록 효율적으로 설계되어야 한다. 환자의 이동시 장애물이 없도록 가구를 간결하게 배치한다. 대조적인 색깔과 질감으로 주위배경으로부터 대상을 쉽게 구별할 수 있게 한다. 상징, 사진 또는 그림은 방과 사물을 구분하는데 도움이 된다. 안전하게 주변환경에 익숙해 질 수 있는 공간을 제공함으로써 서성이고 방황하는 증상을 감소시킬 수 있다.

⑤ 보호자 교육

[표 5-5] 치매 환자를 돌보는 가족의 수칙(대한신경과학회)

1	밤에도 적당한 조명을 유지한다.
2	환자의 수준에 맞는 그릇 닦기, 걸레 빨기, 옷접기 등의 소일거리를 주어 성취감을 갖도록 한다.
3	매일 20~30분간 평지 걷기를 하고, 안전하고 편한 복장에 쿠션이 좋은 운동화를 신도록 한다.
4	미끄러운 슬리퍼보다는 운동화를 착용하고, 바지가 흘러내려서 걸려 넘어지지 않도록 주의한다.
5	환자가 잘못된 주장을 할 때에는 주의를 다른 곳으로 돌려야 하며, 맞서 싸우거나 고치려 하면 안 된다.
6	환자들은 갑작스런 변화나 복잡한 일을 하면 매우 불안해하므로 가구 이동, 이사와 같은 환경변화를 줄이고 일과 시간을 일정하게 유지하게 한다.
7	자극적인 TV화면은 환자에게 공포감이나 환상을 갖게 하므로 피하는 것이 좋다.
8	화장실을 찾지 못해서 헤매는 경우 화장실 문에 인형을 달아두어 표시를 한다.
9	환자가 대소변 실수를 하더라도 나무라지 않는다.
10	식사를 하고도 음식을 계속 먹으려 하는 경우에는 식단표를 만들어 식사했음을 알려주고, 그래도 음식을 먹으려고 하면 깨지지 않는 그릇에 과자와 같은 간단한 간식을 준비하여 준다.

3 파킨슨병(Parkinson's disease)

1) 개 요

파킨슨병(Parkinson's disease : PD)은 가장 흔한 만성 퇴행성 중추신경계 질환으로 처음으로 보고한 1817년 영국 의사인 제임스 파킨슨(James Parkinson)의 이름을 따라서 붙여지게 되었다. PD는 중뇌의 흑색질(substantia nigra)에 분포하는 도파민 분비 신경세포가 변성되면서 도파민이 부족해지고 이로 인해 신경세포사이의 정보전달에 이상이 생겨 몸의 움직임을 시작하는데 문제가 발생하고 이로 인해 안정떨림, 운동완만증, 경축 및 자세 불안정의 운동장애를 일으키게 된다. 그 이외에 통증이나 이상감각, 우울증, 치매 등 다양한 증상이 함께 나타날 수 있다.

PD는 주로 노년층에서 발생하는데, 나이가 증가할수록 이 병에 걸릴 위험도 커지게 된다. PD의 발생은 인구 10만 명당 150~200명 정도로 65세 이상에서는 1,000명 당 1~2명 정도의 비율로 발병하는 것으로 알려져 있다.

(1) 발병원인

흑색질 신경세포가 변성되는 원인은 아직까지 밝혀지지 않았다. 유전적 요인과 환경적 요인에서 유래한다고 알려져 있지만 명확하지 않다. 일부에서 유전적으로 발생되는 경우도 있지만 대부분 가족력 없이 발병하며, 환경적 영향이나 독성물질이 원인이 된다는 연구결과도 있지만 아직 확실하지는 않다.

(2) PD의 과정

PD의 증상의 과정을 설명하기 위해 Hoehn과 Yahr 척도(1967)의 5단계가 가장 많이 사용된다. 그 후 Goetz 등(2004)에 의해 1.5단계와 2.5단계를 추가한 수정된 Hoehn과 Yahr 척도(modified Hoehn and Yahr scale)가 발표되어 사용되고 있다(표 5-6).

1단계에서 환자는 편측 손상을 보이며, 손의 안정 떨림이 있지만 기능적 능력의 손상은 없다. 이 단계 동안 환자의 글씨쓰기는 글자가 매우 작아지며, 뒤틀림이 있다(소서증, micrographia). 장시간 글씨를 쓸 때 근육에서 쥐가 난다고 호소한다. 환자에게 손상된 손을 빠르게 쥐고 피게 시켰을 때 경미한 경축을 보일 수 있다. 2단계에서 환자는 양측 운동 기능장

[표 5-6] 파킨슨병의 단계

등급	Hoehn과 Yahr scale(1967)	수정된 Hoehn과 Yahr scale(2004)
1	증상(떨림이나 강직)이 편측에만 나타나며, 기능장애가 거의 없음	증상이 편측에만 나타난다.
1.5		증상이 편측과 중심(축)부에 나타난다.
2	증상이 양측 또는 중심부에 나타나며, 균형의 손상이 없다.	증상이 양측에 나타나며, 균형의 손상이 없다.
2.5		경도 증상이 양측에 나타나며, 당김검사(pull test)에서 자세가 복구됨(뒷걸음침)
3	양측에 경도에서 증등도 장애가 나타나며 자세반사의 손상이 있음. 환자는 독립적으로 생활가능함	경도에서 중등도 장애가 양측에 나타나며; 일부 자세불안정이 나타남. 독립적으로 생활가능함
4	증상이 심해진 상태로 아직 서거나 걸을 수는 있지만 그 범위가 좁아짐	장애가 심해진 상태로 아직 도움 없이 서거나 걸을 수는 있지만 그 범위가 좁아짐
5	도움 없이는 침상과 휠체어로 제한됨	도움 없이는 침상과 휠체어로 제한됨

애를 가지며, 보통 초기 진단 1~2년 후에 나타난다. 비록 떨림과 경축이 양쪽에 나타나더라도, 환자는 아직 ADL에서 독립적이다. 독립적으로 걸을 수 있으며 자세는 무릎과 엉덩관절이 굽힘된 채 몸이 약간 구부러진다. 3단계가 되면 환자는 바로잡기반응(정위반응)과 평형반응의 지연을 경험하며, 균형이 손실된다. 환자는 샤워나 음식준비와 같이 선 자세에서 일상과제를 수행하는데 어려움을 갖는다. 4단계에서 환자는 일상생활 과제를 완수하는데 장애를 보인다. 이 단계에서 환자는 아직 걸을 수 있지만 운동조절이 심하게 손상되며 옷 입기, 식사하기, 위생기술에 부정적인 영향을 준다. 5단계에 이르면 환자는 휠체어를 타거나 침대에 누워있게 되고 대부분의 자기관리 활동들을 위해 다른 사람에 의존한다. 사람마다 이들 단계들의 진행 속도가 다르지만, PD는 느린 점진적 장애이다.

2) 증 상

PD의 증상은 4가지 주요 징후인 안정 떨림(resting tremor), 경축(rigidity), 운동완만증(bradykinesia), 자세 불안정(postural instability)의 운동장애와 그 밖에도 인지기능장애, 정서장애, 수면장애, 자율신경계 장애, 통증이나 이상감각, 배뇨장애, 성기능장애 등 다양한 증상이 나타날 수 있다.

(1) 운동장애

초기에 안정떨림이 나타나는데 손으로 알약을 굴리는(pill-rolling)듯 한 손의 떨림이 나타나며 스트레스와 함께 증가된다. 처음에는 편측 손에서 나타나다가 질환이 진행하면서 팔과 다리로 다음에 양측성으로 확산된다.

PD의 경축은 납파이프경축이나 톱니바퀴경축으로 발생한다. 경축은 편측에서 시작되어 결국 양쪽으로 확산된다. 경축은 운동느림이나 운동불능의 원인이 되며, 비정상적인 자세와 관절구축발생을 촉진시킨다.

PD 환자의 동작의 이상은 주로 처음에는 움직임이 줄어들고 점차 움직이더라도 느려지며(운동완만증), 그러다가 진행해가면서 움직이지 못하거나 움직임을 시작하지 못하는 상태(운동불능)가 된다. 이와 같은 동작의 느려짐도 편측에서 주로 나타나다가 반대편으로 진행된다. 이와 같은 동작의 이상은 얼굴표정의 결여 또는 가면얼굴(mask face)의 원인이 되고 보행, 활동의 참여, 눈깜박임에 영향을 미치며, 옷 입기, 식사하기, 운전 활동과 같은 기능적 과제를 수행하는데 어려움을 준다. 환자는 걸을 때 팔 흔들고 걷기가 잘 안되어 한쪽 팔

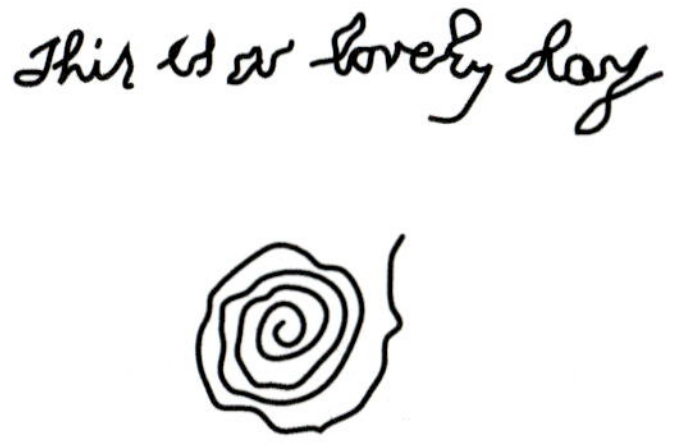

[그림 5-2] 파킨슨병의 소서증. 떨림도 같이 보이고 있다.

만 주로 흔들면서 걷는 것을 볼 수 있으며, 주먹을 쥐었다가 펴라고 하거나 엄지와 검지를 서로 반복적으로 마주치게 하면 동작의 느려짐이나 동작이 적어지는 것을 볼 수 있다. 운동 느림과 떨림으로 인해 글씨쓰기에서도 글자의 크기가 점점 작아지는 소서증(micrographia)이 나타난다.

자세 불안정이 나타나는데 자세의 특징은 앞으로 구부정하며 고개가 앞으로 숙여진 상태를 보인다. 자세반사의 이상(abnormal postural reflex) 또한 나타나는데 이것은 "잡아당기기 검사(pull test)"로 알아보는데 PD 초기에는 서있는 자세를 잘 유지하지만, 이상이 오기 시작하면 한 두발짝 뒤로 물러서고, 점차 진행되면 균형을 유지하지 못하고 넘어진다. 움직일 때 몸전체가 한꺼번에 움직이는 "온몸현상(en bloc)"이 나타날 수 있는데 예를 들어 의자에 앉을 때 몸을 구부리면서 부드럽게 앉는 것이 아니라 한순간에 몸을 뒤로 앉히는 현상이 나타나는 것이다. 이와 같은 자세불안정은 보행장애와 함께 환자를 잘 넘어지게 만든다.

PD의 보행은 초기에 머리와 몸통을 앞으로 구부린 상태로 발을 끌면서(셔플링 보행, suffling gait) 보폭이 좁고 느린 속도로 움직이며 팔 흔들기 움직임이 없는 것을 특징으로 한다(그림 5-3). 질환이 진행되면 종종 걸음을 하면서 앞으로 넘어질 것 같으며 점차 속도가 빨라지는 가속보행(festinating gait)을 하며 결국에는 전혀 보행을 할 수 없는 상태로 진행된다. 가속보행은 걸음을 멈추는데도 어려움을 갖게 한다.

보행이나 움직이려 할 때 또는 움직이는 중간에 갑작스럽게 몸이 움직여지지 않는 "동결현상(freezing)"이 나타나기도 한다. 이런 현상은 넓은 장소에서 좁은 곳으로 이동하거나, 일하다가 전화가 오거나 다른 사람이 불러서 그곳으로 몸을 움직이려 할 때 잘 나타나고, 뒤

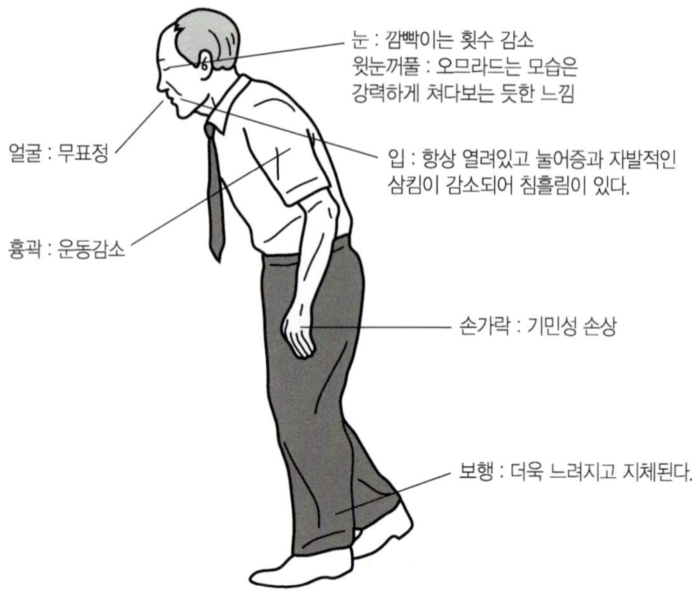

[그림 5-3] 파킨슨병의 특징적인 자세

돌아서 걸으려고 할 때 나타난다. 이와 같은 현상은 초기 파킨슨 환자에서는 잘 나타나지 않으며 진행되면서 나타난다.

(2) 인지 및 정서장애

초기에 높은 수준의 인지능력이 손상되며 시공간 지각능력이 가끔 손상된다. 다양한 자극이 있을 때 관심을 이동시키는 주의전환(shifting attention)에 어려움을 보이고, 동시에 많은 정보를 처리하는 능력에 장애를 받게 된다. 따라서 복합적 형태의 정보처리가 필요한 운전은 어려울 수 있다. PD 환자에서의 치매의 유병률은 대략 20~30%인 것으로 알려져 있다. PD의 치매는 특징적으로 사고의 흐름이 느려지고(운동완만증), 집행기능 장애가 나타난다. 기억력의 장애는 자유회상을 할 경우에 장애가 현저하게 나타나지만, 말로서 힌트를 줄 경우 높은 회상률을 보이는 특징을 보인다. 이와 같은 현상은 기억을 저장하고 유지하는 데는 이상이 없으나 인출해내는데 장애가 있는 것으로 생각된다.

우울증은 PD 환자의 30~60% 정도에서 나타나며, 운동증상에서 나타나는 동작의 느려짐과 얼굴표정이 없어지는 것과 구별하기가 힘들다. 불쾌감, 염세적인 생각, 슬픈 감정과 동반되어 흥분성을 주로 보인다. 또한 자아존중감이 소실되고, 무익, 무용감으로 자살에 대한 충동을 느끼며, 사회적 활동에 흥미를 잃게 된다.

(3) 언어장애 및 삼킴장애

언어기능에도 이상이 나타나 음량이 점차 작아지고, 웅얼거리게 된다. 억양과 리듬감도 단조로워지고 발음장애도 동반되어, 전화통화가 어려워지고, 심한 경우에는 환자의 말을 전혀 알아들을 수 없게 된다. 또한 질병의 진행 말기단계에서는 삼킴장애가 발생하는 경향이 있고 이것은 흡인성 폐렴과 질식의 위험을 초래할 수 있다. 이러한 증상들로 인하여 환자는 사회활동에 스스로 장애를 느끼게 된다.

(4) 자율신경계 이상(autonomic dysfunction)

자율신경계 이상은 PD 환자에게 나타날 수 있는 관련된 증상으로 장과 방광에 문제가 나타난다. 장의 운동성 부족으로 변비가 나타날 수도 있으며, 환자는 종종 소변을 자주 보려고 하고, 급하게 보려는 행동을 보이기도 하며, 기립성 저혈압을 자주 호소하지만, 실신도 드물게 나타난다. 또한 환자는 종종 더위와 추위에 대한 내성이 비정상적으로 변한다.

(5) 감각 이상

PD의 약 40%에서 감각증상이 있다고 보고되고 있으며, 환자들은 저린 느낌이나 통증, 근육의 시린 느낌, 화끈거리는 느낌 등 다양한 감각 증상을 호소한다. 이와 같은 감각증상은 PD의 각 단계 모두에서 나타날 수 있다.

(6) 배뇨장애

PD 환자는 장의 운동이 감소되어 변비를 일으키며, 자주 소변못참음과 빈도의 증가를 호소한다.

3) 의학적 관리

(1) 의학적 진단

PD의 진단을 위해 병력청취와 이학적 및 신경학적 검사가 중요하다. 진단을 위해서는 운동완만증과 안정떨림이나 경축의 증상이 포함되어야 한다. 운동기능의 정도와 이들이 일상생활에 얼마나 영향을 미치는지가 포함되어야 한다. 임상증상이 비슷하여 PD와 혼동될 수 있는 다른 질환이나 파킨슨증후군들을 감별하기 위해 뇌 자기공명영상촬영(뇌 MRI), 단일혈류광자방출단층촬영(SPECT), 양전자방출단층촬영(PET) 등을 시행한다.

(2) 의학적 치료

① 약물치료

PD 환자에게 가장 흔하게 이용되는 약물은 도파민의 생성을 증가시켜주는 레보도파(levodopa)이다. 레보도파는 PD의 초기에 떨림과 경축을 감소시키는 효과가 있지만, 시간이 경과할수록 효능이 떨어지며, 5~10년 이상 복용하는 경우 운동기능에 이상이 나타나는 부작용이 나타난다고 보고되고 있다. 레보도파와 관련하여 "on-off" 현상이 나타나는데, 레보도파를 복용한 후 약물의 효과가 나타나는 기간("on")에는 진전과 경축이 감소되지만 레보도파 복용을 중단하면 증상들이 다시 나타난다. 약물사용의 시간과 "on-off"의 기간은 환자의 일상생활 계획에 고려되어야 한다. 비록 "on" 기간 동안에 비정상적인 움직임이 나타난다고 하더라도 기능적인 활동을 수행하기 위한 움직임을 좀 더 자유롭게 만든다. 초기에 레보도파에 대한 반응이 좋지만 이 시기가 지나면 약물반응이 일정하지 않게 되고, 약물치료 효과가 떨어지는 현상이나 약물에 의한 이상운동항진증상(dyskinesia)을 겪게 된다. 이와 같은 부작용은 사용하는 약물의 종류 및 용량을 재조절하거나 새로운 약물을 추가적으로 사용함으로써 조절한다.

레보도파 이외의 의약품으로는 도파민의 파괴를 지연시키는 데프레닐(deprenyl), 도파민과 비슷한 효과를 발휘하는 브로모크립틴(bromocryptine)과 퍼골리드(pergolide)가 있다.

② 외과적 치료

PD에 대한 외과적 수술은 약물치료로 효과가 없어 일상생활에 지장이 있는 환자를 대상으로 한다. 수술방법으로 뇌정위적 수술(stereotactic surgery)을 시행하는데 대표적으 시상핵파괴술(thalamotomy)과 담창구파괴술(pallidotomy)이 있으며, 이런 수술들은 레보도파의 사용량을 감소시킬 수 있다. 시상핵파괴술은 떨림과 경축에 효과가 있으며, 담창구파괴술은 운동느림에 효과가 있다고 알려져 있다. 신경이식수술 역시 PD 환자에게 선택적으로 이용되고 있는데 최근에는 줄기세포이식술 및 이식된 세포들의 생존율을 높이기 위한 신경영양인자에 대한 연구들도 많이 진행되고 있어 향후 좋은 결과가 있을 것으로 기대하고 있다.

4) 작업치료 평가

PD의 초기에는 정신적인 문제나 기능적 제한이 많이 나타나지 않는다. 작업치료는 중기와 말기에 많이 요구된다. 평가는 병력을 포함하여 일상생활활동, 운동완만, 경축, 기민성과 소동작 협응, 이동성의 감소 및 안전문제, 인지장애, 삼킴장애, 우울증 및 불안 등에 검사와 이로 인한 작업 수행능력을 평가한다.

PD 환자의 전반적인 증상을 평가하기 위해 Unified Parkinson's Disease Rating Scale을 사용할 수 있다. 이 척도는 환자의 정신, 행동, 감정상태, 일상생활활동, 운동기능, 장애의 범위를 평가하며, modified Hoehn and Yahr scale와 Schwab and England ADL scale이 포함된다. 이 척도는 PD의 증상을 감소시키는 다양한 치료적 중재 효과를 측정하기 위해 연구와 임상수행에서 이용될 수 있다.

5) 작업치료 중재

PD에 대한 작업치료 중재는 환자의 질병의 진행정도에 따라 다양하게 접근하여야 한다. PD의 작업치료 중재는 순응, 교정, 보상, 예방, 환경적 적응에 초점을 둔다. 전형적으로 보상전략을 제공해주어야 하고, 환자와 보호자 교육, 환경과 업무의 변형 및 지역사회의 참여에 중점을 둔다.

PD 환자에 대한 작업치료 목표는 환자에게 잔존하고 있는 능력을 강조하고 가능한 한 신체적 · 정신적 활동을 오랫동안 유지하게 하며, 보호자의 스트레스를 감소시키며, 최소한의 제한적 환경에서 환자를 관리하는 것이다.

(1) 질병단계에 따른 작업치료적 접근

① 초기

병의 초기 동안 작업치료사는 치료의 초점은 병의 과정의 진행에 따른 목적 있는 작업활동에 대해 습관적으로 참여할 수 있도록 하는데 초점을 둔다. 이 과정에 중요한 단계 중 하나는 환자에게 목적 있는 활동의 선택을 도와주는 것이다. 또한 병의 초기단계 동안 환자와 보호자에게 지역사회자원과 지원 단체에 대한 정보를 알려주어야 한다. 지역사회기반과 관련된 집단은 상호작용과 가족의 역할변화를 조절하는 것을 도와줄 수 있다.

신체기능을 유지할 수 있도록 운동프로그램을 제시한다. 매일매일 5~10분 정도의 관절가동범위 등의 신체기능을 유지할 수 있는 단기운동은 일주일에 3회 정도 오랜시간 운동을 하는 것보다 더욱 효과가 좋다. PD가 진행됨에 따라 가장 많이 나타나는 자세 변화는 웅크린 자세이다. 이를 위해 환자에게 치료사는 유연성 운동과 이완기술, 호흡을 조절하는 방법을 교육한다. 2~3번 연속으로 코로 천천히 숨을 들이 마시고 오므린 입술로 내쉬면서 구부정한 자세의 개선과 이완을 촉진시킬 수 있다. 리듬감 있는 청각적 자극은 환자의 걸음걸이와 속도를 개선하는 것으로 알려졌다. 또한 댄스는 보행패턴을 증진시킬 수 있고 PD 환자의 지역사회의 참여를 제공한다. 환자에게 운동불능이 있다면, 환자에게 능동적 움직임을 시작하기 전에 몸을 앞뒤로 흔드는 동작(rocking motion)을 한다면 동작을 수행하는데 훨씬 효과적이다. 예로, 앉아 있는 동안에 잠시 몸을 앞뒤로 흔드는 동작은 의자에서 일어나는데 필요한 반동을 만들어 동작이 수월해 질 수 있다.

가정환경을 변화시켜주는 것은 질병의 초기과정에서 떨림으로 인하여 영향을 받는 활동을 감소시켜 줄 수 있다. PD의 초기단계 동안 글씨를 쓸 때 글씨가 읽기가 어려울 정도로 크기가 작아진다. 영수증에 싸인을 하는 등의 글씨쓰기는 손잡이가 두꺼운 도구를 이용해서 레보도파 복용 후 바로 하도록 한다. 또한 시간관리 기술에 대한 교육을 실시한다. 떨림이 심하지 않더라도, 옷의 잠금장치를 벨크로로 바꿔주고 신발은 신기 쉬운 신발(slip-on shoe)로 바꿔준다. 작업치료사는 일상생활을 수행함에 있어 에너지의 소모와 시간이 길어지는 것을 고려하여 과제수행의 변화와 환경을 개선한다. 바닥의 깔개나 카펫은 바닥에서 제거하고 가구는 장애물을 줄이기 위해 벽에 가깝게 배치해야 한다. 의자에서 일어날 때 미는 힘을 작용할 수 있도록 팔걸이가 있는 의자를 제공해야 한다. 집안에 욕조와 화장실에 안전손잡이 설치와 변기의 좌석높이를 올려야 한다. 이 시기에는 피로를 감소시키기 위하여 하루 동안 자주 휴식을 취할 수 있게 습관을 들여야 한다.

PD 환자의 직업에 대한 평가는 병의 초기단계에 직업의 안전성과 업무의 단순화를 고려하여 실시한다. 변형된 작업도구의 적용, 작업시간의 단축, 작업위치의 인간공학적 평가를 적용한다.

② 중기

질병이 진행될수록 운동기술은 더욱 악화될 것이며, 특히 연속적인 동작을 수행하는데 어려움이 발생하여 자조활동과 가사활동 시에 더욱 어려움을 호소하게 된다. 작업치료사는 자조활동과 가사활동의 능력을 향상시키기 위하여 시각적인 신호, 언어적 지시, 반복동작 등을 이용한다.

PD의 중기에 환자는 삼킴장애와 침 흘리는 등의 구강운동조절능력이 감소할 수 있으며, 이러한 현상은 사회적인 역할의 참여를 제한한다. 작업치료사는 구강운동 훈련과 적절한 음식의 선택과 식사능력에 알맞은 음식의 점도를 변경하여 먹기능력을 향상시킨다.

그룹 작업치료는 PD 환자의 불안정한 자세를 줄여주고 삶의 질에 대한 인식을 향상시키는데 효과적이다. 또한 지역사회 활동을 용이롭게 할 수 있는 이동서비스 등의 접근성에 대한 고려가 필요하며, 사회적 역할을 지지할 수 있는 지역사회 프로그램을 고려해 주어야 한다. PD 환자의 지역사회 이동서비스의 이용은 가족들의 의존도를 줄여줄 수 있는 효과가 있다.

③ 말기

말기는 질병의 과정이 다양하게 나타나거나 고정되는 시기이다. PD의 말기에서는 움직임장애와 경축으로 인해 척추측만증과 후만증, 사지의 구축과 같은 신체기능의 장애가 나타난다. 또한 경축과 운동완만증은 매우 심하여 움직이거나 이동하는 것이 어렵고, 옷 입기와 몸단장과 같은 자기관리수행이 어려워진다. 폐기능 저하와 삼킴장애가 발생하며 이로 인하여 피로가 증가하며 영양결핍까지 발생하기도 한다. 또한 일상생활활동 수행능력의 감소 때문에 우울증이 발생할 수 있으며, 우울증은 삶의 질의 저하를 초래한다. 따라서 말기단계에서는 욕창이 발생하지 않도록 피부관리와 폐렴에 걸리지 않도록 호흡운동과 충분한 영양공급을 해주어야 한다.

말기에서는 접근의 용이성과 조절의 편리성을 위해 가옥구조를 훨씬 더 많이 수정해야 한다. 스위치로 작동되는 TV나 라디오와 밤에 불을 밝히는 것 같은 환경조절장치의 이용은 환자의 일상생활에 도움을 줄 수 있으나, 목소리를 활성화시키는 환경조절장치는 목소리의 크기와 서투른 발음조절로 인하여 유용하지 못 할 수 있다. 환자의 환경조절능력은 PD의 마지막 단계 동안 상실된 기능을 보충할 수 있다.

[표 5-7] 질병단계에 따른 파킨슨병 치료의 개요

단계	특성	신체치료	정신치료
초기	완전한 기능적 독립 편측성 떨림, 경축	예방적 운동프로그램	교육 정보
중간초기	양측성 운동완만증, 경축 경한 언어장애, 뻣뻣함 구부정한 자세, 보행장애 시작	교정운동프로그램	상담, 환우모임 경한 우울증
중간후기	모든 증상이 악화되지만 일상생활 동작은 독립적 약간의 보조필요 균형장애	교정과 보상운동 언어치료 작업치료	보호자 교육(약물, 이동성), 경한 치매
말기	심한 장애와 손상 의존적 일상생활활동	보상요법, 식이요법, 피부간호, 위생, 폐기능	치매 우울증

(2) 일상생활활동에 대한 작업치료적 접근

① 식사하기

식사시 산만함을 줄이고 식습관과 식사 보조도구를 적용하여 훈련한다. 식사 동안 안 떨리는 손을 사용하도록 하며, 음식은 미리 먹기 좋은 크기로 잘라달라고 하고 음료는 빨대를 사용하여 섭취하며, 충분한 시간을 가지고 섭취하게 한다.

② 개인위생

전동칫솔을 사용하여 양치질을 하도록 교육하고, 면도는 전기면도기를 사용하고, 뚜껑이 쉽게 열리는 샴푸나 치약을 사용한다.

③ 목욕

목욕탕과 욕조 바닥에 미끄럽지 않은 고무 깔개를 깔고, 샤워 시에는 목욕용 의자에 앉아서 한다. 비누에 끈을 매어서 쉽게 집을 수 있게 한다.

④ 옷 입기

PD 환자는 옷을 입거나 벗는 시간이 많이 소요되더라도 서두르지 말고 충분한 시간을 가지고 한다. 옷은 되도록이면 헐렁하고 가벼운 옷을 선택하고, 옷을 입거나 벗을 때에는 먼저 뻣뻣한 부분부터 시작한다. 만약 환자가 균형을 잡기 힘든 경우에는 침대 모서리나 의자에 앉아서 입는다. 허리에 고무줄이나 탄력밴드를 사용한 옷이 좋으며, 단추나 지퍼가 달린 옷은 피한다. 신발을 신을 때에는 긴 구두주걱을 사용한다.

⑤ 글씨쓰기 및 의사소통

레보도파 복용 직후 글씨쓰기를 하도록 하며, 이 때 펜은 손잡이가 두꺼운 펜을 사용한다. 만약 글씨 쓰는 것이 어렵다면 컴퓨터와 녹음기를 사용한다. 단축키를 포함한 큰 자판 전화기, 리모콘으로 조절하는 전등이나 TV 등의 조절시스템을 사용한다. 발성 및 얼굴표정과 움직임을 유지하기 위한 운동 프로그램 제공한다.

⑥ 앉았다가 일어나기

의자는 팔걸이가 있는 의자를 선택한다. 환자가 의자에 앉았다가 일어날 때 어려움을 느끼는 경우에는 일단 의자 앞 모서리에 걸터앉아 다리를 약 20cm 정도로 벌리고 약간 앞뒤로 교차한다. 몸을 앞뒤로 흔드는 동작의 모멘트를 이용해 팔로 의자를 밀면서 일어난다. 화장실의 변기높이를 높이며, 안전바를 이용하는 것이 도움이 된다.

⑦ 걷기 및 동결보행

머리와 몸통을 앞으로 구부린 상태로 발을 끌면서 종종걸음으로 걷거나 동결현상이 나타날 때 시각이나 청각적 자극을 이용하여 극복할 수 있는데 예로 행진곡과 같은 음악의 리듬에 맞추어 한 발짝씩 움직이게 한다. 무릎과 엉덩이, 몸을 펴고 천천히 좌 · 우로 몸을 흔드는 리드미컬한 움직임을 유지한다. 동결현상을 발생시키는 카펫이나 깔개를 제거하고 좁은 공간이나 통로에 가구를 치우고 밝은 전등을 설치하는 등의 환경을 개선한다.

⑧ 수면장애

가능한 한 제시간에 자고 제시간에 일어나도록 규칙적인 생활을 하도록 하며, 낮에 충분히 햇빛을 쬐는 운동을 하며, 자기 전에 소변을 보고, 심한 저녁운동은 삼가한다.

4 헌팅톤병(Huntington's disease)

1) 개 요

헌팅톤병(Huntington's disease : HD)은 치명적인 퇴행성 신경계 장애로서 1860년 노르웨이 의사 요한 크리스티안 룬트(Johan Christian Lund)에 의해 처음으로 보고되었으며, 후에 1872년 미국인 의사 조지 헌팅톤(George Huntington)에 의해 자세히 소개되어 그의 이름을 붙여 헌팅톤병 또는 헌팅톤 무도병(Huntingtons chorea)으로 명명하였다. Chorea(무도병)의 원뜻은 춤을 의미하는 그리스어에서 유래된 것으로 몸의 움직임이 유연하지 못하고 불수의적이고, 불규칙하며 빠르게 일어나는 반사적 운동형태가 나타나 마치 춤을 추는 것같이 보인다고 하여 불리게 되었다. 뇌의 줄무늬체(선조체, striatum)에 있는 뉴런이라 불리는 신경세포가 퇴화되고 마침내 사멸되는 것으로써, 줄무늬체는 몸의 움직임을 제한하는 운동신경 조절에서 중요한 역할을 하는데, 이 곳 신경세포의 손상으로 동작 억제기능이 소실되고, 몸의 움직임을 조절하지 못하게 된다. 또한 꼬리핵(caudate) 손상이 나타나는데, 꼬리핵은 대뇌겉질과 관련이 있어서 인지능력과 기억능력의 점진적인 감퇴, 감정기능에 영향을 주게 된다. 이러한 신경세포 변성의 기전은 명확히 알려져 있지 않다.

HD는 근육간의 조정능력 상실과 인지능력 저하 및 정신적인 문제가 동반되며 치매를 유발하기도 한다. 이 병은 보통 손, 발, 얼굴, 몸통이 조절되지 않고, 갑자기 움직이는 듯한 불규칙적인 움직임(무도병)과 무의식적으로 몸을 비트는 듯한 비교적 느린 움직임(무정위운동: athetosis)이 나타난다. 병이 진행함에 따라서 인지능력과 기억능력의 점진적인 감퇴가 나타나고 이로 인해 지남력 장애와 혼동, 인격의 붕괴, 기억력 감퇴, 동요(흥분), 안절부절못함 등이 비정상적인 심리증상 및 행동증상 들이 나타난다.

HD는 백인에서 발병률이 높으며, 미국에서 10,000명 중 1명에서, 서유럽에서는 100,000명당 3~7명, 아프리카와 아시아인에서는 1,000,000명당 1명꼴로 발병한다. 우리나라는 지금까지 이 질환에 대한 정확한 역학조사 자료는 없다. 이 병은 남성과 여성에서 동일하게 나타나고, 30~40대의 중년에서 발생하나 20세 이전 또는 50대 이후에도 발병하며, 발병 후 서서히 진행하여 발병된 후 15~20년 내 신체적, 정신적으로 심각한 무능력상태를 보이게 되며 결국 폐렴과 같은 합병증으로 사망에 이르게 된다.

(1) 발병원인

HD는 4번 염색체 유전자의 돌연변이에 의해 발병하며 보통염색체 우성의 유전되는 질환이다. 부모에 HD가 있는 경우 성별에 상관없이 자녀가 HD에 걸릴 확률이 50%이다. HD의 특정 증상은 뇌의 특정 영역의 변성과 관련이 있다.

2) 증 상

(1) 초기

초기에 신체기능, 인지기능, 감정 및 행동의 변화를 보인다. 초기에 보이는 신체기능의 변화는 갑작스럽고 불수의적이고 불규칙적인 움직임인 무도병으로 손에 한정되어 나타난다. 이런 불규칙적인 움직임은 스트레스 상태에서 악화되며 수의적 운동 활동 동안 감소된다. 무도병은 환자가 잠자는 동안에는 나타나지 않는다. 쉽게 알아볼 수 있는 무도병과는 달리 인지 및 행동의 변화는 증상의 정도와 시작, 진행은 개인마다 유의하게 다르다. 인지의 변화는 꼬리핵의 퇴화와 관련이 있으며 환자는 잘 잊고 집중의 어려움을 보인다.

(2) 중기

질병이 진행되면서 무도병은 더욱 심해져 얼굴을 포함한 전신에 나타난다. 보행장애가 관찰되며, 균형도 나빠진다. HD 환자는 양발을 넓게 벌린 걸음패턴을 보이며 고르지 않은 길을 걷는데 힘들어 한다. 이 갈짓자걸음은 알코올 중독으로 잘못 오해되기도 한다. 환자는 수의적 움직임에 점차 어려워져서 수의적 운동과제의 수행은 느려지고(운동완만증) 움직임의 시작도 어려워진다(운동불능). 글씨쓰기는 초기에는 할 수 있더라도 병이 진행됨에 따라 어려워지고 글씨 크기는 커지고 형태가 일그러진다. 이 단계에서 단속적 안구움직임과 시각추적이 느려진다. 조음장애가 나타나 의사소통에 어려움을 갖게 된다. 또한 삼킴장애가 나타나며, 먹는 동안에 씹기와 숨쉬기에서 협응동작의 어려움으로 질식을 보일 수 있다.

인지 및 감정의 변화도 병이 진행되면서 악화되어 중기 동안 기억과 의사결정, 암산, 순서적 과제수행의 어려움이 명백해진다. 환자는 집이나 회사의 익숙한 업무는 수행할 수 있지만 환경이 바뀌거나 익숙하지 않은 추가적인 업무는 수행하는데 어려움을 보이며, 더 이상의 인지능력의 악화로 직장을 잃게 될 수 있다. 인지문제는 시간이 경과하면서 궁극적으로 치매로 이끈다. 언어의 이해력은 병의 마지막 단계까지 남아있으며, 이해력의 어려움보다는 조음장애로 문제가 된다.

병이 진행되면서 우울증은 악화되며 자살도 흔히 나타난다. HD 환자들은 우울증, 감정 불안정 변화, 격발 행동과 같은 다양한 정신적 문제를 보인다.

(3) 말기

말기에 무도병은 감소될 수 있는데, 가끔 과긴장이 무도병을 대신하며, 수의적 움직임이 현저하게 감소할 수 있다. 중증 눈 움직임의 장애가 말기에 나타난다. 이 단계에서 환자는 장기요양시설에 입원하거나 타인의 보호가 필요하다. 환자는 도움 없이는 말하고 걷거나 BADL을 수행할 수 없다. 환자는 삼킴장애로 인해 음식을 삼키기 어려워지며 흡인성 폐렴이 나타날 수 있다.

3) 의학적 관리

(1) 의학적 진단

환자의 증상에 대한 평가, 환자의 가족력, 특정 검사를 통해 진단된다. CT나 MRI도 진단에 도움이 된다. 가장 특징적인 병리학적 소견은 기저핵에 있는 줄무늬체의 퇴화와 위축으로 주요 증상도 줄무늬체의 이상이 원인이 되어 나타난다. 가족력 또한 질환의 진단에 있어서 중요한 역할을 한다. CT와 MRI를 이용하여 꼬리핵의 퇴화와 위축을 관찰할 수 있으며, 헌팅틴 유전자의 CAG 삼핵산반복서열의 증폭을 검사하는 것도 진단에 도움이 된다. HD가 확진되면 질병의 경과를 파악하기 위하여 주기적인 평가가 필요하다.

(2) 의학적 치료

HD의 진행을 막는 치료는 현재까지는 없다. 따라서 약물을 이용하여 증상을 완화시키고 합병증을 조절하는 치료에 국한되어 있다. 물리적, 심리적 치료와 대화요법과 같은 대중요법도 효과가 있는 것으로 알려져 있다. 무도병이 심한 경우 각 증상에 대한 약물치료로 할로페리돌(haloperidol)이나 테트라베나진(tetrabenazine)과 같은 약물이 도움이 되며, 우울증과 불안장애에 대해서는 적절한 상담과 항우울제, 항불안제인 벤조다이아제핀(benzodiazepine)계의 약물이 도움이 된다. HD에 쓰이는 많은 약물들은 피로, 불안, 이상 흥분과 같은 부작용을 동반하므로 최소한의 약만 사용한다.

4) 작업치료 평가

작업치료 분야에서는 환자의 직장생활과 기능적 활동 평가에 중점을 둔다. HD의 경우 가정을 이루고 직장생활을 영위하고 있는 성년기에 초기증상이 발생하는 경우가 많으므로 직업과 관련된 평가와 가정 내 역할 및 심리적 고충에 대한 평가가 필수적이다. 직업활동과 관련된 평가에서는 직무의 제한점을 찾아내고 작업환경을 조사하여 직무조정의 가능성과 작업환경개선의 자료로 이용한다. 또한 가족면담을 통해 환자의 역할과 가족들의 기대, 환자의 흥미를 조사한다. 작업치료사는 환자와 가족과의 면담을 통하여 기능적 일상생활 능력과 문제해결력, 운동수행, 근력, 개인의 흥미와 가치관, 환자의 주변환경과 작업영역 등을 평가하고 이에 대한 중재를 계획하여야 한다. 또한 환자의 활동제한을 유발하는 가옥구조 등에 대하여 평가한다.

(1) 신체적 기능 상태

HD의 주 증상인 무도병과 떨림, 강직으로 인한 운동기능의 장애에 대한 정확한 평가가 이루어져야 한다. 또한 불수의적인 과도한 운동으로 인하여 환자는 피로를 호소하게 되므로 이에 대한 평가와 균형능력, 자세조절력, 미세운동에 대한 평가를 실시한다.

① 기능적인 관절가동범위(ROM)

② 근력(MMT)

③ 지구력(피로평가) : Multidimensional Fatigue Inventory

④ 상지 기능평가 : eye-hand coordination, dexterity, manipulation

⑤ 균형과 자세조절(balance & posture control) 평가

⑥ 근긴장도 평가

(2) 눈운동 평가

시각은 외부환경으로부터 정보를 수집하며, 일상생활을 수행하는데 필요한 중요요소이다. HD의 마지막단계에서 환자는 눈의 움직이 느려지고 자극에 대해 반응시간이 길어지며 시각적 추적이 감소한다. 이로 인하여 작업수행에 대한 시간이 느려지게 된다. 작업치료사는 환자의 눈 운동조절능력과 시각집중과 훑어보기(visual scanning), 홱보기(saccade movement)에 대한 평가를 실시한다.

(3) 호흡 및 삼킴 기능평가

HD 환자는 불규칙한 호흡으로 인하여 음식을 먹는 동안에 씹기와 숨쉬기의 협응 동작에 어려움이 발생하여 삼킴장애를 호소하게 된다. 이것은 흡인성 폐렴과 영양실조를 초래할 수 있으며 사망원인이 되기도 한다. 작업치료사는 환자의 호흡기능을 평가하고 구강상태 및 삼킴기능을 평가하여 환자의 상태에 알맞은 음식으로 식이조절을 해야 한다.

① 호흡기능평가

② 삼킴장애 평가 : 비디오투시 삼킴검사, 임상 삼킴검사

(4) 인지 · 지각 기능평가

인지 · 지각 기능의 장애는 작업수행능력의 저하를 초래하는 주된 원인이기 때문에 이에 대한 자세한 평가가 이루어져야 한다. 심각한 지각기능의 손상은 집중력, 기억력, 실행능력과 같은 인지적 문제와 관련이 있으며, 일상생활의 장애를 초래한다. 인지 · 지각 기능의 평가는 표준화된 평가도구와 환자의 행동관찰, 면담을 통해 이루어진다. 소음이나 직접조명 등의 주위환경과 환자의 감정상태, 통증, 피로 등은 인지 · 지각 기능에 영향을 미치므로 평가시 고려하여야 한다.

① Lowenstein Occupational Therapy Cognitive Assessment(LOTCA)

② Mini-mental State Examination(MMSE-K)

③ Rivermead Behavioral Memory Test(RBMT)

④ Free-Motor Visual Perception Test(MVPT)

(5) 일상생활 수행평가

신체기능의 약화 및 피로 등으로 인하여 환자는 일상생활활동이 점차 의존적으로 변화되어진다. 작업치료사는 상의하달식 접근방식을 통하여 현재 환자가 수행할 수 있는 BADL과 IADL, 사회적 역할과 여가생활 등을 평가한다.

5) 작업치료 중재

HD는 진행성-퇴행성 질환이므로 각 진행단계에 따라 변화하는 잔존기능을 유지하고 이차적 합병증을 예방하고 환경적 지지와 보조기의 적용, 활동요건을 변화시켜주는 보상적 접근이 중요하다.

(1) 초기

환자가 처음 증상을 느끼고 의료기관을 찾는 시기가 대부분 성인기이므로 가정을 구성하고 한 사회의 직업인으로서 생활하고 있을 가능성이 높다. 따라서 사회적 역할을 유지하며 직무를 수행하고 사회활동에 참여를 유지할 수 있도록 작업환경과 직무요건을 변화시켜 주어야 한다. 따라서, HD의 초기단계에서 작업치료는 직업유지와 심리적 안정, 사회참여, 운동조절장애에 초점을 맞춘다. 작업치료사는 환자의 기억력과 집중력에 대한 정확한 정보를 파악하고 있어야 한다. 매일 체크리스트를 기록하여 매일의 일상을 검토하는 방법과 환자의 작업수행에 대한 작업분석은 환자의 기능감소상태를 파악하는데 효과적이며, 환자가 직장과 가정에서의 역할을 유지할 수 있도록 도와준다. 또한 환자가 직업을 계속적으로 유지할 수 있도록 작업치료사는 작업현장을 평가하여 변경 · 수정해 주어야 할 것을 파악한다. 진동시계와 부엌의 알람시계의 사용, 조용한 작업환경과 외부적 자극을 줄여주는 것과 같은 환경개선은 환자의 기억력과 집중력에 도움을 준다.

또한 치료사는 환자가 질환에 대해 인식하게 되면서 느끼게 되는 심리적 불안감과 우울, 조급함에 주시해야 한다. HD는 유전성질환이기 때문에 환자는 자녀들과 배우자에게 죄책감과 결혼생활과 양육, 가정불화에 대한 불안감을 느끼게 된다. 따라서 심리적 불안을 해소할 수 있는 상담과 가족치료 활동이 함께 시행되어야 한다. 이미 태어난 자녀가 있는 경우, 증상이 나타나기 전에 유전자 검사를 통해 병의 유전여부를 확진할 수 있으므로 검사를 실시하도록 하며, 출산 전인 경우에는 체외수정을 통해 정상아를 출산할 수 있음을 인지시킨다.

초기단계에서의 운동장애는 손에서 나타나는 무도병으로 인해 미세운동기능의 감소가 나타난다. 무도병으로 인한 일상생활의 어려움을 감소시키기 위해서 여러 안전보조도구에 대한 조치가 필요하다. 예로 옷의 여밈이나 신발 끈 등은 조작이 쉬운 것이나 벨크로 형태로 바꿔주며, 식사 시에는 젓가락 대신 포크와 깨어지지 않는 그릇을 이용하고 식탁에 미끄럼 방지 매트를 깔도록 한다. 또한 균형장애로 인한 넘어짐을 방지하기 위하여 안전바를 설치하고, 욕조에 샤워의자를 비치하고 욕실 미끄럼 방지용 매트와 스티커를 붙인다. 또한 등받이가 높고 팔걸이가 있는 의자를 준비하고, 화장실에는 안전바를 설치하며, 집안의 가구배치를 조정하여 넓은 보행로를 확보하며, 걸려서 넘어질 수 있는 전선 등을 제거한다. 또한 유연성과 지구력을 유지하기 위해 일상생활과 관련된 가정 운동프로그램을 계획하여 교육한다. 움직임의 장애가 심해지면 환자는 운전을 계속할 수 없을 것이기 때문에 지역사회에서의 대체 이동수단을 마련해 주어야 한다.

(2) 중기

중기단계에서는 인지능력의 손상이 두드러져서 직업을 계속 유지할 수 없는 경우가 많다. 따라서 이 단계에서는 심리적 공허감을 감소시키기 위해 환자를 목적있는 활동에 참여하게 하는 것에 초점을 두어야 한다. 목적지향적이며, 의미있는 수공예 활동, 또는 레저활동에 참여시킴으로써 심리적 공허감을 감소시키고, 신체적 운동성을 유지시키도록 한다. 의사결정능력과 계산능력은 더욱 악화되기 때문에 가족이 환자의 재정 문제를 처리할 수 있도록 돕는다. 이 시기에는 환자에게 쉬운 단어를 이용한 간단한 언어지시를 사용하거나 시각적 단서를 이용한 방법을 이용하여 자조활동과 단순한 가사활동을 수행하도록 함으로써 환자에게 용기를 주어야 한다. 이 시기에는 균형에 많은 문제가 발생하므로 옷입기, 양치질하기, 면도하기, 머리 빗기 등의 일상생활활동은 가능한 한 앉아서 하는 것이 좋다. 보행보조도구가 필요한 경우 손잡이를 변형시킨 바퀴가 달린 워커를 사용하도록 하는 것이 좋다. 만약 환자가 휠체어를 사용한다면 무도병으로 인한 상해를 입지 않도록 팔걸이를 부드러운 천 등으로 감싸주고, 등받이와 휠체어는 튼튼한 것을 선택하도록 한다. 이때의 휠체어는 팔로 미는 것보다는 발로 휠체어를 밀 수 있도록 한다.

일상생활 동안에는 피로를 방지하기 위하여 자주 휴식을 취하도록 하며, 에너지 소모를 최소화할 수 있는 보조도구와 일상용품을 사용하게 한다. 옷은 잠금장치가 없는 옷이 좋고, 신발은 굽이 없는 것이 좋다. 그 밖에 일상생활 보조도구로 샤워장갑, 전기면도기, 털제거제, 뚜껑 덮힌 컵, 미끄럼방지 매트 등의 사용을 고려한다. 또한 침대는 자세불안정성을 고려하여 난간(side rail)을 설치하는 것이 좋다. 이 때 침대난간에 패드를 씌워주거나 쿠션을 사용하여 이차적인 상해를 방지한다.

이 시기에는 자살충동이 강하므로 작업치료 중재계획은 목적있는 활동에 참여하되 특히 여가활동에 초점을 맞춘다. 작업치료 활동시 날카로운 도구의 사용을 피하며, 불수의적인 움직임으로 인해 상해를 입을 수 있는 환경들을 제거하고 도구사용이 편리하도록 손잡이의 형태를 바꿔준다. 수공예활동은 최소한의 도움으로 성취감을 느낄 수 있는 활동으로 계획한다.

HD 환자는 무도병과 관련된 과도한 움직임으로 인해 하루 5,000칼로리를 섭취해야 한다. 칼로리는 높고 양은 비교적 적은 음식을 하루에 5번 정도 주어야 한다. 때때로 환자들은 식용이 없거나 배고픔을 느끼지 않거나 아플 때 먹지 않으려 하는데 이것은 곧 바로 체중감소와 연관된다는 것을 주지시킨다.

또한 이 시기에는 불안정한 자세와 협응력의 손상으로 인해 삼킴장애가 발생하므로 작업치료사는 식사시의 적절한 자세를 교육하고 흡인을 방지하기 위해 음식의 점도를 조절하며 구강운동을 실시 · 교육한다. 식사 동안 몸통이 잘 지지되어야 하고, 다리는 안정되게 하고 팔은 식탁위에 놓는다. 삼킴장애의 문제점은 자세, 구강훈련 그리고 음식의 종류를 바꿈으로써 해결될 수 있다. 음식을 미리 작은 조각으로 자르거나 퓌레 음식을 먹는 것은 삼키기 쉽게 하고 목메임(choking)을 방지하며, 마시는 것을 좋게 하기 위해 구부릴 수 있는 빨대를 사용하도록 한다.

(3) 말기

말기에는 거의 대부분의 일상생활이 타인에게 의존하게 되며, 무도병의 움직임 대신 경축이 증가한다. 따라서 이 단계에서는 구축을 방지하기 위하여 바른 자세를 유지하도록 하고, 보조기를 적용해 준다. 또한 흡인의 위험이 있으므로 입으로 먹는 것은 훈련된 보호자에 의해 시행되어야 하며, 대체방법으로 식사용 관을 이용하여 영양을 공급할 수 있다. 이 시기에는 인지기능이 악화된다 하더라도 조음장애와 언어표현의 손실로 인해 기능저하수준을 평가하기가 어렵다. 작업치료사는 환자에게 TV 채널을 변경할 수 있는 스위치나 터치 패드를 이용하는 등의 환경조절 도구를 적용한다. 말기단계에서는 눈 움직임의 심한 장애가 나타나며, 장기보호시설에 입원하거나 타인의 보호가 필요하다. 이 시기에는 장기간 병원시설에 있는 환자의 1/3은 성격이 난폭해지는 경향이 있으나, 이러한 증상은 일상생활 스케줄을 조직화하여 관리함으로써 감소시킬 수 있다.

5 다발성경화증(multiple sclerosis)

1) 개 요

다발성경화증(multiple sclerosis: MS)은 중추신경계의 말이집(수초, myelin sheath)을 손상시키는 진행성 질환이다. MS는 중추신경계의 신경축삭을 둘러싸고 있는 말이집의 손상으로 인하여 뇌와 다른 뇌 또는 척수로 신경전달을 방해하게 된다. 흔히 한쪽 시각신경염이 초기 증상으로 발생하고 재발도 잘되며 질환이 경과되면서 동반되는 증상은 피로, 약화, 인지장애, 감각장애, 경직, 통증, 삼킴장애 등 어떤 중추신경계가 영향을 받았느냐에 따라 다양하게 나타난다. MS는 악화기와 완화기가 반복되는데 질병의 유형에 따라 예후가 다양하다. 일부 환자에서는 심한 장애를 갖게 되지만 대부분의 환자는 활동적이고 생산적인 삶을 계속 유지하게 된다.

발병은 주로 20~40세에서 발생하며, 여자가 남자보다 2배 정도 많이 발병하는 것으로 알려져 있다. 이 질환은 동양인이나 흑인에 비해 유럽계 백인(코카서스)에서 빈번하게 발생한다. 지역적으로 보면 북미나 유럽 등지에서 발병률이 인구 10만 명당 100~200명 꼴로 호발하며, 특히 온대성기후(위도 45~60도)에서 가장 높은 발병률을 보이고 냉대나 열대성기후(적도 부근)에서는 발병률이 낮아지는 양상을 보인다.

(1) 발병원인

MS의 정확한 원인은 알려져 있지 않지만 환경적 요소, 유전적 요인, 자가면역, 바이러스 감염 등으로 인해 수초에 이상이 생기는 것으로 추정된다. 가장 최근의 이론은 환경적 요소가 유전적 감수성이 있는 환자에서 자가 면역반응을 유발한다는 것이다.

(2) 다발성경화증의 과정

MS의 과정은 크게 악화기와 완화기로 나뉜다. MS의 과정은 악화기와 완화기의 유형에 따라 전형적으로 재발-완화형, 이차 진행형, 원발성 진행형, 진행성 재발형 4개의 형태로 분류된다(표 5-8).

[표 5-8] 다발성경화증의 분류

분 류	증 상
재발-완화형 다발성경화증 (relapsing remitting MS)	• 증상이 악화되고 완화되는 현상이 반복적으로 나타남 • 재발기와 완화기는 뚜렷하게 구분됨 • 완화기에 완전 또는 부분적으로 회복됨 • MS 환자 중 70~75%가 해당
이차 진행형 다발성경화증 (secondary-progressive MS)	• 처음에 재발완화형으로 시작하여 이차 진행형으로 진행, 10년 내 50%가, 25년 내에 90%가 이차진행형 MS로 진행 • 질병이 진행됨에 따라 신경기능이 점차적으로 상실됨
원발성 진행형 다발성경화증 (primary progressive MS)	• 발병 후 완화 없이 지속적으로 느리게 진행 • 진행속도의 차이는 있으나 시간이 흐르면서 점차 기능이 소실 • MS 환자 중 15%에서 나타남
진행성 재발형 다발성경화증 (progressive-relapsing MS)	• 증상이 지속적으로 진행 • 재발기와 완화기가 뚜렷하지 않음 • 질병의 진행이 재발기와 재발기 사이의 기간에도 지속됨 • MS 환자 중 6~10%에서 나타남

2) 증 상

MS는 어떤 중추신경계가 손상되거나 침범되었는가에 따라 다양한 증상을 보인다(표 5-9). MS와 연관된 증상들은 약화, 피로, 경직, 균형상실, 실조성 보행, 감각변화, 시각기능 변화, 인지장애, 조음장애, 우울증, 삼킴장애, 배뇨 및 배변장애, 어지러움, 통증 등이다.

[표 5-9] 다발성경화증의 병소부위와 관련 증상

병소부위	증 상
대뇌피질	마비, 인지장애, 우울증
시신경	한쪽 또는 양쪽 시각장애/상실
뇌줄기	복시, 눈떨림(안구진탕, nystagmus), 어지러움, 삼킴장애
소뇌	보행 및 균형 장애(운동실조), 의도떨림, 어지러움
척수	감각 및 운동장애
자율신경계	배뇨장애, 배변장애, 성기능장애

초기증상은 시각장애(복시나 한쪽 눈의 시력상실), 감각장애, 약화, 피로, 인지장애, 감정불안 등이 나타나며 체온 상승과 함께 증상이 악화되며 통증을 보일 수 있다. 이런 증상은 일시적으로 이완될 수 있다.

질병이 진행되면서 증상이 더욱 심해진다. 환자는 상지와 하지의 다양한 정도의 마비, 조음장애, 삼킴장애, 운동실조, 경직, 심한 시각장애, 눈떨림, 배뇨 및 배변장애, 인지손상을 보이며, 우울증도 나타날 수 있다. 흔하지 않게 치매도 나타난다.

(1) 피로

피로는 가장 일반적인 증상으로 MS 환자의 약 60~80%에서 나타난다. MS 환자는 피로할 때 증상이 더욱 악화되는 경향이 있다. 피로는 과도한 육체적인 활동 이나 근약화로 인한 것 뿐 아니라 체온상승에 의해서도 발생한다. 피로는 오후에 악화되는데 이것은 심부체온의 상승과 관련이 있는 것으로 보인다.

MS에서 나타나는 피로의 유형과 원인은 다양하다(표 5-10). 작업치료 중재는 이런 피로의 유형과 원인에 대한 이해를 바탕으로 수행할 수 있다.

[표 5-10] 다발성경화증에서 나타나는 피로의 유형

- 다발성경화증 피로 : 다발성경화증의 과정으로 인하여 야기된 피로. 정확한 원인은 모름
- 수면부족으로 인한 피로 : 수면장애는 근경련, 우울증, 배뇨장애와 관련됨
- 우울증으로 인한 피로
- 불충분한 신경전도성과 관련된 신경섬유나 운동단위의 피로
- 약화나 경직과 같은 문제로 인하여 발생하는 피로
- 약물부작용이나 감염으로 인하여 발생하는 피로

(2) 운동장애

근약화가 신체 모든 부분에서 일어날 수 있다. 가장 일반적으로 나타나는 증상으로는 발목의 발등굽힘근의 약화로 울퉁불퉁한 표면에서 걸을 때 발이 걸리거나 넘어진다. 균형감각의 소실로 넘어지거나 어지러움을 호소할 수도 있다.

(3) 떨림과 운동실조

MS 환자는 사지뿐 아니라 머리와 몸통에서 활동떨림(intention tremor)이 나타날 수 있다. 이것은 손이 목표에 근접했을 때나 정밀한 동작을 할 때 더 심해진다. 운동실조는 동작이 서투르고 동작간의 협조가 안 되는 증상으로 물건을 잡으려고 할 때 떨리거나 운동거리를 조절하지 못하여 헛잡는 증상을 나타낸다.

(4) 경직

경직은 MS 환자의 장애를 유발하는 가장 흔한 원인으로서, 상지보다는 하지에서 강하게 나타난다.

(5) 감각장애

감각장애는 손상된 부위에 따라 다양한 증상과 정도로 나타난다. 감각을 느끼지 못하거나 이상감각(paresthesia) 증상을 호소한다.

(6) 통증

통증은 MS 환자의 40~60%에서 나타난다. 통증의 원인은 신경학적 손상에 의한 원발성 통증인 경우도 있지만 부적절한 자세, 경직으로 인한 이차적인 원인으로 발생하기도 한다. 머

리를 갑자지 앞으로 숙일 때 등에서 다리로 내려가는 전기를 맞은듯한 충격(레르미테 증상; Lhermitte syndrome)이 발생하기도 한다. 신경학적 손상으로 인한 통증은 약물에 의해, 나쁜 자세나 경직으로 인한 통증은 치료에 의해 완화될 수 있다.

(7) 인지장애

MS 환자의 65% 이상에서 인지장애가 나타나며, 그 정도는 매우 다양하다. 인지장애는 신체기능장애의 정도와는 관련성이 없다. 유형별로 보면 MS 환자의 인지기능의 장애는 주로 진행형에서 좀 더 많이 나타나며, 이 환자에서 보이는 인지기능장애의 전형적인 특징은 주의력과 정보처리속도, 기억력 및 집행기능의 감소 그리고 사고 유연성의 감소이며, 드물지만 시공간능력의 감소도 나타난다.

인지장애는 낮 동안에 변화하며 오후에 또는 지속적인 정신집중을 요구하는 과제일수록 증가한다. 인지장애는 통찰력 감소와 유연하지 못한 사고와 같은 실행기능 문제들이 인격변화로 오해될 수 있으므로 주의가 요구된다.

MS의 인지장애는 신체적 장애 정도와도 무관하다고 알려져 있으며, 관심을 갖고 인지기능에 대한 검사를 시행하지 않으면 발견하기 힘들다. 따라서 간이정신상태검사(Mini-Mental State Exam: MMSE)와 같은 판별검사는 문제들을 발견하지 못하며, Minimal Assessment of Cognitive Function in Multiple Sclerosis(MACFIMS)와 같은 신경심리학적 검사를 수행하는 것이 필요하다.

(8) 삼킴장애

MS 환자 중 50%가 삼킴장애가 나타난다. 삼킴장애의 위험인자는 질병의 중등도와 대뇌와 뇌줄기의 손상에 의한 것으로 구강구조와 목 근육의 약화, 인두기의 삼킴 지연과 인두의 수축약화로 인해 주로 발생한다. 작업치료사는 사래, 질식, 삼킴장애에 대해 선별검사를 실시하여야 한다.

(9) 시각장애

MS의 초기에 복시(diplopia)나 한쪽 눈의 시력상실 등이 나타날 수 있다. 중기에는 눈의 급속한 불수의적인 수축인 눈 떨림(안구진탕)이 나타난다.

3) 의학적 관리

(1) 의학적 진단

MS의 진단을 위해서는 병력 청취 및 신경학적 검진을 바탕으로 자기공명영상(MRI), 뇌척수액검사, 유발전위 검사, 감별 진단을 위한 혈액검사 등이 필요하다. 진단기준으로는 2001년도 국제 패널에 제시된 McDonald 기준이 사용되고 있다. 먼저 병력 청취 및 신경학적 검진을 통해 객관적인 신경계 증상이 24시간 이상 지속될 때 발병한 것으로 간주하고, 신경학적 진찰상 국소적 병변을 시사하는 신경계 징후를 확인할 경우 임상적인 병변의 증거로 간주한다. 이런 임상적 증거가 한 달 이상의 간격을 두고 두 번 이상 발생하고 두 곳 이상의 객관적인 중추신경계 병변의 증거가 있으며, 다른 진단이 배제되었다면 MS를 확정 진단한다.

(2) 의학적 치료

MS의 예방과 치료는 알려지지 않고 있지만, 여러 가지 약제를 이용하여 증상을 경감시킬 수 있다. 최근 MS에 대한 새로운 치료가 도입되었고 새로운 치료제 개발을 위한 연구가 활발히 진행되고 있다. 현재 많이 사용되는 약제로 급성기 약제와 재발 및 약화 방지 약제가 있다. 급성기 치료로 고용량 스테로이드를 사용하며, 스테로이드 치료에 반응이 없는 심한 급성 증상에는 혈장교환술(plasma exchange)을 사용하기도 한다. 재발 및 약화 방지를 위해서는 베타인터페론, 글리타이머아세테이트 등의 면역조절제가 사용된다.

MS의 재발을 줄이고 장애를 최소화하기 위해서는 조기에 이를 진단하여 적절한 치료를 빨리 시작하는 것이 중요하다.

4) 작업치료 평가

평가는 BADL, IADL, 교육, 일, 여가 및 사회참여 등 모든 수행영역에서 정보를 수집한다. 작업을 수행하는 동안 운동기술(감각운동), 처리기술(인지지각), 사회적 상호작용기술(감정 및 의사소통)과 같은 수행기술을 평가한다. 이것은 면담과 관찰에 의해 표준화 및 비표준화 검사를 모두 검사한다. 집 평가가 이루어져야 하는데, 작업치료사는 집 환경과 있을 수 있는 장애물에 관하여 환자와 보호자와 면담하여 평가한다. MS는 진행을 예측할 수 없기 때문에, 주기적인 재평가가 필요하며 다른 전문가에 의뢰가 필요할 수 있다.

MS의 다양한 장애를 평가하는 종합평가들이 있는데 대표적인 예가 Multiple Sclerosis Functional Composite(MSFC)이다. 이것은 MS 환자의 다양한 증상과 시간적 변화에 따른 증상의 변화를 평가하는 도구로 다리기능(보행), 팔과 손 기능, 인지기능의 검사로 구성되어 있다.

(1) 감각운동 영역의 평가

환자의 상지관절가동범위와 도수근력검사, 기민성 검사와 악력계의 평가는 주기적으로 평가해야 한다. 또한 지구력과 피로는 중요한 요소이기 때문에 환자 요소의 평가결과에만 의존해서는 안되며, 기능 활동 수행에 대한 관찰과 같은 더욱 정확한 피로평가를 실시하는 것이 바람직하다. MS 환자를 위한 피로검사로 Modified Fatigue Impact Scale과 Qualititative Assessment가 있다. 지구력과 피로도를 평가하기 위해 6-Minute Walk Test가 사용된다. 수면패턴의 붕괴는 피로에 영향을 미칠 수 있기 때문에, 환자의 활동패턴을 평가할 때 수면패턴도 검사한다.

(2) 인지지각 기능의 평가

환자가 인지 손상이 있는 경우 가족은 정확한 정보제공을 위해 평가에 포함되어야 한다. 자가보고서식 평가는 종종 부정확할 수 있기 때문에 실제수행의 평가가 필수적이다. 인지 및 지각기능검사는 주기적으로 검사되어야 한다. MS의 인지검사로 일반적으로 많이 사용하는 인지기능 선별검사인 MMSE인 경우 MS에서 나타나는 문제인 집행기능, 정보처리속도 등을 평가할 수 있는 항목이 없으므로 MS 환자의 인지기능저하를 평가하는 데는 부적합하다. MS 환자에서 자주 사용되는 인지검사 모음으로 Minimal Assessment of Cognitive Function in Multiple Sclerosis(MACFIMS)가 있다(표 5-11). 이것은 MS를 위한 위해 집중력과 정보처리속도를 측정하는 Paced Auditory Serial Addition Task(PASAT), Symbol Digit Modalities Test(SDMT), 시각적 기억력을 위한 California Verbal Learning Test-II(CVLT-II), Brief Visuospatial Memory Test-Reversed와 집행기능을 검사하는 검사인 Controlled Oral Word Association Test(COWAT), Delis-Kaplan Executive Function system, 시공간지각능력 평가를 위한 Judgment of Line Orientation Test 등 7가지 신경심리검사들로 구성되며, 검사시간이 90분이 소요된다. 그 외에 몬트리올 인지검사(Montreal Cognitive Assessment: MoCA)도 시공간 구성기능, 집행능력과 집중력에 대한 검사들을 포함하고 있어 MS의 인지기능장애 선별검사에 적합하다고 보고되었다

(Dagenais 등, 2013).

[표 5-11] Minimal Assessment of Cognitive Function in MS(MACFIMS)

Test	Domain	Time
Benton Judgement of Line Orientation Test	Visual/Spatial Perception	10 min
Controlled Oral Word Association Test	Generative Verbal Fluency	5 min
California Verbal Learning Test-II	Auditory/Verbal Learning and Memory	25 min
Brief Visuospatial Memory Test-Revised	Visual/Spatial Learning and Memory	10 min
Paced Auditory Serial Addition Test	Processing Speed and Working Memory	10 min
Symbol Digit Modalities Test	Processing Speed and Working Memory	5 min
Delis Kaplan Executive Function System	Executive Function	25 min

(3) 일상생활활동 평가

MS 환자의 일상생활활동을 평가하기 위한 도구로는 FIM, MBI, AMPS 등의 표준화된 평가도구로 평가할 수 있다. MS 환자의 손상정도를 측정하기 위하여 임상에서 가장 많이 사용하는 도구는 확장장애상태척도(Expanded Disability Status Scale: EDSS)이다(부록 p344). EDSS는 MS에서 발생할 수 있는 알려진 증상들을 7가지의 기능 계통(functional system, FS)으로 구분하여 등급을 측정하고 보행 및 거동 능력을 평가하여 EDSS의 단계를 측정하게 된다. 또한 MS 환자의 이동성 문제를 평가하기 위해 Multiple Sclerosis Walking Scale가 사용된다.

(4) 심리사회적 평가

MS는 환자가 가족을 부양할 시기나, 왕성하게 사회적 역할을 수행하는 시기에 발생하고 질환을 예측할 수 없기 때문에 환자 본인과 가족에게 스트레스를 줄 수 있다. 치료사는 사회환경의 평가를 통하여 환자가 가족으로부터 어떤 지지가 필요한지 확인한다.

MS 환자의 행동문제는 발병 전의 성격, 병의 진행 과정, 극복기술, 그리고 사회 환경에 따라 다르다. 치료사는 고유한 행동문제를 보이는 각 환자들에 대해 개별적 평가와 가족, 환자, 보호자를 포함하는 평가가 필요하다.

5) 작업치료 중재

MS 환자에 대한 작업치료 목표는 독립적인 일상생활 수준을 유지하고 환자 자신의 존엄성을 유지하도록 하며, 직장복귀를 위하여 보조하고 교육하며, 신체기능의 유지 및 증진, 이차적인 합병증을 예방하고, 정신적으로 건강한 상태를 유지하도록 하여 최대한의 질적인 삶을 유지하게 하는 것이다.

(1) 운동

피로와 경직은 MS의 가장 일반적인 증상으로 이것은 운동수행을 감소시킨다. 피로는 체계적인 유산소운동을 통해 감소될 수 있으며, 경직은 환자 스스로나 보호자에 의한 신장운동으로 관리될 수 있다. 근력강화 운동프로그램은 유산소 및 신장운동을 성공적으로 유지하는 환자에게 적용된다. MS의 신경학적 약화는 근력강화에 의해 회복되지 않지만 상태악화에 의한 약화는 감소될 수 있다. 일반적으로 운동들은 느리게 시작하여 시간, 반복과 강도를 점차 늘릴 때 더욱 성공적이다. 규칙적으로 수행되는 실질적인 운동프로그램이 따르지 못하는 이상적 프로그램보다 더욱 바람직하다.

유산소운동을 할 때, 에너지가 제한되어 있는 환자는 자주 운동 직후 수분에서 수 시간 동안 활동수행능력이 감소될 수 있기 때문에 운동하기 적절한 시간과 효과적인 운동이 무엇인가를 고려한다. 예로 다리 약화가 있는 환자가 직장으로 인해 시간의 제약이 있는 경우 주 3~4회 1회에 25분 동안의 가정용 고정자전거프로그램이 좋다. 대안적으로 부력이 약화의 효과를 감소시킬 수 있기 때문에 레크리에이션 센터에서의 수중운동 프로그램이 좋을 수 있다. MS 환자를 위한 수중운동 프로그램은 열민감도 때문에 시원한 pool에서 이루어진다.

경직을 감소시키기 위한 신장운동은 30~60초의 유지와 적은 반복을 강조한다. 신장운동 외에도 폄근 연축(spasm)을 감소시키기 위해 엉덩관절을 90° 이상 굽힘을 유지하는 자세를 취한다.

(2) 통증에 대한 중재

약화나 경직과 연관된 통증에 대한 중재는 올바른 자세훈련, 스트레칭, 근육의 통증유발점에 국소적인 열적용 등이 효과적일 수 있다. 환경공학적인 사무공간은 작업장 환경에서 통증과 피로를 최소화하기 위해 사용된다.

(3) 인지장애에 대한 중재

인지적 문제에 대한 작업치료는 MS 환자가 문제와 그로 인한 장애를 보상하도록 돕는데 중점을 둔다. 인지문제가 나타나는 시기, 피로수준, 문제가 발생하는 환경, 문제의 특성을 파악하여 보상방법을 계획한다. 인지능력이 요구되는 활동은 피로가 덜한 오전에 수행하며, 주위환경을 산만하지 않게 변경한다. 직무수행에서의 문제를 감소시키기 위해 직무와 필요 조건들이 스케줄 되어야 한다. 활동에 대한 매뉴얼을 사용하고, 해야 할 집안일이나 직장 업무는 한 번에 한번씩, 충분한 시간 여유를 두고 수행할 수 있도록 계획하고 기억력의 저하를 보상할 수 있는 다이어리나 일정관리수첩, 타이머, 개인정보 처리기 등의 기억력보조기구의 사용을 추천한다. [표 5-12]는 인지기능을 촉진하는 전략의 예를 나타내고 있다.

환자와 가족에게 인지문제에 대해 교육한다. 가족과 주변인들이 문제가 질병에 기인하고 성격에 기인하지 않는 다는 것을 알게 됨에 따라 개인에 대한 오해가 해소될 수 있다.

[표 5-12] 인지기능을 촉진하기 위한 보상전략

- 산만함과 방해를 줄이기 위해 환경을 변경한다.
- 의사결정을 도와줄 수 있는 사회적 네트워크를 강화하고 문제해결 기술을 가르친다.
- 일일계획표나 PDA 등의 기억보조기구를 사용한다.
- 단순하게 한 단계씩 쓰인 가정 또는 일에 대한 지시문을 사용한다.
- 인지가 요구되는 과제의 일정을 짠다(예, 아침에 복잡한 인지과제를 하도록 한다).
- 한 번에 한 가지 활동을 한다.
- 재정 관리나 계산하기와 같은 고난이도의 수단적 일상생활활동에서의 기능을 향상시키기 위해 보조적인 과학기술을 같이 사용하도록 한다.
- 활동에 할당된 시간을 증가시킨다.
- 어려운 과제는 다른 사람에게 위임한다.
- 운전에 대한 안전성을 측정하고 적절한 중재기술을 추천한다.

(4) 일상생활 활동전략과 에너지 보존

MS 환자가 피로를 호소할 경우에 작업치료사는 피로의 유형과 원인에 따라 적절한 중재를 하며 환자와 가족에게 교육을 시행한다. 피로에 대한 중재를 위해 중재 초기에 활동일지를 작성하고 개인의 목표와 우선순위 목록을 만들도록 한다. 치료사와 환자는 이 활동일지를 토대로 피로를 감소시키기 위한 활동수정을 개발한다. 피로의 감소는 환자와 관련된 모든 환경에서 가정, 일, 여가 활동들에 대한 분석을 통해 이루어진다. 이것을 토대로 치료사는 환자가 자신의 제한된 에너지를 중요하고 의미 있는 활동에 사용할 수 있게 에너지보존전략을 개발한다. [표 5-13]은 MS 환자의 에너지보존전략의 예를 나타내고 있다.

[표 5-13] 다발성경화증 환자의 에너지 보존을 위한 활동전략

- 계획적이고 조직화되게 과제를 수행하도록 한다.
- 먼저 해야 할 일을 계획한다.
- 중요한 일은 아침에 하도록 시간을 조정한다.
- 과제를 단순화 한다. 불필요한 동작이나 다중 작업은 피한다.
- 힘든 일은 다른 사람에게 위임한다.
- 거리를 줄이기 위해 전동형 이동기구를 사용하고 과제를 변형함으로써 지속적으로 서 있는 시간과 걷는 시간은 감소한다.
- 체온이 상승하면 급격히 증가하는 다발성경화증의 피로를 고려하여 얇은 옷 겹쳐입기, 에어컨 설치, 뜨거운 목욕 금지, 샤워 시 앉은 자세에서 시행, 걷거나 활동할 때에는 냉각조끼 착용, 잠잘 때에는 오리털 등의 두꺼운 이불을 덮지 않는 등의 체온을 시원하게 유지할 수 있도록 환경을 변형하는 것을 인식하도록 한다.
- 약화를 보상하거나 걸을 때 요구되는 에너지를 감소시키는 방법으로 경첩관절이 있는 발목보조기를 신는다.
- 활동사이에 자주 휴식시간을 갖는다. 장시간 걷거나 서는 것을 피하고 걷거나 서는 활동 사이에 휴식시간을 둔다.
- 활동 중에 적절한 자세를 유지할 수 있는 인간환경공학적인 의자를 이용한다.

(5) 행동문제에 대한 중재

환자가 질환이나 인지장애에 대한 환자의 부정은 치료를 어렵게 만드는 행동을 이끌며 그를 위험에 놓이게 할 수 있다. 가족이 환자의 행동문제를 알지 못할 경우, 그 행동이 가족에 의해 제한되지 않아 보다 더 큰 문제가 생길 수 있다. 예로, 오후에 피로와 함께 악화되는 인지장애를 갖고 있는 MS 환자가 운전을 하고자 할 때 그의 상태를 모르는 가족은 굳이 운전을 못하도록 막지 않을 수 있는데 이것은 환자뿐만 아니라 다른 사람들을 손상시킬 수도 있게 된다. 따라서 치료사는 실례를 제공하며 어떤 장애가 운전을 비롯한 일상과제에 영향을 미치는지를 논의함에 의해 장애에 대해 가족을 교육할 필요가 있다.

(6) 보상접근의 활용

보조기구사용, 환경개조과 같은 보상전략은 환자의 약화, 경직, 떨림, 피로, 운동실조, 인지장애 등에 대처하도록 돕는다. 다리의 경직이 있어서 엉덩관절 굽힘이 안 되는 환자를 위해 드레싱스틱을 사용하는 등의 수정된 옷입기기술이 도움이 된다. 스쿠터나 전동휠체어와 같은 동력이동기구들은 약화와 경직과 관련된 기능제한과 피로에 효과적이다.

환경개조는 이동기구에 대해 접근성을 제공하고, 일상생활동작에서 독립을 유지하고, 욕실로의 거리를 줄이는 것과 같이 다양한 영역에서 도움을 준다. 생산적인 활동을 위해서도 직무환경에 대한 개조가 필요하다. 작업환경은 인체공학적 키보드, 컴퓨터 받침대, 음성 활성화 소프트웨어 등을 고려하며, 또한 피로와 경직을 조절할 수 있도록 휴식할 수 있는 장소와 의자를 준비한다. 환경개조를 확인하기 위해 집 및 직장방문이 필요할 수 있다.

[부록 1]

Korean version of Amyotrophic lateral sclerosis Functional rating scale-revised(K-ALSFRS-R)

ALSFRS-R은 4가지 항목, 12가지 세부 항목으로 구성된 설문지 형식의 척도로서, 상하지의 큰 근육, 작은 근육과 숨뇌 근육 및 호흡 근육의 기능을 측정한다. 세부 항목 당 0점에서 4점으로, 총 점수의 범위는 0점에서 48점이며, 점수가 높을수록 기능이 정상수준으로 높은 것을 의미한다. K-ALSFRS-R은 김현영 등(2007)에 의해 국내 실정에 맞게 제작된 것으로 예비실험 결과 신뢰도와 타당도가 높은 것으로 보고되었다.

한국형 ALSFRS-R

(12항목, 각 항목당 0점에서 4점) 검사일 ( )년 ( )월 ( )일 검사자 ( )

	4점	3점	2점	1점	0점
1. 말하기	정상	검사자가 인지할 만한 말하기 장애를 가지고 있습니다.	환자가 반복해서 말을 해야 의미를 알 수 있습니다.	비언어적인 방법(몸짓 등)을 사용해야 의사소통이 가능합니다.	의미있는 말하기 능력을 소실했습니다.
2. 침흘리기	정상	경하기는 하지만 입안에 분명한 침의 과다분비가 있습니다. 밤중에 입 밖으로 침이 새는 경우도 있습니다.	중간 정도의 침 과다분비가 있습니다. 평소에도 밖으로 침이 새는 경우가 있습니다.	과다한 침 분비와 중간 정도 이상의 침 흘리기를 동반합니다.	심한 침 흘리기로 평상시에도 항상 휴지나 손수건이 필요합니다.
3. 삼키기	정상	경한 삼키기 장애가 있습니다. 가끔 사래가 들립니다.	음식물을 삼키기 위해 연식이나 유동식이 필요합니다.	위관의 사용이 필요합니다.	입으로는 음식물을 섭취할 수 없습니다.
4. 쓰기(오른손잡이는 오른손, 왼손잡이는 왼손 기준)	정상	글쓰기가 느려지거나 글씨가 번져서 지저분해집니다. 모든 글씨는 알아 볼 수 있습니다.	일부 글씨는 읽기 어렵습니다.	펜을 잡을 수는 있지만 글쓰기는 불가능합니다.	펜을 잡기가 불가능합니다.
5-a. 식사하기 식사도구 다루기(위루설치술을 하지 않은 상태)	정상	조금 느리며 부자연스럽지만 숟가락, 젓가락질이 가능합니다. 도움이 필요하진 않습니다.	느리고 어둔하지만 숟가락, 젓가락질이 가능합니다. 일정 부분 도움이 필요합니다.	숟가락, 젓가락질이 불가능하지만 다른 사람이 숟가락에 음식을 떠주면 음식물을 천천히 입에 넣을 수 있습니다.	전적으로 타인의 도움이 필요합니다.

5-b. 식사하기 식사도구 다루기 (위루설치술을 한 상태)	정상	어둔하지만 도움을 받지 않고 모든 조작을 할 수 있습니다.	닫고 잠그는 데만 약간의 도움이 필요합니다.	닫고 잠그는 것 이외에도 간병인의 도움이 필요합니다.	전적으로 타인의 도움이 필요합니다.
6. 옷입기와 위생	정상 기능	느리고 어둔하지만 도움을 받지 않고 옷입기와 몸씻기가 가능합니다.	간헐적으로 도움이 필요하거나 타인의 도움을 대신할 대체방법을 사용합니다.	자발적인 옷입기와 몸씻기 동작이 일부 가능하나 지속적인 도움이 필요합니다.	전적으로 타인의 도움이 필요합니다.
7. 누운 자세에서 몸돌리기와 침대 모포 정리하기	정상	조금 느려지거나 어둔하지만 도움을 필요치 않습니다.	몸을 돌리거나 이불을 바로 할 수는 있지만 매우 힘이 듭니다.	시작은 할 수 있지만 혼자서 몸을 돌리거나 이불을 바로 할 수는 없습니다.	전혀 아무 것도 할 수 없습니다.
8. 걷기	정상	경한 걷기 장애가 있습니다.	보조기(워커, 지팡이, 족부보장구 AFO)를 사용해서 걸을 수 있습니다.	다리를 움직일 수는 있으나 걸을 수 없습니다.	다리를 의도대로 움직일 수 없습니다.
9. 계단오르기	정상	느려져 있습니다. (중간 휴식 없음)	계단을 오르기 불안정하고 피로가 쉽게 듭니다(중간 휴식 있음).	보조기(난간, 지팡이, AFO, 워커)나 타인의 도움이 필요합니다.	전혀 계단을 오를 수 없습니다.
10. 호흡곤란 (기관절개술시 0점)	없음	보행시에 숨이 가쁩니다.	식사시, 목욕시, 옷갈아 입을 때 중 1가지 이상에서 숨이 가쁩니다.	휴식기에 생기며 앉거나 누울 때 숨쉬기가 힘이 듭니다.	뚜렷한 호흡장애가 있으며 인공호흡기 착용을 고려하게 됩니다.
11. 좌위호흡 (기관절개술시 0점)	없음	호흡곤란으로 밤에 약간의 수면장애가 있으나. 수면을 위해서 2개 이상의 베개를 항상 사용하지는 않습니다.	수면을 위해서는 2개 이상의 베개가 필요합니다.	누워서는 잘 수 없고 앉아서만 수면이 가능합니다.	호흡곤란으로 전혀 잠을 잘 수 없습니다.
12. 호흡부전 (기관절개술시 0점)	없음	때때로 코나 입을 통해서 압력을 주는 기계호흡기(BIPAP)를 사용합니다.	밤에는 지속적으로 코나 입을 통해서 압력을 주는 기계호흡기(BIPAP)를 사용합니다.	하루 종일 코나 입을 통해서 압력을 주는 기계호흡기(BIPAP)를 사용합니다.	기관내삽관이나 기관절개술에 의한 인공호흡기(Invasive mecha-anical ventilation)를 사용합니다.

점수는 각 항목 점수의 총합으로 한다. (Score = 0~48)

[부록 2]

K-MMSE(Korean Vision of Mini-Mental State Exam)

항 목		내 용	점 수
대상자 성명 :	검사자 성명 :	사정날짜 :	
지남력(시간) ⑤	연 ① 월 ① 일 ① 요일 ① 계절 ①		
지남력(장소) ⑤	나라 ① 시도 ① 무엇하는 곳 ① 현재 장소명 ① 몇 층 ①		
기억등록 ③	비행기 ① 연필 ① 소나무 ①		
주의집중 및 계산 ⑤	100–7 ① –7 ① –7 ① –7 ① –7 ①		
기억회상 ③	비행기 ① 연필 ① 소나무 ①		
언어 및 시공간 구성 ⑨	이름 대기 ② 명령시행 ③ 따라 말하기 ① 오각형 ① 읽기 ① 쓰기 ①		
총점	/30		

*이름대기: 시계, 볼펜
*명령시행: "종이를 뒤집고 (1), 반으로 접은 다음 (1) 저에게 주세요 (1)"
*따라 말하기: 백문이 불여일견

[부록 3]

확장장애상태척도(Expanded Disability Status Scale)

장애상태척도(Disability Status Scale, DSS)는 MS 환자에서 치료제에 대한 평가를 위해 1955년에 Kurtzke에 의해 개발되었다. 이후에 중간 및 만성 단계의 환자들을 구분하기에 단계가 부족하여 민감도가 떨어져 좀 더 세분화 시켜야 한다는 주장들에 의해 1983년 확장장애상태척도(Expanded Disability Status Scale : EDSS)가 발표된 이후 30년간 널리 사용되는 장애 평가 척도가 되었다.

EDSS는 MS에서 발생할 수 있는 알려진 모든 증상들을 7가지의 기능 계통(functional system, FS)으로 구분하여 등급을 측정하고 보행 능력을 평가하여 EDSS의 단계를 측정한다. 기능 계통은 시각 기능, 뇌간 기능, 피라미드 기능(pyramidal function), 소뇌 기능, 감각 기능, 장과 방광 기능과 대뇌 기능으로 구분된다.

확장장애상태척도(Expanded Disability Status Scale)

0.0	Normal neurological exam (all FS grade 0)
1.0	No disability, but minimal signs in one FS (one FS grade 1)
1.5	No disability, minimal signs in more than one FS (more than one FS grade 1)
2.0	Minimal disability in one FS (one FS grade 2, others 0 or 1)
2.5	Minimal disability in two FS (two FS grade 2, others 0 or 1)
3.0	Moderate disability in one FS (one FS grade 3, others 0 or 1) though fully ambulatory; or mild disability in three or four FS (three/four FS grade 2, others 0 or 1) though fully ambulatory
3.5	Fully ambulatory but with moderate disability in one FS (one FS grade 3) and mild disability in one or two FS (one/two FS grade 2) and others 0 or 1; or fully ambulatory with two FS grade 3 (others 0 or 1); or fully ambulatory with five FS grade 2 (others 0 or 1)
4.0	Ambulatory without aid or rest for ≥500 meters; up and about some 12 hours a day despite relatively severe disability consisting of one FS grade 4 (others 0 or 1) or combinations of lesser grades exceeding limits of previous steps
4.5	Ambulatory without aid or rest for ≥300 meters; up and about much of the day, characterized by relatively severe disability usually consisting of one FS grade 4 and combination of lesser grades exceeding limits of previous steps

5.0	Ambulatory without aid or rest for ≥200 meters (usual FS equivalents include at least one FS grade 5, or combinations of lesser grades usually exceeding specifications for step 4.5)
5.5	Ambulatory without aid or rest ≥100 meters
6.0	Unilateral assistance (cane or crutch) required to walk at least 100 meters with or without resting
6.5	Constant bilateral assistance (canes or crutches) required to walk at least 20 meters without resting
7.0	Unable to walk 5 meters even with aid, essentially restricted to wheelchair; wheels self and transfers alone; up and about in wheelchair some 12 hours a day
7.5	Unable to take more than a few steps; restricted to wheelchair; may need some help in transferring and in wheeling self
8.0	Essentially restricted to bed or chair or perambulated in wheelchair, but out of bed most of day; retains many self-care functions; generally has effective use of arms
8.5	Essentially restricted to bed much of the day; has some effective use of arm(s); retains some self-care functions
9.0	Helpless bed patient; can communicate and eat
9.5	Totally helpless bed patient; unable to communicate effectively or eat /swallow
10.0	Death due to MS.

참고문헌

고성범. (2003). 파킨슨병의 진단과 치료. 가정의학회지, 24: 1059-1068

김주현, 박민수. (2013). 확장 장애상태척도의 올바른 적용. 대한다발성경화증학회지, 4(2): 44-51

김종만. (2003). 치료사를 위한 임상신경학. 정담출판사

김현영, 박기형, 고성호, 이승철, 남유현, 김주환, 김승현. (2007). 한글 Amyotrophic Lateral Sclerosis Functional Rating Scale-Revised: 신뢰도와 타당도에 관한 예비연구. 대한신경과학회지, 25(2): 149-154

대한치매학회. (2006). 치매 임상적 접근. 서울: 아카데미아

박명화, 김현숙 외. (2016). 치매전문교육 교재 기본과정. 보건복지부 · 중앙치매센터 · 국민건강보험공단

박수현, 정병록. (2008). 작업치료사를 위한 임상지침서. 군자출판사

박지원, 고태성, 구봉오, 권미자, 김경윤 외. (2009). 신경계질환별 물리치료 2판. 서울: 현문사

박지환, 권미지, 김경윤, 김근조, 김동대, 김순자 외. (2009). 신경계질환별물리치료. 현문사

박창일, 문재호 외.(2007). 재활의학. 한미의학

백원기, 박아람, 김현영, 김승현. (2012). 한국의 근위축측삭경화증: 임상 특징 및 예후 예측 인자. 대한신경과학회지, 29(1): 16-23

보건복지부. 2012년 치매 유병률 조사

송영진, 이한석, 정원미 등. (2007). 삼킴장애. 계축문화사

양영애 외. (2012). 윌라드 앤 스파크만의 작업치료학. 개정 11판. 영문출판사

양영애 외. (2016). 노인작업치료학. 계축문화사

윤범철, 김순자. 김종만, 김택훈, 배성수 외. (2002). 신경계 질환별 물리치료. 서울: 현문사

이광우. (2003). 임상신경학 (3판). 범문사

이인희, 김선희 역. (2004). 뇌졸중 재활, 범문사

이정원 외. (2015). Trombly's 작업치료학. 7판. 한미의학

이찬녕, 박건우. (2013). 다발성경화증에서의 인지기능 장애. 대한다발성경화증학회지, 4 (2): 29-35

이한기, 김명훈, 김본원, 김진상, 김철용 외. (2009). 임상신경해부학. 현문사

이한석, 허영구. (2017). 작업치료평가학. 2판. 계축문화사

이한석, 채경주, 박경영. (2011). 신경계 질환별 작업치료. 현문사

주진형 등. (2010). 치매 사례관리 지침 및 매뉴얼. 보건복지부.

주진형 외. (2010). 치매사례관리매뉴얼. 보건복지부

질병관리본부 국가정보포털. http://health.cdc.go.kr/health/Main.do

채경주, 박경영, 박수현, 김신영, 양영애, 차정진. (2008). 신경계 작업치료학. 테라북스

최혜숙 외. (2014). 작업치료학: 신체기능장애를 위한 실행기술. 7판. 엘스비어코리아.

퍼시픽북스 학술편찬국. (2009). 신경계자업치료. 퍼시픽북스, I, 248-256.

한태륜, 방문석 외. (2009). 재활의학. 3판. 군자출판사, 530-531.

Cedarbaum J. M., Stambler N., Malta E., Fuller C., Hilt D., et al. (1999). The ALSFRS-R: a revised ALS functional rating scale that incorporates assessments of respiratory function. BDNF ALS Study Group (Phase III). J Neurol Sci, 169: 13-21.

Dagenais E., Rouleau I., Demers M., Jobin C., Roger E., Chamelian L., et al. (2013). Value of the MoCA Test as a Screening Instrument in Multiple Sclerosis. Can J Neurol Sci, 40: 410-415.

Goetz C. G., Poewe W., Rascol O., et al. (2004). Movement disorder society task force report on the Hoehn and Yahr staging scale: status and recommendations. Mov Disord. 19: 1020-1028.

Goetz C. G., et al. (2003). The Unified Parkinson's Disease Rating Scale (UPDRS): Status and Recommendations. Movement Disorders, 18(7): 738-750

Hoehn M, M., Yahr M. D. (1967). Parkinsonism: onset, progression, and mortality. Neurology, 17:427-2.

Koenke S., Lutz K., Wustenberg T., Jancke L. (2004). Bimanual versus unimanual coordination: what makes the difference? Neuroimage, 22: 336-350.

Kishore A., Espay A. J., Marras C., Al-Khairalla T., Arenovich T., et al. (2007). Unilateral versus Bilateral Tasks in Early Asymmetric Parkinson's Disease: Differential Effects on Bradykinesia, Movement Disorders, 22(3): 328-33

Loewenstein DA, Acevedo A, Czaja SJ, Duara R. (2004). Cognitive rehabilitation of mildly impaired Alzheimer disease patients on cholinesterase inhibitors. The American journal of geriatric psychiatry:official journal of the American Association for Geriatric Psychiatry, 12(4):395–402.

Pendleton, H. M., Schultz-Krohn W. (2006). Pedrett's Occupational therapy. 6th ed. Mosby.

Pendleton, H. M, Schultz-Krohn, W. (2013). Pedretti's occupational therapy: practice skills for physical dysfunction. 7th ed. Mosby.

Peyser J. M., Edwards K, R,, Poser C, M,, Filskov S, B. (1980). Cognitive function in patients with multiple sclerosis. Arch Neurol, 37: 577–579.

Radomski, M. V., Trombly, C. A. (2014) Occupational therapy for physical dysfunction. 7th ed. Lippincott Williams & Wilkins.

Raggi A, Iannaccone S, Marcone A, et al. (2007). The effects of a comprehensive rehabilitation program of Alzheimer's Disease in a hospital setting. Behavioural neurology, 18(1):1–6.

Scherer P. (2007) Cognitive screening in multiple sclerosis. J Neurol, 254 Suppl 2: 1126–9.

Trombly, C. A. & Radomski, M. V. (2002). Occupational therapy for physical dysfunction. 5th ed. Lippincott Williams & Wilkins.

Viola L. F., Nunes P. V., Yassuda M. S., et al. (2011). Effects of a multidisciplinary cognitive rehabilitation program for patients with mild Alzheimer's disease. Clinics. 66(8):1395–1400.

http://www. helpline.cdc.go.kr/web/rare/rare

http://www. health.howstuffworks.com/disease

제 6 장

운동단위질환

1. 소아마비 및 소아마비후 증후군
2. 길랭-바레 증후군
3. 말초신경손상
4. 중증근무력증
5. 근디스트로피(근이영양증)

제 6 장

운동단위질환

학습목표

1. 운동단위 질환의 특징에 대해 설명한다.
2. 소아마비와 소아마비후 증후군의 원인과 증상을 설명한다.
3. 소아마비와 소아마비후 증후군 환자에 대한 작업치료사의 역할을 설명한다.
4. 길랭-바레 증후군의 원인과 증상을 설명한다.
5. 길랭-바레 증후군 환자에 대한 작업치료사의 역할을 설명한다.
6. 말초신경손상의 원인과 증상을 설명한다.
7. 말초신경손상 환자에 대한 작업치료사의 역할을 설명한다.
8. 중증근무력증의 원인과 증상을 설명한다.
9. 중증근무력증의 환자에 대한 작업치료사의 역할과 중재를 설명한다.
10. 근디스트로피의 원인과 증상을 설명한다.
11. 근디스트로피 환자에 대한 작업치료사의 역할을 설명한다.

핵심용어

폴리오 바이러스, 길랭-바레 증후준, 말이집손상. 글로브-스타킹 분포, 말초신경 손상, 중증근무력증, 근디스트로피, 가우어 징후, 거짓비대운동단위는 운동계의 기본적인 기능단위로 ① 척수의 앞뿔에 있는 운동신경세포의 세포체, ② 척수신경과 말초신경을 경유하여 근육으로 전달되는 운동신경세포의 축삭, ③ 신경근접합부, ④ 신경세포에 의해 지배되는 근섬유의 4가지 요소로 구성되어 있다.

운동단위의 질환은 구성요소인 세포체, 축삭, 신경근접합부의 신경성 질환과 근질환성 장애의 원인이 될 수 있으며, 일반적으로 골격근의 위축과 근 약화를 일으킨다. 신경원성 질환으로 척수 앞뿔세포의 문제와 관련된 소아마비, 말초신경의 질환인 길랭–바레 증후군과 말초신경손상, 신경근접합부의 질환인 중증근무력증이 있으며, 근질환으로서는 근디스트로피가 이에 해당한다.

1 소아마비 및 소아마비후 증후군

1) 소아마비(회색질척수염, poliomyelitis)

(1) 개요

소아마비는 폴리오 바이러스에 의한 신경계의 감염으로 발생하며 척수성 소아마비의 형태로 발병한다. 폴리오 바이러스는 환자의 분변(대변)이 경구로 전파되어 감염되는 전염병이다. 인체에 침범된 폴리오 바이러스는 신경을 거쳐 척추의 척수 앞뿔(anterior horn)과, 이와 관련된 아래운동신경원(lower motor neuron)에 영향을 미치게 된다.

그러나 1950년대 폴리오 백신이 소개된 이래 예방접종이 보편화되어 세계적으로 소아마비 환자는 급격하게 감소하여 거의 볼 수 없게 되었으며, 국내에서는 1983년 5명의 환자가 보고된 이후 2015년 12월 까지 새로운 환자의 발생보고는 없다. 세계보건기구 폴리오 박멸인준을 위한 지역위원회는 2000년 10월 29일 우리나라가 포함된 서태평양 지역이 토착 폴리오 발생이 없는 지역으로 인정되었다.

(2) 증상

폴리오 바이러스 감염증의 대부분이 불현성 감염으로 약 95%는 증상이 없다. 소아마비는 부전형, 비마비성, 마비성의 3가지 형태로 분류될 수 있는데 부전형이 5%, 비마비성이 1%, 마비성이 1% 미만이다. 부전형 소아마비는 발열, 식욕부진, 구토, 두통, 인후통, 근육통을 보이지만 3일 이내로 소실된다. 비마비성 소아마비는 부전형 소아마비의 증상을 보이지만 두통, 발열, 경부와 척추 강직을 보이는 수막염 증상을 보인다.

마비성 소아마비는 비마비성 소아마비에서 보는 증상 외에 골격근(척수형)이나 두 개근(숨뇌형)의 허약이 나타나고, 며칠간의 기간이 지나면 비대칭적 이완성 마비가 특징적으로 나타난다. 척수형일 경우 이완성 마비가 주로 하지에 발생한다. 따라서 척추측만증과 하지의 위축과 변형 등이 발생할 수 있으며, 감각장애는 나타나지 않는다. 일부 환자에게서 숨뇌와 관련된 증상이 보이는데 이로 인해 구강과 얼굴 근육의 근력약화가 나타난다.

(3) 의학적 관리

① 의학적 진단

병력청취와 임상증상을 확인한다. 소아마비가 의심되면 피검자로부터 바이러스를 분리 배양한 뒤, 폴리오 바이러스가 발견되는지를 확인한다. 이 때 검체는 분변, 비인두 분비물, 척수액 등이 사용된다. 폴리오는 길랭-바레 증후군(Guillain-barre syndrome) 및 횡단성 척수염(transverse myelitis)과 감별해야 한다.

② 의학적 치료

소아마비는 특별한 치료가 없으며 사전에 예방하는 것이 최선의 방법이다. 하지만 소아마비가 발병했을 경우 발병 후 2주간은 절대 안정을 취하며, 마비된 근육부위가 어딘가에 따라서 다르지만 50% 이상의 환자는 재활치료로 완치될 수 있다. 치료는 기형이나 합병증을 최소한으로 줄이는 것에 초점을 둔다. 소아마비가 오래 지속되거나 평생 가는 경우라도 수술과 꾸준한 재활 치료를 통해서 증상을 완화할 수 있다.

2) 소아마비후 증후군(post-polio syndrome)

(1) 개요

소아마비후 증후군(postpolio syndrome, PPS)이란 과거에 소아마비를 앓았던 환자에게서 오랜 세월이 지나서 새로 생긴 신경근육 질환을 말한다. 소아마비후 오랜 기간 안정 상태에 있다가 근력약화, 피로 및 통증 등의 증상이 생기는 PPS는 아직도 정확한 발병기전은 알려지지 않고 있다. PPS는 서서히 진행하고 치명적이지는 않지만 환자를 힘들게 한다. 특히 기존에 호흡근 쇠약이나 삼킴 곤란이 있던 환자에서 PPS가 생기면 아주 위험해질 수도 있다.

PPS의 원인은 명확하게 밝혀지지 않고 있다. 다만 운동신경원원 장애, 근골격계의 과다 사용, 근골격계의 불사용의 세 가지 요소가 단독적으로 혹은 혼합하여 후-소아마비 증후군이 나타나는 것으로 알려져 있다. PPS의 원인에 대해서는 아직도 자세히 모르지만 몇몇 이론들이 제시되고 있다. 폴리오 바이러스의 감염이 계속되기 때문에 발생한다는 이론이 있으며, 연령이 증가하면서 운동신경원이 소실되는 발생의 주요 인자라고 하는 주장도 있다. 또한 PPS의 원인이 근섬유가 계속 탈락되기 때문이며 특히 가장 신경재지배가 많이 된 운동단위에 탈락이 잘 생긴다는 이론도 있는 한편 중추신경계에 생긴 이상 때문이라는 이론도 있다. 그 외에도 PPS를 일으킬 수 있는 인자로는 불용성 위축, 과용성 쇠약, 체중증가와 비만 및 입원 후 건강상태의 악화 등이 있으며 변화된 근육대사가 PPS에서 피로를 일으키는 기전이라는 주장도 있다.

PPS는 과거 아동기에 마비성과 비마비성 소아마비에 앓았던 환자의 25~40%에서 발병한다. 어떤 환자에서 PPS가 발생할지 예측하기는 어렵지만 연령증가, 급성 소아마비 당시 약화가 심했거나 10세 이후 급성 소아마비가 생긴 경우 등에서 PPS가 잘 발생하였다. 급성 소아마비 이후 PPS가 생기기까지는 평균 30~40년의 기간이 걸린다.

(2) 증상

PPS에서 생기는 증상은 다양하다. PPS의 주요 증상은 새로운 근력약화, 피로 및 통증이다. 그 외에도 새로운 근위축, 근경련, 근섬유다발수축(fasciculation), 호흡부전, 삼킴장애, 근위축, 수면장애, 추위를 못 견디는 증상과 등도 있다.

근력약화는 과거 소아마비를 앓았을 때 침범된 근육 외에 50% 이상에서 새로운 곳에 약화가 발생한다. 또한 새로운 약화가 발행한 환자의 50%에서 새로운 위축을 보인다. 그 외에도 근경련과 근섬유다발수축이 자주 나타나는데 PPS 증상의 근육뿐만 아니라 안정되고 침범을 받지 않은 근육에서도 생긴다.

피로는 PPS의 89%에서 발생한다. 피로는 전신적일 수도 있고 국소적일 수 있다. 가끔 가벼운 운동 후에 심한 피로를 호소하기도 한다. 국소적인 피로가 생기면 쇠약이나 기능저하를 호소한다. 이런 증상은 특히 다리에 잘 생겨 장시간 서 있거나 걸으면 보행이 불안정해진다.

근육통은 PPS의 73%에서 발생하는데 국소적으로 생기는 경향이 있으며 운동 후 피로와 동반된다. PPS에서 운동 후 생기는 통증과 피로는 쉬거나 자고나면 회복이 된다. 또한 PPS

에서는 근육통과 더불어 관절통도 흔히 발생한다. 이것은 근약화 때문에 관절, 건 및 인대에 과도한 스트레스가 가고 또한 관절 기형이 계속되어 생긴다.

한편 PPS 환자에서 기능적인 감퇴가 점차적으로 나타난다. 감퇴의 정도는 환자의 기능과 피로나 쇠약 같은 새로운 증상의 정도와 위치에 따라 달라진다. 만약 스스로 보행이 가능하던 환자도 하지근육에 PPS가 생기는 경우 지팡이가 필요하게 되며, 지팡이로 보행이 가능하던 환자는 휠췌어를 타게 될 수도 있다.

과거 숨뇌형 소아마비 환자의 10~20%에서 삼킴장애가 나타난다. 삼킴장애 외에도 언어와 목소리의 변화도 생겨 쉰 목소리나 콧소리가 생긴다.

PPS 환자에서 진행성 호흡부전이 나타날 수 있다. 특히 급성 감염시 호흡곤란이 있었던 환자에서 이런 증상이 잘 생긴다. PPS에서는 수면무호흡증후군 같은 수면장애가 생기는데 이것은 전신적인 피로를 일으키기 때문에 중요하다.

PPS에서도 우울증이 나타나는데 이것은 신체기능소실과 병의 진행에 대한 불안 때문인 것으로 생각한다. 우울증은 피로를 일으키는 원인이 된다.

한편 추위를 잘 견디지 못하는 것도 PPS에서 흔히 볼 수 있는 증상으로 50%가 넘는 환자들이 추위에 노출되면 근력약화가 더 심해진다.

(3) 의학적 관리

① 의학적 진단

환자의 상세한 병력청취와 이학적 검사를 통해 임상 증상을 조사하고 PPS와 비슷한 병들과 감별한 후 진단한다. PPS 진단을 위한 요건으로는 이전에 마비성 소아마비를 앓은 병력, 신경학적으로 기능적 회복, 소아마비 발병 후 15년 이상의 안정적인 기간이 있었고, 새로운 근력약화, 피로, 통증, 피로, 새로운 근위축, 기능감소 등이 생긴 경우 등이다. 이들 중에서 가장 중요한 조건은 소아마비를 앓았다는 과거력이다. 다른 질병들과 감별하기 위해 전혈구, 화학성분, 갑상선 기능, 혈구침강속도 및 혈청creatine kinase 검사 및 전기진단검사를 할 수 있다.

② 의학적 치료

현재 근본적인 치료법이 없으며 증상완화를 위해 약물요법과 재활치료를 시행한다. 호흡부전이 있는 경우 인공호흡장치를 이용하며, 호흡근마비가 계속되고 호흡부전이 생기면 기관절개술과 영구적인 호흡지지 장치가 필요할 수 있다.

3) 작업치료 평가

작업치료사는 환자와 가족과의 면담과 의무기록검토를 통해 환자의 작업프로파일에 대한 정보를 수집하고 이를 통해 특정 문제와 환자의 목표와 우선순위를 확인한다. 작업프로파일을 바탕으로 검사도구들을 선택하며, BADL, IADL, ROM, 근력, 지구력, 통증, 호흡검사뿐 아니라 보조기나 보조도구의 필요, 심리 및 정서상태를 평가한다. 작업치료계획은 평가 후 특정 문제에 중점을 두어 계획을 한다.

4) 작업치료 중재

PPS 환자 관리의 작업치료 목표는 통증완화, 과도한 근육의 사용과 근력약화 및 피로에 대처하여 에너지 보존과 작업단순화를 적용하여 생활습관을 바꾸고 다양한 보조도구 및 적응도구를 사용하여 관절에 스트레스가 적게 가도록 하고, 삼킴장애나 언어장애 및 우울과 불안에 대해 지지를 하는 것이다.

나쁜 자세, 과도한 사용 등으로 생기는 통증은 올바른 자세를 취하고 높은 의자나 안전지지대를 설치하며, 걷는 거리를 줄이고 휴식을 취하거나 보조기를 사용하는 등으로 근육의 활동을 줄여서 통증을 줄일 수 있다. 이상적인 체중을 유지하는 것도 중요하다. 근력약화에 대해서는 활동 속도의 절정과 보조기구 이용으로 근육의 사용을 줄이며, 또한 근육의 과도한 사용과 피로를 피하면서 운동을 계획하는 것이 필요하다. 혹사할 정도의 운동은 피하면서 짧은 간격으로 운동을 하며 중간 중간에 쉬어야 한다. 어떤 환자에서는 격일제로 운동을 하여 혹사를 피하며 운동 사이에는 충분히 회복된 후 운동을 하게 한다. 피로하지 않은 유산소운동은 심폐기능과 지구력을 향상시키고 피로를 감소시키는 효과가 있다. 그러나 근약화가 심하거나 기능이 악화된 환자에서는 가벼운 능동 또는 수동 ROM운동만 시킨다. 따라서 운동은 환자 개개인의 상태에 맞추어 치료계획을 짜야 한다.

피로에 대해 에너지 소모를 줄이고, 자주 휴식을 취하는 것이 필요하다. PPS 환자는 단순한 일상생활이나 작업에서도 쉽게 피로해 할 수 있기 때문에 생활습관을 조절하며 에너지보존법(표 6-1)과 작업단순화(표 6-2)를 적용하도록 한다. 작업단순화는 피로하지 않고 쉽게 작업을 수행하기 위해 가사활동의 동선과 횟수를 줄이고, 일의 단계를 편리하게 한다.

[표 6-1] 에너지 보존법(energy conservation)

a. 하루 전체에 걸쳐 쉽게 할 수 있는 일과 힘이 더 드는 일을 번갈아 가며 한다.
b. 일을 하는 중간에 휴식시간을 둔다.
c. 작업 시에 주로 사용하는 물건들은 손이 닿을 수 있는 작업 반경 내에 둔다.
d. 여러 가지 활동을 쉽게 수행하기 위해 필요한 물건을 한 곳에 모아둔다.
e. 일을 할 때 가능한 앉아서 한다.
f. 인체역학을 이용한다.
  - 작은 근육보다는 크고 강한 근육을 사용한다.
  - 물건을 들어 올릴 때 허리를 펴고 다리를 이용한다.
g. 정적인 자세를 오래 유지하지 않는다.

[표 6-2] 작업의 단순화(work simplification)

a. 옷 입기
  - 다음날 입을 옷들을 전날 저녁에 준비한다.
  - 에너지 소모가 많은 옷(끼거나 장신구가 많은 옷)은 피한다.
  - 하의 입기는 에너지 소모가 많기 때문에 먼저 입는다.
b. 청소
  - 청소도구(빗자루, 걸레, 쓰레받기)는 긴 손잡이가 달린 것을 사용한다.
  - 창문과 벽은 위에서 아래로 닦고, 계속 팔을 올리고 있는 경우에 반드시 휴식을 갖는다.
c. 요리
  - 무겁지 않고, 잘 닦아지는 식기를 사용한다.
  - 자주 사용하는 도구는 가까이 두고, 부엌 선반의 높이와 배열을 활동 반경에 맞게 둔다.
d. 세탁
  - 손대신 세탁기와 건조기를 사용하여 시간과 에너지를 절약한다.
  - 젖은 옷이나 말린 옷을 운반할 때는 바퀴 달린 카트(cart)를 이용한다.

2 길랭-바레 증후군(Guillain-Barre syndrome)

1) 개 요

(1) 정의

길랭-바레 증후군(Guillain-Barre syndrome: GBS)은 말초신경의 축삭돌기의 말이집이 손상되어 없어지는 염증성질병으로 감염성 다발신경염으로도 불린다. GBS는 말이집이 심하게 손상되는 말이집탈락(탈수초, demyelination)이 나타난다. 말이집탈락이 진행되면 결국 축삭이 손상되어 말초신경의 고유한 기능이 약해지거나 멈추게 된다. 즉, 말초신경이 운동기능을 주로 담당한다면 근위약이 나타나고, 감각신경이라면 손이나 발의 감각이 무뎌지거나 저림, 혹은 통증의 증상을 보인다.

GBS는 1916년 처음 이 병을 기술한 프랑스 신경과 의사의 이름을 따서 지은 것이지만, 현재 국제적으로 널리 사용되는 공식병명이다. 주로 성인에게 발생하며, 심한 운동장애가 주기적으로 나타난다.

(2) 원인 및 발병률

GBS의 원인은 명백하게 알려져 있지 않다. GBS 환자의 말초신경을 조사해 보면 염증과 단핵세포가 여러 군데 침윤된 것으로 보아 면역학적 기전에 의해 염증반응이 일어난 것으로 추정된다. 세균이 신체에 감염되었을 때 이 감염원이 임파구나 대식세포 같은 면역을 담당하는 세포의 자가 세포 감별 능력을 변화시킴으로써 말초신경을 손상시키는 것으로 생각된다.

GBS 환자의 2/3에서 증상이 시작되기 전에 상기도 감염이나 위장염을 앓았다는 보고가 있는데 이것은 감염의 원인균이 GBS의 발생과 연관이 있음을 짐작할 수 있다. GBS의 원인으로서 유전이나 예방접종에 기인한다는 증거는 없다.

GBS는 10만 명당 1.3~2명의 발병률을 보이는 질환으로 전 세계적으로 발생률이 비슷하다. GBS는 남자가 여자보다 발병률이 높으며, 40세 이상 성인에서 주로 발생한다.

2) 증상 및 합병증

(1) 증상

GBS의 특징은 양쪽 하지로부터 시작하여 수일에 걸쳐 빠르게 상지로 진행하는 대칭적 상행성 근력약화를 보인다. 그러나 근력약화가 팔에서 시작하거나 팔과 다리에서 동시에 시작할 수도 있다. 근력약화의 정도에 따라 심부건반사의 감소나 소실을 보인다. 질병이 진행됨에 따라, 사지의 운동 약화나 마비, 근육위축을 일으킨다. 일반적으로 운동신경을 침범하는 병이지만 많은 환자가 발과 손이 침범되는 “글로브-스타킹 분포(glove-and-stocking distribution)를 보이는 경도 감각이상을 호소한다(그림 6-1). 심한 경우, 뇌신경 7, 9, 10번이 손상되어 환자는 말하기, 삼키기, 호흡에 어려움을 갖는다. 만약 연수의 생명 중추가

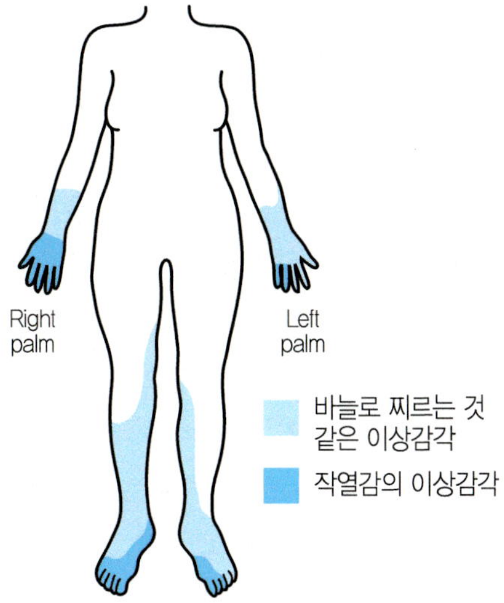

[그림 6-1] 아래팔과 아래다리의 스타킹 글로브 패턴

먼쪽은 작열통(burning pain)을 몸쪽은 바늘로 찌르는 것 같은 통증을 보인다.

손상되면, 환자는 호흡부전을 가지며 기관지 절개나 기계호흡의 보조가 필요할 수 있다. GBS 환자에서 자율신경기능이상이 나타날 수 있다. 특히, 사지마비가 심하거나 호흡장애가 있는 환자에 더 흔하고 심하게 나타난다. 고혈압, 기립성저혈압과 같은 급격한 혈압변화, 부정맥, 배뇨장애의 증상을 보인다. 이런 증상으로 사망할 수도 있다.

근육약화는 증상이 있고 나서 2~4주에 가장 심하고 이후부터 서서히 회복하는 경과를 보인다. 대부분의 경우 수주에서 수개월 이내에 완전히 회복하며 후유증이 거의 없다.

(2) 길랭-바레 증후군의 과정

GBS는 급성염증기, 편평기(plateau phase), 회복진행기의 3단계로 나뉜다. GBS 환자의 95% 이상에서 빠른 발병을 보이며 2~4주 내에 최대에 도달하는 급성 약화를 나타내며 최소 2개의 팔다리가 포함된다. GBS 환자들의 20~30%에 대해 인공호흡기가 필요하다. 이것 다음 편평기가 나타나는데, 이전에 기술된 많은 증상들과 같이 가장 큰 장애가 존재하는 기간이다. 이 단계는 수주 또는 수일 동안 지속된다. 마지막으로 재-수초형성 및 축삭돌기 재생이 일어나는 회복진행기가 나타나며 이 단계는 평균기간이 12주이며 2년까지 지속될 수 있다. 회복은 보통 머리와 목에서 시작하여 원위로 나아간다. 회복 정도는 다양하다. 환자들의 대략 50%에서 기능의 완전한 회복이 되며 반면에 35%는 해결될 수 없는 일부 잔여 약화를 겪는다. 나머지 15%는 보다 중요한 영구적 장애를 갖는다. 피로는 환자들의 93%에서 계속 남는다. 실행기능, 단기기억, 의사결정의 인지장애가 나타날 수 있다.

3) 의학적 관리

(1) 의학적 진단

GBS는 질병을 일으키는 원인과 나타나는 양상이 다양하기 때문에 정확하게 진단하는 것이 어려우며, 상세한 임상증상과 과거력을 조사하는 것이 필요하다. 양쪽 다리나 팔에서 시작하고 빠르게 진행하는 상행성 근약화와 동시에 무릎 반사(knee jerk)와 같은 심부건반사가 감소하거나 소실되고, 경미한 감각장애를 보이면 GBS를 고려한다. 신경을 따라 전달되는 자극이 느려지게 되므로 신경전도검사를 시행한다. 뇌척수액 검사는 다른 유사 질환을 감별하고 이 질환을 진단하는데 중요한데, 이 검사에서 척수액내 염증세포가 증가하지 않으면서 단백질 수치만 증가하게 되는 현상이 특징적으로 나타난다.

(2) 의학적 처치

GBS의 치료는 면역글로불린정맥주사나 혈장분리교환술(plasmpheresis)과 같은 면역치료가 이용되고 있다. 두 가지 방법 모두 비슷한 효과를 나타내는 것으로 알려져 있지만 면역글로불린정맥주사가 상대적으로 부작용이 덜하고 적용하기가 쉬운 편이다. 고용량의 면역글로불린을 정맥을 통해 주사하면 신경계에서 일어나는 면역 반응을 줄임으로써 질병을 일으키는 기전을 억제하는 것으로 생각된다. 혈장분리교환술은 신체의 모든 혈액을 빼내서, 백혈구와 적혈구를 혈장으로부터 분리하는 과정을 거치는 것으로서 혈장 내에 있는 독소를 분리한다.

급성기 동안 발생할 수 있는 호흡부전과 같은 문제들에 적절히 대응하고 신경계의 기능이 회복될 때까지 환자의 신체기능을 유지시켜 주는 것이 중요한데. 이것을 위해 인공호흡기, 심장 모니터와 같은 많은 기계들을 필요로 한다. 실제로 25%의 환자에서 인공호흡기를 사용한다. 이 외에 통증이나 이상감각에 대해 진통제와 스테로이드 등이 사용될 수 있다.

4) 작업치료 평가

GBS 환자는 일반적으로 증상이 중등도에서 중증일 때 작업치료에 의뢰된다. 편평기 동안 평가는 환자가 혈장교환이나 정맥내 면역글로불린과 같은 다방면의 의료과정을 수행하는 집중치료실에서 실시된다. 이 기간 동안, 작업치료사는 ROM, 근력, 지구력, 의사소통, 안전에 관한 환경 조절, 그리고 불안의 수준을 평가한다. 감각신경이 종종 손상 받는 경우가 있기 때문에 감각검사도 수행한다. 뇌신경이 손상될 경우 삼킴 평가가 필요하다.

회복단계 동안에는 작업수행, 일상생활활동, 의사소통, 여가, 필요할 경우 직장복귀를 평가한다. GBS의 자연적인 경과가 향상됨에 따라 환자와 보호자는 회복에 대해 낙관하는 경향이 있다. 따라서 감정 및 심리적 결과는 회복단계 동안 다소 감소된다.

평가과정 자체가 피로를 유발할 수 있기 때문에, 평가를 수일의 코스로 분산시키는 것이 좋다. 근력검사나 기능적 동작검사는 한 번에 다하지 말아야 한다. 한 번에 몇 개의 근육 또는 동작만 검사하는 것이 좋으며 환자에게 휴식을 하도록 한다. 손의 내재근의 잔여 근육약화를 결정하는데 특별한 주의를 기울인다.

질병으로 인한 장애의 정도와 증상의 빠른 발병에 대한 반응으로 감정 및 심리적 작용을 고려하여 평가해야 한다. 쇼크, 절망, 공포, 노여움이 마음을 상하게 할 수 있다. 급성기의 절정이나 편평기에서 환자는 말하거나 움직일 수 없고, 알 수 없는 두려움을 느끼고, 압도적인 좌절감을 갖게 된다. 회복이 진행되고 향상이 느려짐에 따라 심리적 적응, 인내심, 남아 있는 장애와 관련된 좌절 등이 주춤하게 된다.

5) 작업치료 중재

장기목표는 완전 회복이다. 그래서 환자는 수정을 하거나 하지 않고 GBS의 발병 전과 같은 수준으로 수행한다.

재활은 환자가 의학적으로 안정되자마자 시작된다. 환자는 아직 마비되어 있는 동안 작업치료에 의뢰된다. 기능 활동들을 수동과 능동 ROM 운동, 근육 재교육, 휴식, 기능을 위한 올바른 자세취하기, 거동보조도구와 보조 및 적응도구 사용 훈련과 통합하여 수행한다. 모든 상황에서 피로하지 않도록 주의한다.

편평기 동안 치료는 구축과 변형을 예방하고 약한 근육을 보호하기 위해 수동적 ROM, 올바른 자세취하기, 스플린트 제작이 필요하다. TV보기와 같은 수동적 활동과 친구의 방문과 같은 가벼운 사회활동이 장려된다. 환자가 보다 능동적인 동작이 가능해짐에 따라, 관절의 타이트니스와 근육위축을 완화시키고 구축을 예방하기 위해 부드럽고 저항 없는 활동과 가벼운 일상생활동작이 소개된다. 편평기 동안 수정이 일시적으로 고려된다(표 6-3). 환자가 견디는 수준에 따라 활동 프로그램을 단계화한다. 피로를 피하고, 심리적 지지를 제공한다.

[표 6-3] 편평기 동안 작업치료 중재의 예

- 그림판이나 신호와 같은 의사소통 도구들의 개발
- nurse call button에 접근을 확보
- TV와 전등을 리모콘으로 개조
- 전화기를 핸즈프리 사용으로 개조
- 몸통, 머리, 상지의 안정을 위한 자세취하기
- 길랭-바레 증후군에 관해 교육하는 것과 다른 지원서비스를 권고
- 불안을 감소시키기 위한 전략을 교육

수동 ROM은 근위부 관절의 부드러운 움직임으로 시작하고, 통증 포인트까지만 수행한다. 환자의 견딤 수준이 증가함에 따라, 능동 ROM과 가벼운 운동이 소개된다. 운동 프로그램은 관절보호를 강조하고, 치료사는 근육의 불균형과 보상 패턴을 관찰해야 한다. 점진적 저항운동이 조심스럽게 사용된다. 회복과정을 통하여, 치료사는 피로를 유발하지 않도록 하고, 염증 있는 신경이 자극되지 않도록 보호한다. 환자의 힘과 지구력 수준이 증가됨에 따라, 저항은 점차적으로 적당하게 증가되어야 한다.

회복기 초기에 앉아서 하는 활동이나 탁상 활동들을 소개한다(표 6-4). 환자의 근력이 증가함에 따라, 보다 많은 저항을 주는 활동들이 치료양식으로 결합된다. 몸단장, 자조생활, 다른 일상생활동작들은 환자가 약간의 독립적이면서 실시하고, 환자의 힘과 지구력이 증가함에 따라 보다 많은 활동들이 포함되도록 단계화되어야 한다. 슬링과 mobile arm support는 근육의 피로를 완화하고 독립성을 촉진하기 위해 이용된다. 활동들은 과도한 피로를 예방하기 위해 대동작과 소동작 그리고 저항과 비저항 사이에서 변화된다.

심리적 지지는 치료프로그램 전 과정에 걸쳐 중요하다. 치료사는 치료과정 동안 격려, 긍정적 태도, 자기-가치 감정을 촉진하기 위해 노력한다. 회복 예후가 좋기 때문에 활동들은 환자에게 목적이 있고 정신적으로 자극이 되어야 한다. 치료사는 또한 ROM 운동과 신장운동 동안 환자의 통증 인내 수준을 존중하여야 한다.

[표 6-4] 회복기 동안 작업치료 중재의 예

회복기 중재는 활동과 역할들의 재개에 초점을 맞춘다.

- 근력이 점진적으로 회복됨에 따라 안전한 거동을 가르침
- 독립적 이동을 훈련(demonstration)
- 수정된 자조생활 기술을 훈련
- 일시적인 보조도구와 기구를 제공
- 환자의 우선순위에 따라 의사소통의 방법을 적응시킴
- 지역사회에 접근을 격려
- 적당할 때 일과 활동들을 수정하고 격려
- 집, 여가 및 일 활동들에서 행동을 수정하고 기구를 적응시킴
- 에너지보존과 피로관리 전략을 가르침
- 적용될 경우 직무 역할, 과제와 환경을 수정
- 근력, 협응, 감각을 강화하기 위한 소동작 운동프로그램
- 적절할 경우 집으로 복귀를 촉진하기 위한 집 평가 및 개조

3 말초신경손상

말초신경계는 몸의 신경계 중 뇌, 척수 등의 중추신경계를 제외한 신경계를 말하며, 뇌와 척수에서 나온 말초신경은 중추신경에서 내려지는 명령을 근육이나 분비기관, 소화기관 등 전신에 전하고, 전신에서 느낀 감각을 중추신경에 전하는 역할을 한다. 말초신경은 여러 가지 원인에 의해서 손상을 받을 수 있는데, 이를 말초신경손상이라 한다. 말초신경에는 운동신경, 감각신경, 자율신경이 있으며, 손상을 받는 신경의 종류에 따라 다양한 증상이 나타날 수 있다.

1) 개 요

(1) 말초신경의 구조

신경세포는 세포체(cell body), 수상돌기(dendrites), 축삭(axon), 축삭말단(axonal terminals)의 구조를 가지고 있다(그림 6-2), 말초신경이란 신경세포에서 나온 축삭(신경섬유)을 말한다. 축삭은 전기적 절연물질인 말이집이 둘러싸고 있을 경우 말이집신경섬유(유수신경섬유, myelinated fiber), 말이집이 없는 경우에는 민말이집신경섬유(무수신경

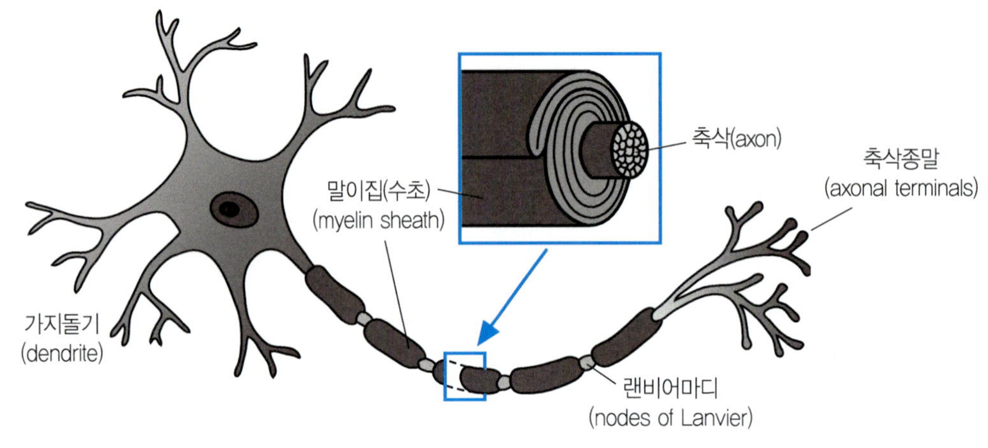

[그림 6-2] 신경세포의 구조

섬유, unmyelinated fiber)라고 한다. 축삭을 여러 겹으로 둘러싸는 수초를 형성하는 것은 슈반세포(Schwann cell)이며, 말초신경 축삭의 영양과 신경 전달속도에 관여할 뿐만 아니라 신경섬유의 재생에도 중요한 역할을 한다.

(2) 말초신경손상의 원인

말초신경장애가 발생하는 원인은 여러 가지가 있다. 말초신경 자체가 눌리거나 외상을 입는 경우, 혈관염에 의해 신경에 영양을 공급하는 미세혈관에 장애가 생기는 경우, 당뇨병과 같은 대사성 질환에 의한 경우, 비타민 부족이나 알코올 중독 등 영양결핍에 의한 경우, 항암제 등의 약물이나 독소에 의한 경우, 유전성 신경병에 의한 경우 등이 있다.

(3) 말초신경손상의 분류

말초신경 병변의 임상 징후는 손상의 원인에 상관없이 유사하다. 말초신경병변은 신경차단(neuropraxia), 축삭절단(axonotmesis), 신경절단(neurotmesis)으로 분류할 수 있다(Sedden, 1943)(표 6-5).

[표 6-5] Sedden의 분류

	설 명
신경차단	신경구조는 정상이지만 신경전도의 차단이 나타난다. 신경의 압박이나 혈액공급의 막힘 등에 의해 야기된다. 기능의 일시적 상실이 있지만 원인이 되는 요소가 제거되면 수일이나 수 주 내에 치료 없이 신경기능이 회복된다. 왈러변성(wallerian degeneration)이 발생하지 않는다.
축삭절단	신경세포의 축삭이 차단되지만 수초는 유지가 된다. 축산절단은 운동, 감각, 자율신경의 마비를 초래한다. 주로 짓이김 손상과 타박상으로 인해 발생한다. 축삭이 손상되기 때문에 왈러변성이 발생한다. 손상을 초래한 힘이 적절한 시기에 제거되면 축삭이 재생되어 외과적 수술이 필요 없으며 일반적으로 6개월 내에 회복된다.
신경절단	심한 타박상, 신장, 찢김이나 국소 마취제 독성에 의해 발생한다. 축삭뿐 아니라 피막을 이루는 결합조직 모두가 손상된다. 신경재생이 일어나지 않기 때문에 외과적인 수술이 필요하다. 일반적으로 섬유 속의 미세수술을 시행한다. 신경 이식이 필요할 수 있다.

(4) 말초신경손상의 재생

말초신경재생은 손상 후 약 1개월 지나서 시작한다. 재생속도는 신경손상의 특성에 따라 다르다. 신경뿌리가 절단되고 수술을 했다면, 재생속도는 한 달에 약 1.3cm~2.5cm 정도이다. 화상, 패혈증, 짓이김에 의한 말초신경손상은 합병증을 보인다. 나이는 또 다른 요소이다. 아동은 어른보다 빠른 재생속도를 갖는다.

2) 증 상

말초신경에는 운동신경, 감각신경, 자율신경이 있으며, 질환에 따라 주로 침범되는 신경에 차이가 있어 다양한 증상이 나타날 수 있다. 운동신경의 손상이 있을 경우 손상된 신경에 지배를 받는 근육이 약화되고 위축되며, 심부건반사가 소실되거나 감소한다. 또한 구축, 관절의 뻣뻣함, 변형을 가져올 수 있다. [표 6-6]은 팔 신경얼기의 말초신경손상의 임상증상을 나타내고 있다.

감각신경이 손상될 경우, 감각이 둔하거나 저리고, 바늘로 찌르는 듯한 불쾌한 통증이 있을 수 있다. 자율신경의 장애는 소변장애, 변비, 설사, 발기장애, 기립성 저혈압(자리에서 일어날 때 어지러운 증상), 입 마름 증상으로 나타날 수 있다. 그 외에 피부의 영양성 변화로 인하여 피부가 반짝거리거나 손톱이 부러지기 쉽고, 피부 조직이 건조해지고 탈모와 무통증성피부궤양이 나타난다.

[표 6-6] 말초신경 병변의 임상증상

척수신경	신경뿌리	운동신경분포	임상증상
팔신경얼기			
C5	등쪽어깨신경	큰 마름근, 작은 마름근, 어깨올림근	어깨뼈 올림, 모음, 아래쪽 돌림의 상실
C5-6	어깨위신경	가시위근, 가시아래근	어깨 가쪽 돌림의 약화
C5-6	어깨밑신경	어깨밑근, 작은원근	어깨 안쪽 돌림의 약화
C5-6	겨드랑신경	어깨세모근, 작은원근	어깨 벌림의 손실, 어깨 가쪽돌림의 약화
C5-7	근육피부신경	위팔두갈래근, 위팔근, 부리위팔근(오훼완근)	팔꿈치 굽힘과 아래팔 뒤침의 상실
C5-7	긴가슴신경	팔이음뼈, 앞톱니근	익상어깨뼈
C6-8	가슴등신경	넓은 등근	어깨 모음과 폄의 손실
C6-8, T1	노신경	팔꿈치, 손목, 손가락, 엄지의 모든 폄근들, 긴엄지벌림근, 손뒤침근, 위팔노근	손목 처짐(wrist drop), 폄근 마비, 뒤침의 결여
C6-8, T1	정중신경	손목, 손, 손가락의 굽힘근, 아래팔엎침근, 엄지맞섬근, 짧은엄지벌림근, 짧은엄지굽힘근, 1,2째 벌레근	ape hand 변형, 쥐기 약화, 엄지두덩 위축, 엄지 맞섬불능
C8, T1	자신경	아래팔과 손의 자쪽면에 있는 근육들, 엄지모음근, 새끼벌림근, 새끼맞섬근, 짧은새끼굽힘근, 깊은손가락굽힘근(4,5째 손가락), 손과 손가락굽힘근, 엄지모음근, 3,4째 벌레근, 자쪽손목굽힘근, 짧은손바닥근, 뼈사이근(등쪽, 바닥쪽), 짧은엄지굽힘근(깊은 머리)	claw hand 변형, 뼈사이근 위축, 엄지 모음의 상실

3) 의학적 관리

(1) 의학적 진단

자세한 병력청취 및 신경학적 진찰을 통해 실제 신경 손상의 유무 및 손상을 일으킨 질환을 어느 정도 예상한다. 이를 바탕으로 필요한 경우 신경 및 근육에 대해 근전도 검사(electromyography: EMG)와 신경전도검사를 하고 손상의 정도 및 특성을 파악할 수 있으며, 신경조영술을 통해 신경압박부위와 손상유무를 확인할 수 있다.

(2) 의학적 치료

말초신경손상의 원인과 신경병변의 정도에 따라 치료가 다양하다. 대사성 질환에 의한 경우는 원인이 되는 대사성 질환에 대한 치료가 필요하며, 독소나 약물에 의한 경우는 원인 물질을 피해야 한다. 말초신경병변에서 신경차단인 경우 보존적 치료를 원칙으로 하며, 신경절단인 경우에는 신경봉합 및 이식 등의 수술이 필요하다. 신경봉합 수술을 한 경우 수술 후 신경이 긴장을 최소화하는 자세로 위치시켜야 한다. 예로, 정중신경 봉합 수술 후에 손목이 굽힘된 상태로 부목이나 스플린트로 고정되며 보통 2~3주간 동안 지속된다.

4) 작업치료 평가

치료사는 해부학과 손상부위의 신경지배를 알아야 하고, 마비의 패턴을 평가하고 마비로

[표 6-7] 상지의 특정 신경 기능장애를 위한 임상 검사

상 태	손상의 패턴	특징적 결과/특수검사
흉곽출구증후군 (thoracic outlet syndrome)	어깨높이 이상 또는 몸의 뒤에서 활동이나 자세 유지 동안 무거움이나 불특정한 이상감각	Adson 검사 Roos 검사
유해신경긴장 (adverse neural tension)	팔신경얼기에 긴장을 주는 위치로 팔을 뻗은 것에서 불특정한 통증이나 이상감각	양성적 상지 판별 검사 (positive upper extremity screening test)
수근관증후군(carpal tunnel syndrome)	주로 엄지, 집게, 셋째 손가락에서 무감각(numbness)이나 저린감 보통 밤에 악화되며 활동과 관련이 있을 수 있다.	손목에서의 Tinel의 징후 Phalen 검사 Reverse Phalen 검사 손목압박검사
주관절터널증후군 (cubital tunnel syndrome)	팔꿈치에서 자신경의 압박 팔꿈치의 통증과 함께 제 4, 5 손가락의 손 저림과 이상감각 엄지와 집게손가락 사이가 푹 꺼짐	팔꿈치 굽힘 검사
자신경 마비(ulnar nerve paralysis)	엄지모음근의 마비 새끼두덩 근육의 마비 Cubital tunnel syndrome	Froment 징후 Jeanne's sign Wartenberg's sign
정중신경 마비(median nerve paralysis)	엄지두덩 근육의 마비 수근관증후군(손목굴증후군)	손목에서의 Tinel의 징후 Phalen 검사 Reverse Phalen 검사 Carpal 압박검사

인해 손상부위의 기능에 미치는 영향을 평가할 수 있어야 한다. 근력 및 관절가동범위 검사, 감각검사, 상지 및 손 기능 검사와 일상생활활동 검사 등을 수행한다. 그 외에 상지의 특정 신경의 기능장애에 대한 임상 검사를 수행할 수 있다(표 6-7).

5) 작업치료 중재

말초신경손상의 치료목적은 환자가 모든 작업수행에서 최대 수준의 운동수준과 독립을 회복하도록 돕는 것이다. 치료는 회복의 단계에 주의 기울이며 감각, 운동과 수행 장애를 위한 교정 및 보상에 중점을 준다.

수술 후 급성단계 동안 작업치료는 변형을 예방하는 것을 목적으로 한다. 정적 스플린트는 초기에 손상부위를 보호하고 사지를 고정하기 위해 사용된다. 이 단계 동안, 부종을 감소시키는 것이 중요하다.

환자의 근육기능이 회복됨에 따라, 적절한 운동프로그램을 세운다. 근육기능이 적절할 때, 저항을 포함하는 기능 활동들이 등척성 및 등장성 운동들과 결합하여 사용된다. 치료사는 회복된 근육에 과중한 부담을 주지 않고, 피로하지 않도록 한다. 약화된 근육을 보호하고, 과도한 신장을 방지하고, 기능적 자세를 유지하도록 스플린트나 슬링을 제작할 수 있다.

긴 손잡이 도구, 한-손사용 도구와 같은 보조도구들은 자조관리 일상생활동작과 수단적 일상생활동작 기술의 독립성을 증진시키는데 도움을 준다. 감각재교육은 감각자극에 대해 환자가 적절히 반응하도록 돕기 위해 사용된다. 또한 감각이 결여된 손에서 손상과 변형을 예방하기 위해 교육을 실시한다.

(1) 팔신경얼기 손상(상완신경총 손상, brachial plexus injury)

성인의 팔신경얼기의 손상은 다양한 외상성 손상으로부터 발생한다. 아동의 팔신경얼기 손상은 분만하는 동안 외상을 받아 일어난다. 팔신경얼기 손상은 에르브마비(Erb's palsy)와 클룸프케 마비(Klumpke's paralysis) 두 가지 유형이 있다.

① 에르브마비(Erb's palsy)

에르브마비는 팔신경얼기의 C5-6 신경뿌리의 병변이다(그림 6-3). 어깨세모근, 위팔근, 위팔두갈래근, 위팔노근의 마비와 위축이 일어난다. 에르브마비의 변형자세로 임상적

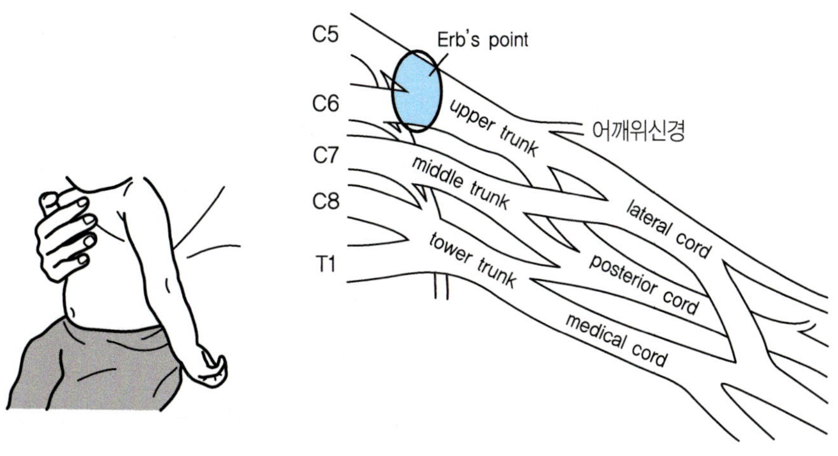

[그림 6-3] 에르브마비

으로 팔이 매달려 늘어져 어깨관절의 폄, 모음, 안쪽 돌림, 팔꿉관절의 폄, 아래팔의 엎침, 손목관절의 굽힘과 같은 웨이터 팁 자세를 보이며 기능적인 움직임이 극심하게 제한된다(그림 6-3).

치료로 팔의 수동, 능동-보조운동을 수행하고 팔을 지지하기 위해 위팔을 감싸는 슬링을 사용한다. 근력이 증가할 경우 저항성 운동과 활동을 수행한다. 슬링은 제거되지만 보행동안 일시적으로 사용될 수 있다.

② 클룸프케 마비(Klumpke's paralysis)

클룸프케 마비는 C8-T1의 신경뿌리 손상으로부터 발생한다. 그 결과 아래팔과 손의 근육들이 손상된다. 아래팔의 엎침근과 손목과 손가락의 굽힘근들과 손의 내재근에 마비가 온다. 따라서 클룸프케 마비의 전형적 자세는 갈퀴손(claw hand)의 모양을 보이며 아래팔이 뒤침되고 MP관절이 폄되고 IP관절들은 굽힘된다(그림 6-4 A와 B). 호너증후군(Horner syndrome)이 있을 경우 손상쪽에 눈꺼풀처짐과 동공의 축소(동공수축)되는 현상을 보인다(그림 6-4C).

치료로 엄지의 맞섬을 지지하기 위해 짧은 맞섬 스플린트(short opponens hand splint)를 사용한다. 너클 벤더 보조기도 도움이 된다.

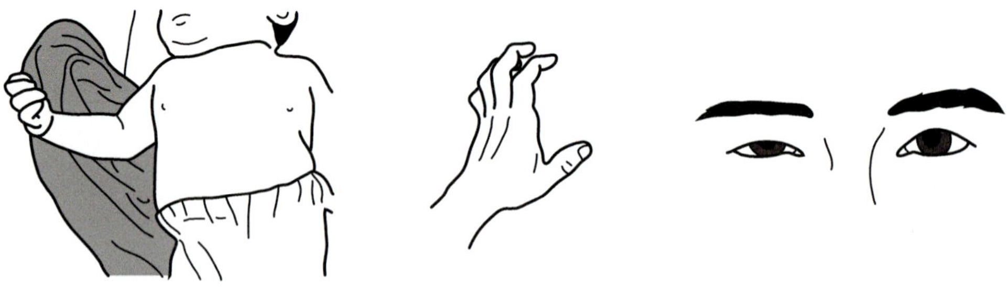

[그림 6-4] 클룸프케 마비에서 나타나는 증상

A. 클룸프케 마비의 전형적 자세 B. 갈퀴손 C. 호너증후군

③ 공통 치료

치료 초기에 부분적 고정, 자세취하기, 수동 ROM운동을 수행한다. 수동운동은 하루에 2~3회 수행하며 환자나 가족에게 교육한다. 상지의 감각인식을 증가시키기 위해 촉각자극과 고유수용성 자극을 제공한다. 마사지, 진동, 다양한 재질의 자극을 팔에 적용한다. 고유수용성 자극으로 상지에 점차적인 체중지지를 가한다. 손과 팔에 부종이 있을 경우 역방향 마사지를 하도록 교육한다. 신체도식을 증가시키기 위해 양쪽통합이 필요하다. 이것을 위해 장난감, 공예 등 점차적으로 양손을 사용하는 활동을 수행한다.

근력이 향상되면서 능동운동을 하는데 근력이 약할 경우 중력을 최소화시키는 풀에서 치료적 운동을 수행한다.

(2) 긴가슴신경손상(장흉신경 손상, long thoracic injury)

긴가슴신경(C5-7)은 앞톱니근을 신경지배한다. 긴가슴신경의 손상은 익상어깨뼈(winging scapular)의 임상적 증상을 유발하며, 위팔을 어깨높이 위로 벌림 또는 굽힘을 하기 힘들고, 어깨 내밈이나 어깨뼈 벌림과 모음을 수행하기 어렵게 한다. 이 신경의 손상이 흔하지는 않지만, 어깨 위로 무거운 짐을 운반하거나, 목에 타격을 받거나, 겨드랑이의 상처 등에 의해 손상될 수 있다.

긴가슴신경손상은 신경회복 동안 어깨뼈 동작을 제한하여 팔이음뼈를 안정화시켜야 한다. 치료사는 어깨 움직임을 촉진하는 활동을 피해야 한다. 신경재생이 완전하지 않다면,

어깨뼈의 과도한 동작을 줄이기 위해 수술이 필요할 수 있다. 의학적 처치 후에, 치료사는 환자가 최대한 독립적 기능을 하도록 장려하고 어깨움직임의 제한을 보상하기 위해 긴 손잡이 도구의 사용을 가르친다. 어깨관절 운동을 할 때 우선적으로 어깨뼈 안정근을 강화하며, 동작 동안 어깨부딪힘증후군이 유발되지 않도록 주의해야 한다. 손과 팔에 부종이 있을 경우 역방향 마사지를 하도록 교육한다.

(3) 겨드랑신경손상(axillary nerve injury)

겨드랑신경은 척수신경 C5-6으로 구성된다. 겨드랑신경의 운동가지는 어깨세모근과 작은원근을 신경지배한다. 겨드랑이신경의 손상은 어깨관절 전방탈구(anterior dislocaion)나 위팔뼈 외과목의 골절, 목발에 의한 겨드랑 압박이나 둔기외상과 찢긴상처와 같은 외상에 의해 발생한다. 신경손상으로 인해 어깨세모근, 작은원근의 근육약화나 마비가 나타난다. 따라서 어깨의 굽힘, 벌림, 폄이 제한되며 팔의 가쪽돌림의 약화가 발생한다. 어깨관절의 탈구로 인해 감각손상이 발생될 수 있다. 어깨세모근의 근력상실과 위축으로 어깨가 비대칭 모양을 갖게 되는데 이것은 신체상의 문제를 유발한다.

변형을 예방하고 혈액순환을 향상시키기 위해 ROM을 유지한다. 중력의 영향을 최소화하기 위해 바로 누운 자세나 비손상쪽으로 누운 상태에서 하루에 2~3회 수동운동(예, 벌림운동)을 수행한다. 수동 ROM 활동 동안 작은원근과 어깨세모근이 신장되지 않도록 보호한다. 환자는 벌림의 결여를 보상하기 위해 긴 손잡이 보조기구를 사용하는 것을 배운다. 근전도 바이오피드백 기구는 근재교육을 하는 동안 환자에게 시각적, 청각적 인센티브를 제공하는 이점이 있다. 팔이나 손에 부종이 있을 경우 하루에 수차례 역방향 마사지를 하도록 교육한다.

어깨운동은 회복에 중요하다. 의미 있는 활동에서 팔의 넓고 길게 만곡을 그리는 움직임(long sweeping movement)을 수행한다. 환자는 스스로 정렬하는 기술을 배우고 손상된 사지의 손상되지 않은 근육의 보전을 유지하도록 배운다. 작업치료사는 환자가 옷 입고 벗는 활동을 돕는다. 어깨의 비대칭이 셔츠나 재킷을 입었을 때 외관상 문제를 일으키면 기울어진 쪽에 스펀지고무(foam rubber)나 열가소성 물질로 패드를 만들어 어깨세모근에 의해 차지했던 공간을 채워준다.

(4) 근육피부신경 마비(musculocutaneous nerve paralysis, C5~C6)

근육피부신경은 주로 외상으로 인해 발생하며, 이 신경이 손상될 경우 위팔두갈래근과 위팔근의 기능이 소실되어 근위축 또는 근력약화가 나타난다. 이 근육들의 마비로 인해 주로 팔꿉관절의 굽힘이 어렵고 아래팔 앞가쪽에서 감각소실이 나타나며, 위팔두갈래근의 깊은 힘줄반사가 소실된다.

치료로 관절가동범위를 유지하고 관절변형을 막기 위해 팔꿈치의 관절운동을 시행하며, 점진적인 근력운동으로 위팔두갈래근과 위팔근의 근력을 강화시킨다.

(5) 노신경 마비(radial nerve paralysis)

노신경은 팔꿈치, 손목, 손가락들의 폄근과 아래팔 뒤침근, 그리고 엄지의 폄근과 긴엄지벌림근을 신경지배한다. 노신경의 감각은 엄지의 등쪽과 2째와 3째 손가락의 몸쪽부위 등쪽, 4째 손가락의 노측 절반의 몸쪽부위 등쪽과 위팔 뒤쪽과 아래팔에서 길게 분포된다.

노신경의 손상은 위팔뼈의 탈구나 관절융기위 능선의 골절로 인해, 팔을 의자 모서리에 걸친 상태에서 잠들어 오랜 시간 압박을 받았을 때 혹은 팔베개를 오래 했을 때도 발생할 수 있다. 간혹 목발(crutch)을 사용하는 환자들에게서 목발의 길이가 맞지 않아 겨드랑이 부위를 압박할 때 일시적으로 노신경 마비가 나타날 수 있다.

노신경의 손상 시 이 신경에 의해 지배되는 근육들이 약화나 마비가 나타난다. 근육들 대부분이 팔꿈치관절과 손목, 손가락관절들의 폄근의 기능이 상실되므로 손목처짐(wrist drop)을 보인다(그림 6-5). 또한, 아래팔 뒤침, 손가락 관절들(MP, PIP, DIP 관절)의 폄과 엄지의 벌림, 폄이 어렵다. 노신경의 감각이상은 일반적으로 기능장애를 가져오지 않는다.

치료로 폄근 힘줄이 과도하게 신장되는 것을 보호하고 치유단계 동안 손의 기능적 사용을 위해 손목 폄을 제공하는 콕업스플린트(그림 6-6)나 동적 스플린트가 사용된다. 손의 굽힘 구축 방지를 위해 주로 팔꿈치관절과 손과 손가락 관절의 폄, 아래팔 뒤침을 위주로 하는

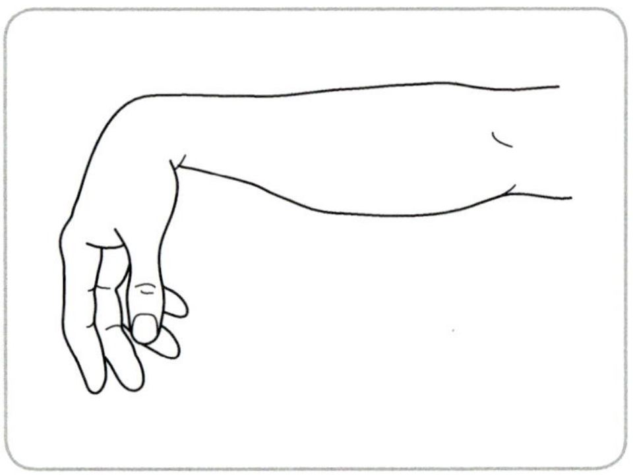

[그림 6-5] 손목 처짐(wrist drop)

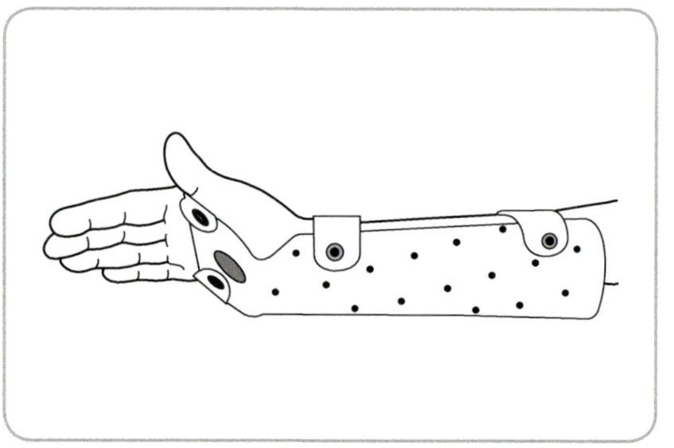

[그림 6-6] 콕업스플린트(cock-up splint)

관절운동을 시행한다. 손가락 사다리(finger ladder), 손목 롤(wrist roll), 손목 회전기기(rotary wrist machine), 퍼티 등의 치료기구를 사용할 수 있다.

(6) 정중신경 마비(median nerve paralysis)

정중신경은 손과 아래팔의 굽힘근들을 신경지배하는데, 아래팔의 엎침근, 노쪽손목굽힘근, 얕은손가락굽힘근, 2째와 3째 손가락의 깊은손가락굽힘근, 긴엄지굽힘근, 짧은엄지벌림근 엄지맞섬근, 짧은엄지굽힘근의 얕은 갈래, 첫번째와 두번째 벌레근이 포함된다. 정중신경의 감각은 손의 중요한 손바닥면의 감각신경 지배를 하여 흔히 손의 "눈"이라고 불리는데, 엄지, 2째와 3째 손가락의 바닥면과 4째 손가락의 노측 절반 손바닥 면과 엄지, PIP 관절 아래로 2째와 3째 손가락의 등쪽 면, 4째 손가락의 노측 절반 등쪽 면에 분포된다.

정중신경의 손상은 손목굴증후군(수근관증후군, carpal tunnel syndrome)과 같은 손목의 압박증후군 뿐 아니라 볼크만 구축(Volkmann's contracture), 콜리스 골절(Colles' fracture) 등에 의해 나타난다.

정중신경이 손상될 경우 이 신경에 의해 지배되는 근육들이 약화나 마비가 나타난다. 이로 인한 임상적 증상으로 손목의 자쪽 굽힘, 엄지의 굽힘, 바닥쪽 벌림(palmar abduction)과 맞섬동작이 상실된다. 또한 엄지를 통한 손가락 집기가 힘들어진다. 엉지두덩 근육이 위축되어 그 부위가 편평해지고 원숭이손(ape hand) 모양을 나타낸다(그림 6-7). 정중신경의 감각이상은 정중신경분포 부위에 감각상실을 나타낸다. 정중신경과 관련된 감각손실은 엄지, 2째와 3째 손가락의 바닥 면과 4째 손가락의 노측 바닥 면에 감각이 없기 때문에 크게 기능장애를 갖는다. 환자는 이런 손실을 보상하기 위해 4째와 5째 손가락으로 집기를 수행한다.

치료로 엄지의 바닥쪽 벌림, 약간의 맞섬 자세를 위한 맞섬보조기(opponens splint)는 손의 기능적 사용을 증진시킨다(그림 6-8). 수근관증후군이 있을 경우 손목굴의 압력을 최소화시키는 나이트 스플린트(knight splint)를 적용한다. 정중신경 손상의 운동으로 맞섬 운동이나 약간 작은 고무공 혹은 퍼티를 이용해 쥐거나 잡기, 가정에서는 컵 잡기, 글씨쓰기, 밀가루 반죽을 이용해 주무르거나 꼭 쥐어서 반죽 떼어내기와 같은 활동을 실시할 수 있다. 감각상실 부위에 손상을 방지하기 위해 주의사항을 교육한다. 정중신경은 사물을 집고 조작하는데 주된 역할을 하기 때문에 이런 교육은 매우 중요하다.

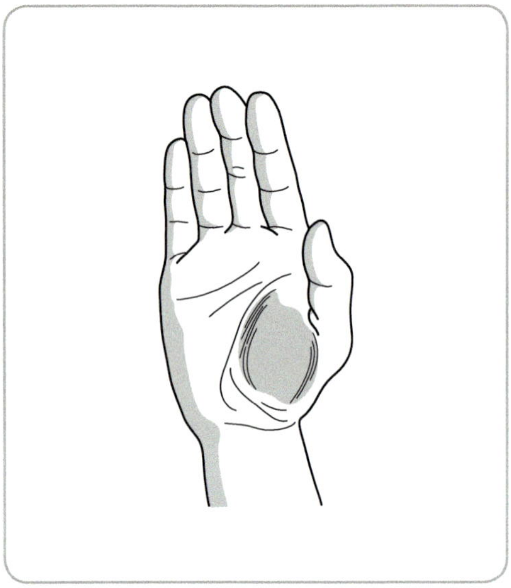

[그림 6-7] 원숭이 손(ape hand)

정중신경손상으로 엄지두덩이 위축되어 있다.

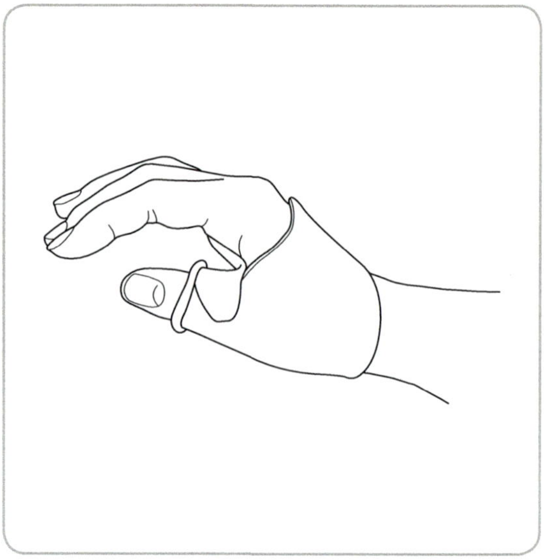

[그림 6-8] 맞섬보조기

엄지를 보호하고 잡기를 위해 엄지맞섬을 보조한다.

(7) 자신경 마비(ulnar nerve paralysis)

자신경은 주로 내재근을 신경지배하는데, 자쪽손목굽힘근, 깊은손가락굽힘근의 안쪽 절반, 새끼벌림근, 새끼맞섬근, 새끼굽힘근, 바닥쪽뼈사이근, 등쪽뼈사이근, 3번째와 4번째 벌레근, 짧은엄지굽힘근의 안쪽갈래, 엄지모음근이 포함된다. 자신경의 감각은 5째 손가락의 손바닥과 등쪽 면과 4째 손가락의 자쪽 절반의 손바닥과 등쪽 면에 분포된다.

자신경 손상은 위팔뼈의 안쪽 위관절융기의 골절, 팔꿉관절의 탈구, 손목관절 부위의 골절, 팔꿉관절의 압박으로 인한 주관절터널증후군으로도 발생할 수 있다.

자신경이 손상될 경우 임상적 증상으로 넷째 손가락과 새끼손가락의 MP관절의 과도 폄되는 갈퀴손(claw hand) 모양을 나타낸다(그림 6-9). 이것은 3번째와 4번째 벌레근이 마비된 상태에서 손가락폄근의 과도활동 때문에 발생한다. 또한 새끼두덩 근육과 뼈사이근들은 소실되어 새끼두덩이 편평해지며 1번째 뼈사이근의 두드러진 위축을 야기한다(그림 6-10). 양손으로 종이를 잡고 잡아당길 때 손상 쪽 손에서 양성의 후로망 징후(Froment's sign)가 나타나며, 5째 손가락의 모음 운동이 되지 않고 벌림 상태로 있는 워튼버그 징후(Wartenberg's sign)가 나타난다. 자신경 마비로 인한 감각손상으로 자신경이 지배하는 4째와 5째 손가락에 감각상실이나 저린감이 나타난다.

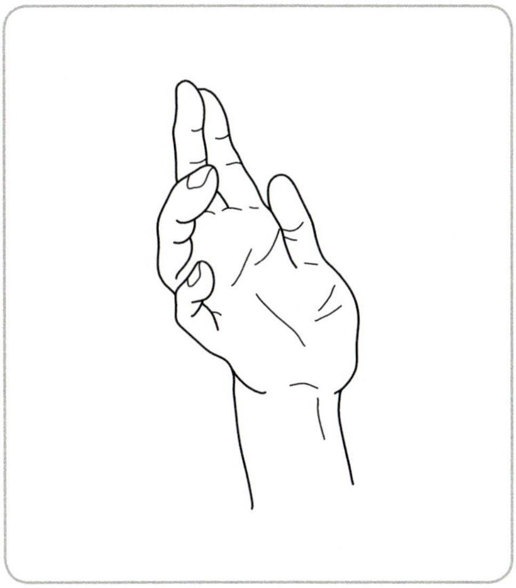

[그림 6-9] 갈퀴손

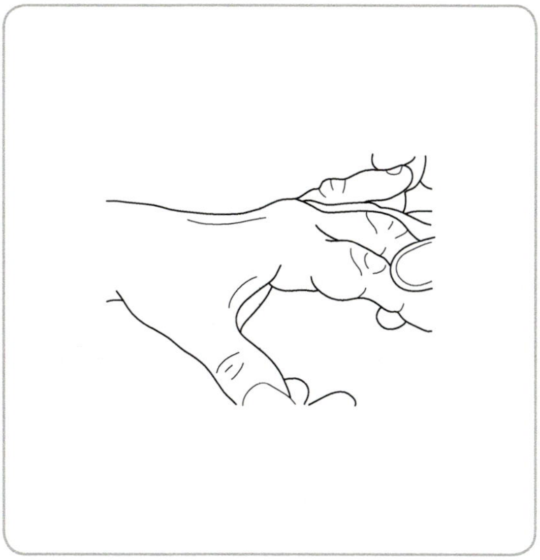

[그림 6-10] 엄지와 2째 손가락 사이의 꺼짐 증상

치료방법으로 너클 벤더 보조기를 착용하여 손가락의 IP관절 폄, MP관절 굽힘 상태로 고정한다(그림 6-11). 4째와 5째 손가락에서 MP관절의 굽힘을 제한하지 않으면서 과도 폄을 방지하는 동적 스플린트를 제공할 수 있다. 팔꿉굴증후군(주관절터널증후군, cubital tunnel syndrome)으로 인한 경우 치료는 부종관리, 팔꿉관절에 패드를 대어주거나 팔꿈치 스플린트를 착용하도록 하며, 팔꿈치관절에 기대는 자세나 팔꿈치관절을 굽힌 자세를 피한다. 수면시에는 약 30° 정도 팔꿈치관절을 구부린 자세를 유지하도록 하는 스플린트를 착용하며 팔꿈치관절을 강하게 사용하는 활동은 피한다. 자신경 손상 환자에게 관절운동을 시행하며, 예로 4째와 5째 손가락을 3째 손가락에 가깝게 모았다가 벌리는 손가락의 모음과 벌림 운동을 반복한다. 그 외에도 치료적 마사지를 시행하여 위축되고 유착된 근육을 이완시킨다. 자신경의 감각손실은 손의 자쪽에(특히 화상에서) 자주 나타나기 때문에 환자에게 무감각 부위를 시각

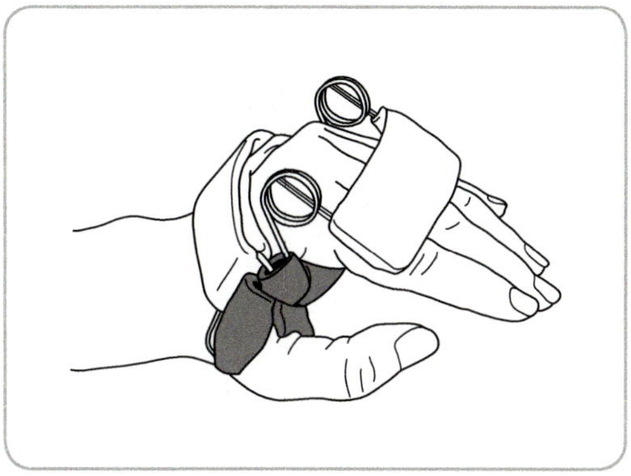

[그림 6-11] 동적 너클벤더 보조기는 자신경마비로 인한 MP관절의 과도 폄을 막는다.

적으로 보호하도록 교육한다.

4 중증근무력증(myasthenia gravis)

1) 개 요

중증근무력증(myasthenia gravis)은 일시적인 일중 변동성 근육쇠약과 근육피로가 나타나는 신경근접합부의 질환이다. 증상은 신경근육접합부의 아세틸콜린 수용체가 자가면역항체에 의해 파괴되어 근력의 약화가 일어난다. 증상은 성인기에 주로 나타나지만 어느 나이에서나 시작될 수 있다. 근육이 약해지는 증상은 특정 근육에 제한될 수 있는데 초기에는 눈근육에 이상이 생기고, 질병이 진행되면서 전신적으로 다양한 근육에 영향을 미친다.

중증 근무력증은 외국의 보고에 의하면 인구 10만 명당 14.5명 정도 발생한다. 이 질환은 여자가 남자보다 많이 발생하며, 어느 나이에서나 나타날 수 있지만 여자에서는 20~30대, 남자는 50~60대에 가장 많이 나타난다.

(1) 원인

신경의 자극이 신경말단부에서 아세틸콜린을 배출하게 하는데 이것이 근막 종판에 위치하는 아세틸콜린 수용체와 결합하면서 근섬유가 활성화되고 그 결과 근수축이 나타나게 되는데, 중증 근무력증에서는 아세틸콜린 수용체에 대한 자기항체가 생성되어 아세틸콜린 수용체의 기능을 차단하거나 형태를 변형 혹은 파괴함으로써 근수축이 제대로 나타나지 않게 된다. 그러나 자기항체가 나타나는 기전에 대해서는 아직 명확하게 밝혀지지는 않고 있다.

2) 증 상

중증근무력증의 주증상은 근력약화와 피로이다. 근력약화와 피로는 근육을 사용할수록 심해지며 따라서 증상이 아침에 가장 경미하고 오후에 심해지는 현상이 나타나고, 휴식을 취하게 되면 증상이 다소 호전되는 경우가 많다. 증상은 근육이 있는 어느 부위에서도 나타날 수 있지만 눈 주변 근육의 침범이 비교적 흔하며 눈꺼풀 처짐과 복시가 나타나는 경우가 많고, 다른 근육을 침범하게 되면 발음장애, 삼킴장애, 팔다리 근력약화를 일으킨다. 증상이 심한 경우에는 호흡장애까지 초래할 수 있다. 호흡장애의 발생은 흉선절제술 때문에 최근 많이 줄어들고 있다. 질환의 중증도는 가변적이며 질병의 과정을 예측하기 힘들다.

자발적인 완화가 종종 일어나지만 보통 재발한다. 증상의 감소나 완화, 기능과 근력의 개선이 수 년 동안 계속될 수 있다. 그러나 힘든 작업, 감염, 분만 등은 예측할 수 없는 심각한 악화를 야기할 수 있다. 중증근무력증의 예후는 개인에 따라 다양하다. 대부분의 환자는 점진적으로 장애를 갖게 되며, 따라서 궁극적으로 심각한 영구적인 마비와 함께 침상생활을 하게 되며, 호흡기 합병증의 결과로 사망할 수 있다.

3) 의학적 관리

(1) 의학적 진단

병력과 이학적 검사를 통해 임상증상을 확인한다. 임상증상이 나타날 경우 중증근무력증을 의심할 수 있다. 그 외의 진단을 위한 검사로는 약물검사, 반복신경자극검사와 단일섬유근전도 검사, 아세틸콜린 항체검사 등이 있고 다수의 환자에서 흉선종양이나 흉선비대증이 발견되므로 흉부 CT 검사를 시행하기도 한다.

(2) 의학적 처치

치료방법은 없지만 최근의 다양한 치료방법들이 중증근무력증에 효과적이라고 알려져 있다. 약물치료가 가장 일반적인데 그 종류에는 아세틸콜린 분해억제약물, 부신피질 호르몬약물, 면역억제약물 등이 있다. 그러나 약물사용에 의한 부작용이 발생할 수 있고 그 심각성이 다르게 나타날 수 있다. 그 외의 치료법으로 흉선절제술과 혈장교환술이 필요에 따라 시행된다. 또한 물리치료를 통해 근력과 운동범위를 유지시킬 수 있다.

4) 작업치료 평가

근력과 지구력을 규칙적으로 측정한다. 평가가 피로를 유발할 수 있기 때문에 한 번에 모든 근육을 평가하지 않고 여러 번 나누어 근육의 근력을 검사한다.

만약 환자가 경구용 콜린성 약을 복용할 경우, 최적의 힘이 투약 후 1~2 시간 지나서 발휘된다. 검사결과가 약 때문에 혼란되지 않게 약복용과 근력검사를 조정한다. 환자가 안검하수, 안면근의 처짐, 호흡과 삼킴의 변동과 같은 신체 이상을 보이면 의사에게 보고한다.

5) 작업치료 중재

작업치료사의 역할은 환자가 근력을 다시 얻고 지구력을 기르도록 돕는 것이다. 치료 동안 피로를 유발하지 않아야 한다. 따라서 환자의 약물요법, 활동에 대한 지구력, 환자가 하루에 활기찬 에너지를 갖는 시간을 알아야 한다.

치료사는 환자에게 부드러운 저항이 없는 활동을 제공한다. 활동은 환자가 피로하지 않게 점차적으로 제공한다. 과도한 노력은 피하며 호흡문제를 예방한다. 치료계획은 일상활동 동안 노력을 감소시키기 위한 적응 및 보조도구 사용과 일 단순화, 에너지보전의 사용을 포함한다. 기능을 위해 올바른 자세취하기를 돕고 약화된 근육이 과도하게 신장되는 것을 보호하기 위해 mobile arm support와 스플린트가 사용될 수 있다. 필요할 경우 전자의사소통 장비를 집에 설치하여 사회기관과의 접촉을 유지하도록 한다. 치료사는 건축적 장애, 욕실 개조, 가구재배치를 결정하기 위해 집 계획의 수립을 도울 수 있다.

질환에 대해 환자를 교육한다. 감정적 스트레스, 과도한 노력, 피로, 과도한 열과 냉기는 증상을 악화시키기 때문에 피한다. 감염이 증상을 악화시킬 수 있기 때문에 감염조절과정을 따른다.

5 근디스트로피(근이영양증, muscular dystrophy)

1) 개 요

1891년 “Erb”가 근디스트로피라는 용어를 처음으로 사용하였는데, 근디스트로피란 개념은 유전자 이상으로 근육의 진행성 근력약화를 보이는 퇴행성 질환을 의미한다. 이것은 유전자 돌연변이에 의해 디스트로핀 같은 근세포막에 존재하는 특정 단백이 소실되어 근세포막의 안정성에 관여한다고 알려져 있는 구성 단백질인 디스트로핀-당단백질 복합체 등이 제대로 형성되지 못하여 근세포막의 손상으로 근육섬유의 괴사와 퇴행과정을 거쳐 결국 근력저하 및 위축이 발생하게 되는 질환이다.

이런 근디스트로피는 발병연령과 약해지는 근육 부위, 유전 양식, 손상된 유전자 등에 따라 뒤시엔느형 근디스트로피, 베커형 근디스트로피, 팔다리이음 근디스트로피, 근긴장성 근디스트로피, 얼굴어깨위팔 근디스트로피, 눈인두 근디스트로피 등의 다양한 유형으로 분류된다.

2) 증 상

(1) 뒤시엔느형 근디스트로피(Duchenne's muscular dystrophy)

뒤시엔느형 X 염색체 열성의 유전질환으로 대개 남아에게만 나타나며 질병의 진행속도가 빠르다. 이 질환은 출생 후 1~2까지는 정상 발육을 하지만 2~3세가 되어 걷기 시작하면서 몸통과 몸쪽 다리 근육의 약화로 배를 앞으로 내민 상태로 오리걸음과 발뒤꿈치를 들고 앞꿈치로 걷는 것과 같은 이상한 걸음걸이를 보인다. 자주 넘어지며 일어나려 할 때 손으로 무릎이나 허벅지를 짚으며 일어나는 현상인 가우어 징후(Gower's sign)를 보인다(그림 6-12). 또한 장딴지근육에 가성비대증이 나타난다(그림 6-13). 대개 10~12세가 되면 보행이 불가능해져 휠체어를 타게 된다. 대략 20세 전후에 호흡부전 및 심부전 등의 합병증으로 죽음에 이른다. 일부 환자에서는 중증의 지적능력 저하가 관찰되기도 한다.

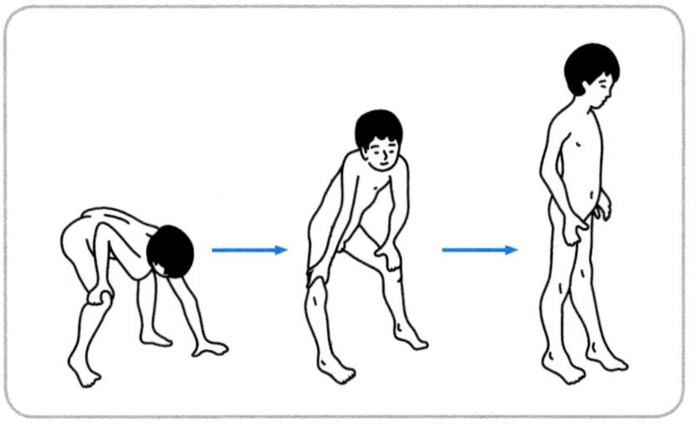

[그림 6-12] 가우어징후(Gower's sign)

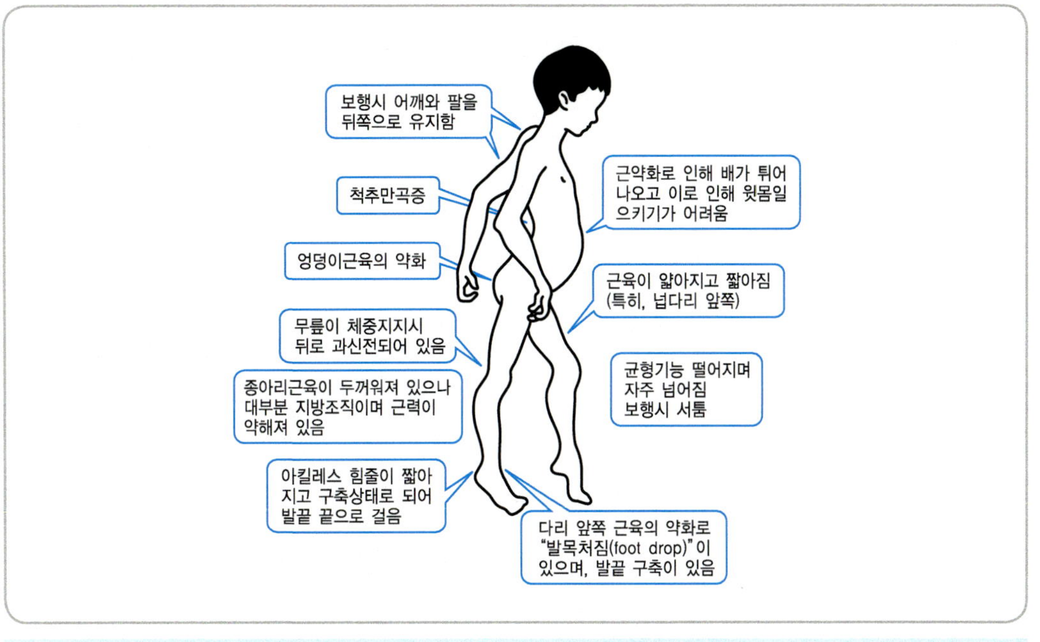

[그림 6-13] 뒤시엔느형 근디스트로피의 증상

(2) 베커형 근디스트로피(Becker's muscular dystrophy)

뒤시엔느형과 동일한 X 염색체 열성의 유전질환으로 남아에게만 나타나고 증상은 비슷하지만 발병시기가 늦고 진행속도가 느리다. 평균발병 연령은 12세로 보통 25~30세까지 걸을 수 있으며 이후 보행을 못하게 되어 휠체어에 의존하게 되지만 경과는 환자마다 다양하게 진행된다. 대략 40세 또는 그 이후까지 생존한다. 뒤시엔느형과 마찬가지로 근력약화는 몸통에서 가까운 팔다리 근육에서 심하게 나나타고 장딴지근육의 가성비대증이 관찰된다.

(3) 팔다리이음 근디스트로피(지대형 근이영양증, limb-girdle dystrophy)

상염색체 열성 유전질환으로 남녀 모두에게 발병하며 주로 10대에서 40대 이후까지 다양한 나이에서 발병한다. 주로 어깨 근육과 엉덩이 근육의 약화(지대근육약화)가 발생하며 이후 근력약화는 다른 근육까지 나타날 수 있다. 일부 환자에서 근육의 가성비대증이 나타난다. 이 질환은 환자별로 다양한 증상의 차이가 있어서 서서히 진행되는 환자들은 보행에 불편 없이 평생을 살기도 한다. 보통 지능에는 영향이 없다.

(4) 근긴장성 근디스트로피(myotonic muscular dystrophy)

상염색체 우성 유전질환으로 남녀 모두에게 발병한다. 이것은 다른 근디스트로피와는 다르게 근긴장증(myotonia; 근육을 수축시킨 후 근육의 이완이 빨리 되지 않는 현상)으로 인해 뻣뻣함을 호소하며 근육약화가 나타난다. 몸통에서 먼쪽 부위 사지근육과 머리 근육(cranial muscles)에서 나타난다. 먼쪽부위 근육위축은 대칭적으로 발생하는 경향이 있다. 관련된 증상으로 말초신경, 심장, 눈의 수정체, 소화기, 호르몬 분비샘 등의 문제도 동반하기 때문에 백내장, 생식능력감소, 대머리 및 삼킴장애 등 다양한 증상이 나타난다.

(5) 얼굴어깨위팔 근디스트로피(faciocapulohumeral muscular dystrophy)

상염색체 우성 유전질환으로 남녀 모두에게 발병한다. 20세 이전에 발병하며 얼굴, 어깨부위의 근력약화와 근위축이 좌우 비대칭으로 나타나며 진행이 느린 것이 특징이다. 주로 얼굴근육, 어깨부위 근육이 서서히 약해진다. 휘파람을 불거나, 볼을 내밀기 힘들고, 얼굴근육의 약화가 심하면 발음도 부정확해 질 수 있다. 또한 어깨는 아래로 처지고 팔을 들어올리기가 점점 힘들어지고 어깨뼈가 튀어나오게 된다. 지능장애는 보이지 않으나 청력장애나 호흡부전이 있을 수 있다.

(6) 눈인두 근디스트로피(oculopharyngeal muscular dystrophy)

40세 이후 발생하며 특징적으로 눈꺼풀 처짐, 얼굴근육마비와 함께 저작근을 비롯한 삼킴과 관련된 인두 근육의 위약과 위축으로 인한 삼킴장애가 나타난다.

3) 의학적 관리

(1) 의학적 진단

진단을 위해 병력과 가족력의 문진과 세밀한 진찰이 필요하다. 특히 근력약화와 위축이 어느 부위 발생하는지 대칭적인지 혹은 비대칭적인지 진행성 여부 등과 발병시기가 언제인지 등을 문진하며 가족력에 대해서도 조사하여 유전 양상을 확인한다.

근디스트로피 질환이 의심되면 진단적 검사로 혈액검사, 유전자검사, 근전도검사, 근육조직 검사 등을 시행한다.

(2) 의학적 처치

현재 근본적인 치료법이 없으며 약물요법과 합병증에 대한 치료를 한다. 근디스트로피 질환의 가장 기본적인 문제인 근력약화, 관절구축은 운동치료를 통해 관절가동범위를 유지하고 독립적인 보행과 같은 기능을 최대한 오래 보존한다. 척추측만증은 수술적 조치를 취하며, 심장 및 호흡 합병증에 대한 적절한 치료를 시행하여 질 높은 삶을 유지하고 오래 생존하게 한다. 보조도구의 사용과 물리치료를 통해 환자의 보행이나 이동을 조금 더 유지시킬 수 있고 구축의 손상을 최소화하고 척추측만증을 방지할 수 있다.

4) 작업치료 평가

환자의 능력과 장애에 대해 전반적인 팀 접근의 평가를 한다. 작업치료사는 면담과 의무기록검토를 통해 환자의 병력, 의학적 정보, 환자의 역할들과 작업에 대한 정보를 수집하고 이를 통해 특정 문제를 판별한다. 작업프로파일을 바탕으로 검사도구들을 선택하며, BADL, IADL, ROM, 근력, 지구력 뿐 아니라 보조도구의 적합성과 사용, 레저 활동의 참여, 심리 및 정서상태를 평가한다. 모든 상황에서 피로는 피해야 한다. 작업치료계획은 평가 후 특정 문제에 중점을 두어 계획을 한다.

5) 작업치료 중재

근디스트로피는 퇴행성이기 때문에, 근육기능의 감소는 예방될 수 없다. 작업치료의 주요 목표는 환자가 가능한 오랫동안 ADL에서 최대 독립성을 갖도록 돕는 것이다.

사지의 변형이나 구축의 발생을 예방하고 악화를 방지하기 위해 가벼운 운동을 실시한다. 능동운동은 근력을 유지하는데 도움이 되지만 과도한 운동은 피하며, 피로를 유발하지 않아야 한다. 변형과 구축을 예방하기 위해 수동운동, 신장운동과 보조기구를 사용할 수 있다. 근디스트로피 환자는 심장병과 호흡부전이 동반하기 때문에 적절한 운동과 심장과 호흡문제의 예방에 대해 숙지해야 하며 운동 동안 자주 계획된 휴식이 필요하다.

BADL뿐만 아니라 가정, 학교, 레저 및 일 활동에서 가급적 오랫동안 독립성을 유지하기 위해 보상적 방법, 보조도구와 환경수정이 사용된다.

치료프로그램에서 작업단순화, 에너지보전, 효율적인 BADL과 IADL의 수행이 포함된다. 팔이음뼈와 상지 근육의 약화가 있는 경우 독립적 식사, 쓰기, 읽기, 컴퓨터사용, 탁상레저활동을 돕기 위해 전동휠체어, 휠체어랩보드, 서스펜션슬링(suspension sling), 모바일암슬링(mobile arm sling)이나 흔들팔받침대(arm rocker)를 사용한다. 예로 흔들팔받침대는 탁상활동뿐 아니라 독립적인 식사를 하도록 도움을 줄 수 있다(그림 6-14). 쥐기 힘이 약할 때 두꺼운 도구손잡이(built-up utensil)가 사용된다.

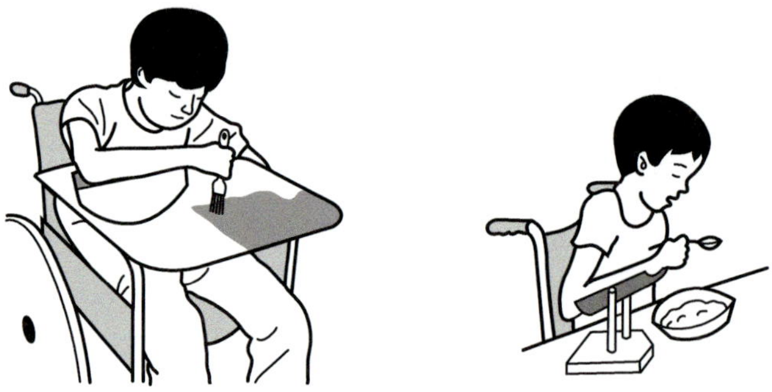

[그림 6-14] 팔을 들지 못하는 근디스트로피 아동이 흔들팔받침대를 이용하여 휠체어랩보드 위에서 그림을 그리고 있다. 이것은 팔을 모든 방향으로 움직일 수 있게 한다. 이것은 또한 스스로 식사할 수 있게 도와준다.

휠체어 처방과 이동 훈련도 작업치료프로그램에 포함된다. 휠체어에 측만증, 엉덩관절과 무릎의 굽힘구축, 발목의 발바닥쪽 굽힘변형을 최소화하기 위한 특수 좌석시스템이나 지지대가 필요하다(그림 6-15). 전동휠체어는 에너지를 보전하고, 어깨와 몸통의 긴장을 감소시키기 위해 사용된다. 환자를 위해 집과 학교 또는 직장의 환경수정이 필요할 수 있다.

기능감소, 새로운 이동 보조기구, 보조도구, 지역사회 자원이 필요함에 따라, 환자와 가족에 대한 교육과 지지접근을 해야 한다.

환자가 점차 몸의 기능이 상실될 것이라는 것을 알면서 자아감이 도전을 받는다. 또한 부모도 아동이 진단 받을 때 그리고 아동이 나이 들고 점차 기능이 감소되면서 쇼크, 두려움과 절망의 단계를 경험한다. 부모가 아동을 과잉보호하지 않고 그의 독립성을 장려하도록 하는 것이 중요하다. 환자의 삶의 모든 영역이 균형을 이루도록 오락 작업이 고려되어야 한다. 놀이와 웃음은 자라는 아동의 건강, 안녕, 사회적 적응을 위해 중요하다. 작업치료사는 환자와 가족이 참여할 수 있는 의미 있는 활동을 찾도록 도와야 한다. 예로 환자와 가족이 영적 활동에 깊게 참여도록 하는 연결은 안녕과 희망감에 중요하다. 대안적으로 가족들이 유머를 사용하고 서로 같이 놀고 웃도록 장려하는 것은 유대감을 증진시키고, 두려움을 감소시키고, 긍정적인 신체적-정신적 감정을 만들 수 있다.

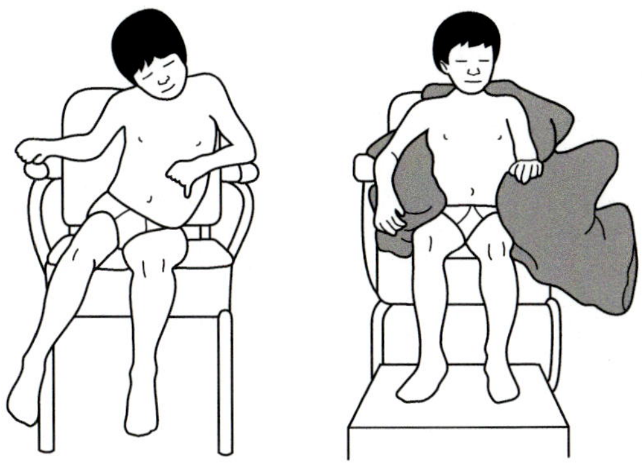

[그림 6-15] A. 근디스트로피 아동의 측만증자세 B. 측만증을 방지하기 위한 지지

참고문헌

강남세브란스 병원 호흡재활센터. (2011). 근육병: 근디스트로피(근이영양증)를 중심으로. 민예기획인쇄

권기한. (2011). 길랑-바레 증후군의 진단과 치료. J Neurocrit Care, 4 Suppl 1: S42-S46

권석범, 황성희. (2008). 근무력증 위기. J Neurocrit Care, 1 Suppl 1: S82-S85

김완호 외. (2013). 건강생활 365: 후소아마비증후군 가이드북. 국립재활원 재활연구소

박지환, 고태성, 구봉오, 권미자, 김경윤 외. (2009). 신경계질환별 물리치료 2판. 서울: 현문사

박창일, 문재호 외. (2007). 재활의학. 한미의학

양영애 외. (2012). 윌라드 앤 스파크만의 작업치료학. 개정 11판. 영문출판사

윤범철, 김순자. 김종만, 김택훈, 배성수 외. (2002). 신경계 질환별 물리치료. 서울: 현문사

이동국. (2003). 소아마비후 증후군, 대한임상신경생리학회지 5(2):202~209, 2003

이정원 외. (2015). Trombly's 작업치료학. 7판. 한미의학

이한기 외. 2009. 임상신경해부학. 현문사

이한석, 배주환, 백지영, 오혜원, 이선명 외. (2009). 임상작업치료평가. 2판. 계축문화사

질병관리본부 국가정보포털. http://health.cdc.go.kr/health/HealthInfoArea/HealthInfo/View. do? idx=8280

채경주, 박경영, 박수현, 김신영, 양영애, 차정진. (2008). 신경계 작업치료학. 테라북스

최혜숙 외. (2014). 작업치료학: 신체기능장애를 위한 실행기술. 7판. 엘스비어코리아.

한태륜, 방문석 외. (2009) 재활의학. 3판. 군자출판사 530-531

American Occupational Therapy Association. (2014). Occupational therapy practice framework: Domain and process (3rd ed.). American Journal of Occupational Therapy, 68, S1-48.

Burke, S. L., Saunders, R. J., Higgins, J. P., Valdata, L., McClinton, M. A. (2006). Hand and upper extremity rehabilitation (3rd ed). Philadelphia: Elsevier Inc.

Halstead LS. (1991). Assessment and differential diagnosis for post-polio syndrome. Orthopedics, 14(11): 1209-1217.

Hopkin, H.. L., Smith, H. D. (1993). Willard and Spackman's occupational therapy. 8th ed. JB Lippincott Co.

Jubelt B., Agre J. C. (2000). Characteristics and management of postpolio syndrome. JAMA 412–414.

Jubelt B,, Cashman N, R. (1987). Neurological manifestations of the postpolio syndrome. Crit Rev Neurobiol, 3: 199–220.

Pedretti, L. W. & Early M. B. (2001). Occupational therapy practice skills for physical dysfunction. 5th ed. Mosby.

Pendleton, H. M., Schultz–Krohn W. (2006). Pedrett's Occupational therapy. 6th ed. MOSBY.

Pendleton, H. M, Schultz–Krohn, W. (2013). Pedretti's occupational therapy: practice skills for physical dysfunction. 7th ed. Mosby

Radomski, M. V., Trombly, C.A. (2008). Occupational Therapy for Physical Dysfunction. 6th ed. Lippincott Williams & Wilkins.

Radomski, M. V., Trombly, C. A. (2014). Occupational therapy for physical dysfunction. 7th ed. Lippincott Williams & Wilkins.

Trombly, C. A. & Radomski, M. V. (2002). Occupational therapy for physical dysfunction. 5th ed. Lippincott Williams & Wilkins.

Windebank AJ. Differential diagnosis and prognosis. In: Halstead LS, Grimby G, eds. Post–Polio Syndrome. Philadelphia: Hanley & Belfus, Inc; 1995: 69–88.

http://en.wikipedia.org/wiki/Seddon%27s_classification#cite_note–0

http://wiki.cns.org/wiki/index.php/Injury%2C_Classification

제 7 장

삼킴장애(dysphagia)

1. 개 요
2. 삼킴단계에 따른 삼킴장애의 증상
3. 의학적 관리
4. 삼킴장애 평가

제 7 장

삼킴장애(dysphagia)

학습목표

1. 삼킴장애의 원인과 증상을 설명한다.
2. 정상 삼킴과정과 삼킴단계별 장애를 설명한다.
3. 삼킴장애의 평가방법에 대해 설명한다.
4. 삼킴장애의 유형에 따른 중재방법을 설명한다.

핵심용어 삼킴단계, 삼킴장애, 보상적 삼킴기법, 식이조절

1 개 요

삼킴기능은 생명유지를 위해 중요한 기능으로 중추신경계질환, 노인성질환, 두경부암 등 매우 다양한 질환에서 장애를 나타내고 있다. 삼킴장애(연하장애, dysphagia)는 흡인성 폐렴, 질식, 탈수, 영양실조 등을 발생시켜 기능적 독립을 크게 방해한다. 삼킴장애는 높은 이환율과 중요성 때문에 임상에서 삼킴기능의 평가와 치료는 작업치료 업무에서 비중이 높아지고 있고 독립적인 영역을 구축하는 등 중요한 부분을 차지하고 있다. 이와 같은 이유로 정

상 삼킴 및 삼킴장애에 대한 지식과 중재기술을 갖추는 것이 필요하다.

1) 정상 삼킴

삼킴(연하, swallowing)은 구강, 인후두부 및 식도의 움직임이 짧은 시간 내에 정교하게 조절되어 일어남으로써 음식물을 입안에서 위까지 안전하게 전달시키는 일련의 과정으로 이를 위해서는 근육, 감각 및 운동 뇌신경과 이들로부터의 정보를 통합하고 조절하는 뇌중추신경의 정상적인 기능을 필요로 한다. 이 과정은 의식적 및 무의식적 행동을 수반한다.

삼킴 단계는 여러 가지 다양한 기준이 있지만 이 장에서는 구강준비, 구강, 인두, 식도 단계로 설명하였다(그림 7-1).

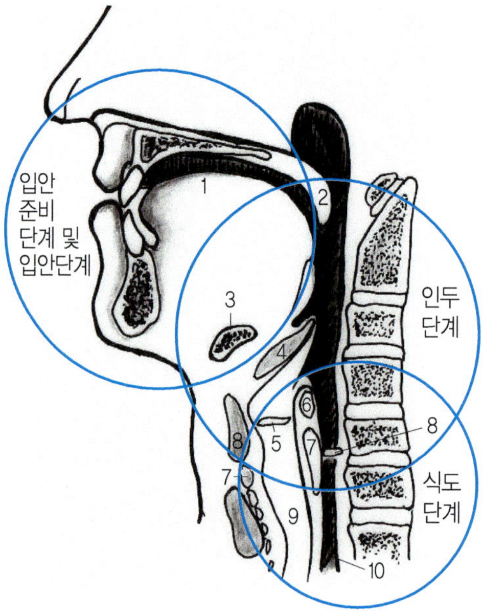

[그림 7-1] 삼킴의 단계

(1) 구강준비단계(oral preparatory stage)

구강준비단계는 음식물을 입에 넣은 후 삼키기에 적절한 형태와 크기로 음식덩이(bolus)

를 만드는 과정으로 음식이 조작되고 저작되는 기간이다. 이 단계에서는 기도가 열려있으므로 코로 숨을 쉴 수 있으며 인두와 후두는 휴식한다.

① 음식을 입에 넣은 후 흘리는 것을 방지하기 위해 입술 다물기가 유지된다.

② 음식재료의 농도에 따라, 구강의 조작과 저작의 움직임 패턴이 일어난다. 이때 구강감각은 음식덩이 크기와 농도에 필요한 구강활동을 결정하는 데 도움을 준다.

③ 가쪽고랑의 공간을 줄이고, 음식조각이 아래턱뼈와 뺨 사이의 고랑에 떨어지는 것을 막기 위해 구강근육의 긴장이 유지된다.

④ 혀는 물렁입천장에 대해 음식덩이를 봉하기 위해 앞과 옆에서 감싼다. 구강에 음식덩이를 유지하기 위해 혀가 올림되고 물렁입천장이 혀에 붙여 앞으로 당겨진다.

(2) 구강단계(oral phase)

구강단계는 구강준비단계에서 형성된 음식덩이를 혀 앞쪽에서 뒤쪽으로 밀어 넘기는 시점에서 음식덩이가 입천장혀활 부위에 도달할 때까지를 말한다(그림 7-2의 A와 B).

① 혀로 음식을 뒤로 밀어 넘기기 시작한다. 음식덩이를 뒤로 밀기 위해 혀가 올림되어 점차적으로 뒤로 이동한다. 이것은 완수되는데 약 1초 정도 걸린다.

② 구강단계는 음식덩이가 앞쪽 입천장활에 통과할 때 끝나며, 삼킴반사(swallowing reflex)가 유발된다.

구강준비단계와 구강단계는 수의적인 조절 아래 이루어지며 제5, 7, 12 뇌신경에 좌우된다. 입술과 뺨의 근육은 주로 제7 뇌신경의 운동 기능에 의존한다. 저작운동은 제5 뇌신경에 의존한다. 혀의 외재 및 내재 근육들은 주로 제12 뇌신경에 의해 신경지배된다.

(3) 인두단계(pharyngeal phase)

정상 삼킴과정에서 인두단계는 삼킴반사의 유발과 함께 시작되어 음식덩이가 반지인두조임근에 닿을 때 까지를 말하며, 삼킴반사는 음식덩이가 입천장혀활에 닿을 때 일어난다(그림 7-2 C와 D). 인두단계는 삼킴 중추에 의해 불수의적인 조절을 받는다.

① 음식이 비강으로 들어가는 것을 방지하기 위해, 입천장이 올림되고 수축되어 입천장인두 부위가 완전하게 닫혀지는 동안, 혀는 물질이 입으로 역류하는 것을 방지한다. 이 동작은 상부 인두를 좁게 만드는 위인두수축근의 수축에 의해 강화된다.

② 인두의 연동운동이 시작된다. 음식덩이는 중간 및 아래인두수축근의 순차적인 연동운동

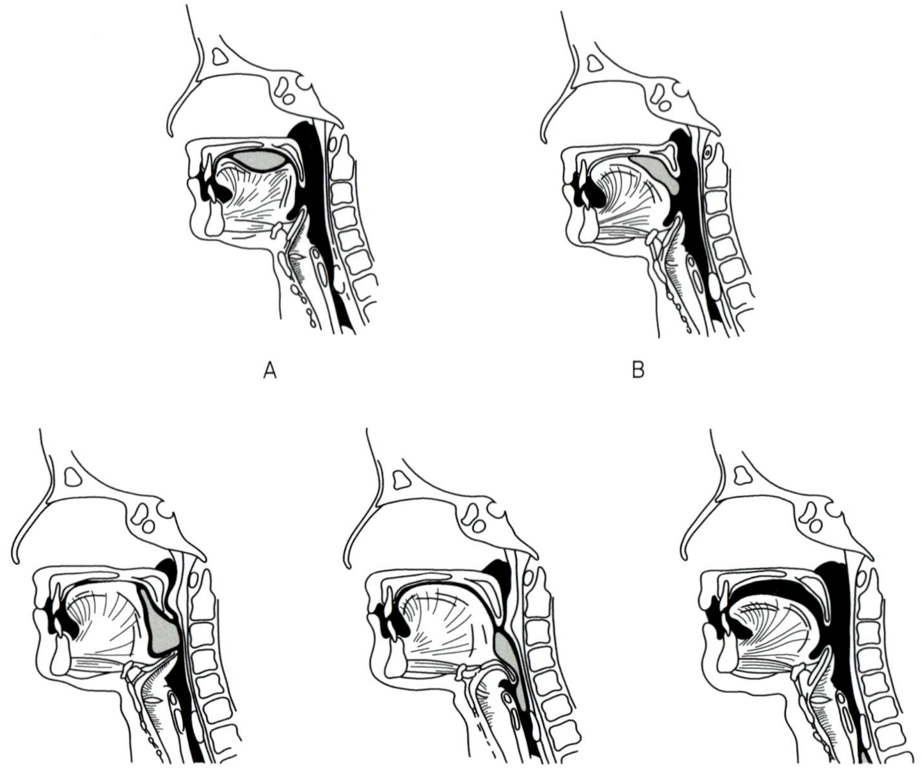

[그림 7-2] 정상 삼킴단계

A와 B. 구강단계 C와 D. 인두단계 E. 식도단계

에 의해 인두를 통과하여 반지인두조임근으로 운반된다. 이것은 약 1초 정도 걸린다.

③ 물질이 기도로 들어가는 것을 방지하기 위해 3개의 수축근(모뿔후두덮개 주름, 가성성대주름, 성대주름)에서 후두올림, 전방 이동을 일으킨다.

④ 후두의 올림과 경사에 의한 조임근의 강제적인 개방과 함께 반지인두조임근의 이완을 통해 물질을 인두로부터 식도로 통과하게 한다.

인두단계는 무의식적이며 반사적이다. 따라서 삼킴반사가 유발될 때까지는 어떤 인두 활동이 일어나지 않는다. 주로 제9 뇌신경과 연결되는 인두에 있는 촉각수용기가 연수의 삼킴 중추에 신호를 전달한다. 이것은 다시 제9, 10, 12 뇌신경의 조절핵에 운동임펄스를 보낸다.

(4) 식도단계(esophagus phase)

식도단계는 삼킴과정의 마지막 부분으로 식도에서 위까지 음식덩이가 내려가는 단계이며, 이렇게 음식물이 식도로 들어가면 후두기도가 다시 열리고 후두덮개는 다시 제 자리로 돌아오게 되며 기도가 열려 호흡을 하게 된다(그림 7-2의 e). 반지인두조임근의 수축은 음식조각의 역류가 호흡계로 들어가지 않게 지킴으로써 호흡의 회복을 돕는다.

중력과 함께 식도의 복잡한 연동운동은 음식덩이를 식도를 통과하여 위로 운반한다. 이것은 약 8초 정도 걸린다.

2) 삼킴장애의 원인

삼킴장애는 마비성, 가성연수(pseudobulbar), 기계적 등 세 가지 유형으로 발생한다. 마비성 삼킴장애는 아래운동신경세포 손상으로부터 생기며, 삼킴반사의 부재나 약화를 수반하는 구강과 인두구조의 약화와 감각손상을 일으킨다. 가성연수 삼킴장애는 위운동신경세포 손상으로부터 생기며 구강 및 인두구조의 저긴장이나 과긴장과 삼킴반사의 불충분한 조절이나 지연을 야기한다. 마비성 삼킴장애와 가성연수 삼킴장애는 신경학적 삼킴장애이다. 신경학적 삼킴장애를 유발하는 질환으로 뇌졸중, 뇌손상, 파킨슨병, 다발성경화증, 근위축성 측삭경화증, 알츠하이머병, 발달장애 등이 있다. 기계적 삼킴장애는 두부 및 경부 암 등으로 구강이나 인두, 후두의 부분 또는 전체 절제수술을 함에 의해 삼킴 구조(구강, 인두, 후두)가 상실되거나 또는 수술로 인한 약화나 감각손상에 의해 발생된다. 두부 및 경부 암을 동반한 삼킴 문제는 종양의 종류, 크기, 위치에 따라 다양하다. 일반적으로 수술이 광범위할수록 수술 후 삼킴기능은 나쁘다.

2 삼킴단계에 따른 삼킴장애의 증상

구강식사 과정은 어느 하나 이상의 단계나 시점에서 방해될 수 있으며, 삼킴과정에 따라 여러 원인에 의해 다르게 나타나므로 치료적용 방법 또한 달라질 수 있다. 따라서 각 삼킴과정에 따른 가능한 증상을 살펴보고자 한다.

1) 구강준비 및 구강단계의 문제와 증상

구강준비 및 구강단계에서 삼킴의 문제로 입술 다물기의 감소, 볼과 얼굴 긴장도의 변화, 구강감각의 감소, 혀 기능의 감소, 저작기능의 감소, 입안 건조증이 있을 수 있다(표 7-1).

[표 7-1] 구강준비 및 구강단계의 삼킴 문제와 증상

문제	증상
입술 다물기 감소	• 침 흘림 또는 입 밖으로 음식물 흘림 • 앞쪽고랑에 음식물이 남음
볼과 얼굴의 긴장도의 변화	• 마비쪽 볼을 씹을 수 있음 • 마비쪽 가쪽고랑에 음식물이 남음
구강 감각의 감소	• 감각이 감소된 부위에 놓여 있는 물질을 느낄 수 없음 • 의식하지 못하는 상태에서 침 흘림 또는 입 밖으로 음식 흘림 • 마비쪽 혀와 볼을 씹음 • 음식덩이 형성이 어려움 • 조금씩 나누어 삼킴 • 앞쪽고랑과 가쪽고랑에 음식물이 남음 • 음식의 조기누출로 인두 삼킴 전 흡인
혀 기능의 감소	• 혀끝을 올리거나 앞, 뒤, 좌, 우로의 움직임이 어려움 • 혀의 협응된 움직임이 감소하고 움직임의 범위가 줄어듦 • 음식을 조작하고, 음식덩이를 형성하고 유지하고, 음식을 뒤쪽으로 밀어내는 능력의 감소 • 조금씩 나누어 삼킴 • 앞쪽과 가쪽고랑에 음식물이 남음 • 혀 위, 경구개, 연구개에 음식물이 남음 • 음식의 조기누출로 인두 삼킴 전 흡인 • 구강실행증
저작기능 감소	• 손상되지 않은 쪽으로만 씹음 • 씹는 것이 느림 • 물기 반사
입안건조 (입안마름증)	• 침의 현저한 감소 • 마르고 갈라진 혀 • 끈끈한 점액의 축적 • 앞쪽/가쪽 고랑의 음식물이 남음 • 설태 또는 혀의 음식잔여물 • 경구개와 연구개의 음식잔여물

환자의 얼굴이 휴식시 또는 웃을 때 비대칭적으로 나타나는 것은 얼굴긴장도가 변화했다는 것을 보여주는 가장 흔한 예이며, 이로 인해 음식이 입안에 남아있을 가능성이 높거나 손상측의 볼을 씹기도 한다.

2) 인두단계의 문제와 증상

인두단계에 나타나는 문제는 비디오투시검사나 광섬유내시경검사를 시행하여 검사할 수 있다. 인두단계의 문제와 증상은 [표 7-2]와 같다.

[표 7-2] 인두단계의 삼킴 문제와 증상

문제	증상
인두 삼킴의 지연	• 후두덮개계곡 및/또는 조롱박오목의 음식잔여물 고임 • 인두 삼킴의 유발 전에 기도로 넘쳐흘러 흡인이 일어남
구개인두 기능의 감소	• 코로 음식물이 유출되어 비강역류를 일으킴 • 구강에서 인두로 음식물의 조기 누출 • 인두 삼킴 전에 후두 침투 및/또는 흡인
혀바닥부 수축의 감소	• 편측 또는 양측 후두덮개계곡의 음식잔여물
인두 수축의 감소	• 인두벽의 테(coating) • 후두덮개계곡 및 조롱박오목에 음식잔여물
편측 인두 마비	• 편측 후두덮개계곡이나 조롱박오목에 음식잔여물 • 음식 조각이 기도 안으로 떨어질 경우 인두삼킴 이후 흡인이 발생
목뿔뼈 움직임의 감소	• 후두올림의 감소
후두덮개 기능의 손상	• 후두덮개의 기능이 없음 • 불완전한 역위 • 과도한 후두덮개 만곡 • 혀바닥부와 후두덮개가 근접 • 후두덮개의 음식잔여물 • 후두 침투/흡인
후두침투	• 흡인으로 진행될 경우 흡인 증상
흡인	• 인두 삼킴 전, 동안, 후의 기침/기도폐색 • 인두 삼킴 후 젖은 혹은 들끓는 목소리 • 인두 삼킴 후에 발생하는 기식음이나 거친 목소리
무증상 흡인	• 흡인증상이 나타나지 않음(비디오투시검사에서 확인됨에도 불구하고)

후두올림의 감소	• 후두침투(인두 삼킴 동안, 후) • 흡인(인두 삼킴 동안, 후) • 조롱박오목의 음식잔여물 • 후두의 꼭대기에 음식잔여물
후두닫힘 감소	• 후두침습/흡인(인두 삼킴 동안)
반지인두근의 기능장애	• 조롱박오목의 음식잔여물 • 인두 삼킴 후 흡인

3) 식도단계의 문제와 증상

식도단계에서 나타날 수 있는 가장 흔한 증상은 반지인두조임근의 긴장도가 감소하여 인두로 역류 증상이 나타나는 것이다(표 7-3).

[표 7-3] 식도단계의 삼킴 문제와 증상

문 제	증 상
반지인두근의 기능장애	• 음식덩이가 인두로 되돌아가 기도로 흘러들어 감 • 흡인(인두 삼킴 후)
연동운동의 감소	• 식도에 음식잔여물 남을 수 있음

3 의학적 관리

1) 의학적 진단

삼킴장애의 진단을 위해 임상삼킴 검사와 도구를 사용하는 비디오투시영상검사, 광섬유내시경삼킴검사, 초음파삼킴검사(ultrasound), 삼킴신티그라피(swallow scintigraphy), 후두 근전도 검사(laryngeal electromyography) 등을 사용한다.

2) 의학적 치료

흡인성 폐렴, 질식 등의 위험으로 구강식사를 하지 못하여 대체적인 영양공급과 수분섭취를 위해 비구강 영양법의 유형과 기간을 선택할 경우 담당의사가 여러 요인을 고려하여 결정한다. 비구강 영양법은 삼킴검사를 통해 섭취한 음식의 10% 이상이 기도로 흡인될 경우 또는 구강통과시간과 인두통과시간을 합한 시간이 10초를 넘을 경우 비구강 식사방법을 선택하게 된다.

비구강 식이는 크게 정맥내주사와 같은 비경구영양법과 장관영양법(enterral feeding)으로 나뉜다. 정맥내주사 영양공급은 일반적으로 2~3주 정도를 위해 권고된다. 장관영양법은 비구강적 방법을 통해 음식이 소화관을 따라 이동하는 것으로 비위관영양법, 위창냄술(gastrostomy)이나 공장창냄술(jejunostomy) 영양법, 간헐적 구강 식도관영양법 등이 있다.

비위관영양법은 코부터 위까지 튜브로 연결하여 영양을 공급하는 방법으로 한 달 이내 단기간 사용을 목적으로 한다. 튜브로 인한 염증발생이나 구강과 인두의 운동제한과 같은 단점으로 인해 최대 6개월 이상 적용하는 것은 피한다.

위창냄술 영양법은 위까지 통하는 복부의 외부 구멍을 만드는 수술과정을 통해 복부외부에서 위까지 튜브로 연결하여 위로 영양을 공급하는 방법으로 비위관영양법보다 부작용이 적고, 영양을 제공하는 데 있어서도 더 효과적이다. 공장창냄술은 위 유문을 통하여 소장에 직접 음식을 투입하는 방법이며 새로운 시술이 아닌 기존의 경피적 내시경하 위절제술을 이용하여 적용할 수 있다.

4 삼킴장애 평가

삼킴장애 평가는 임상적 평가(침상평가)와 도구적 평가 두 가지 요소들을 수반한다.

1) 임상적 평가

삼킴장애의 임상적 평가는 삼킴과 관련된 모든 영역의 검사와 함께 면밀히 이루어져야 한다.

(1) 의무기록 검토와 면담

의무기록 검토와 면담을 통해 삼킴장애와 관련된 진단과 수술, 흡인의 병력, 기관절개나 기계적 호흡, suction의 필요와 빈도와 같은 의학적 정보와 음식섭취의 변화와 체중감소와 같이 식사와 관련된 행동의 변화와 특정 증상을 확인한다. 비구강영양법을 사용할 경우 기간을 포함하여 최근 영양상태를 확인한다. 또한 문화 및 종교적 식사 선호와 습관을 확인한다.

(2) 인지, 지각 상태

환자의 의식과 각성의 수준, 지남력, 식사시간이나 식사에 집중하는 능력, 다단계의 구두 명령을 따르는 능력, 시각 장애나 무시 등을 평가한다. 또한 환자 자신의 삼킴장애에 대한 통찰력과 식사과정에 영향을 미칠 수 있는 흥분, 충동 또는 기타 행동특성의 여부를 관찰한다.

(3) 신체적 능력 및 얼굴근육 평가

환자의 습관적 신체자세, 근육긴장, 운동조절을 관찰하고, 식사시간 동안 침대 밖에 있는 것에 대한 지구력을 관찰한다. 식사를 위해 가장 좋은 자세를 결정하여 기록지에 기록한다. 자세를 취해 주는 것은 음식이 다뤄지지 않았을지라도 중요하다.

환자가 편안히 있을 때 얼굴을 관찰한다. 얼굴의 대칭성, 휴식 때 습관적 자세, 불수의적 움직임의 유무를 확인한다. 저긴장 상태라면 환자의 얼굴이 축 처진다. 얼굴이 비대칭적일 수 있는데 환자가 웃을 때 입에서 명확하게 나타난다. 얼굴근육을 평가하기 위해 얼굴표정, 턱 조절, 입술 조절을 평가한다. 움직임, 근력, 근육긴장이 적절한지 검사하며, 움직임에 필요한 도움의 종류와 양과 움직임의 대칭성에 주의한다(표 7-4).

[표 7-4] 얼굴의 근육작용 평가

얼굴표정	눈썹 위 주름/ 눈썹 내측 주름/ 코 주름/ 뺨 오목하게 만들기
턱조절	입 벌리기/ 입 다물기/ 아래턱 내밀기/ 턱의 좌 · 우 움직임/ 턱의 회전움직임
입술조절	입술 꽉 다물기/ 입술 오므리기/ 미소 짓기/ 입술 좌 · 우, 상 · 하 움직임

(4) 구강감각 평가

구강감각 검사는 입술, 잇몸, 볼, 혀, 연구개의 부위를 무작위로 자극하면서 구강에 대한 촉각, 온도감각, 미각 및 고유수용성 감각을 평가한다. 이것은 면봉, 후두경이나 설압자에 의해 평가될 수 있다.

(5) 구강 및 인두 운동 평가

입술, 볼, 아래턱, 혀의 움직임과 연구개와 후두의 기능을 평가한다. 움직임, 근력, 근육긴장이 적절한지 검사하며, 움직임에 필요한 도움의 종류와 양과 움직임의 대칭성에 주의한다.

입술기능의 평가를 위해 "이" 발음으로 입술을 벌리게 하고 "오" 발음으로 입술을 오므리게 하여 관찰하고 "파" 발음을 통해 빠른 입술 움직임을 관찰한다. 볼기능을 평가하기 위해 입술을 좁히고 뺨을 압축하거나 볼 부풀리기를 관찰하여 볼 근육의 근력을 검사한다. 아래턱 기능을 평가하기 위해 입을 최대한 크게 벌리고, 3초간 유지하고, 입을 닫게 하거나 아래턱을 왼쪽과 오른쪽으로 움직이게 하여 턱의 운동능력을 검사한다. 혀의 기능을 평가하기 위해 혀 내밀기, 입 안과 밖에서 혀의 좌 · 우, 상 · 하 움직임 및 입천장을 따라 움직이기 등을 수행하게 하여 관찰한다.

인두 조절을 평가하기 위해 물렁입천장의 움직임, 목소리의 질, 의도적 기침을 관찰한다. 환자가 발성할 때 목소리의 질과 강도에 주목한다. 이것은 후두가 닫히고 기도를 보호하는 환자의 능력에 대한 평가를 제공한다. 쉰 목소리는 후두폐쇄의 감소를 나타내며, 젖은/그르렁 거리는 목소리는 후두 위치에 타액이나 분비물의 고임을 나타낸다. 후두 위치에 분비물의 고임을 듣기 위해 청진기가 사용될 수 있다.

(6) 구강반사 평가

삼킴과정에 영향을 미칠 수 있는 구강반사들을 평가한다. 삼킴작용을 방해하는 원시반사의 유무와 기도를 보호하는 구토, 구개 및 기침반사의 손상 여부를 검사한다. 구강 원시반사에는 먹이찾기반사(설근반사, rooting reflex), 물기반사(bite reflex), 빨기-삼킴반사(suck-swallow reflex), 혀내밀기 반사(tongue thrust reflex)가 있다(표 7-5). 기도를 보호하는 구상반사에는 구개반사(palate reflex), 구토반사(gag reflex), 기침반사(cough reflex)가 있다(표 7-6).

[표 7-5] 구강 원시반사

반사	평가방법	기능적 의미
먹이찾기반사	좌우 입꼬리 부분의 자극에 의해 유발되며 자극 방향으로 입술 움직임이 일어난다.	입술근육의 분리된 운동조절을 어렵게 한다.
물기반사	입 주위의 자극에 의해 유도되며 불수의적으로 이를 꽉 깨무는 반응을 한다.	음식의 저작운동을 방해하며 입을 벌리는데 어렵게 한다.
빨기-삼킴반사	음식이나 액체를 주는 것에 의해 유발되며 빨기 반응을 한다.	정상적인 수의적 삼킴을 방해한다.
혀내밀기 반사	입에 음식을 주는 것에 의해 유도되며 혀를 밖으로 내미는 반응을 한다.	입술을 다무는 것을 방해하며 혀의 조절을 어렵게 한다.

[표 7-6] 기도를 보호하는 구강반사

반사	평가방법
구개반사	후두경으로 구개활 부위를 자극하여 유발되며 물렁입천장의 수축과 올림이 관찰된다.
구토반사	후두경으로 혀의 기저부나 뒤인두벽을 자극하여 유발되며 인두벽과 물렁입천장의 수축이 관찰된다.
기침반사	환자가 의도적인 기침 또는 무의식적인 기침을 할 수 있는지를 관찰한다.

(7) 삼킴능력 평가

삼킴능력 평가는 이전 평가에서 얻은 정보를 토대로 결정한다. 삼킴능력 평가는 병실에서 하는 임상검사나 도구적 검사와 같이 수행할 수 있는데, 환자가 지시에 잘 따르고 기침도 잘 하며 폐 기능도 좋을 경우 병실에서 삼킴검사를 시도할 수 있지만 폐기능에 합병증이 있고 기침도 잘하지 못하고 지시를 잘 따르지 못하는 경우에는 도구적 검사와 수행하는 것이 좋다.

이전 평가를 토대로 삼킴검사 동안 보상전략으로 어떤 자세가 삼킴에 도움이 되는지를 결정하고, 삼킴능력을 평가하는데 가장 안전한 질감과 점도의 음식재료를 준비한다. 예를 들어 흡인의 위험이 높으면, 처음에 쉽게 관리되는 음식과 진한 액체로 시도한다. 다양한 질감과 점도의 음식을 다양한 조합으로 사용하여 어떠한 조건에서 구강단계나 인두단계 동안 삼킴장애가 발생하는지 관찰한다.

구강단계 동안 치료사는 음식덩이의 봉쇄, 형성, 저작과 추진을 관찰한다. 인두단계 동안에는 후두올림, 삼킴 후의 목소리, 반복적 삼킴, 기침 반사를 확인한다. 치료사는 후두침투나 흡인의 증상과 징후들을 관찰한다. 특히 처음 식사시도 동안 이들을 관찰한다. 후두침투나 흡인은 명백한 예고 증상과 징후 없이 조용하게 발생될 수 있다. 삼킴장애 평가 동안 관찰된다면 이런 증상과 징후는 식사시도가 시작되지 않아야 되거나 중단되어야 된다는 것을 나타낸다. 다음은 후두침투나 흡인이 발생할 수 있거나 발생하고 있다는 것을 암시한다.

① 입안에 음식덩이가 남아있음
② 삼킴 전, 동안, 후에 입 밖으로 침 흘림이나 음식물 흘림
③ 삼킴반사의 지연
④ 삼킴 전, 동안, 후에 기침이나 목메임
⑤ 삼킴 후에 가래 끓거나 그르렁거리는 목소리나 쉰 목소리
⑥ 느린 속도의 섭취 또는 매 스푼마다 여러 번 삼킴
⑦ 환자의 안색이나 호흡속도의 변화

⑧ 폐의 청진에서 혼잡음의 증가
⑨ 삼킴과 함께 동반되는 통증

삼킴장애가 있으면 흡인폐렴을 이끌 수 있다. 삼킴 후 24시간 동안 치료사와 의사는 추가적인 흡인의 징후에 대해 환자를 관찰해야 한다. 다음은 삼킴 직후 나타나는 흡인의 급성 증후군이다.

① (특히 기도가 폐색된 경우) 환자의 얼굴색의 변화
② 장기간의 기침
③ 가래 낀 목소리와 목소리의 상실
④ 호흡속도의 변화
⑤ 폐의 청진에 혼잡음의 증가

후두침투나 흡인은 명백한 예고 증상과 징후 없이 조용하게 발생될 수 있다. 삼킴장애 평가 동안 관찰된다면 이런 증상과 징후는 식사시도가 시작되지 않아야 되거나 중단되어야 된다는 것을 나타낸다.

2) 도구적 평가

임상적 검사는 구강, 인두, 식도단계에서 일어나는 일련의 삼킴과정을 육안으로 관찰할 수 없기 때문에 도구를 이용한 평가 방법들이 개발되어 임상적 평가를 보완하고 있다. 이런 평가들은 일반적으로 의사에 의해 삼킴치료를 담당하는 치료사와 같이 수행된다. 도구적 평가는 인두단계의 삼킴장애가 의심될 때, 흡인이 발견되거나 의심될 때 그리고 삼킴치료 후에 증진의 기록이 필요할 때 사용된다.

① 비디오형광투시검사

비디오형광투시검사는 조영제(바륨)를 섞은 액체나 음식을 씹고 삼키면서 X-선으로 투시하여 촬영하며 비디오테이프에 기록하는 방사선 촬영방법이다(그림 7-3). 비디오 투시검사의 화상은 비디오테이프에 녹화되어 느린 동작으로 삼킴과정을 볼 수 있다. 이를 통해 비디시투시검사는 삼킴장애의 유무 및 정도뿐만 아니라 삼킴장애의 기전을 확인할 수 있다. 임상평가나 간단한 선별검사를 통해서는 무증상 흡인(silent aspiration)을 발견할

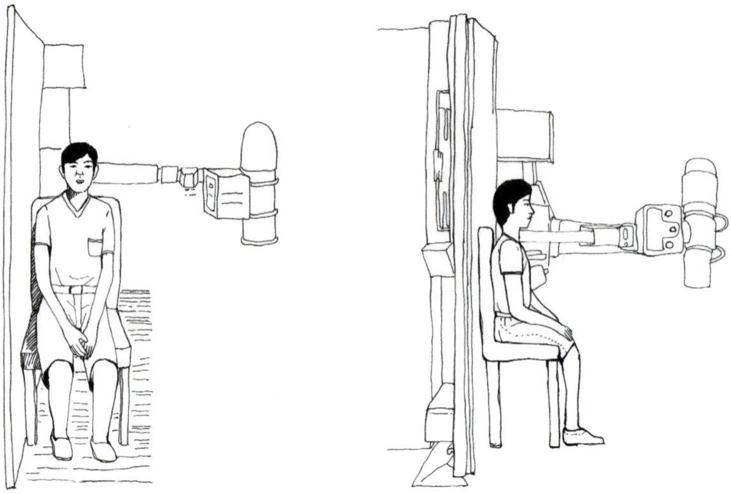

[그림 7-3] A. 비디오투시검사 동안 측면촬영을 위한 환자의 자세
B. 비디오투시검사 동안 뒤-앞방향촬영을 위한 환자의 자세

수 없으며 이런 무증상 흡인의 발생률이 높기 때문에 비디오투시검사는 매우 중요하다. 비디오투시검사로 부터 다음의 유용한 정보를 얻을 수 있다.

㉠ 구강이나 인두단계의 통과시간을 측정

㉡ 삼킴 능력을 측정

㉢ 구강, 인두, 식도 및 후두 구조의 움직임을 평가

㉣ 흡인의 발생 유무를 확인

㉤ 환자에게 적합한 보상전략과 재활기술을 결정

비디오투시검사는 구강, 인두, 식도의 구조적 이상과 움직임을 효과적으로 평가할 수 있다. 이것은 치료사로 하여금 환자의 턱과 혀 동작, 삼킴과정, 후두계곡이나 조롱박오목에 있는 잔여물을 실제로 보게 하고 구강이나 인두단계의 통과시간을 측정할 수 있다. 또한 기도 흡인 여부를 직접 확인할 수 있고 환자에게 적합한 식이나 자세변화 및 보상적 삼킴기법의 효과를 알 수 있다.

② 광섬유내시경삼킴검사(Fiberoptic Endoscope Evaluation of Swallowing: FEES)

광섬유내시경삼킴검사는 삼킴 전과 후에 인두와 후두를 관찰하기 위해 굴곡내시경(flexible scope)을 비강을 통해 인두 안에 넣는다(그림 7-4). 광섬유내시경삼킴검사는 들고 다닐 수 있으며 방사선에 노출되지 않고 침상에서 평가를 할 수 있다는 장점을 갖고 있다. 경부 식도의 해부학적 병변이 의심되는 경우에 주로 사용되며 기도흡인과 음식물의 잔류량, 삼킴 전에 인두부 종양의 확인, 역류여부, 침의 흡인, 성대의 기능 등을 평가할 수 있다. 그러나 시야가 좁고 상부식도조임근의 기능이나 후두상승 등 삼킴 관련 구조의 기능을 파악하고, 음식물의 움직임을 관찰하는데 제한이 있다.

광섬유내시경검사에 적합한 환자는 인두단계 삼킴장애가 급성 또는 갑자기 발병한 환자, 약화가 있고, 기면성이거나 비만한 환자, 사지의 구축이 있는 환자, 심하게 마비된 환자, 욕창으로 누워만 있는 환자, 인공호흡기를 장착한 환자들을 포함한다.

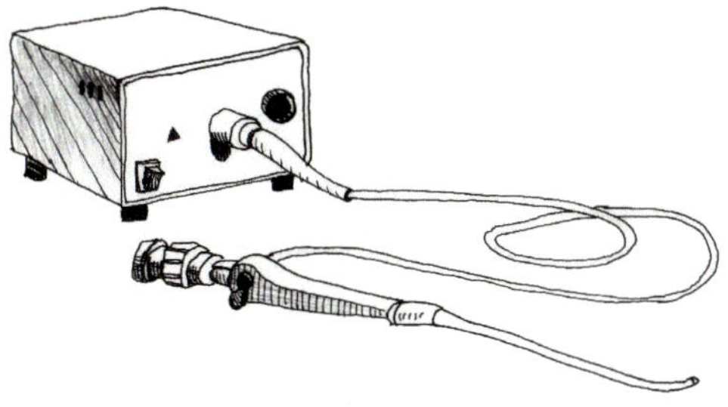

[그림 7-4] 광섬유내시경검사도구

5 삼킴장애 치료

삼킴장애 환자들은 삼킴의 각 단계에서 하나 이상의 문제점을 나타낼 수 있기 때문에 삼킴장애의 치료는 다면적이다. 삼킴장애의 치료는 구강운동기술, 삼킴훈련, 보상기술 등이 포함된다. 삼킴장애의 치료를 시작하는 시기는 의학적 상태가 안정화되고 삼킴장애에 대한 검사를 통해 장애가 판단되는 즉시 시작한다.

삼킴장애의 치료는 치료의 목표에 따라 보상적 중재와 교정적 중재로 나뉠 수 있다.

1) 보상적 중재방법

보상적 중재는 삼키는 과정에서 안전성을 주거나 음식물이 흐르는 경로를 효과적으로 변형시켜 주는 방법으로 일시적인 효과를 주는 전략이다. 여기에는 자세변화, 보상적 삼킴기법, 식이조절, 음식덩이 조절, 보조기 사용 등이 있다.

(1) 자세변화

자세변화는 환자의 삼킴 능력을 촉진하는 보상방법이다. 이것은 적어도 고개를 아래로 숙이거나 머리를 한쪽으로 돌리는 등 간단한 명령에 따를 수 있을 정도의 인지능력을 보이는 삼킴장애 환자에게 사용한다. 방법은 [표 7-7]에 설명되어 있다.

[표 7-7] 보상적 자세변화의 목적과 실행

기 법	목 적	실 행
턱 당김 (chin tuck)	혀의 기부를 뒤로 움직이고; 후두 개방을 좁게 하여 기도를 보호하고; 후두위치가 낮고 삼킴이 지연될 때 기도를 보호하는 것을 돕는다.	삼킴 동안 턱을 가슴을 향해 밑으로 당긴다.
목의 회전 (neck rotation)	인두나 성대주름의 편측 약화가 있는 경우 인두의 약한 쪽을 닫고; 강한 정상 근육을 사용한다.	삼킴 동안 손상 쪽으로 머리를 돌린다.
손상측으로 머리 돌리고 턱당김 (head rotation & chin tuck)	손상측 후두계곡과 조롱박굴의 공간을 줄임으로써 음식덩이가 정상측으로 내려가 인두에 음식물이 남아있을 가능성을 감소시킨다.	손상측으로 머리를 돌린다.
정상측으로 머리 기울이기 (head tilt)	편측성 혀 또는 인두의 약화가 있는 경우 음식덩이가 정상측 인두벽을 따라 흘러 내려가게 한다.	정상측으로 머리를 기울인다.
정상측으로 눕기 (side lying)	앉아서 식사하기 어려우며 흡인의 위험이 적은 편측성 삼킴장애가 있을 경우 중력에 의해 정상측으로 음식물이 내려감	침대 머리쪽을 30° 정도 올리고 머리에 베개를 받치고 정상측으로 눕는다.
머리 뒤로 젖히기 (head back tilt)	혀의 뒤당김 움직임이 감소된 경우: 고개를 뒤로 젖혀 중력으로 음식이 구강에서 인두로 내려가게 한다.	음식물을 입에 넣은 후 머리를 뒤로 젖힌다.

(2) 보상적 삼킴기법

보상적 삼킴기법은 삼킴에 요구되는 생리학적 측면을 자발적으로 조절할 수 있도록 개발된 기술로서 환자의 삼킴 능력 향상을 위해 일시적으로 또는 보상적으로 매 식사마다 사용된다. 이 기술을 습득하기 위해서 환자는 치료사의 복잡한 지시사항을 이해하고 따를 수 있고 충분한 주의지속을 할 수 있어야 한다. 다양한 보상적 삼킴기법들이 사용된다(표 7-8).

[표 7-8] 보상적 삼킴기법 목적과 실행

기법	목적	실행
멘델슨기법 (Mendelsohn maneuver)	후두위치가 낮을 때 상부식도조임근의 개방을 연장한다. 반지인두근의 개방과 후두거상에 문제가 있는 환자들에게 사용된다.	1. 음식이나 액체를 입에 넣는다. 2. 씹는다(필요할 경우). 3. 환자나 치료사는 엄지와 검지 사이에 후두를 촉지한다. 4. 삼킨다. 5. 삼킴 동안 후두올림이 최고로 이루어진 지점에서 2초 동안 유지한다. 6. 후두의 유지를 푼다.
성문상부삼킴 (supraglottic swallow)	기도를 의도적으로 닫아주는 수의적인 기법으로 삼킴 전에 미리 성대주름을 좁혀준다. 성대를 닫음에 의해 삼킴 동안 후두로 음식의 침투를 감소시키고 약한 성대주름 닫힘을 보상한다.	1. 숨을 깊게 들이 마시고 숨을 멈춘다. 2. 소량의 음식이나 액체를 입에 넣는다. 3. 숨을 멈춘 상태에서 삼킨다. 4. 기침을 한다. 5. 다시 한 번 삼킨다. 6. 숨을 쉰다.
초성문상부삼킴 (super supraglottic swallow)	성대를 당겨 진성대 위의 기도를 단단히 닫아 후두를 보호하고 삼킴을 시작할 때 후두 상승을 돕는다. 성문상부 후두절제술(supraglottic laryngectomy)로 인해 삼킴장애를 보이는 환자들에 사용한다.	1. 숨을 깊게 들이 마시고 숨을 멈춘다. 2. 소량의 음식이나 액체를 입에 넣는다. 3. 숨을 참은 상태에서 복부에 힘을 준다(발살바 조작). 4. 숨을 참은 상태에서 복부에 힘을 주면서 평소보다 힘주어 삼킨다(노력삼킴). 5. 기침한다. 6. 숨을 쉰다.
반복 삼킴 (double swallow)	구강이나 인두에 음식잔류가 있는 경우에 사용된다.	음식물을 넘긴 후에 다시 삼킴을 반복하도록 요청함으로서 시행한다.
노력 삼킴 (effortful swallowing)	혀의 기부가 올림되는 것을 돕는다.	삼킴 동안 목구멍 근육을 강하게 쥔다.

이들 중 멘델슨기법, 성문상부/초성문상부 삼킴, 힘주어 삼키기는 삼킴 능력을 일부 향상시키기는 효과를 갖기 때문에 교정적 중재에 포함되기도 한다.

(3) 식이조절

환자에게 제공되는 고형식의 질감과 액체의 점도는 치료사와 의사에 의해 결정된다. 식이조절을 할 때 의학적 상태와 환자 병력(예, 영양섭위, 호흡 및 폐 상태, 삼킴장애에 대한 환자의 자각)이 고려된다. 식이조절은 표준화된 삼킴장애식을 이용할 수 있다(표 7-9).

[표 7-9] 삼킴장애 식이조절의 진행

점도조절	질감조절
• **1단계** : 수저로 떠먹는 상태의 된액체(spoon-thick) • **2단계** : 꿀과 같이 수저에서 이어져 떨어지는 된 액체(honey-thick fluids) • **3단계** : 진한 넥타와 같이 수저에서 똑똑 떨어지는 된 액체(nectar-thick fluids) • **4단계** : 물이나 커피, 차와 같은 묽은 액체	• **1단계** : 푸딩과 사과 소스와 같은 퓌레 • **2단계** : 부드러운 조리된 야채, 과일, 연한 파스타와 같이 연하고 촉촉한 다진식 • **3단계** : 딱딱하고, 질기고 바삭거리는 음식을 제외한 거의 일반식에 가까운 음식(쿠키, 빵과 같이 씹을 수 있는 것)

수저로 떠먹는 상태의 된 액체는 삼킴 유발이 현저하게 지연된 환자에게 사용된다. 된 상태의 액체는 느린 속도로 구강과 인두를 통해 이동하며 입천장활을 보다 천천히 이동하기 때문에 인두 삼킴이 유발될 수 있는 더욱 많은 시간을 허용하게 된다. 이것은 묽은 액체에 점도증진제를 섞어서 걸쭉하게 만든다. 과일넥타, 버터우유, 토마토주스, 요구르트와 같은 중간 점도의 액체(nectar-like)는 3~5초의 중등도 삼킴 지연 환자에게 사용된다.

퓌레음식은 구강 내 협응 기능이 덜 요구되므로, 혀 조절이 없거나 혀 펌핑이나 구강 협동부전을 보이며, 음식을 음식덩이로 만들지 못는 환자나 이가 없고 의치를 착용하지 않은 환자에게 좋다. 퓌레음식은 입천장활을 지나 인두로 보다 느리게 이동하기 때문에 삼킴의 지연이 있는 환자에게도 좋다. 퓌레식은 또한 후두덮개계곡과 조롱박오목에 잔여물이 고이는 중등도에서 중증 삼킴장애 환자와 기도를 보호하는 능력이 감소된 환자에게 권고된다.

부드러운 형태의 다진식은 완전히 익힌 야채, 통조림한 과일과 연한 파스타와 같은 부드러운 음식 재질을 씹는 것을 요구하는데, 이것은 퓌레 형태보다 더 질감 있는 부드러운 음식에 내성이 있는 환자에게 권고된다. 다진식은 씹기의 동작이 예상되는 음식을 먹도록 준비시킨다. 다진식으로 훈련하는 사람은 날 것이나 찐 야채들은 공급하지 않는다.

일반식은 경도 삼킴장애 환자를 위해 권고된다. 비록 환자가 일상 식이에 들더라도 그는 안전한 삼킴을 위해 식사 동안 계속 감독이 필요할 수 있다.

(4) 음식덩이 조절

점도와 질감을 조절하는 식이조절 외에 음식덩이는 크기와 양, 맛, 온도에 따라 다양하게 조절될 수 있고 입안에 제공하는 위치를 조절할 수 있다.

흡인의 위험이 있는 환자에게 음식덩이의 크기를 줄이고 빨대의 사용을 피한다. 충동적인 환자가 구두 단서를 따르지 못하는 경우 수저로부터 음식덩이를 줄인다. 액체를 마실 때 빨대의 사용을 피하고 작고 얕은 스푼이 사용된다. 한 입 또는 한 모금마다 두 번 삼키게 하여 음식덩이를 조절할 수 있다. 이것은 환자가 추가적인 마른 삼킴으로 후두덮개계곡과 조롱박오목에 남은 음식잔여물을 깨끗이 비울 수 있을 때 적용된다.

신맛이 나는 음식은 식사 전이나 식사 동안에 구강과 인두의 감각을 자극하고 인두기 삼킴 유발과 혀기저부의 뒷당김을 촉진한다. 맛조절은 최소한 흡인의 위험 없이 된 액체를 섭취할 수 있는 환자에게 사용한다.

온도의 조절은 삼킴 전이나 삼킴 동안의 구강감각에 대한 인식을 향상시킬 수 있다. 차가운 음식덩이를 사용함으로서 삼킴을 위한 구강기의 시작을 빠르게 유발할 수 있고 구강통과시간을 촉진시킬 수 있다.

(5) 보조기 사용

구강내 보조기는 혀 움직임이나 혀조직의 상실(25% 이상)이 있거나 또는 물렁입천장의 일부나 전부를 수술로 절제한 구강암이나 두경부암 환자, 혀나 입천장의 마비가 있는 신경학적 환자에서 삼킴을 증진시키기 위해 사용된다. 이와 같은 보조기로 구개올림보철물(palatal lift prosthesis), 구개밀폐장치(palatal obturator), 구개증대보철물(palatal augmentation prosthesis) 등이 있다.

구개올림보철물은 연구개나 목젖(velar)의 마비로 인한 비인강폐쇄부전 환자에 대해 연구개를 올림된 자세로 올려주어 삼킴 및 구음 동안 비인강폐쇄를 돕는다. 구개밀폐장치는 연구개의 절제술을 한 구강암 환자에게 사용된다. 이것은 구강과 비강을 구분하여 식사 동안 음식이 코로 역류되는 것을 막고 흡인에 대한 위험을 감소시킨다. 구개증대보철물은 혀 절제술을 하거나 혀 운동의 마비에 의해 구강에서 인두로 음식덩이를 보내지 못하는 환자에게 사용된다. 혀가 입천장에 접촉되지 않으면 음식덩이가 인두로 내려가는 것이 불완전하기 때문이다. 삼킴 동안 혀와 입천장의 접촉을 증가시켜 음식덩이를 더욱 효과적으로 이동하고 조절할 수 있게 한다.

2) 교정적 중재(재활기법)

교정적 중재는 환자가 삼키는데 필요한 기본적인 운동 및 감각들을 변화시키는 방법으로 정상수준의 삼킴기능을 회복하는데 중점을 둔다. 심킴장애를 치료하기 위한 재활 치료접근법으로는 삼킴 근육을 강화하는 운동, 감각자극, 행동적 삼킴기법, 전기자극 치료법 등이 있으며, 삼킴과정에서 나타나는 증상에 따라 선택적으로 사용한다(표 7-10).

[표 7-10] 삼킴장애에 대한 교정적 중재

교정적 중재	설 명	
삼킴근육 강화운동	안면, 입술, 턱, 혀의 운동	
감각 자극	온도자극법	• 레몬 얼음 조각을 삼키도록 하는 방법 • 차가운 후두경을 이용한 방법
	구강-얼굴 자극	• 압박, 신장압박, 쓰다듬기, 두드리기, 진동자극
보상삼킴기법	음식덩이의 통과 향상기법	• 멘델슨 기법 • 노력 삼킴법
	기도폐쇄 증진법	• 상부 성문 삼킴법 • 초성문 상부 삼킴법
전기자극치료	표면전기자극을 이용하여 삼킴 근육을 자극하는 기법	

(1) 삼킴 근육의 강화운동

구강운동은 삼킴 능력을 향상시키는 간접치료 접근으로 입술, 볼, 혀, 아래턱 근육의 관절가동범위 증진과 근력을 강화시키는 것을 목적으로 한다(표 7-11). 구강인두운동이나 물렁입천장(연구개)운동과 후두운동은 인두단계 삼킴 동안 혀바닥부 뒤당김이나 물렁입천장(연구개)의 움직임이나 후두올림의 감소를 보이는 환자에 사용된다(표 7-12).

[표 7-11] 구강운동

종 류	목 적	수행방법
얼굴표현을 위한 운동	얼굴의 대칭성과 의사소통 능력을 증진시킨다.	"당신의 눈썹을 올리세요!" "코의 주름을 잡으세요!" "입술을 오므리세요!"
입술운동	입술의 가동범위와 근력을 증진시킨다.	• 입술을 뒤로 당기기 또는 미소 짓기 • 입술 내밀기 • 입술 뒤로 당기기와 내밀기 • 입술 꽉 다물기 • 입술 사이에 설압자를 물고 꽉 다물기 • 입술 다문 상태에서 양쪽 볼에 공기 불어넣기 • 호각불기, 빨대불기, 바람개비 불기, 비누방울 불기 • 빨대로 탁구공 불기 또는 성냥불을 불어 끄기 • 여성은 립스틱, 립글로스, 입술크림을 바르거나 자신의 입술들을 서로 압박하기
볼운동	볼의 가동범위와 근력을 증진시킨다.	• 설압자나 손가락을 이용하여 볼을 당기기 • 볼들을 빨아들이기 • 볼 부풀리기 • 설압자의 저항에 대해 밀기 • 볼을 부풀리게 하고 저항에 대해 유지하기 • 빨대불기, 바람개비 불기, 비누방울 불기
턱 운동	턱의 가동범위와 근력을 증진시킨다.	• 입 크게 벌리기 • 아래턱을 좌-우로 움직이기 • 아래턱 돌리기
혀운동	혀의 가동범위와 근력을 증진시킨다.	• 혀 내밀기 • 혀 뒤당기기 • 혀 내밀기와 당기기 • 혀 올리기 • 혀 끝 위-아래로 움직이기 • 혀 좌-우로 움직이기 • 입천장을 따라 혀 움직이기 • 혀를 가급적 멀리 뒤로 연구개를 핥는다. • 혀로 볼을 밀기 • 혀로 원형을 이루어 입술을 핥기 • 혀로 위아래 이빨을 핥기 • 볼에 막대사탕 놓고 혀로 굴리기 • "k", "g", "d", "t" 발음을 연습하기 • "T-K, T-K, T-S-K, T-S-K, GUH-GUH, COOKIE." 발음 연습하기

[표 7-12] 구강-인두 운동

종류	목적	수행방법
혀바닥부 운동	혀바닥부의 근력을 강화하고 움직임을 증진시킨다.	• 혀 뒤로 당기기 • 혀끝 물렁입천장에 닿기 • 가글하기 • 혀를 입천장으로 들어올려 유지하기 • 혀 뒷부분을 천장에 대기
물렁입천장(연구개) 운동	연구개의 올림을 촉진하고 구·비인강 폐쇄를 일으키며, 인두 삼킴의 유발을 자극할 수 있다.	• 하품하기 • 손으로 코를 막고 '후'하고 10초간 불기(촛불, 풍선 불기 등) • 빨대 불기 • 물렁입천장 위로 당기기
마사코 메뉴버(그림 7-5)	목구멍의 근육을 강화시킴으로써 뒤인두 벽의 전방 움직임을 향상시킨다.	혀끝을 앞니들 사이에 놓는다. 혀끝이 약 3/4인치 앞으로 나오게 하여 앞니들 사이에 유지한 상태에서 삼키게 한다.
쉐이커 운동(그림 7-6)	목 앞의 목뿔뼈 위 근육을 강화시키는 것을 목적으로 한다. 이것은 또한 상부식도 조임근의 개방을 촉진하며, 따라서 삼킨 후 흡인의 위험도 감소시킨다.	• 편평한 바닥에 누운 후 고개를 들어 자신의 발가락을 1분 동안 본다. • 편평한 바닥에 누운 후 고개를 들어 자신의 발가락 바라보기를 30회 시행한다. 어깨를 들지 않고 고개만 들도록 한다.

작업치료사는 삼킴장애 환자의 필요에 맞는 운동프로그램을 계획한다. 예로, 환자가 불충분한 입술 다물기 때문에 과도하게 침을 흘린다면, 치료사는 입술 가동범위 증진과 근력강화의 운동프로그램에 중점을 둔다. 구강의 능동적인 움직임이 어려운 환자의 경우, 수동적으로 움직임을 만들어줌으로써 운동을 한다. 다른 예로 혀바닥부 뒤당김의 감소를 보이는 환자는 혀의 가동범위와 근력강화를 시키는 운동이나 마사코 메뉴버로부터 이익을 얻으며(그림 7-5), 상부식도조임근이 잘 안 열리거나 후두올림이 감소되어 삼킨 후 흡인이 발생하는 환자는 쉐이커 운동으로 도움을 받는다(그림 7-6). 성대 닫힘이 감소되어 흡인의 위험이 있는 환자는 성대모음운동을 통해 기도흡인의 위험을 줄일 수 있다.

(2) 감각자극

온도-촉각 자극은 삼킴반사가 지연되거나 결여된 환자에게 사용된다. 온도-촉각 자극은 앞쪽 입천장활 부위에 반복적인 한냉자극을 함으로써 삼킴반사를 자극한다(그림 7-7). 자

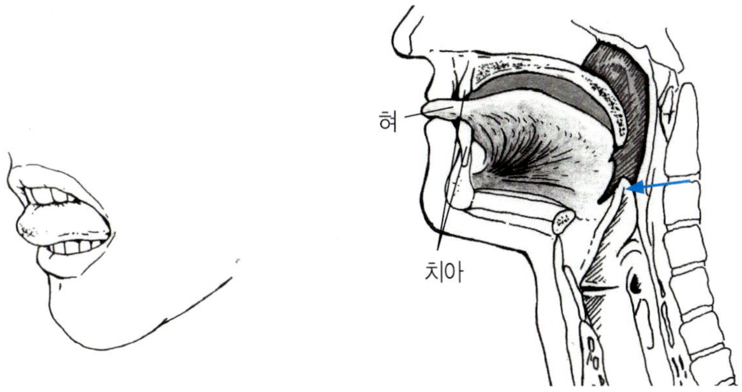

[그림 7-5] 마사코 메뉴버와 뒤인두벽의 움직임

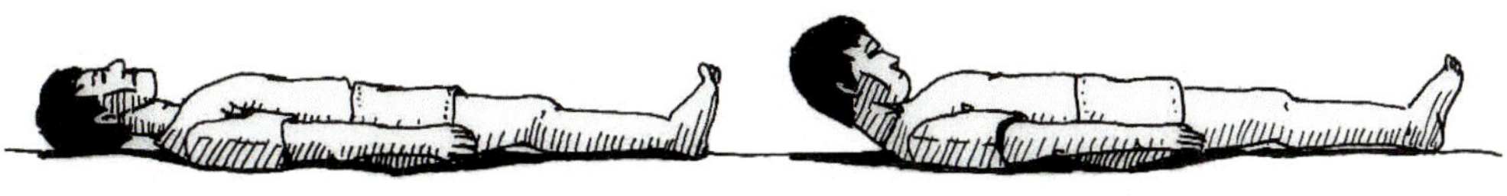

[그림 7-6] 쉐이커 운동

극을 수행할 때 냉각시킨 후두경이나 긴 면봉으로 앞쪽 입천장활의 바닥부에 대어 적당한 압력을 제공하며 5번 정도 위-아래 동작으로 빠르게 쓰다듬는다. 양쪽 모두 자극하며 자극 후 바로 삼키도록 요청한다. 온도-촉각 자극은 삼킴반사가 지연되거나 결여된 환자에게 사용된다.

구강얼굴감각자극은 얼굴, 볼, 턱, 입술, 혀, 연구개에 압박, 신장압박, 쓰다듬기, 두드리기, 얼음자극, 진동자극 등 다양한 자극을 제공함으로써 이루어진다. 이런 감각자극은 구강감각을 정상화시키고, 얼굴과 구강의 근 긴장을 정상화시키고, 비정상반사를 억제하고, 삼킴과 구강 운동을 촉진할 수 있다. 감각자극이 효과적이기 위해 환자는 자극 동안 또는 자극 후에 능동적으로 입술을 움직이려고 노력하는 것이 중요하다.

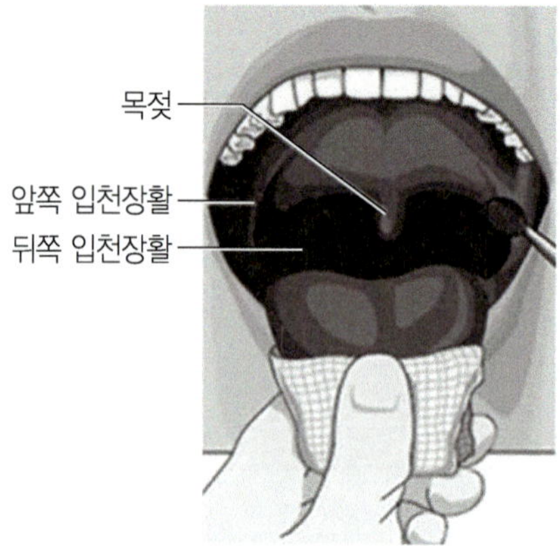

[그림 7-7] 온도-촉각 자극

(3) 보상삼킴기법

보상삼킴기법은 음식물을 사용하는 직접적 치료와 음식물을 사용하지 않는 간접적 치료 모두에 적용할 수 있다. 멘델슨기법, 성문상부삼킴, 초성문상부삼킴, 힘주어 삼킴은 삼킴 능력을 일부 향상시키기는 효과를 갖기 때문에 재활기술에 포함되기도 한다. 이러한 보상삼킴기법을 적용하기 위해서는 환자의 지시이해력이 좋아야 하며 순서적 다단계 활동에 대한 기억과 수행이 가능해야 한다.

(4) 전기자극치료

최근에는 삼킴장애 환자에게 전기자극 도구를 사용한 중재방법이 많이 적용하고 있으며, 대표적인 기기가 VitalStim이다(그림 7-8). VitalStim은 피부에 전극을 부착하는 방법인 표면전기자극을 이용한 것으로, 특수패드를 이용하여 턱 밑 근육(턱끝목뿔근과 턱목뿔근)과 목 부위의 후두 올림근(방패목뿔근)에 전극을 붙여 미세 전류를 보내어 근육을 수축시킬 수 있다. 4개의 전극을 부착하는 위치는 환자의 증상에 따라 다양하다.

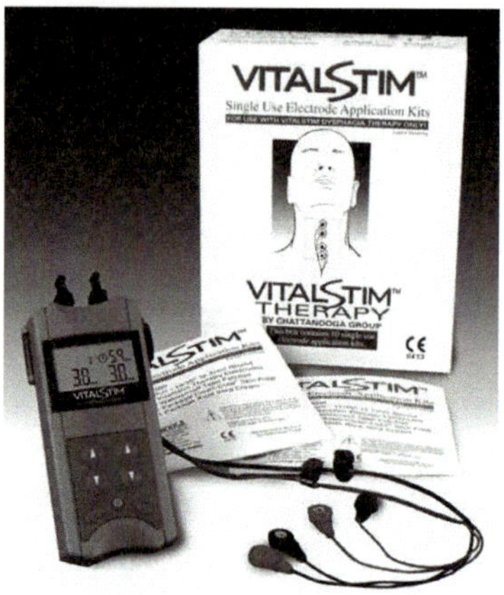

[그림 7-8] VitalStim 치료도구

참고문헌

김일수, 한태륜. (2006). 연하 곤란의 진단 및 치료. 대한뇌졸중학회지, 8(1):40-48

김철준, 최경효, 전민호. (1999). 외상성 뇌존상 환자에서의 연하곤란. 대한재활의학회지, 23(4): 711-717

박창일 등. (2007). 재활의학. 한미의학

송영진, 이한석, 정원미 외. (2007). 삼킴장애. 계축문화사

오병모, 이건재 외. (2007). 삼킴장애의 재활: 연하(삼킴)장애 치료를 위한 포켓 매뉴얼. 퍼시픽 출판사

양영애 외. (2016). 노인작업치료학. 계축문화사

이용식, 최진호, 이병철. (1999). 난치성 오연 치료를 위한 Blom-Singer 튜브를 이용한 성문폐쇄술. J Clinical Otolaryngol, 10:297-299. 1

이정원 외. (2015). Trombly's 작업치료학. 7판. 한미의학

이한석. (2004). 뇌졸중 환자의 연하곤란의 치료에 관한 고찰. 한국 BOBATH학회지, 9(1):131-143

이한석, 송영진. (2008). 삼킴장애치료를 위한 메뉴얼. 제주한라대학

이한석, 김석범. (2010). 작업치료사를 위한 삼킴장애 치료. 계축문화사

질병관리본부 국가정보포털. http://health.cdc.go.kr/health/Main.do

최혜숙 외. (2014). 작업치료학: 신체기능장애를 위한 실행기술. 7판. 엘스비어코리아.

Cherney L. R., Cantieri C. A., Pannel J. J. (1986). Clinical evaluation of dysphagia. Aspen System Corporation

Fleming S. (1997). Treatment of mechanical swallowing disorders. In Groher M. editor: Dysphagia: diagnosis and management. 3rd ed. Newton, Mass. Butterworth-Heinemann Publishers

Groher M. E. (1987). Bolus management and aspiration pneumonia in patients with pseudo-bulbar dysphagia. Dysphagia, 1, 215-216.

Groher, M. E. (1997). Dysphagia: Diagnosis and management. 3rd ed. Boston: Butterworth-Heinemann.

Hardy E., Robinson N. M. (1999). Swallowing disorder: Treatment manual. 2nd ed.

Imaginart International Inc.

Konosky K. A. Dysphasia, (1995). In: Trombly CA. ed. Occupational Therapy for physical dysfunction. Williams & Wilkins, 893-904.

Lazzarra G., Lazarus C., Logemann J. A. (1986). Impact of thermal stimulation of the triggering of the swallowing reflex. Dysphagia, 1(2):73-77.

Logemann J. A. (1983). Evaluation and treatment of swallowing disorders. San Diego, College Hill Press, 134-223.

Logemann J. A,, Pauloski B. R., Cloangelo L., Lazarus C., Fujui M. (1995). Effects of sour bolus on oropharyngeal swallowing measures in patients with neurogenic dysphagia. Journal of Speech and Hearing Research, 38:556-563.

Murray J. (1999). Manual of dysphagia assessment in adults. San Diego, CA: Singular Publishing Group

Murray J., Langmore S., Ginsberg S., Dostie A. (1996). The significance of accumulated oropha- ryngeal secretions and swallowing frequency in predicting aspiration. Dysphagia, 11(2):99-103

Neumann S., Bartolome G., Buchholz D., Prosiegel M. (1995). Swallowing therapy of neurologic patients: correlation of outcome with pre-treatment variables and therapeutic methods. Dysphagia,10(1):1-5.

O'Sulivan N.(1990). Dyphagia care: teamapproach with acute and long term patients. Los Angels, Cottage Square

Pedretti L. W., & Early M. B. (2001). Occupational therapy practice skills for physical dysfunction. 5th ed. Mosby

Pendleton, H. M, Schultz-Krohn, W. (2013). Pedretti's occupational therapy: practice skills for physical dysfunction. 7th ed. Mosby

Radomski, M. V., Trombly, C. A. (2014). Occupational therapy for physical dysfunction. 7th ed. Lippincott Williams & Wilkins.

Rosenbeck J. C., Roecher E. B., Wood J. L., et al. (1996). Thermal application reduces the duration of stage transition in dysphagia after stroke. Dysphasia, 11:225-233.

Stephen FN, Claire EB, Marge CN. (1996). Rehabilitation of patients with swallow disorder. In: Randall L. ed. Physical medicicne & rehabilitation. W.B. Saunders Co.

533–554.

Sullivan C. (1985). Obstructive sleep apnea. Clinics in Chest Medicine. 6(4):633–650.

Trombly CA. & Radomski. (2002). Occupational therapy for physical dysfunction. 5th ed. Lippincott Williams & Wilkins.

http://www.kmds.or.kr/pinfo/index.php

Index

찾아보기

ㄱ

ㅅ

ㅇ

ㅈ

B

C

N

O

P

❖ 공저자 소개

- **이 한 석** (제주한라대학교 작업치료과 교수)
- **허 영 구** (제주한라대학교 물리치료과 교수)

제2판 신경계 작업치료학 값 27,000원

2012년 8월 30일 제1판 1쇄 발행
2017년 9월 5일 제2판 1쇄 발행
2022년 8월 20일 제2판 4쇄 발행

공저자 : 이 한 석 · 허 영 구
발행인 : 주 영 일
발행처 : **계 축 문 화 사**

서울특별시 종로구 통일로12길 16-17
우편번호 : 03029
TEL : 735-2257 · 738-9746
FAX : 723-9025
E-mail : gyechuk@hanmail.net
홈페이지 : http://gyechuk.co.kr
1973. 10. 31 등록번호 제300-1973-8호
ISBN 978-89-5629-484-1 93510